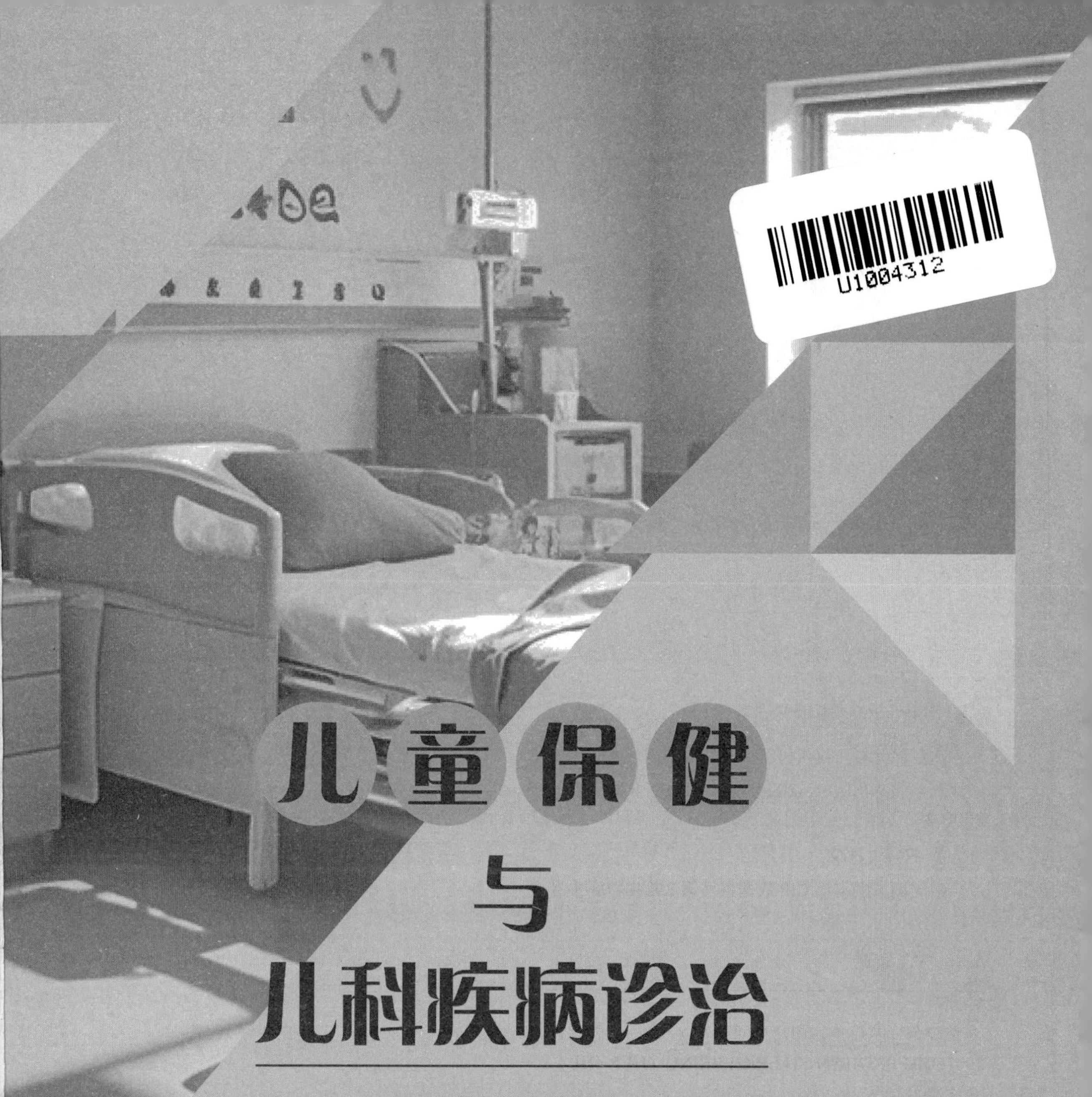

儿童保健与儿科疾病诊治

主编　汪际英　孙永静　哈丽君
张作磊　范　彧　李　娜

天津出版传媒集团
天津科学技术出版社

图书在版编目(CIP)数据

儿童保健与儿科疾病诊治 / 汪际英等主编. -- 天津 : 天津科学技术出版社, 2024. 10. -- ISBN 978-7-5742-2508-4

Ⅰ. R179; R72

中国国家版本馆 CIP 数据核字第 2024RZ0811 号

儿童保健与儿科疾病诊治
ERTONG BAOJIAN YU ERKE JIBING ZHENZHI
责任编辑：李　彬
责任印制：兰　毅
出　　版：天津出版传媒集团
　　　　　天津科学技术出版社
地　　址：天津市西康路 35 号
邮　　编：300051
电　　话：（022）23332377
网　　址：www.tjkjcbs.com.cn
发　　行：新华书店经销
印　　刷：北京厚诚则铭印刷科技有限公司

开本 787×1092 1/16　印张 25. 5　字数 640 000
2024 年 10 月第 1 版第 1 次印刷
定价：125.00

《儿童保健与儿科疾病诊治》编委会

主　编

汪际英	银川市妇幼保健院
孙永静	银川市妇幼保健院
哈丽君	银川市妇幼保健院
张作磊	济阳区中医医院
范　或	山西省儿童医院（山西省妇幼保健院）
李　娜	银川市妇幼保健院

副主编

陈　梅	昭通市第一人民医院
张　磊	太原市妇幼保健院
孟祥芳	太原市妇幼保健院
栗　琳	山西省儿童医院（山西省妇幼保健院）
王小军	山西省儿童医院（山西省妇幼保健院）
崔丽娜	太原市妇幼保健院
韩文鹤	彭州市人民医院
肖祖刚	昆明市儿童医院

编　委

郑晓燕	宁德市闽东医院
金　辉	昆明市儿童医院

前 言

儿科学是一门研究小儿生长发育、卫生保健及疾病防治的综合性医学学科,属临床医学下的二级学科,其研究对象是从胎儿到青春期的儿童。 近年来,随着科学技术的迅猛发展,儿科学在基础研究和临床实践方面均取得了重大突破,涌现出了许多新理论、新技术和新方法。 应用先进的诊断技术和治疗方法并对儿科疾病给予及时的、正确的诊疗,以促进小儿早日康复并健康地发育成长,是广大儿科医务工作者的神圣职责。 基于上述原因,针对儿科临床工作需要,编者总结归纳自己的临床经验,并参考大量医学专著和期刊文献,编写了《儿童保健与儿科疾病诊治》一书,旨在帮助读者拓宽思路,提供一些诊疗方案,以求相互交流、探讨,共同进步。

本书分上下两篇介绍了儿童保健和儿科诊疗的相关知识、技术和新方法。 在内容编排上,上篇重点叙述了儿童体格生长发育和营养管理、营养评价、膳食指导相关的内容,介绍了高危儿的早期干预策略,针对小儿常见的肺系疾病、脾胃疾病、过敏性疾病的中医保健措施也有涉及;下篇详细阐述了儿科各系统常见病的病因病理、辅助检查、诊断与鉴别诊断、治疗方法及相关预防措施。 在编写过程中编入最新的诊疗方法,力求反映儿科学的最新动态。本书条理清楚,重点突出,紧密结合临床实践,既有一定的深度和广度,又有实际应用价值,是一本实用性较强的读物,主要适合儿科临床医师、进修医师、医学院校学生在工作和学习中参考。

本书编者多数在临床一线工作,繁忙的工作中完成了书稿的编写,然经反复讨论推敲,难免存在一些不足之处,希望同道们不吝赐教,提出宝贵意见,便于今后再版修订时改进。

编 者

目 录

上篇 儿童保健

下篇 儿科诊疗

上篇　儿童保健

第一章 儿童体格生长发育与评价

第一节 体格生长发育

一般用“ 生长”(growth) 表示形体的增加,“ 发育” (development) 表示功能的演进。 生长发育贯穿于从精卵结合到青春期结束的全部过程。 生长发育与社会条件、气候、地理、营养、疾病等有密切关系。 遗传虽起一定作用,但后天环境对儿童的生长发育更有重大影响。

一、儿童体格生长发育问题的重要性

儿童与成人的根本区别在于他们处于不断变化的生长发育过程中,其身体大小、比例、组成成分及器官的功能都在随年龄增长不断变化并逐渐成熟。 在生长过程的任何一个时期出现异常,都会影响部分或整个身体,这种损害有时是暂时的,可以逆转,有时则是永久的。

生长发育不良意味着身体的健康状况不佳。 生长不良的婴幼儿有较高的患病率和死亡率,并影响大脑发育,使智能发育受损、学龄期学习能力差。 儿童期生长异常也意味着有延续至成年期的健康问题,如宫内发育迟缓儿及肥胖儿童其成年后的心血管病、糖尿病等慢性疾病的发病风险明显高于正常发育儿童。 儿童期及青春期生长不良可以导致成年后身材矮小、心理障碍、工作成效及运动能力较差、健康状况不佳,而且女孩成年后容易生出低出生体重儿,对后代的生长发育和健康带来不利的影响。 因此,儿童工作者对儿童的生长发育应予以足够的重视。通过定期体格检查可以发现个体或集体儿童的生长发育是否正常,如果不正常,就应找出其营养、所在环境和生活方式有何缺点而予以纠正;或检查有无隐匿的疾病而予以治疗。 另外,在不同地区、不同集体儿童间还可以进行比较,找出存在的问题,以利于儿童保健工作的改进。 在临床方面,对伴有生长发育紊乱的疾病,如内分泌疾病、遗传代谢性疾病、先天性心脏病等,生长发育指标也可作为重要的鉴别诊断标准之一。

二、儿童体格生长的规律

1.体格生长的一般规律和特点 由于生长是受先天遗传和后天环境因素综合影响的复杂生物学过程,因此,每个儿童的生长过程必然会有些差别,显示出自己的特点。 但是每个儿童生长的过程大致是相同的,一般遵循以下规律。

(1) 生长发育的连续性和阶段性。 在整个生长发育期,所有儿童的生长过程都是连续不断进行的,有时快些,有时慢些。 一般年龄越小生长越快,出生后以最初 6 个月生长最快,尤其是前 3 个月;后半年起逐渐减慢,到青春期又猛然加快。

连续的生长过程具有渐进的特点。 在这一过程中随着人体质和量的变化,形成了不同的发育阶段。 根据各阶段的特点可将儿童的生长发育过程划分为胎儿期、新生儿期、婴儿期、儿童期及青春期等。

各年龄期按顺序衔接,前一年龄期的生长发育为后一年龄期发育奠定基础。 任何一期的发育都不能跳跃,任何一期的发育异常,都会影响后一阶段的发育。

(2) 生长发育的程序性。 身体各部位的生长发育有一定程序。 在母体,胎儿形态发育首

先是头部,然后为躯干,最后为四肢。婴儿的动作发育是先会抬头、转头,然后能翻身、直坐,最后才会直立行走。从肢体动作看,是粗大动作先发育,精细动作后发育;近端先发育,远端后发育。身体形态是四肢先于躯干,下肢先于上肢。

(3) 生长发育速度的不均衡性。人体的生长发育快慢交替,呈波浪式的速度曲线。在生长全过程中有两次生长突增高峰,第一次是从胎儿中期(孕 4 ~ 6 个月)到 1 岁;第二次是青春发育期。由于身体各部位的生长速度不同,所以在整个生长发育过程中身体各部位的增加幅度也不一样。一般头颅增长 1 倍,躯干增长 2 倍,上肢增长 3 倍,下肢增长 4 倍。

身体中的所有组织、器官也不是以同一速度生长、同时停止生长,即有先有后,快慢不一。如脑的发育先快后慢,7 ~ 8 岁脑的重量已接近成人。生殖系统发育较晚,淋巴系统则先快而后回缩,皮下脂肪发育年幼时较发达,而肌肉组织则要到学龄期才发育加速。

(4) 遗传和环境因素对生长发育过程的决定性。遗传的程序决定生长发育的速度、各系统的成熟顺序,但是这种程序不是固定不变的,在外界环境因素作用下也存在偏离的可能。因此,儿童的个体发育是在复杂的环境因素和先天素质相互作用中实现的。所以采取有助于生长和协调发育的措施时必须考虑到这个规律。

(5) 生长发育的个体差异性。由于每个儿童的遗传和先、后天环境各不相同,因此无论形态、功能还是心理发育都存在个体差异。这种差异不仅表现在发育水平方面,而且反映在发育速度、体型特点、达到成熟的时间等方面。没有两个儿童的发育水平和发育过程完全一样,即使在一对同卵双生子之间也存在着微小的差别。生长发育的这种差异一般符合生物学正态分布的特点。在生长突增期间变异幅度更大。

(6) 个体儿童的生长等级具有相对稳定性。生长具有轨迹现象,当无显著外环境条件改变时,每个儿童生长的实测值在各个时期都相对稳定于同一等级中,一般不超越上或下一个等级,以身高百分位数为例,当某儿童 3 岁时身高位于第 50 百分位(P_{50})等级时,则以后各年龄的等级向上不超过 P_{75},向下不低于 P_{25}。对于超过此限度的儿童,应注意连续观察,研究其改变的原因。

相关的生长指标间的发育等级也是基本一致的,即某一指标测量值较大的儿童,他的另一相关指标测量值通常也较大,反之亦然。一般两个相关指标间发育等级的差异不应达到 2 个等级或更多,以身高、体重为例,如果身高位于 P_{30} 百分位,其体重不应达到及超过 P_{95} 或低于 P_{10} 百分位,否则表明儿童生长出了问题。

2.体重的增长 体重(weight)是衡量儿童生长和营养状况最重要的指标。我国正常新生儿的平均出生体重为 3.2 ~ 3.3kg,一般男婴比女婴重 100g。新生儿出生后数日内可因多睡少吃、吸乳不足、胎粪排出及水分丢失等而致"生理性体重下降"。体重下降一般在出生后 3 ~ 4 天降至最低点,以后逐渐回升,多在 7 ~ 10 天恢复到出生时体重。失去的体重一般不超过出生体重的 6% ~ 9%,当体重丢失大于 10%或恢复至出生体重缓慢(>2 周)时需要仔细进行临床评估和喂养技术评估,分析体重不增是由于母乳不足、喂养不合理,还是由于疾病原因导致的,并及时采取措施。如果给予母亲正确的喂养和护理指导,将在正常育婴工作中起到重要作用。

体重增加的速度与年龄有关。最初 3 个月内增长迅速,每月平均增加 800 ~ 1200g,在第二个 3 个月内,增长速度减慢一半,每月增加 400 ~ 600g;生后 6 个月至 1 岁生长速度再减慢一半,每月增长 250 ~ 300g。全年共增重约 6.5kg。1 岁以后体重增长变慢,1 ~ 2 岁内全年体重增长 2.0 ~ 2.5kg,2 ~ 10 岁每年增长约 2.0kg,青春期体重增加较快,男孩每年增重约 5kg,女孩约 4kg。 总而言之,与出生时的体重相比,3 个月时约为 2 倍,1 周岁时约为 3 倍,2 周岁时约为 4 倍,4 周岁时约为 5 倍。

表 1-1 是根据 2005 年我国九省市城区调查数据计算得到的不同年龄阶段的体重增长值,可供参考。 由于 1 ~ 10 岁儿童的体重增长基本上呈匀速增长,因此可按下列公式粗略估算:

1~ 6 岁体重:体重(kg)= 年龄(岁) ×2+8

7~ 10 岁体重:体重(kg)= 年龄(岁) ×3+2

体重的增加并非均速,前半年增加迟缓的儿童,后半年可能迅速增重。 因此,观察体重的变化,时间不可过短。 对婴幼儿来说,定期测量体重十分重要。 体重不按常规增加或下降,除患病以外,大多数是由于护理不当或营养供给不足,必须及时纠正。 而体重增长过快则易导致超重或肥胖。 测量次数:6 个月以内的婴儿最好每月 1 次,6 ~ 12 个月每 2 个月 1 次,1 ~ 2 岁每 3 个月 1 次,3 ~ 6 岁每半年 1 次,6 岁以上每年 1 次。 每次测得的数字,要记录下来并与正常儿童的参照标准作比较进行评估。

3.身高的增长 身高(height) 是指从头顶到足底的垂直距离,它可反映全身的生长水平和速度。 由于 3 岁以下小儿站立时测量难以准确,所以采取仰卧位测量,测得结果为身长(length) 。

婴儿出生时身长约 50cm。 在生后前半年增长最快,前 3 个月每月平均增长约 3.5cm,3 ~ 6 个月每月平均增长约 2.0cm,6 ~ 12 个月每月平均增长 1.0 ~ 1.5cm,第 1 年共增长 25 ~ 26cm。

身长的增长规律与体重一样,1 岁后逐渐减慢,第 2 年全年约增 12cm,2 岁至青春期前每年递增 5 ~ 8cm。 与出生时的身长相比,1 岁时约为 1.5 倍,3.5 岁时约为 2 倍,12 岁时约为 3 倍。 2 ~ 10 岁的身高可按“[(年龄×6.5) +76]cm” 的公式推算出大概数字 1。

男女青春期时身高的增长明显加速。 青春期开始的平均年龄为 10 ~ 12 岁,男孩较女孩迟 1 ~ 2 年。 青春期身高突增的时间一般持续 3 年左右。 男孩每年可增长 7 ~ 9cm,最多可达 10~ 12cm,这样整个突增期平均长高约 28cm;女孩每年可增长 6 ~ 8cm,整个突增期平均长高约 25cm。 一般身高突增开始时,儿童的身高可达到其成年身高的 80%,到达突增高峰年龄时,儿童身高可达到其成年身高的 90%。 突增期过后,身高减慢增长,直到女 17 岁,男 20 岁身高基本停止增长。

表 1-1 中国 0~ 19 岁儿童身高和体重的增长值

年龄段	体重增量/ kg						身高增量/ cm					
	男			女			男			女		
	P_3	P_{50}	P_{97}	P_3	P_{50}	P_{97}	P_3	P_{50}	P_{97}	P_3	P_{50}	P_{97}
0~ 3 个月	2.8	3.4	4.2	2.4	2.9	3.6	10.6	11.6	12.5	9.9	10.9	11.9
3~ 6 个月	1.4	1.7	2.1	1.3	1.7	2.0	6.3	6.4	6.7	6.0	6.2	6.3

(续表)

年龄段	体重增量/ kg						身高增量/ cm					
	男			女			男			女		
	P_3	P_{50}	P_{97}	P_3	P_{50}	P_{97}	P_3	P_{50}	P_{97}	P_3	P_{50}	P_{97}
6~ 12 个月	1.4	1.7	2.0	1.4	1.6	2.0	7.5	8.1	8.8	7.5	8.2	9.0
0~ 1 岁	5.6	6.8	8.3	5.1	6.2	7.6	24.4	26.1	28.0	23.4	25.3	27.2
1~ 2 岁	2.0	2.4	3.1	2.1	2.5	3.1	10.6	12.0	13.5	10.9	12.2	13.7
2~ 3 岁	1.7	2.2	2.6	1.7	2.2	2.9	7.6	8.3	8.8	7.7	8.4	9.0
3~ 4 岁	1.6	1.9	2.6	1.6	2.1	2.6	7.0	7.3	7.7	7.2	7.5	7.7
4~ 5 岁	1.8	2.4	3.3	1.5	2.1	2.9	6.6	7.2	7.8	6.5	7.1	7.8
5~ 6 岁	1.5	2.3	3.5	1.5	2.1	3.2	5.8	6.4	7.0	5.8	6.4	7.0
6~ 7 岁	1.7	2.8	4.9	1.5	2.2	3.6	5.5	6.3	7.1	5.2	5.9	6.7
7~ 8 岁	1.8	3.2	6.1	1.6	2.6	4.3	5.3	6.0	6.7	5.2	6.0	6.6
8~ 9 岁	1.7	3.2	5.9	1.7	3.0	5.2	4.7	5.4	6.1	4.8	5.6	6.4
9~ 10 岁	1.9	3.2	5.6	2.1	3.6	6.6	4.1	4.8	5.5	5.0	6.0	6.9
10~ 11 岁	2.3	4.0	6.1	2.7	4.3	7.3	4.2	5.1	6.1	5.9	6.5	7.2
11~ 12 岁	2.9	4.8	6.9	3.6	4.7	6.3	5.2	6.6	7.9	6.0	5.8	5.3
12~ 13 岁	3.7	5.6	7.8	3.8	4.0	3.8	6.9	7.6	8.2	4.8	3.9	3.1
13~ 14 岁	4.6	5.3	6.4	3.3	3.0	2.0	7.3	6.4	5.2	2.9	2.3	1.7

（续表）

年龄段	体重增量/ kg						身高增量/ cm					
	男			女			男			女		
	P_3	P_{50}	P_{97}	P_3	P_{50}	P_{97}	P_3	P_{50}	P_{97}	P_3	P_{50}	P_{97}
14~15 岁	4.0	3.7	3.4	2.3	2.0	0.9	5.2	3.9	2.6	1.6	1.2	0.8
15~16 岁	2.9	2.3	1.4	1.3	1.0	0.4	2.4	1.8	1.2	0.3	0.3	0.2
16~17 岁	1.7	1.3	0.7	0.4	0.4	0.1	1.0	0.7	0.5	0.3	0.2	0.2
17~18 岁	1.0	0.7	0.3	0.3	0.2	0.1	0.4	0.4	0.2	0.3	0.3	0.2
18~19 岁	0.5	0.3	0.1	0.2	0.1	0.0	0.2	0.1	0.0	0.2	0.1	0.1

影响身高的内外因素很多,如疾病、营养和生活环境、遗传、体力活动、精神状态、各种内分泌激素以及骨、软骨发育异常等。应当指出,身高方面的个体差异比体重要大。

与身长有关的测量指标:

(1) 上部量与下部量:人体全部的长度可分为上、下两部分,以耻骨联合为分界线,自头顶至耻骨联合的上缘为上部量;自耻骨联合上缘至脚底为下部量。上部量主要反映脊柱的增长,下部量主要反映下肢长骨的生长。儿童下部量的增长一般较上部量为快,直至 12 ~ 13 岁进入青春期后,上部量的增长才相对地加快,表现为全身的中点随身高的增加而向下移动。新生儿下部量比上部量短,出生时中点在脐上(上部量平均为 30cm,占 60%;下部量平均为 20cm,占 40%);1 岁时在脐下;6 岁时移至脐与耻骨联合之间;12 岁左右,中点在耻骨联合处,上部量与下部量几乎相等。可见身高的增加以下部量为主。

(2) 坐高与下身长:坐高(sitting height) 是指头顶到坐骨结节的长度,代表头颅与脊柱的发育。3 岁以下取卧位测量为顶臀长(crown-rump length) 。由于上、下部量测量不易操作,现常用坐高代替上部量,身高减去坐高代替下部量,这样计算出的坐高与下身长的比值与上、下部量的比值接近。

(3) 身长与指距:身长与指距也相关。出生时身长较指距长,至 12 岁左右接近相等。

(4) 身长与头长的比例:此比例依年龄而不同,出生时身长约 4 倍于头长;2 周岁时为 5 倍;6 周岁时为 6 倍;至成年为 8 倍。可见年龄越小,肢体比躯干越短,而头长相对较大(图 1-1) 。

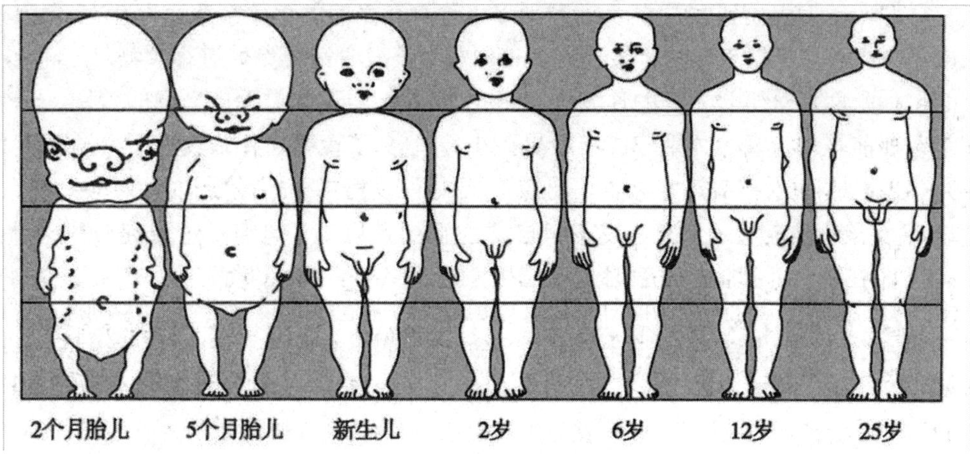

图 1-1 胎儿时期到成人时期身躯的比较

身体比例的异常多见于先天性骨发育异常、内分泌疾病等。下部量特短或指距远不及身长,多见于先天性甲状腺疾病及骨、软骨发育不全等。下部量过长或指距远胜于身长,往往是生殖腺功能不全的表现。

4.头围的增长 头围(head circumference)是指自眉弓上缘最突出处经枕后结节绕头一周的长度。头围表示头颅的大小和脑的发育程度,是婴幼儿及学前儿童生长发育的重要指标。头围生后第 1 年增长最快,尤其是前半年。正常新生儿出生时头围平均 34cm 左右,在最初半年内增加约 9cm,第二个半年内约 3cm,第 2 年内又增 2cm,第 3 与第 4 年内约共增 1.5cm,第 4 年后直至 10 岁时,约共增 2cm,以后一般增长比较缓慢。15 岁时接近成人头围,为 54 ~ 58cm。

婴幼儿定期测量头围,可以及时发现头围过大或过小的异常现象。如果头围过大,要注意有无脑积水、佝偻病等疾病;头围过小常常伴有智力发育迟缓。

5.其他指标 除上述体重、身长,以及与身长有关的某些指标外,尚有皮下脂肪厚度、胸围、腰围、上臂围等,都各有其随年龄增长的规律及影响因素。可在不同的条件下,用以评价生长发育的优劣。

三、影响体格生长的因素

影响儿童体格生长的因素很多,大致可分为内在因素和外在因素两大类。

1.内在因素

(1) 遗传:在发育过程中基因决定着各种遗传性状,因而在不同的种族、家庭及个体间存在着明显的体格差异。但遗传需要在一定的环境条件下才能发挥作用,在某些环境条件的影响下可发生变异。

儿童体格发育的特征、潜力等都受父母的种族、身材、外貌等遗传特征的影响。如皮肤、头发的颜色,身材高矮,面型特征,性成熟的早晚等。遗传性疾病无论是染色体畸变或代谢性缺陷都对生长发育有影响。

一般来讲,在良好生活环境下成长的儿童,其成年身高在很大程度上取决于遗传。新生儿的发育说明胎儿期宫内很少受遗传型的影响,随着年龄增长,遗传的作用逐渐增强,并趋于稳定。这是由于婴幼儿时期的生长发育更易受营养、疾病等环境因素的影响。研究发现,儿童在良好环境下成长到成人,其身高和父母平均身高之间的相关系数约为 0.75。因此,儿童的成年身高可以根据当时的年龄、身高、父母身高及骨龄等参数进行预测。

(2) 性别:性别对生长发育的速度和特征也有影响,表现出男女孩之间的差别。一般女孩在青春期前平均身高、体重较同年龄男孩小。但女孩青春期开始较男孩约早 2 年,所以在 10 ~ 12 岁期间,女孩身高、体重比男孩增长快,但以后男孩还是要赶上并超过女孩。青春期以后,女孩骨盆较宽、肩窄、皮下脂肪发达;而男孩肩宽、肌肉发达,这是性别对体型的影响。因此,在评价儿童体格发育时男女应按性别选择不同的评价标准。

(3) 内分泌腺的功能:内分泌腺对生长发育起重要的调节作用,以脑垂体、甲状腺、性腺的作用尤为突出。甲状腺激素、生长激素、性激素、肾上腺激素、类胰岛素样生长因子-1 (IFG-1)、胰岛素、瘦素等参与了生长发育的调控。甲状腺功能减退可导致生长缓慢、身材矮小、智力发育落后;生长激素缺乏或分泌不足引起侏儒症;性腺激素促进骨骺闭合,因此青春期开始较早者比较晚者身材矮小。

(4) 母体因素:母亲怀孕期间的营养状况、疾病情况、生活环境等各方面都对胎儿的生长发育产生重要的影响。而宫内生长发育障碍影响出生后小儿生长发育,甚至会累及一生。2.外界因素(环境因素)

(1) 营养:营养对生长发育的影响最为重要。年龄越小,受营养的影响越大。

充足和调配合理的营养是儿童生长发育的物质基础。儿童必须不断从外界吸收各种营养素,尤其是足够的热量和优质蛋白质、各种维生素、矿物质,以及微量元素等,才能使身体获得充分的生长和发育。

胎儿的营养是通过胎盘从母体的血液中获得的。当怀孕的母亲患严重营养不良时,可发生胎儿生长受限,导致早产、低出生体重、神经系统残疾,甚至死胎。婴幼儿营养不足,可严重影响体重、身长的增长及各器官的发育,特别是大脑和骨骼系统,使日后的体格发育、运动能力和智力发育均落后于正常儿童。儿童期长期营养低下,能减缓骨骼的成熟,影响骨的长度及骨皮质的厚度,并推迟青春期生长突增开始的年龄,造成体格矮小。青春期缺乏足够的营养和热量,可引起突增的幅度减小,或是开始突增的年龄推迟。营养不足对突增期生长发育的影响可导致身体瘦弱,并影响月经初潮的年龄。

从我国多次的儿童青少年体格发育及营养调查结果证实,城市儿童的生长发育水平明显高于农村,其主要原因是城市的物质生活条件和营养水平比农村高得多。

婴幼儿期造成营养不良的主要原因是母乳不足,喂养不当,尤其是辅食添加不及时;儿童少年则多因饮食习惯不良造成,如饮食无规律、厌食、挑食、偏食等。此外,营养过剩引起的肥胖也是一种营养失调和生长异常,肥胖女童常出现性早熟,而肥胖男童常常表现为第二性征发育迟缓、男性乳房发育。

(2) 疾病:各种引起生理功能紊乱的急慢性疾病对儿童的生长发育都能产生直接影响。其影响程度取决于病变发生的部位、病程的长短及病情的严重程度,如急性疾病常引起体重下降,慢性疾病则可同时影响体重与身高的增长。疾病导致进食不足,发热又使能量消耗增多。一些疾病严重地影响了器官的正常功能,如胃肠道疾病可以干扰正常的消化吸收功能,使发育的机体缺乏足够的能量供应;营养不良不仅会限制正常的生长发育,而且会使机体免疫功能遭到破坏,感染机会增多,抵抗力下降。

疾病对身体的影响有以下几种情况。

1) 对生长影响很小:一般急性疾病对生长的影响是暂时的,尤其是在身体营养状况良好的情况下,可以很快恢复。

2) 对生长有影响,但可以恢复:引起进食不足的疾病,如消化系统疾病,反复或持续的感染性疾病,尤其在伴有营养状况不佳时,小儿的生长发育常常受阻碍而变得迟缓。但当疾病治愈后,有可能完全追赶生长。

感染是婴幼儿期最常见的疾病,对生长发育有严重影响。腹泻、下呼吸道感染可使体重下降。体重的恢复与病程长短、疾病严重程度、感染的频率有关。儿童因反复感染而引起的慢性疾病可使生长明显受阻。因此,积极防治婴儿腹泻、反复发作的呼吸道感染,对保证儿童正常生长发育是十分重要的。

3) 对生长有影响,而且不可恢复或不能完全恢复:如染色体异常、宫内发育不良、内分泌疾病、骨和软骨发育障碍、糖尿病、严重的先天性心脏病以及慢性肾功能不全等。对于这些重大疾病、全身性疾病,如果是不可治的,则对生长的影响是不可恢复的,而且是永久的;如果是一时性的,已经治愈,则其影响可以通过追赶生长得以减轻,也有可能对日后的生长发育有长期影响。

因此,在儿童的生长发育期尤其是生长的关键期要积极防治常见病、多发病,及早治疗引起生长障碍的可治性原发病,减少或避免对生长发育造成长期或永久性损害。

(3) 社会环境:社会的政治、经济和文化发展水平决定了营养供应、疾病控制情况及医疗卫生保健条件。大量的调查数据表明,经济发达地区的儿童生长水平明显优于经济落后地区。长期以来我国儿童的生长发育存在明显的城乡差异,随着农村经济的发展,这种差距正在逐渐缩小。

(4) 生活环境:地理条件(山区、平原、丘陵、沙漠等)、气候条件和生活习惯,对儿童体格发育也有一定影响。多次的全国调查数据都证实了我国南部地区儿童的体重、身高平均数均比北部地区为低,自出生时即有差别[2]。此外,良好的居住环境、充足的阳光、新鲜的空气、合理的生活制度、适宜的体育锻炼、愉快的心情等,对儿童的生长发育都起着重要的促进作用。

四、生长长期趋势与追赶生长

1.生长长期趋势　生长长期趋势(secular growth trend) 是近 150 年来最重要的人类生物学现象之一,主要表现在儿童期生长水平提高、青春期发育提前、成年身高增长和身体比例的变化。

生长长期趋势主要体现在身高和体重的增长。20 世纪前半期,西欧新生儿平均身长由 50cm 增长至 53cm,平均体重由 3.15kg 增长至 3.30kg。根据欧美一些发达国家长期积累的数据分析,从 1880—1998 年人体生长的变化趋势基本上是:5 ~ 7 岁的身高、体重每 10 年分别增长 1cm 和 0.3kg;8 ~ 11 岁身高、体重每 10 年分别增长 1.3cm 和 0.5kg;12 ~ 15 岁男、女身高每 10 年分别增长 2.5cm 和 2.1cm,体重增长 2.0kg 和 1.5kg;18 岁成年身高男性每 10 年增长 0.6 ~ 1.1cm,女性每 10 年增长 0.4 ~ 0.8cm。根据我国自 20 世纪 30 年代以来积累的大量地方性及全国性调查数据结果分析:中国儿童青少年的生长长期趋势是从新中国成立后开始的,虽然在时间上比欧美国家晚约 60 年,比日本晚 35 年,但是该趋势表现得非常强劲,尤其是近 30 年处于快速增长期,如上海 1954—2005 年的 51 年间 4 ~ 7 岁儿童的身高平均增长了 7.3cm(男) 和 7.0cm(女),增长速度均为 1.4cm / 10 年;体重男女儿童平均增长 3.5kg 和 3.0kg,增长速度分别为 0.69kg / 10 年和 0.58kg / 10 年。 从 1955—2015 年北京 0 ~ 18 岁儿童身高、体重的累计增幅看,一些年龄组增长惊人,如男 13 ~ 14 岁、女 11 ~ 12 岁身高增长分别达 17.6cm 和 16.6cm,平均增速男 2.9cm / 10 年、女 3. 3cm / 10 年;13 ~ 14 岁男童体重增量高达 23.68kg,60 年间增幅近 50%,女童 11 ~ 12 岁体重增长最多(15.18kg) 。 60 年间北京市男童成年身高(18 岁) 增长 9.2cm,女童增长 6cm,这种增长速度大大超过了西方发达国家所经历的生长变化趋势,说明我国城市儿童的生长水平得到了快速提高。

成熟速度加速导致青春期提前及达到最终身高的时间提前。 100 余年前男子达到最终身高的年龄要到 23 岁,现在提前至 17 ~ 18 岁。 月经初潮的年龄是长期趋势最明显的特征,西欧国家从 1830—1980 年的 150 年间女童的月龄初潮约每 10 年提前 3 ~ 4 个月。 我国女童月经初潮平均年龄从 1985 年的 13.4 岁降至 2010 年的 12.47 岁,25 年间约每 10 年提前 4 个月。 此外,乳牙,尤其是恒齿的萌出期较过去明显提前。 当今儿童恒齿的萌出比以前提早 4 ~ 12 月。

生长长期变化与社会安定、经济水平提高、营养条件改善及良好的医疗卫生条件等有关。 据德国、英国的研究,儿童青少年的生长长期趋势与该国长期以来肉类消耗量的逐年增长有密切关系。 1925—1950 年,由于日本社会经济情况不良,儿童的平均身高、体重几乎毫无增长。 但从 1950 年起,每人每年高蛋白食品(牛奶、奶制品和肉类等) 的平均消耗量激增,随后各年龄儿童平均身高、体重的增长与性发育的提前特别明显。 Takahashi 观察到日本儿童身高长期变化曲线与牛奶、鸡蛋消费量增长曲线是一致的;它们的相关系数在 14 岁时高达 0.757(男童) 、0.664(女童) 。

但是长期增长趋势是有一定限度的,不可能无限地增长下去。 目前在一些经济发达国家,身高增长已基本呈停滞状态,月经初潮也无明显提前迹象。 荷兰从 1955—2009 年的 4 次国家调查数据研究显示自 1858 年开始的身高增长趋势经历了 150 年后已基本结束,宣告:世界上最高的人群(荷兰人) 身高已停止继续增长。 这说明该人群的身高已达到遗传所赋予的生长潜力的最大值,因而其平均身高趋向稳定。

值得一提的是,生长的长期趋势不仅对人体发育有积极的效应,也应关注其对终身健康可能带来的负面影响。 人体绝非长得越大越好、越快越好,生理功能、运动素质并不伴随身材高大而自行提升,各器官功能发育的不协调,会带来一些健康问题的新变化和新挑战。可以说,生长发育的长期增长趋势是整个人类机体在组织结构上的一种深刻变化,对基础医学、临床医学及社会学等科学领域均具有重要意义,有待于进一步观察和研究。

2.追赶生长 人类生长具有轨迹现象。 在正常环境下,健康儿童的生长是沿着自身的特定轨道向遗传所确定的目标前进。 当营养不良、疾病或激素缺乏时,儿童的生长就会逐渐偏离其生长轨道,生长落后,一旦这些阻碍生长的因素被去除,儿童将以超过相应年龄正常的速度加速生长,以恢复到原有的生长轨道上,这一现象称为追赶生长(catch -up growth) 。追赶生长是指生长的速率,不是最终达到的大小,也就是说,生长不是一定要“ 追赶” 上某个目标,而仅仅是个“ 追赶” 的趋势。 通常将追赶生长分为完全性追赶生长和部分性追赶生长,所谓完全性追赶生长是指通过追赶生长将儿童的生长水平恢复到原来的状态,即生长轨道上;不完全性追赶生长又称部分性追赶生长,即虽有生长加速,但生长水平不能恢复到原来的生长轨道中去。 追赶生长的程度与生长受损害的原因、时间、严重程度、机体的成熟度及年龄有关。如果生长迟滞严重、持续时间较长或出生时机体极不成熟、年龄过大等,则追赶生长很难完成。

追赶生长是2岁前小儿的正常现象。出生体重较轻的婴儿,为了接近遗传所确定的生长轨道,就要采取追赶生长以回归到正常的范围之内,其中适于胎龄的早产儿的追赶生长好于小于胎龄儿。追赶生长的最佳时期是生后第一年,尤其是前半年。儿童期由于疾病或激素缺乏造成的生长障碍,则治疗开始得越早,追赶生长的效果越好。

尽管追赶生长为儿童提供了一个弥补生长受损的机会,但随着"健康和疾病发育起源"学说的不断深入研究,认识到低出生体重儿生后早期的快速追赶生长可能会增加成年后2型糖尿病、胰岛素抵抗、代谢综合征和心血管病的发病风险。因此,目前主张低出生体重儿应采取"适度地追赶生长",这样既避免了由于早期生长不足增加脑发育和体格发育落后的风险,又减少因过快追赶生长而增加成年期慢性病风险。然而什么是"最适宜"的追赶生长模式,目前仍没有答案。但有一点是有效的,那就是加强生长监测和合理评估。对于早产低出生体重儿出生后早期的生长评价,应结合出生体重和胎龄,要将早产儿的年龄经过胎龄校正后,再与足月儿的生长标准进行比较,来确定实际生长水平,同时要将体重和身长两项指标结合起来综合分析,如果体重和身长的曲线基本保持在同一条线或上下不超过一条线,则表明生长良好,身体比例匀称。如果体重较身长增长过快,就说明体重的增长过大,需要适当控制。

五、儿童体格生长的测量方法

1.体重 根据儿童的年龄,体重测量可选用不同精确度的婴儿秤、杠杆秤、电子秤等。婴儿采用婴儿磅秤(盘式杠杆秤或电子秤),最大载重10~15kg,精确读数至10g。幼儿采用杠杆式体重计,最大载重50kg,精确读数至50g;学龄儿童最大载重100kg,精确读数至100g。
量具应经常检修,保证各部件灵活准确。测量时应将体重计平稳地放在地上,查看底踏板下的挂钩是否联结好,再检查零点,当体重计没有任何移动时,其"0"点应不会改变。在每天上、下午测量前及测量中均应检查"0"点一次。

测量前,被测者应先排大小便,然后脱去鞋袜、帽子和外衣,仅穿内衣,或设法减去衣服的重量,婴儿除去尿布。婴儿卧于秤盘中(无婴儿磅秤者可于台秤上放一个固定重量的签箩,称后减去箩重),1~3岁取坐位或蹲于秤台中央,年长儿可赤足轻轻地站在画好脚印的踏板适中部位,两手自然下垂,不可摇动或接触其他物体,以免影响准确性。先加砝码于横杆的自由端,再调整游锤,直到杠杆呈正中水平位。将砝码及游锤所示读数相加,以千克为单位,记录至小数点后两位。

2.身长及身高 身长及顶臀长用标准的量床,身高及坐高用身高坐高计或固定于墙壁上的立尺或软尺。用具的木材应为不受热胀冷缩影响及不易裂缝者,软尺宜用布质涂漆者,不宜用伸缩性较大的纯塑料。用前应检查量床有无裂缝,头板是否与底板呈直角,足板是否歪斜;身长计的立柱与木板台是否固定牢靠,木板台是否放置平稳,立柱与滑测板的位置是否正确,并用标准尺(长2m,有精确到毫米刻度的钢尺)检查量床及立柱上的刻度是否准确,若全长(2m)和标准尺相差0.5cm以上则不能使用。选择软尺时亦同此要求。

3岁以下小儿量卧位的身长。小儿去鞋袜,仅穿单裤,仰卧于量床底板中线上,助手固定儿头使其接触头板。此时儿童面向上,两耳在一水平上,两侧耳珠上缘和眼眶下缘的连接线构成与底板垂直的想象平面。测量者位于小儿右侧,左手握住两膝,使两下肢互相接触并贴紧底板,右手移足板,使其接触两侧足跟。双侧有刻度的量床应注意两侧读数一致;若用无围板的量床或携带式量板,应注意足板底边与量尺紧密接触,使足板面与后者垂直,读刻度,记录到 0.1cm。

3 岁以上量身高。测量时被测者脱去鞋、袜、帽子和衣服,仅穿背心和短裤衩,立于木板台上,取立正姿势,两眼直视正前方,胸部稍挺起,腹部微后收,两臂自然下垂,手指并拢,脚跟靠拢,脚尖分开约 60°,脚跟、臀部和两肩胛角间(如利用墙壁钉软尺测量时,则是两肩胛角)几个点同时靠着(接触)立柱,头部保持正直位置。测量者手扶滑测板,使之轻轻向下滑动,直到板底与颅顶点(颅顶部正中线之最高点)恰相接触,此时再观察被测者姿势是否正确,待校正符合要求后读取滑测板底面立柱上所示数字,以厘米为单位,记录至小数点后一位。注意测量者的眼睛要与滑测板在一个水平面上。

测量误差多因站立姿势不符合标准,或因未脱鞋,或由于是上下午测量时间不同造成,一般上午要比下午高约 1cm 左右。

3.顶臀长及坐高 3 岁以下小儿量顶臀长,取卧位。准备工作、助手固定儿头及身体、测量者位置,均同测身长的要求。测者左手提起小儿小腿,膝关节屈曲,同时使骶骨紧贴底板,大腿与底板垂直,移动足板使其压紧臀部,读刻度至 0.1cm。3 岁以上量坐高。被测者坐于坐高计的坐盘或有一定高度的矮凳上,先使身躯前倾,骶部紧靠墙壁或立柱,然后坐直,两大腿伸面与身躯成直角而与地面平行,大腿与凳面完全接触,并互相靠拢,膝关节屈曲成直角,足尖向前,两脚平放在地面上(可用木板放在脚下调整高低),头及肩部位置同测身长的要求。令被测者挺身,移下头板使与头顶接触,读刻度至 0.1cm。注意坐凳高度要合适,过高或过低均会影响读数。

4.上部量、下部量 在卧位或立位用软尺或硬尺测量自耻骨联合上缘至足底的垂直距离,为下部量,读刻度至 0.1cm;身长或身高减去下部量即为上部量。

5.指距 采用直脚规测量。儿童立位,两手向两侧平伸,手掌向前,臂长轴既与地面平行,又与身体的矢状切面垂直。受测儿童一手中指指尖(先修指甲)顶住规的固定脚,然后调节活动脚,使其内侧紧靠另一手的中指指尖,这时两臂尽力向两侧伸直,活动脚所指的刻度就是指距,记录至 0.1cm。没有适当的直脚规时,可令小儿背靠画有厘米刻度的光滑墙壁来进行测量。

6.头围 用带有厘米和毫米刻度的、不易热胀冷缩的软尺测量头围。每测 500 人左右需用标准尺校正一次,不合要求者应立即更换新尺。

被测者取立位、坐位或仰卧位,测量者立或坐于被测者之前或右方,用左手拇指将软尺零点固定于头部右侧齐眉弓上缘处,软尺从头部右侧经过枕骨粗隆最高处而回至零点,读至 0.1cm。测量时软尺应紧贴皮肤,左右对称,长发者应先将头发在软尺经过处向上下分开。

7.胸围 所用软尺要求同头围。3 岁以下小儿取卧位或立位,3 岁以上取立位。被测者应处于平静状态,两手自然平放(卧位时)或下垂,两眼平视,测量者立于其前或右侧,用左手拇指将软尺零点固定于被测者胸前乳头下缘(男孩及乳腺尚未突起的女孩),乳腺已突起的女孩,可以胸骨中线第四肋间高度为固定点,右手拉软尺使其绕经右侧后背以两肩胛下角下缘为准,经左侧而回至零点,注意前后左右对称,各处软尺轻轻接触皮肤(1 岁以下皮下脂肪松厚,所以小儿宜稍紧),取平静呼、吸气时的中间读数至 0.1cm。

8.上臂围 被测者上肢放松下垂,测量者位于儿童左侧,固定软尺零点于左侧肩峰与尺骨鹰嘴连线中点,贴皮肤绕臂 1 周,读数至 0.1cm。 测量时软尺只需紧贴皮肤即可,勿压迫皮下组织。

9.腰围 用带有厘米和毫米刻度的、不易热胀冷缩的软尺测量。 受测者取立位,站直、双足分开 30cm、双臂环抱于胸前,以腋中线肋骨下缘和髂嵴连线中点的水平位置为测量点,在双侧测量点做标记,使皮尺下缘通过双侧测量点测量腰围,在正常呼气末读数,精确至 0.1cm。

10.小腿围 取坐位或仰卧位,测量腓肠肌最粗大处的周围径。

11.肩宽 使用测径规。 被测者坐位或立位挺胸垂臂,测量者立背后。 量具一脚用左手固定于儿童左肩胛最突出点(肩峰) 之左,右手拉开量具另一脚并使刚刚位于右肩峰之右(不用任何压力) 。 此时量具两脚向前向上约 45°,便于固定与阅读,读至 0.1cm。

12.骨盆宽 儿童仰卧位或立位。 仰卧位时测量者站立于台右,立位时站立于儿童前面或后面,用手摸及骨盆最大横径之两侧髂嵴时,用卡尺两脚压紧于其上,读至 0.1cm。

13.皮下脂肪 采用皮褶卡钳或带有百分表的 Harpenden 量具测量(钳板面积为 0.6cm× 1.5cm,压强约 15g / mm^2) 。 测量前应检查量具的钳板是否灵活。 有百分表的量具,在使用前调整指针至“ 零”,扳开及放回钳头反复 3 次,放回时指针应回至零点。

测量时用左手拇指及示指在测量部位捏起皮肤,捏时两指的距离为 3cm。 右手握卡钳,张开钳头,使其从捏皮褶的两旁伸下并钳住皮褶两面,读数至 0.5mm。

不同部位捏起皮褶的方向如下:

腹部:锁骨中线上平脐处,皮褶方向与躯干长轴平行,指距与测法同上。

背部:在肩胛下角下稍偏外侧处,皮褶自下侧至上中方向,与脊柱约成 45°角。

腰部:侧卧位或直立位,在腰部,沿腋中线,在髂峰与放低肋骨之间,皮褶自后上向前下方向,与腋中线约成 45°角。

二头肌部:在肱二头肌上面,在上臂前面,肩峰与桡骨连线中点的水平处,皮褶方向与上臂长轴平行。

大腿部:大腿屈曲外展,在其内侧上 1 / 3 及中 1 / 3 交接处捏起皮褶,方向与大腿长轴平行。

六、与体格生长发育有关的其他系统的发育

各系统的发育速度并不相同。 有些是先快后慢,如神经系统和淋巴系统属于此类,例如,脑发育最快的时期是在出生后第 1 年;咽部淋巴组织及扁桃体是在幼儿期增长比较明显,10 岁以后逐渐缩小,发病也减少。 故小儿在 10 岁以后可酌情决定切除肥大的扁桃体。反之,生殖及其他系统的发育是先慢后快,这显然与各不同年龄的生理功能有关(图 1-2) 。

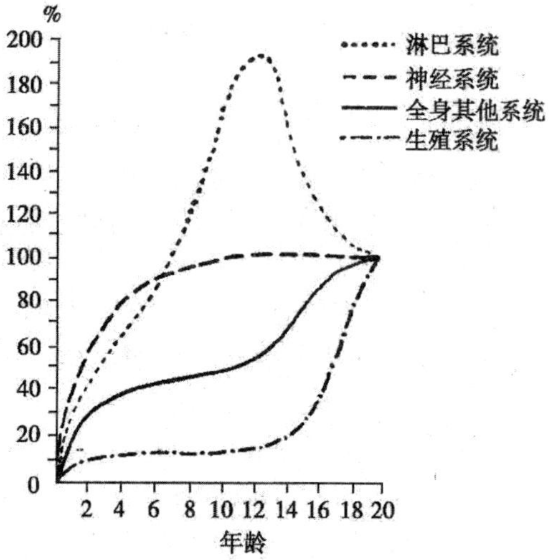

图 1-2　不同系统的发育与年龄的关系

淋巴系统:胸腺、淋巴结等。 神经系统:脑、硬脑膜、脊髓等。 全身其他系统:全身、呼吸及消化器官、肾脏、主动脉、肺动脉、脾、全身肌肉、血量。 生殖系统:睾丸、卵巢、附睾、输卵管、前列腺、前列腺部分的尿道、输精管。

1.头部的发育 头部发育最快的时期为生后第 1 年,尤其是前半年,从头围的增长速度看,第 1 年增加约 12cm,第 2 年仅增长 2cm,第 3 年增长 1cm,之后增长十分缓慢。 婴儿出生时各颅骨缝均未闭合,后囟已接近闭合,最晚于 2 ~ 4 个月时闭合。 前囟位于两顶骨与额骨间,呈菱形。 前囟大小因出生时胎龄大小及胎内营养状况而不同,早产儿及营养差的一般比足月正常儿大,出生时对边中点连线 1.5 ~ 2.0cm 大小,一般不超过 2cm×2cm。 在出生后数月随头围的增大而变大,6 个月以后逐渐骨化而变小。 正常健康小儿约半数在 12 ~ 18 个月闭合。 2015 年我国 7 岁以下儿童体格发育调查结果显示:前囟的平均闭合时间为 14.5 月龄,正常参照范围(P_3 ~ P_{97}) 为 6.6 ~ 22.4 月龄;3 月龄开始有 0.1%的婴儿前囟闭合,15 ~ 18 月龄有 67.5%的婴幼儿前囟闭合,2 ~ 3 岁仅有 1% 的婴幼儿前囟未闭合, 最晚 35 月龄闭合。 1985—2015 年,前囟闭合的平均时间城区婴儿未见明显变化,郊区农村提前约 1.1 个月;前囟闭合的早晚与头围之间无明显相关性,但与身长、体重存在正相关。

前囟关闭并不表示头颅不能再增大。 前囟是顶骨与额骨之间的空隙,每块头颅骨之间呈犬齿状的嵌合,这种嵌合是松动的,随着脑的发育增大,嵌合也随之而扩展、放松,让脑有充分的生长空间,直到 13 ~ 14 岁,脑的发育已停止,骨缝之间的嵌合才融合而固定。 所以,前囟早闭对于正常的婴儿来说并不影响脑的发育。 囟门早闭多见于小头畸形,囟门晚闭见于脑积水、佝偻病、呆小病等,也偶见于生长过速的婴儿。

脑的平均重量:出生时约为 350g(男较女略重),约为成人时脑重的 25%,这时整个体重只达成人体重的 5%。 可见脑部发育在先,而且在最初几年长得很快,9 个月时已超过出生时的 2 倍,至 3 岁时超过 3 倍,其后增加渐慢,至 6 岁时已达成人脑重的 90%,至青春期始完全与成人相同。 脑的发育不仅在形态上迅速增长,其功能也不断地趋向成熟。 有些发育落后的疾病如呆小病,尤应在婴儿期用甲状腺素治疗,才能保证智力的良好发育,过晚治疗不仅身长得不到满意增长,智力也不易改进。

2.胸部的发育 胸围(chest circumference) 表示胸廓的容积以及胸部骨骼、胸肌、背肌和脂肪层的发育情况,并且在一定程度上表明身体形态及呼吸器官的发育状况。出生时的胸围比头围小 1 ~ 2cm。至 12 ~ 15 个月时方与头围相等,其后胸围较大,在曲线图上形成了头、胸围交叉。此交叉时间与儿童的营养状态有密切的关系。营养状态良好的小儿,其头、胸围交叉时间往往提前,而营养不良的小儿,由于胸部肌肉和脂肪的发育较差,胸围超过头围的时间较晚,其头、胸围交叉的时间也就较晚。

新生儿的胸廓几乎呈圆筒状,其前后径与横径相差无几,年龄渐长,横径增加较快,渐似成人的胸部。肋骨的位置在第 1 年似是横置,前后几乎在一个水平面上,自第 2 年起,肋骨的前端向下移动而呈斜位。

显著的胸部畸形,大多数见于佝偻病、迁延性或慢性肺炎、肺气肿、哮喘、脓胸、心脏病、结核性脊柱炎及脊椎侧弯等。

婴儿期的呼吸频率仅于睡眠时为稳定,而节律可不均匀,醒时呼吸的深浅与快慢随时变异,往往没有重要意义。呼吸式在幼儿期为腹型,乃因肋骨呈水平状,肋间隙较小及膈肌较肋间肌强的缘故,至 4 ~ 7 岁时,胸式呼吸渐占优势,7 岁后接近成人的胸型。

3.腹部的发育 婴儿期的腹围与胸围相近,之后腹围小于胸围。由于腹围易受腹壁肌张力及腹内脏器的影响,正常伸缩的范围很大,正常儿可不测量。当腹部异常大时(如腹腔积液) 应定时测量对比。显著的慢性腹部隆起,见于佝偻病、结核性腹膜炎及巨结肠等。显著的腹部下陷,见于消瘦及脱水等。测量腹围时应取仰卧位,以脐部为中心,绕腹 1 周。

4.骨骼的发育 骨骼的发育成长有两种方式:①干骺端成骨:长骨的生长主要是由于干骺端的软骨逐步骨化;②骨膜成骨,如扁骨周围的骨膜逐步骨化,即属于此类。骨化的过程较长,自胎儿期开始,直至成年期才完成。正常儿童的成骨中心,按年龄出现,随年龄增长而变化形状,也按年龄而融合,所以骨化过程具有一定的规律性。正常婴儿在出生 4 ~ 6 个月后出现头骨及钩骨,2 ~ 3 岁时出现三角骨,4 ~ 6 岁时出现月骨、大多角骨及小多角骨,5 ~ 8 岁时出现舟骨,9 ~ 13 岁时出现豆骨。桡骨远端的成骨中心于 6 ~ 12 个月时出现,尺骨远端的则至 6 ~ 8 岁才出现。临床上以 X 线检查成骨中心出现的时间、数目、形态变化和融合情况,就可测定骨骼的发育年龄(骨龄) 。判定骨龄的骨骼部分有许多,如肩、肘、膝、踝、手腕、骨盆等,但以手腕骨最为常用。因为在腕部有 27 个骨发育标志可供观察分析,并且集中了长骨、短骨、不规则骨和圆形骨等各种形状的骨骼,能较好地反映全身骨骼的成熟状况;而且各继发性骨化中心的出现和干骺愈合有一定的时间距离,便于比较不同年龄之间的差异。此外,拍片方法简便,受放射线照射量最小,易于被儿童接受。因此,拍摄手+腕部(常用左手) 是最常用的部位。

骨龄(skeletal age) 是反映人体成熟程度最有用的指标,骨龄相对于实际年龄的提前或落后能决定儿童的生长类型,对成年身高、女孩月经初潮、体型等有重要影响,因此骨龄评价在临床医学中有广泛的用途,是许多影响儿童生长发育疾病的诊断、鉴别诊断及疗效观察的重要辅助手段。一些内分泌疾病如先天性甲状腺功能减退,骨骼的发育特别缓慢,而性早熟的患儿,骨骼发育往往过速。此外,不少疾病和营养障碍都会影响骨骼的生长。长骨端往往遗留着明显的痕迹,最常见的是长骨的干骺端 X 线片上的骨质较密的横线。每一个横线表示以前有过一次不正常的发育情况。

骨龄标准(standard of skeletal age)是指人群中出现某特定 X 线骨骼图像的平均年龄。以此作为基准来判断每个个体儿童的骨龄。目前国内外常用的方法是图谱法和计分法。

(1)图谱法:根据手腕部骨骼系列 X 线图谱来判断骨龄。男女各有一套,每张 X 线片代表一个年龄标准骨龄。评价时只需将未知 X 线片与图谱逐一对照,找出与之最相近的标准图谱,即可确定骨龄。国外常用的是 Greulich-Pyle 图谱,国内 20 世纪 80 年代也制定了手腕部骨龄图谱,如顾氏图谱。图谱法的优点是简便明确,儿科临床常用。

(2)计分法:根据手腕各骨在成熟过程中的形态、大小等变化,人为地划分成若干阶段,分别给予相应分数,累计总分后再换算出相应的骨龄。此方法由 Tanner 等研究设计,1962 年颁布 TW1 的方法,1972 年修订为 TW2 法,2001 年修订为 TW3 法,为国际上普遍采用。此方法更全面客观,准确性高。但因方法烦琐,需要经过专门训练,在熟练掌握各骨块的各发育分期的各种不同表现的基础上才能做出有效判定。

1979 年,李果珍在观察 1938 名中国正常儿童、青少年的上肢骨发育的基础上,制定出我国第一个用百分计数法确定骨龄的方法和标准。1992 年国家体委公布了《中国人手腕骨骨龄评价方法与标准》(CHN 法),此法是 1989 年在 TW2 法的基础上,根据我国儿童骨发育的特点对部分骨发育等级作了修改与简化,通过迭代方法重新确定了各骨权重,取消了三角骨、月骨、舟状骨、大多角骨、小多角骨及尺骨等 6 个骨指征。制定标准的样本含量大,在全国范围抽样,可用来判定中国汉族儿童的骨龄。

5.牙齿的发育　牙齿的发育(dental development)与骨骼有一定关系,但因牙齿的釉质来源于外胚层,受营养及内分泌因素的影响不如骨骼大,只有严重营养不良、维生素 D 缺乏性佝偻病及甲状腺功能减退症患儿牙齿萌出才延迟。

乳牙萌出的早晚虽然不能直接反映婴儿发育的情况,但通常认为出牙早比出牙晚的孩子发育好。每个婴儿乳牙萌出的时间、出牙数及萌出顺序差异很大,大多数婴儿在 4 ~ 10 月龄内开始长出牙齿。2015 年我国 7 岁以下儿童体格发育调查结果显示:50%婴儿的乳牙萌出年龄为 6.6 月龄(P_3 ~ P_{97} 参考范围为 4.1 ~ 10.6 月龄,P_1 ~ P_{90} 参考范围为 3.6 ~ 11.4 月龄);乳牙萌出数量随着年龄增长而逐渐增多,8 ~ 10 月龄平均萌出 2 颗牙,12 ~ 15 月龄约 8 颗,30 ~ 36 月龄基本出齐 20 颗。萌牙顺序通常为下颌先于上颌、由前向后进行,即下正中切牙、上正中切牙、上侧切牙、下侧切牙、第一乳磨牙、尖牙、第二乳磨牙。乳牙共 20 颗,约在 3 岁内出齐,若满 13 个月龄仍未出牙称为萌牙延迟。萌牙延迟的主要原因可能是特发性的,也可能与遗传、疾病及食物性状有关。

6 岁左右乳牙开始脱落换恒牙,换牙顺序与出牙顺序大致相同。目前我国儿童平均换牙年龄为 6.0 岁(95%CI 5.98 ~ 6.01),正常变动范围(P_3 ~ P_{97} 百分位)为 4.88 ~ 7.11 岁,其中约 0.6%在 4 ~ 4.5 岁开始换牙,5.5 ~ 6.0 岁换牙率为 30%,6.0 ~ 7.0 岁达到 75%。一般出牙的时间女童略早于男童 0.12 岁。换牙早晚与体格生长水平有关,身高体重较大者换牙略早。1995—2015 年中位换牙年龄提前了 0.24 岁。6 岁左右先出第一磨牙(又称 6 龄齿),12 岁左右出第二磨牙,17 岁后出第三磨牙(智齿)。

出牙为生理现象,有时可伴有低热、流涎、烦躁及睡眠不安等症状。牙齿的健康生长与蛋白质,钙,磷,氟,维生素 C、D 等营养素及甲状腺素有关。咀嚼运动有利于牙齿的生长和坚固。

6.肌肉和皮下脂肪的发育

(1) 肌肉系统的发育:儿童肌肉生长与体重增加平行。 随年龄增长肌肉占体重的百分比逐渐增高,新生儿肌肉的重量仅占体重的 20% ~ 22%,17 ~ 18 岁时达到 44%。 生后最初几年肌肉发育较缓慢,而且婴幼儿皮下脂肪发育旺盛,故较难确定肌肉的发育程度。 5 岁后肌肉的增长加快,到青春期肌肉的增长出现突增,尤其是男性更显著。 由于青春期内分泌的影响,男性肌肉占体重的比例明显高于女性。

儿童肌肉成分的特点是水分较成人多,蛋白质、脂肪和无机盐等较成人少,能量储备较差,年龄越小这一特点越明显。 儿童肌肉的力量随着肌肉总量的增加、肌肉成分的变化和肌纤维发育及数量增多而不断增强。

肌肉的发育程度与营养状况、生活方式及运动量有密切的关系。 因此均衡的营养、适当的运动可促进儿童肌肉的良好发育。

肌肉发育异常可见于重度营养不良、进行性肌营养不良及重症肌无力等疾病。

(2) 皮下脂肪发育:脂肪组织主要由大量脂肪细胞积聚而成。 脂肪组织的发育表现为脂肪细胞数目的增加和体积的增大。 人体脂肪细胞数目增加主要在出生前 3 个月、生后第一年和 11 ~ 13 岁三个阶段;通常在 1 岁末达高峰,2 ~ 15 岁时再增加 5 倍。 脂肪细胞的体积从胎儿后期至出生时迅速增大,生后 3 ~ 6 个月增加速度减慢,到青春期时体积又再增加。 全身脂肪组织占体重的比例:出生时为 16%,2 ~ 12 个月为 22%,以后逐渐下降,5 岁时为 12% ~ 15%。 6 ~ 8 岁又开始增长。 青春期时脂肪占体重的比例出现了明显性别差异,女性比男性多 1 倍,占体重的 20% ~ 25%。

人体脂肪的 50%分布于皮下组织中,通过测量躯干、四肢不同区域的皮下脂肪厚度不仅可以反映全身脂肪量,还可间接判断体成分,有助于营养状况的判定。 临床工作中常用肱三头肌、肩胛下角的皮褶厚度评估脂肪的发育。 随着科学技术的进步,可以用物理检查方法测定体脂含量和分布,如双能 X 线(dual-energy x -ray absorptiometry,DXA) 、气体置换(air re-placement,AR) 、生物电阻抗法(bioelectrical impedance analysis,BIA) 及磁共振成像(magnetic resonance imaging,MRI) 等。

第二节 体格发育调整

一、基本概念

1.人体测量 人体测量学是人类学的一个分支学科,用测量和观察的方法描述人类体质特征,包括骨骼测量和活体(或尸体) 测量。 人体测量可用于监测、干预个体与群体儿童的健康、营养状况。 儿童的人体测量是评价儿童身体匀称度、大小和成分的最简便、广泛使用、经济、无损的方法;可反映儿童健康和营养状况,预示表现能力、健康状况和存活情况。

最基本和常用的人体测量指标是体重和身高。 此外,代表身材长度的还有坐高、手长、足长、上肢长、下肢长、上部量、下部量、大腿长、小腿长等;肩宽、骨盆宽、胸廓横径、胸廓前后径、指间距等代表身体宽度;头围、胸围、上臂围、大腿围、小腿围、腰围、腹围等代表身体围度,代表与营养状况有关的皮下脂肪测量。

2.体格发育调查

(1) 调查内容:体格生长包括人体测量指标(体重、身材长度、身体宽度与围度) 、与体格生长有关的指标(性成熟指标、骨发育指标-骨龄、体成分指标) 等。

(2) 调查方法:即横断面(cross-sectional study) 和纵向(longitudinal study) 两种基本体格调查方法。

1) 横断面调查:也称现状调查,是在某一时间段,选择特定的地区、有代表性的对象,进行一次性的群体大样本人体测量。 儿童体格生长的横断面调查可在短期内获得大量的体格发育数据资料,了解被调查人群或亚人群的生长发育水平和营养状况。 如将参照人群横断面的定期抽样调查数据进行统计学处理可制定儿童生长发育参照值。 此外,同一地区、不同年代的同类调查数据的比较分析可了解儿童生长发育趋势与影响因素。 如 1975—2005 年每 10 年一次的九市城郊 7 岁以下儿童体格发育调查是大样本的横断面调查。

质控是横断面调查的关键,包括需制订合理调查计划、调查对象有较好人群代表性、样本量足够(各年龄组≥200 例) 、调查人员培训、检测设备及技术统一标准化等。 但横断面调查不易获得个体儿童生长发育的动态变化,较难提供早期生长偏离信息,特别不宜用横断面调查结果判断青春期生长速度。

2) 纵向调查:又称前瞻性调查,选择较小样本量为观察对象,数年内进行连续多次的体格测量,获得儿童体格生长的动态变化规律,观察各项发育指标间的相互关系、不同个体间生长速率的差别,以及各种因素对生长发育的影响。 纵向调查数据可用以制定儿童生长速度的参照值或标准。

因纵向调查研究时间长、耗资多、研究对象易丢失、严格的定期测量时间、测量技术统一等因素使纵向调查难度较横向调查大。 目前各国儿童生长发育调查多采用横断面调查,样本量大可弥补部分横断面调查的不足,可用于青春期前的儿童生长发育研究。 青少年体格发育个体差异显著,如青春期启动时间、第二生长高峰的速度及持续时间、性成熟的早晚等不同,横断面调查结果不能真实地反映青春期的生长规律,纵向调查可能观察青少年生长速度的动态变化规律、各项发育指标之间的相互关系,以及各种因素对生长过程的影响,获得制定生长速度评价标准的数据。 因纵向调查儿童生长发育较困难,周期长、样本丢失多,故各国青少年生长发育的纵向调查研究较少。 有学者采用将观察对象按年龄分段衔接的调查研究设计称为混合纵向调查或半纵向调查。 如将跟踪 6 ~ 18 岁的生长发育过程分为 6 ~ 9、 9 ~ 12、12 ~ 15、15 ~ 18 岁 4 个年龄组,各组跟踪 4 年使组间有一次年龄重叠,即 4 个年龄组跟踪 4 年可完成 12 年的调查。 但仍存在横断面调查的缺陷,按年龄分段调查的数据处理较难。

3.调查数据值表示方法

(1) 表格:测量数值以表格形式列出,便于查询,但不够直观。

(2) 生长曲线:将不同年龄的体格测量数值按百分位数法或离差法、标准差记分(Z - scores) 的等级绘成曲线图(growth chart) 。 生长曲线可直观表达儿童生长状况,同时易于医师与家长交流;不仅较准确显示儿童的发育水平,可对个体儿童某项指标进行定期纵向观察,获得生长速度。

临床采用百分位法表示的生长曲线评价,因基层儿科与儿童保健医师易理解,也易于给家长解释,但<$P3^{rd}$或>$P97^{th}$的情况难以用数据表达严重程度。 标准差法可计算 n 个 SD,故可以用数据表达严重程度,多用于治疗效果的评估及研究。 近年,为帮助临床医师更准确地评估儿童生长,发展一种同时采用百分位与标准差表达的生长曲线图,或补充、更改某些百分位线。 如美国疾病控制与预防中心采用 WHO 标准新制定的美国 0 ~ 24 月龄生长曲线图补充 $P2^{rd}$ 与 $P98^{th}$ 百分位线,与-2SD、+2SD 对应。 WHO 标准采用 $P0.1^{th}$ 、$P3^{rd}$ 、$P15^{th}$ 、$P85^{th}$ 、$P97^{th}$ 、$P99.9^{th}$ 百分位线与-3、-2、-1、+1、+2、+35D 对应。 新的英国儿童生长标准曲线则采用 0.4^{th} 、2th 、9th 、25th 、50th 、75th 、91th 、98th 、99th 百分位线,同时有-SDs。

1) 描记方法:使用者应进行生长曲线图的应用培训,学会正确地画点、描记,以及对结果的解释。 测量后宜立即将测量值描记在生长曲线上,以便及时发现误差。 定期测量数据需描记在同一生长曲线图,以便比较,多点的连接获得该儿童的生长曲线或“轨道”。 实际应用可根据不同工作需要、工作条件及使用人群选择生长曲线图。

2) 常用体格生长曲线图:因儿童不同发育阶段有不同特点,故需要研制适合年龄特点的体格生长曲线供临床与研究使用。

1) 胎儿/ 新生儿生长参照值及生长曲线:部分发达国家有代表本民族的新生儿生长参照值,国际上可供使用的参照值有 Fenton 参照值(2013 版) 及 21 世纪国际胎儿和新生儿生长联盟 (International Fetal and Newborn Growth Consortium for the 21_{st} Century,INTERGROWTH-21st)。 2020 年我国公布的 24 ~ 42 周胎龄新生儿的出生体重、身长及头围的参照标准及曲线,可供新生儿及早产儿早期的生长与营养评价。

2) 0 ~ 18 岁儿童青少年体格生长曲线:不同性别的体重/ 年龄、身长/ 年龄、头围/ 年龄及体重/ 身长,以及 2 ~ 18 岁儿童青少年的 BMI / 年龄生长曲线图,供儿童保健、儿科临床及科研工作使用。

4.参照值/ 标准值 是评价儿童个体与群体体格生长状况的必备资料。 调查儿童体格生长的过程中,根据参照人群的特征及研究方法制定产生“参照值”(reference) 或“标准”(standard)(表 1-2) 。 参照值又称现状标准,描述性地反映所代表人群生长发育的现实状况;而标准是前瞻性的,预示着儿童最佳生长所应达到的目标值。 理想的标准应该来自健康的、营养好的、护理周到的儿童;测试的数据要精确;研究人群应该足够大,并且标准应该能反映近期的生长方式,如果可能还应检验儿童的遗传-种族方式。 但目前所实际应用的标准均不能满足理想标准的所有条件,且现实中参照值与标准值的区别难以界定。

表 1-2 生长标准与参照值的比较

项目	参照值	标准值
名称	现状标准/ 现实标准	理想标准
样本来源	随机选择,普通人群	挑选营养良好、生长潜力充分发挥的人群
数据性质	描述参照人群的生长现状	前瞻性展示人体儿童最佳生长目标值
调查方法	横断面调查、横纵向结合	横断面调查、纵向调查、横纵向结合
曲线	不能完全反映理想的生长模式	可较好反映理想的生长模式

二、统计学表示方法

儿童体格调查数据多呈正态或偏正态分布,常用的统计学分析与表示方法有标准差法

(standard deviation)、百分位数(percentile)、标准差计分数(standard score)、中位数(median method)与中位数百分比(median percentage)等方法。

1.离差法(标准差法) 用标准差(SD)与平均值($\bar{X}$)表示样本调查值的分布,适用于正态分布资料。$\bar{X}$±1SD 包括样本的 68.3%, $\bar{X}$±2SD 包括样本的 95.4%, $\bar{X}$±3SD 包括样本的 99.7%(图 1-3)。一般以$\bar{X}$±2SD 为正常范围。

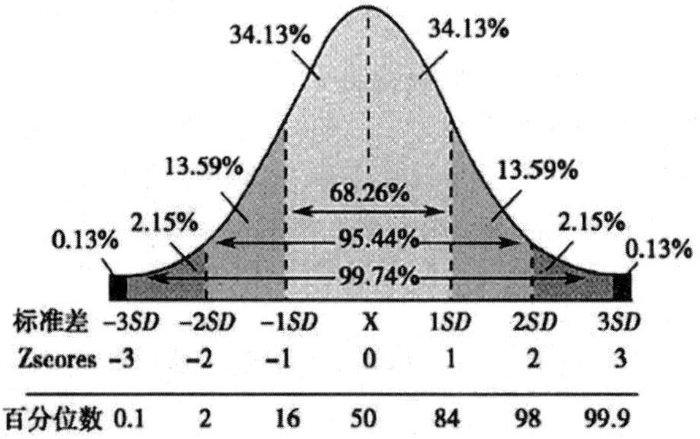

图 1-3 离差法与百分位关系

2.百分位数法 将变量值按从小到大顺序排列为 100 份,每份即代表一个百分位的值。百分位数法适用正态或非正态分布状况的调查资料。当变量呈正态分布时,百分位数法与离差法相应数值相当接近,如 P50 相当于均值。一般,$P3^{rd}$ ~ $P97^{th}$ 为正常范围,包括 94% 的样本人数,近于均值±2 标准差(95.4%的样本人数)。但主百分位线 $P3^{rd}$、$P25^{th}$、$P50^{th}$、$P75^{th}$、$P97^{th}$ 与离差法的-2SD、-1SD、$\bar{X}$、+1SD、+2SD 仍不完全对应,$P3^{rd}$ = $\bar{X}$-1.881SD、$P25^{th}$ = $\bar{X}$-0.675SD、$P75^{th}$ = $\bar{X}$ + 0. 675SD、$P97^{th}$ = $\bar{X}$ + 1. 881SD。临床应用表格或曲线图时补充 $P10^{th}$、$P90^{th}$ 百分位线为警示线。体重指数(BMI)以 $P5^{th}$ ~ $P95^{th}$ 为正常范围。

3.标准差计分法 或 Z 积分(Z score)、标准差离差法,是用偏离标准差的程度反映生长情况,可用于不同年龄、性别的人群比较,结果较精确。Z 积分以±2 为正常范围(表 1-3)。

表 1-3 常用统计学方法的界值点

统计学方法	界值点(cut- off point)	样本
标准差法	$\bar{X}$ +2SD	95.4%
百分位数法	P3~ P97	94%
Z 积分法	±2	95.4%

4.中位数 将变量值按大小顺序排列,位居中央的变量即中位数。当变量呈正态分布时,中位数= $\bar{X}$ = $P50^{th}$:当变量为偏正态分布时中位数为中间值,如用均值离差法则对个别变量值影响大。

5.中位数百分比 在计算中位数百分比时,先确定中位数值,并设定为 100%,然后计算相当于中位数不同百分比的绝对数值,并将计算数值列表。如参照人群中 2 岁组儿童的体重中位数为 12kg,90%是 10.8kg,60%是 7.2kg。

第三节 体格生长评价内容

一、基本要求

1.测量工具与方法 WHO、各国关于儿童体格生长评估指南(建议) 均强调采用准确的测量工具及规范的测量方法。

2.参考人群值 2015 年《 中华儿科杂志》 编辑委员会、中华医学会儿科学分会儿童保健学组撰写的《 中国儿童体格生长评价建议》 选择“ 中国儿童生长参照标准” (根据 2005 年中国九市儿童的体格发育数据制定) 或 2006 年世界卫生组织儿童生长标准(特别是国际比较时) 。

3.定期评估 即监测儿童生长状况。 生长是一个连续过程,一次测量婴儿的体重<P3rd提供儿童生长信息受限,无法判断儿童的生长“ 轨道(trajectory)”,可能身材矮小因体重减速(catch-down growth),低水平生长;或因疾病、营养问题致体重下降;或因宫内营养不良(低体重)(图 1-4) 。 同时,儿童年龄越小,生长速度越快,健康检查的间隔时间宜短,以尽早发现问题。 婴儿期间隔健康检查时间至少 2 个月。 因此,各国的儿童生长评估建议均明确“ 定期” 的概念。 如英国《 儿童生长评价建议》 与美国儿科保健管理指南与儿科学会预防保健指南中均明确建议儿童随访年龄分别为 9 次与 7 次。 2015 年《 中国儿童体格生长评价建议》 中建议婴儿期为 9 次健康检查。

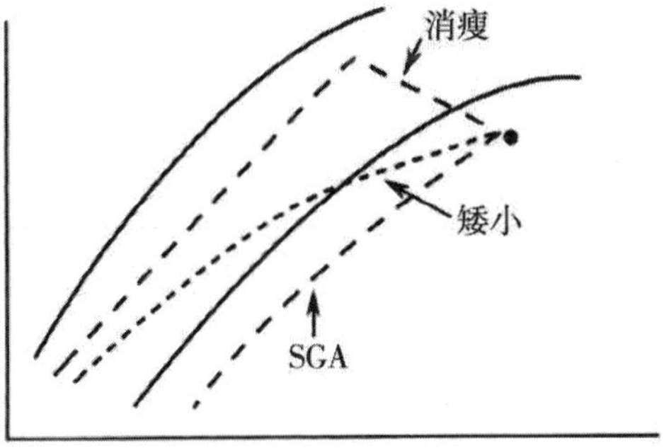

图 1-4 一次体重测量记录获得的生长信息不明确

二、体格生长评价

1.结果表示方法

(1) 等级评价:因方法简单而最常用。 将参照值用 $\bar{X}$±SD 或百分位数进行区间分级,有三分法、五分法、六分法(表 1-4、图 1-5) 。 测量值与参照值等级对应即可判定测量值所在等级。 等级评价是人为分级,根据实际工作内容选择,常用三分法与五分法。 等级评价用于横断面的测量值分析,又称单项分级评价,如生长水平、体形匀称的评价。 WHO 将各项指标的人群正常范围设定在 $\bar{X}$ ±2SD,美国 AAP 则推荐以 $P5^{th}$ ~ $P95^{th}$ 为正常范围,而国际肥胖工作组(the International Obesity Task Force,IOTF) 、中国肥胖问题工作组(Working Group on Obesity in China,WGOC) 及九市儿童体格发育调查工作组制定的 BMI 筛查超重/ 肥胖的界值点采用与成人 BMI 界值点接轨的方法。 此外,体重/ 身高还可以用中位数百分比的方法评价营养状况(表 1-5) 。

表 1-4　等级评价界值点

等级	离差法	百分位数法
异常(上)	> $\bar{X}$ ±2SD	>$P97_{th}$
中上	$\bar{X}$ +(1SD ~ 2SD)	$P75^{th}$ ~ $P97^{th}$
中	$\bar{X}$ ±1SD	$P25^{th}$ ~ $P75^{th}$
中下	$\bar{X}$ -(1SD ~ 2SD)	$P3^{th}$ ~ $P25^{th}$
异常(下)	< $\bar{X}$ -2SD	<$P3_{rd}$

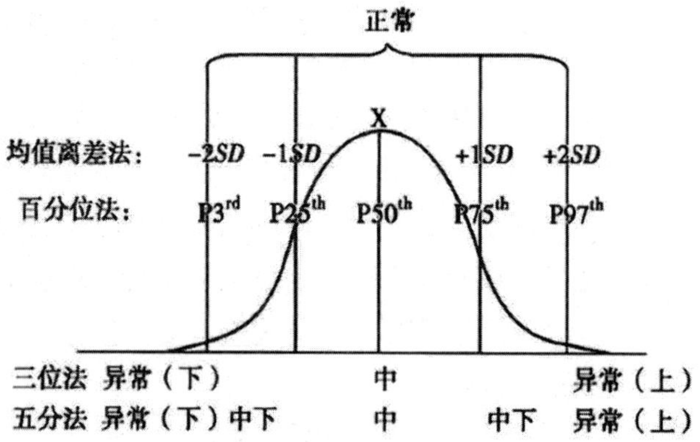

图 1-5　等级评价:三分法、五分法

表 1-5　体重/ 身高中位数百分比评估界值点

百分比	体重评估
>120%	肥胖(obese)
110%~ 120%	超重(overweight)
90% ~ 110%	正常范围(normal variation)
80%~ 90%	轻度消瘦(mild wasting)
70%~ 80%	中度消瘦(moderate wasting)
<70%	严重消瘦(severe wasting)

(2) 测量值计算:如纵向测量值分析儿童生长速度的评价需计算连续 2 次测量值的差值,与参照值的对应数值比较;或计算坐高与身高的比值评价儿童身材匀称度,或计算体重指数[BMI = 体重(kg) / 身高(m^2)] 。

2.评价内容　儿童体格生长评价应包括生长水平(growth level) 、生长速度(growth velocity),以及匀称程度(body proportion) 三方面。 评价个体儿童体格生长时按临床需要应进行全面评估,或其中 2 个,但生长水平是基本评估内容。 群体儿童体格生长评价仅为生长水平。

(1) 生长水平:将某一年龄时点所获得的某一项体格测量值(反映从受精到某个年龄阶

段生长的总和) 与标准值(参照值) 比较,得到该儿童在同年龄同性别人群中所处的位置,即该儿童生长的现实水平。 生长水平评价简单易行、直观形象,较准确地反映个体或群体儿童的体格生长水平,但不能反映儿童的生长变化过程或“ 轨道” 。 评价结果以等级表示。 生长水平为单项指标评估。 有些评估发育成熟度的指标也有生长水平的意义,如骨龄、齿龄、体重的年龄(age / W) 、身长(高) 的年龄[age / L(H)] 。 如一个 2 岁男童身高为 76cm,身高发育水平<$P3^{rd}$(82.05cm),等级评估为下等(异常);或身高的发育年龄相当于 1 岁(1 岁/ 76cm) 。

早产儿体格生长评估需矫正年龄后评估。

(2) 生长速度:即对某一单项体格生长指标进行定期连续测量(纵向调查) 所获得的该项指标在某一时间段中的增长值为该项指标的生长速度(如 cm / 年) 。 如出生时身长为 50cm,1 岁时为 75cm,第一年身长的生长速度是 25cm。 儿童期不同年龄阶段生长速度不相同,定期连续的生长测量值可计算儿童生长速度,间隔时间可是月、年。 生长速度参数有表格与曲线形式。 WHO 制定的 0 ~ 2 岁儿童身长生长速度标准可参阅其他相关书籍。 生长速度曲线应是倒“S” 形。 但目前儿童生长的纵向调查资料较少,生长曲线多源于横向调查资料,即不是真正地参照人群相应的生长速度值,儿童定期连续测量获得的生长数据在生长曲线上为生长趋势。 如采用体重、身长(高) 、头围生长曲线可较直观地发现个体儿童生长速度的变化,但无具体数据。 如生长曲线上某儿童定期测量值各点均在同一等级线,或在 2 条主百分位线内波动说明儿童生长正常;向上或向下超过 2 条主百分位线,或连续 2 次点使曲线变平或下降提示儿童生长出现异常现象。 采用生长速度曲线评估的实际可操作性较差,临床上将生长速度计算值与参照人群相应的生长速度值比较,可判断个体儿童在一段时间内生长的趋势,以正常、下降(增长不足) 、缓慢、加速等表示即可。

(3) 匀称度:为体格发育的综合评价。 儿童体格生长发育过程各项体格生长指标间存在一定的联系,可用回归分析方法研究部分体格生长指标的相互关系。

1) 体型匀称:实际工作中采用体重/ 身高与体重指数(BMI) 表示体形(形态) (weight by stature) 发育的比例关系,即代表一定身高的相应体重增长范围。 体重/ 身高实际测量与参照人群值比较,结果以等级评估。 BMI 以 $P5^{th}$ ~ $P95^{th}$ 为正常范围。 体型匀称度表示人体各部分之间的比例和相互关系,判断儿童营养状况、体型。

2) 身材匀称:以坐高(冠-臀高) / 身高(长) 的比值(sitting height / height ratio,SH / H) 或躯干/ 下肢比值(trunk-leg ratio) 从婴儿的 0.68 逐渐下降至青少年的 0.52,提示青春期前下肢较躯干生长快,SH / H 与身高有显著的负相关关系。 2005 年荷兰儿科教授 Fredriks 研制了 0~ 21 岁儿童、青少年坐高、身高测量值获得以标准差表示的坐高/ 身高生长曲线用以评估身材匀称状况,正常范围为-2.2SD ~ +2.5SD。 临床上,可按实际测量坐高、身高的测量值计算比值与参照人群值坐高、身高的比值比较,实际比值≤参照人群值为身材匀称,实际比值>参照人群值为不匀称。 评估身材匀称的最重要问题是坐高与身长的测量,易出现误差,影响结果的判断。 身材匀称的评价结果可帮助诊断内分泌及骨骼发育异常疾病。

3.评估流程 儿童体格生长评价是一个比较复杂的临床问题。 儿童体格生长状况与疾病有关,如遗传代谢性、内分泌、营养性,以及炎症慢性重要脏器疾病。 体格生长评估有助于临床筛查营养性疾病、与遗传或内分泌有关的身材异常(矮小、超高) 、与头围发育有关的神经系统疾病。 按 2015 年《 中华儿科杂志》 编辑委员会、中华医学会儿科学分会儿童保健学组的《 中国儿童体格生长评价建议》 中建议的评估流程包括体格生长测量→采用参数生长水平评估→发现高危儿童→生长速度与匀称状况评估+临床资料(病史、体格检查) →初步诊断→选择实验室方法或转诊(图 1-6),或简易临床流程(图 1-7) 。

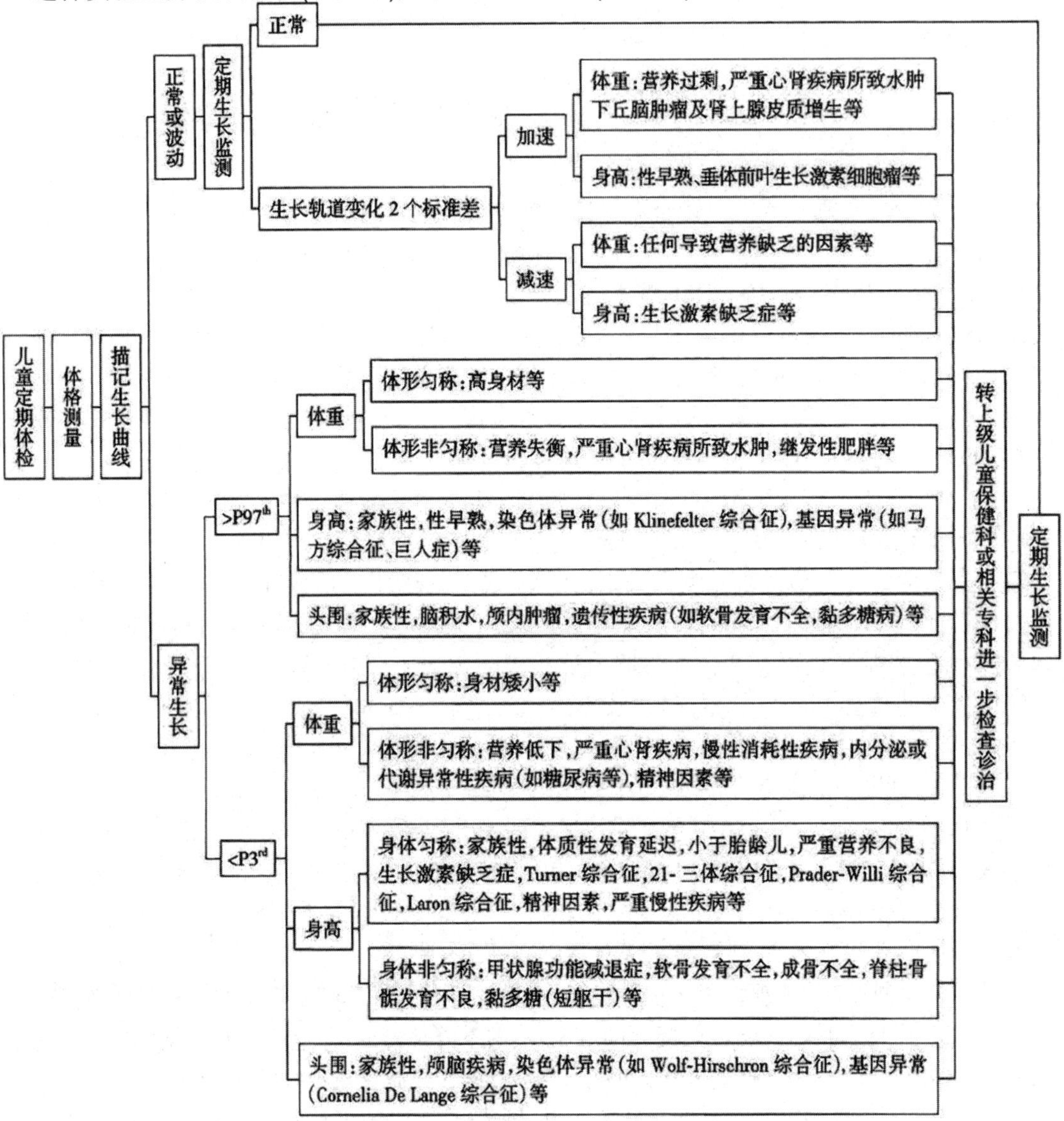

图 1-6　儿童体格生长评价流程

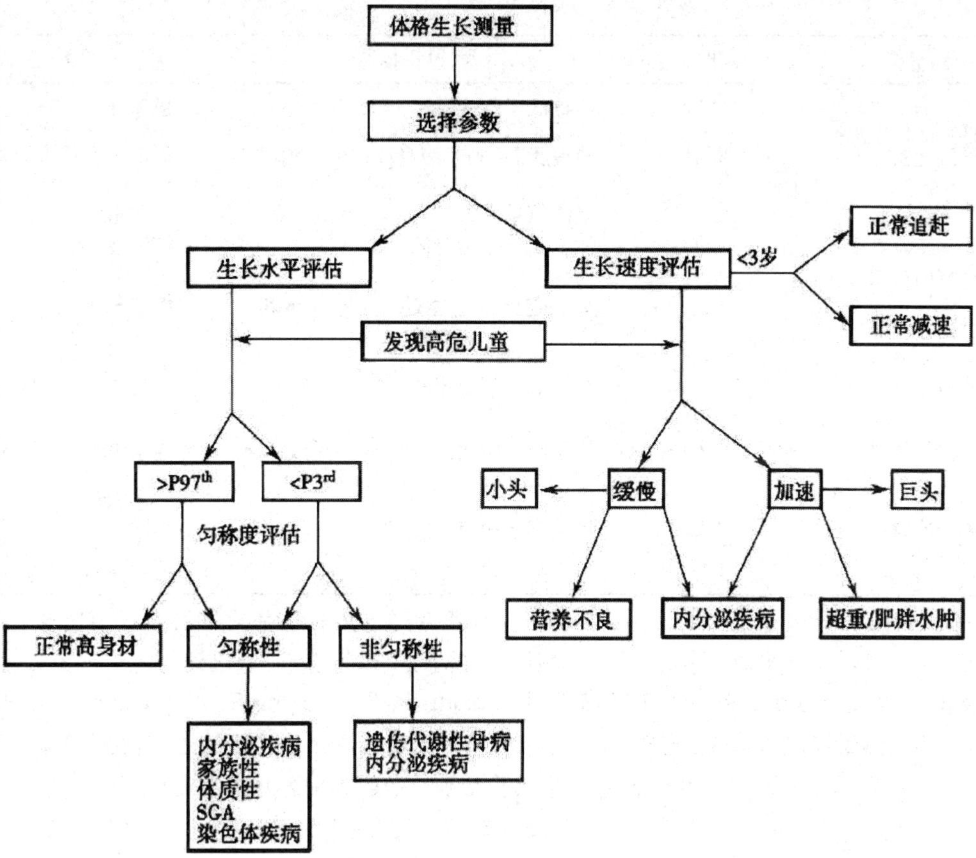

图 1-7 简易临床流程

三、评价结果分析与解释

人体测量值的评价是一种临床筛查方法,以早期发现体格生长的高危儿童,不宜作为诊断方法,或简单贴上"营养不良"或"生长异常"的标签,给家庭与儿童带来心理与经济负担。评估时应动态观察,按病史、临床表现、体格检查特点进行生长水平、生长速度和匀称度综合判断,选择相关实验室检查以获得较准确的结论。同时个体和群体儿童的评价方法不同。

因此,正确进行生长评价并做出合理解释是儿童保健医师及儿科医师必备的基本功(表 1-6)。

表 1-6 常用人体测量指标的解读

测量指标	结果描述	过程描述	解释
低身高($< P3^{rd}$ 或 -2SD)	矮小	身高低于相应年龄	描述性(不一定是病理状态)
	生长迟缓	生长迟缓状态(与相应年龄比, 身高增长不足)	提示长期营养不良和健康状况不佳

（续表）

测量指标	结果描述	过程描述	解释
低身高的体重（< $P3^{rd}$ 或-2SD）	瘦	体重低于相应身高	描述性
	消瘦	消瘦状态（与相应身高比体重增长不足或体重丢失）	提示近期或持续发生严重体重丢失
高身高的体重或高体重指数（> $P97^{th}$，+2SD）	重	体重高于相应身高	描述性
	超重	与对应身高比,体重增加过多;或相对应的体重比身高增长不足	提示超重/肥胖
低年龄的体重	轻	体重低于相应年龄	描述性
	低体重	与相应年龄比,体重增长不足或体重丢失	提示生长迟缓和(或)消瘦
高年龄的体重（> $P97_{th}$ +2SD）	重	体重高于相应年龄	描述性
	超重	与相应年龄比,体重增长过多	提示超重导致肥胖

1.关于生长异常 曾用“生长偏离”描述,但生长偏离定义不准确,可涉及儿童生长水平或体型匀称度正常范围内波动、不足、正常追赶与下降、生长障碍、生长过速等生长现象。也有用“生长障碍”（failure to thrive,FTT）描述,即 Weight<$P3^{rd}$、Height<$P3^{rd}$、Weight / Height<$P3^{rd}$ 或系列测量出现体重或身长（高）的生长曲线降低 2 个主百分位线的生长状况,但生长障碍仅涉及生长落后,不涉及过度生长情况。生长异常则比较明确描述儿童生长状况正常与否。生长异常是描述儿童体格生长脱离正常范围或原有的生长“轨道”的异常生长现象,即儿童生长水平或体型匀称度<$P3^{rd}$ 或>$P97^{th}$;或系列测量过程中出现生长曲线偏离原稳定的生长轨道向上或向下超过 2 条主百分位线。定期体格测量和生长评价是判断生长异常的基础。

2.生长异常识别的依据 依据儿童生长状况进行评估。

(1) 生长水平异常:可评估个体生长异常的程度,以及人群生长水平异常程度分布或不同人群间生长异常状况比较。

(2) 生长速度异常:用于纵向监测个体儿童生长情况,可较早期发现儿童生长异常,具有评估的可靠性。

(3) 生长匀称度异常:综合各生长指标,获得儿童生长消瘦、超重/肥胖的客观资料。

3.评价结果分析与解释

(1) 个体评价

1) 生长的个体差异:正常儿童有自己的生长“轨道”,生长参照标准的均值或第 50 百分位线($P50^{th}$)不是儿童应达到的“目标”。为避免误解 $P50^{th}$ 为“达标”线,英国的新生长曲线已用虚线替代实线表示 $P50^{th}$。

2) 各生长指标发育均衡:正常儿童各种体格生长指标测量值等级评估应在相近水平;如某一测量值与其他测量值偏离明显,提示可能有问题。

3) 出生体重、身长不能完全预测生长“轨道”:随访中可发现多数儿童早期体重和身长测量值不一定沿出生时的水平或“轨道”(channel) 发育,约 2 / 3 儿童可在 2 岁前出现体重或身长回归均值趋势或生长追赶(catch-up) 与生长减速(catch -down);2 ~ 3 岁后儿童生长的"轨道" 较稳定,提示逐渐显示儿童遗传潜力。 但需准确测量与复测后,方可确定儿童出现生长追赶或生长减速。

4) 喂养方式:人乳喂养婴儿生长与配方喂养婴儿不同,3 ~ 4 月龄后人乳喂养的婴儿较瘦,评价婴儿生长时应考虑喂养方式的差别,避免不必要的检查,或用配方乳替代母乳,或过早引进固体食物。

5) 青春期的生长:体格生长的第二高峰与性发育时间与遗传因素有关。

(2) 群体儿童评价:是对一人群或亚儿童人群的测量数据进行统计分析,并与营养良好儿童人群的正常参照值进行比较。 因此,群体儿童生长发育状况可以反映出一个国家或地区政治、经济和文化教育的综合发展水平,与营养供应、营养学知识、疾病控制情况、医疗卫生保健工作质量有关;结果可帮助决策者和机构了解该群体儿童的健康及营养状况,如评价结论" 不良" 则提示该儿童人群可能存在某些健康和营养问题,积极寻找儿童营养、环境和生活方式存在的问题,并给予纠正。 另外,进行不同地区、不同集体儿童生长状况比较,可给地区社会和经济政策决策者提供反馈信息,寻找存在问题,促进儿童生长。

第四节 特殊儿童体格生长评价

一、早产儿体格生长评价

1.出生时评估

(1) 胎龄评估:出生时的评估需要有准确的胎龄估计。 胎龄为胎儿在宫内的发育时间,多以周龄表示,反映胎儿的成熟度。 一般以母亲末次月经时间、超声检查胎儿双顶径和股骨长等信息判断胎龄 出生后以早产儿的外表特征和神经系统检查判断胎龄。 早产儿出生时的胎龄不同,外表特征和神经系统检查存在明显差异。 生后 24 小时内进行胎龄评估,判断其宫内发育的成熟度,对早期监测早产儿各器官的功能起到重要的作用。 常用的胎龄评估方法有 Dubowitz 评分法和我国简易胎龄评分法等。

1) Dubowitz 评分法:含 10 个神经肌肉成熟度评分和 11 个体表特征评分(表 1-7) 相结合进行判断,查表获得胎龄。 Dubowitz 评分内容较全面,结果可靠准确,但较复杂,评分操作过程对新生儿干扰较大。

表 1-7 Dubowitz 胎龄评分法———外表特征评分

外观表现	评分				
	0 分	1 分	2 分	3 分	4 分
1.水肿	手足明显水肿(胫骨压痕)	手足无明显水肿(胫骨压痕)	无水肿		
2.皮肤结构	薄,滑黏感	薄而光滑	光滑,中等厚度,皮疹或脱屑	略增厚,手足部表皮皲裂脱屑显著	羊皮纸样厚、皲裂深浅不匀

(续表)

外观表现	评分				
	0分	1分	2分	3分	4分
3.皮肤色泽(安静时观察)	暗红	全身粉红色	淡粉红色，深浅不一	灰色，仅在耳唇、手掌及跟部位粉红色	
4. 皮肤透亮度(躯干)	腹部见明显静脉及毛细血管	可见静脉及分支	腹部见少许大静脉	腹部隐约见少许大静脉	看不到静脉
5.毳毛(背部)		背部覆满长而密的毳毛	毳毛稀疏分布，尤其在下背部	有少量毳毛间于光滑区	大部分无毳毛
6.足底纹	无皮肤皱褶	足底前半部可见浅红色皱褶	前<3/4足底见明显红色折痕	前>3/4足底可见折痕	前>3/4足底见明显深折痕
7.乳头发育	乳头不清，无乳晕	乳头清晰，乳晕淡，直径<0.75cm	乳晕清晰，边缘高，直径<0.75cm	乳晕清晰，边缘不高,直径>0.75cm	
3.乳房大小	未扪及乳腺组织	扪及一侧或两侧乳腺组织，直径<0.5cm	扪及两侧乳腺组织，直径0.5~1cm	扪到两侧乳腺组织，直径>1cm	
9.耳郭发育	平如翼，无固定形状，边缘轻度或无卷折	部分边缘卷曲	耳壳发育较好，上半边缘卷曲		
10.耳郭硬度	耳翼柔软，易于弯折，不易复位	耳翼柔软，易于弯折，缓慢回位	耳翼边缘软骨发育，柔软易回位	耳郭发育良好，边缘软骨形成，回位快速	
11.外生殖器 男婴	阴囊无睾丸	至少一侧睾丸降入阴囊	至少一侧睾丸降入阴囊		
11.外生殖器 女婴	大阴唇明显分开，小阴唇突出	大阴唇覆盖大部分小阴唇	大阴唇完全覆盖小阴唇		

表 1-8 简易胎龄评估

体征	0 分	1 分	2 分	3 分	4 分
足底纹理	无	前半部红痕不明显	红痕> 前半部,褶痕<前 1 / 3	褶痕>前 2 / 3	明显深的褶痕 > 前 2 / 3
乳头形成	难认,无乳晕	明显可见,乳头淡,直径 < 0.75cm	乳晕呈状,边缘突,直径 < 0.75cm	乳晕呈点状,边缘突,直径> 0.75cm	
指甲	薄,胶冻状	未达指尖	已达指尖	超过指尖	
皮肤组织	0 分	薄而光滑	光滑,中等厚度,皮疹或表皮翘起	稍厚,表皮手足皴裂翘起,明显	厚,羊皮纸样,皱裂深浅不一

注:若各体征的评分介于两者之间,用均数计算。

2) 简易胎龄评分:临床应用简便、省时(2 ~ 5 分钟) 、易于推广,可依据新生儿皮肤外观的特征(表 1-8) 或神经肌肉、外表特征进行评估。

结果判断:胎龄周数= 总分+27

(2) 体格生长状况评估

1) 按出生体重评估:可将早产儿分为超低出生体重儿(extremely low birth weight infant, ELBW)(<1000g) 、极低出生体重儿(very low birth weight infant,VLBW) (<500g) 、低出生体重儿(low birth weight infant,LBW)(<2500g) 和正常出生体重儿(2500 ~ 4000g) 。

2) 按胎龄和出生体重关系评估:与足月儿一样,可分为小于胎龄(small for gestational age,SGA) 早产儿、适于胎龄(appropriate for gestational age,AGA) 早产儿和大于胎龄(large for gestational age,LGA) 早产儿(图 1-8) 。

按照出生体重评估反映胎儿宫内生长,而按胎龄和出生体重关系评估反映胎儿宫内的生长与成熟度匹配程度。

(3) 按匀称度评估:评估胎儿体格生长指标间发育的比例关系,如体重与身长或身长与头围比例反映胎儿宫内生长发育状况。 常用的指标有 PI(Ponderal index) 指数,以及身长(cm) / 头围(cm) 比值。

PI 结果表示出生时体重与身长的关系,即 $PI = \frac{出生体重(g)}{出生身长(cm)^3} \times 100$。 胎儿宫内体重、身长受影响程度的不同使 PI 值不同。 正常宫内胎儿身长(cm) / 头围(cm) 之比约为 1.36。临床上常用 PI 与身长/ 头围比值两项指标对 SGA 进行分型,如果 PI>2.0(胎龄≤37 周) 或>2.2(胎龄>37 周),身长/ 头围>1.36 为匀称型 SGA;如果 PI<2.0(胎龄≤37 周) 或<2.2(胎龄>37 周),身长/ 头围<1.36 均属于非匀称型 SGA。

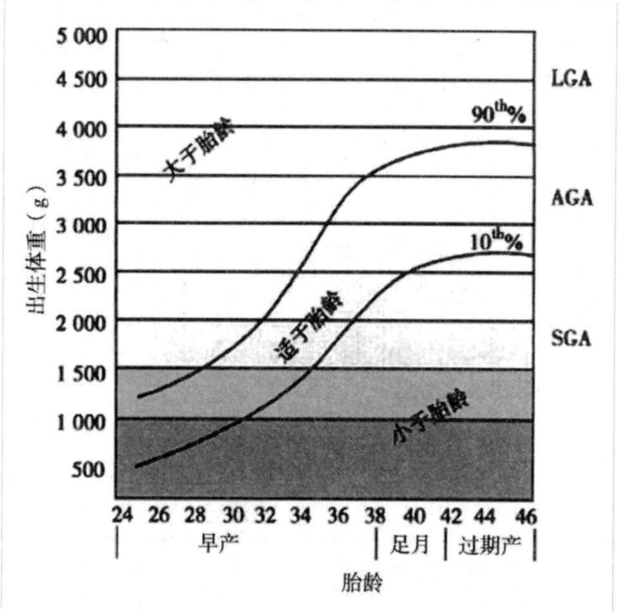

图 1-8 SGA、AGA、LGA 的定义示意

2.生后生长评估

(1) 胎龄矫正:早产儿体格生长发育的评价应据校正后的年龄,即以胎龄 40 周(预产期)为起点计算生理年龄,校正年龄后再参照正常婴幼儿的生长指标进行评估。 如胎龄 32 周的早产儿实际年龄为 3 月龄,以胎龄 40 周计算,该早产儿校正后的生理年龄为 1 月龄。评价该 3 月龄的早产儿时应与 1 月龄正常婴儿的生长标准来进行比较。 评价早产儿生长时应按照校正年龄,>28 周早产儿使用校正年龄至 2 岁,<28 周早产儿使用校正年龄至 3 岁。

(2) 评价方法:目前尚无“ 正常” 早产儿的生长标准。 各国指南对早产儿体格生长的评价依胎龄<40 周、胎龄>40 周采用不同的方法。

1) 胎龄<40 周的早产儿:国际上采用 Fenton 早产儿生长曲线及 21 世纪国际胎儿和新生儿生长联盟(INTERGROWTH-21st) 评价生长。 2013 年发表修订后的 Fenton 早产儿生长曲线图数据范围更广更新(1991—2007 年);样本量更大,有近 400 万不同胎龄早产儿的数据分析,增加胎龄<30 周的早产儿比例;有性别的区分;胎龄 50 周与 WHO 曲线更接近。 21 世纪国际胎儿和新生儿生长联盟(INTERGROWTH-21st) 是全球多学科、多中心、多种族项目,包括巴西的佩洛塔斯市、中国的北京市顺义区、印度的那格浦尔市中部、意大利的都灵市、肯尼亚内罗毕市公园郊区、阿曼首都马斯喀特市、英国的牛津市和美国的西雅图市 8 个城市 (区域) 参加。 2009—2014 年由牛津大学协调 18 个国家 27 个机构的 300 余个研究者和临床医师参与,研究<14 周的胎儿~ 2 岁儿童的生长、健康、营养、母亲体重增加、胎儿生长、新生儿大小、早产儿 2 岁内生长发育与认知发育的国际规范性标准。 INTERGROWTH-21st 作为科学可靠的临床工具可用于监测与评估母亲与胎儿健康状况,以及个体与群体婴儿健康、营养的水平。

早期早产儿的生长可参照正常胎儿在宫内的生长速率,即 15 ~ 20g / (kg·d) 。 因胎儿在宫内的生长是非匀速的,评估不同胎龄早产儿生长速率需参考胎龄。

2) 胎龄>40 周早产儿:校正年龄后采用正常婴幼儿的生长标准评估,与群体的横向比较采用 2005 年九市儿童体格发育调查制定的中国儿童生长标准,如进行国际比较则采用 2006 年世界卫生组织儿童生长标准。 2006 年世界卫生组织儿童生长标准 0 ~ 2 岁纵向生长数据为健康足月儿的生长速率,早产儿追赶性生长期间应超过足月儿的标准。

正常胎儿在宫内的生长速率参照值为纵向比较,Fenton 宫内生长曲线和我国不同胎龄新生儿的生长参照值属于横向比较。 纵向比较反映早产儿个体的生长趋势,横向比较则反映个体早产儿与同胎龄早产儿群体间的差异。

3.小于胎龄儿、巨大胎儿体格生长评价 同足月儿体格生长发育评价。

4.青少年体格生长评价 青少年开始进入青春期发育。 青春期是生长发育过程的最复杂阶段,因伴随性发育和性成熟,个体的青春发动时间、生长突增的速度与持续时间、性成熟年龄等存在差异。 因此通过一次性横断面调查总结的生长规律不能真实地体现个体儿童的生长轨迹,不能以此建立生长速度的参照值,只有采用纵向追踪的方法才能观察到生长速度的动态变化规律、各项发育指标之间的相互关系,以及各种因素对生长过程的影响作用。 因此,青春期的生长发育评价需要结合多项指标进行综合评估。

第五节 体能发育评价

一、评估内容

目前各国尚未统一关于体能的主要组成,多数体能测试包括健康状况和运动成绩制定。体能健康状况主要采用医学手段检测机体在日常体力活动或运动中的功能,包括肌肉骨骼、心血管、呼吸、血液、循环、神经、心理、代谢与内分泌等。 体能的运动成绩亦反映个人体育竞赛、技能测试和专业水平。

1.心血管-呼吸功能 是体能与健康关系最重要的内容,直接指示人的生理状况,反映心血管系统与呼吸系统在长时间体力活动中耗氧情况,以及长时间的剧烈运动的能力。

2.肌肉骨骼功能 包括平衡能力、肌肉骨骼的健康功能状况,需要特殊肌肉或一组肌肉收缩产生力量或阻力,以及长时间维持最大收缩力(耐力) 。 肌肉骨骼的灵活性是体现肌肉或一组肌肉在整个运动期间运动自如状况。

3.体型 身体形态间接反映肌肉、脂肪、骨骼和其他器官功能。 体成分是理想健康和运动成绩的基础,身体过多脂肪组织是发生心血管疾病、糖尿病和肿瘤的高危因素。

4.运动 体能与运动技能有关,跑、跳可帮助运动员获得理想成绩。 一般,有较好运动技能的人更愿意进行有规律的体育锻炼活动,有较好的与健康有关的体能水平。 运动技能的影响因素除健康生活方式外,还与遗传有关,如速度。

二、体能训练与评估方法

1.设施与技术 虽然人的体能水平可在实验室由训练有素的技术员采用精密仪器测试,但实际应用受限。 现场体能试验是一个较好的选择,因设备低廉,时间效率高,可同时测试较多儿童的功能状况。 如一位学校教师可在 2.5 小时内一次测试一组 20 个学生。

2.经典方法 基于各国近年横向和纵向研究的证据显示 ALPHA -FTT 测试包括以下项目。

(1) 评估心脏呼吸系统:20 米跑。

(2) 评估肌肉、骨骼功能:①握力测试;②立定跳远。

(3) 身体成分评估:体重指数(BMI)、腰围、皮褶厚度;扩展的 ALPHA-FIT 还包括评估运动速度和灵活性(4C×10 米跑),但客观性和效度尚待研究。

3.改良方法

(1) 3 分钟阶梯测试:2015 年美国《儿科心脏杂志》发表文章认为 6~12 岁学龄儿童可完成 3 分钟阶梯测试(3-min step test),教师、医师或护士可结合运动后心率(HR mean post-ex) 结果进行健康促进与教育。测试结果可评估学龄儿童的运动能力,监测亚极量运动下儿童心血管系统反应情况。

(2) 9 项测试:2011 年挪威 Telemark 大学学院发展评估 5~12 岁儿童体能的 9 项测试方法,项目均来自儿童日常生活活动内容,如跳、扔、攀爬、跑等。

1) 立定跳远:结果以米记录。

2) 双足跳 7 米:测试跳的速度,结果以秒记录。

3) 单足跳 7 米:测试跳的速度(不规定左右足),结果以秒记录。

4) 单手扔网球:测试扔的距离(不规定左右手),结果以米记录。

5) 双手推 1kg 健身实心球:开始时双足分开与肩同宽,双手将球放在胸前推,测试推的距离,结果以米记录。

6) 攀爬 4 个 2.55 米×0.75 米高墙:爬过 2 个高墙后,尽快向下爬过第 4 个高墙,结果以秒记录。

7) 往返跑 10×5 米:测试速度,结果以秒记录。

8) 20 米跑:测试速度,结果以秒记录。

9) 6 分钟 Cooper 试验:1968 年 Cooper 报告最大摄氧量(VO_2 max) 和 12 分钟走或跑距离间的相关性为 0.90。儿童围绕 9 米×18 米的长方形(相当一个排球场) 跑或走 6 分钟,结果以米记录。

三、婴儿抚触与按摩方法

1.年龄 虽然婴儿未规定抚触与按摩开始的年龄,但不宜太早,因婴儿出生后循环与呼吸系统不稳定。一般在婴儿 6 周龄后开始,同时婴儿日常生活比较规律,易预测婴儿的行为。

2.环境 婴儿抚触与按摩宜在安静、温暖的环境进行。婴儿仰卧在浴巾、毯子上,婴儿能够与抚触者眼神交流。抚触者操作过程要与婴儿对视,不停说“放松”或婴儿的名字,或给婴儿唱歌、讲故事。抚触时操作者摘下手上的首饰,避免婴儿受伤。

3.手法 需适当控制按摩力量,特别是第一次接触婴儿皮肤宜温柔,也要避免挠痒动作刺激婴儿。开始抚触时慢慢拍与揉婴儿身体。婴儿逐渐长大,适应后可以采用比较固定的触感。

4.部位 可从身体的任何部位开始,每个部位 1 分钟,如腹部、头部、颈部、背的上部、手腕、大腿、足与手。然后再到背部扩大揉 1 分钟,弯曲活动双上下肢各 1 分钟。最后背部或腹部反复搓揉 5 分钟。

(哈丽君)

第二章 儿童的营养需求

营养对儿童的生长发育非常重要,儿童生长发育所必需的主要有七大营养素。一方面,婴幼儿时期生长发育迅速,代谢旺盛,需要得到足量优质的营养素供给,以满足正常生理功能需要;另一方面,婴幼儿的消化吸收功能尚不完善,对营养素的吸收和利用受到一定限制。本章将详述营养素的分类,介绍婴儿、幼儿、学龄前儿童这三个年龄段群体的营养需求特点。

第一节 营养素的概念

营养素是指人类在生命活动过程中需要不断地从外界摄取食物,并从中获取维持生命活动所需的营养物质,这些营养物质在营养学上被称为营养素。膳食营养素参考摄入量包括四项内容:平均需要量;推荐摄入量;适宜摄入量;可耐受最高摄入量。

平均需要量是某一特定性别、年龄及生理状况的群体对某种营养素需要量的平均值,摄入量达到平均需要量水平时,可以满足群体中50%个体对该营养素的需要。对个体来说,有50%的可能性可以满足自身的需要,缺乏的可能性也是50%。推荐摄入量可以满足某一特定性别、年龄及生理状况的群体中绝大多数(97%~98%)个体的需要。适宜摄入量是通过观察或实验获得的健康人群某种营养素的摄入量;可耐受最高摄入量是平均每日可以摄入某种营养素的最高量。

人类所需的营养素分为蛋白质、脂类、碳水化合物、微量元素、维生素、膳食纤维、水这七类。其中,蛋白质、脂类,碳水化合物在体内代谢可以产生能量,称为产能营养素;微量元素、维生素、膳食纤维、水称为非产能营养素。

人体能量代谢的最佳状态是达到能量消耗与能量摄入的平衡,能量缺乏或过剩对身体健康都是不利的。儿童总能量消耗量包括基础代谢率、食物的热力作用、生长、活动和排泄5个方面。

基础代谢率,是指人在清醒安静的状态下,不受活动、环境、温度和精神紧张等因素的影响时的能量代谢率,由于睡眠时的能量代谢率更低,因此基础代谢率并不是机体最低水平的代谢率。小儿基础代谢的能量需要较成人更高,但随着年龄的增长而逐渐减少。如婴儿的基础代谢率约为55kcal,即230.12kJ/(kg·d);7岁时为44kcal,即184.10kJ/(kg·d);12岁时约为30kcal,即125.52kJ/(kg·d);到了成人期,基础代谢率为25kcal至30kcal,即104.6kJ/(kg·d)至125.52kJ/(kg·d)。食物的热力作用是指机体由于摄取食物而引起体内能量消耗增加的现象,即指在摄食过程中,对食物进行消化、吸收、代谢时消耗的能量。

一、产能营养素

1.蛋白质 蛋白质是生命的物质基础,是有机大分子,是构成细胞的基本有机物,是生命活动的主要承担者,没有蛋白质就没有生命。氨基酸是蛋白质的基本组成单位。它是与生命及各种形式的生命活动紧密联系在一起的物质。机体中每一个细胞和所有重要组成部分都有蛋白质的参与。蛋白质在胃液消化酶的作用下,初步水解,并在小肠中完成整个消化吸收过程。

食物中蛋白质的质和量、各种氨基酸的比例,与人体中蛋白质合成的量密切相关,尤其是青少年的生长发育、孕产妇的优生优育、老年人的健康长寿,都与膳食中蛋白质的量有着密切的关系。蛋白质又分为完全蛋白质和不完全蛋白质。富含必需氨基酸、品质优良的蛋白质被称为完全蛋白质,如奶制品、蛋类、鱼类、肉类等就属于完全蛋白质,植物中的大豆亦含有完全蛋白质。缺乏必需氨基酸或者含量很少的蛋白质被称为不完全蛋白质,如谷类食物中所含的蛋白质和动物皮骨中的明胶等。

表 2-1　各年龄段人群蛋白质相关量说明

年龄	平均需要量 EAR[g / (kg·d)]	推荐摄入量 RDA[g / (kg·d)]	每日摄入量[g / d]
7~ 12 个月	1.0	1.2	11
1~ 3 岁	0.87	1.05	13
4~ 8 岁	0.76	0.95	19
9~ 13 岁	0.76	0.95	34
14~ 18 岁(男)	0.73	0.85	52
14~ 18 岁(女)	0.71	0.85	46

食物中的蛋白质必须经过肠胃道消化,分解成氨基酸后,才能被人体吸收利用,人体对蛋白质的需要实际上就是对氨基酸的需要。吸收后的氨基酸只有在数量和种类上都满足人体需要,人体才能利用它们合成自身的蛋白质。营养学上将氨基酸分为必需氨基酸和非必需氨基酸两类。必需氨基酸指的是人体自身不能合成或合成速度不能满足人体需要,必须从食物中摄取的氨基酸。对成人来说,这类氨基酸有 8 种,包括赖氨酸、蛋氨酸、亮氨酸、异亮氨酸、苏氨酸、缬氨酸、色氨酸、苯丙氨酸。对婴儿来说,有 9 种,比成人多了组氨酸。非必需氨基酸中的“非必需”,并不是说人体不需要这些氨基酸,而是可以由人体自己合成或由其他氨基酸转化而得到,不一定要从食物中直接摄取。这类氨基酸包括甘氨酸、丙氨酸、丝氨酸、天冬氨酸、谷氨酸(及其胺)、脯氨酸等。

2.脂类　脂类是油、脂肪、类脂的总称。食物中的油性物质主要是油和脂肪,一般把常温下是液体的称作油,而把常温下是固体的称作脂肪。脂肪由 C、H、O 三种元素组成,是由甘油和脂肪酸组成的三酰甘油,其中甘油的分子比较简单,而脂肪酸的种类和长短却不相同。脂肪酸分三大类:饱和脂肪酸、单不饱和脂肪酸、多不饱和脂肪酸。脂肪可溶于多数有机溶剂,但不溶于水。同时,与氨基酸类似,脂肪酸也分为必需脂肪酸和非必需脂肪酸。其中,人体不能合成,但又不能缺少,必须通过食物供给的就是必需脂肪酸,包括亚油酸及亚麻酸。

(1) 脂肪的供给量:脂肪无供给量标准。由于经济发展水平和饮食习惯的差异,来自不同地区人群的脂肪实际摄入量有很大差异。我国营养学会建议膳食中的脂肪供给量不宜超过总能量的 30%,其中饱和、单不饱和、多不饱和脂肪酸的比例应为 1 ∶ 1 ∶ 1。亚油酸提供的能量达到总能量的 1% ~ 2%时,即可满足人体对必需脂肪酸的需要。

脂肪是重要的能量来源,2 ~ 3 岁儿童的总脂肪摄入量应占能量摄入量的 30% ~ 35%;4 ~

18 岁儿童的总脂肪摄入量应占能量摄入量的 25% ~ 35%。 必需脂肪酸的摄入量应为每日总能量摄入量的 3%。

(2) 脂肪的来源:脂肪的来源可分下述两种。

动物性来源:动物体内贮存的脂肪,如猪油、牛油、羊油、鱼油、骨髓、肥肉、鱼肝油等;动物乳中的脂肪,如奶油等。

植物性来源:植物性脂肪主要是从植物中的果实内提取的,如芝麻、葵花籽、花生、核桃、松子、黄豆等。

脂肪的主要来源是烹调用油脂和食物中本身所含的油脂。 果仁中的脂肪含量最高,各种肉类居中,米、面、蔬菜、水果中的含量很少。

(3) 各类食物的脂肪含量

1) 脂肪含量较高的食物

油炸食品:此类食品热量高,含有较多的油脂和氧化物质,经常进食易导致肥胖,是最易导致高脂血症和冠心病的食物。 在油炸过程中,往往会产生大量的致癌物质。 已经有研究表明,常吃油炸食物的人,其部分癌症的发病率远远高于不吃或极少进食油炸食物的人。

罐头食品:不论是水果类罐头,还是肉类罐头,在制成罐头的过程中营养素都大量遭到破坏,特别是各类维生素几乎被破坏殆尽。 另外,罐头制品中的蛋白质常常出现变性,使其消化吸收率大为降低,营养价值大幅“缩水”。 还有,很多水果类罐头含有较高的糖分,并以液体为载体被摄入人体,使糖分的吸收率大大增高,可在进食后短时间内导致血糖大幅攀升,胰腺负荷加重。 同时,由于能量较高,易导致肥胖。

腌制食品:在腌制过程中,需要大量放盐,导致此类食物钠含量超标,使肾脏的负担加重,发生高血压的风险增加。 食品在腌制过程中还会产生大量的致癌物质(亚硝胺),导致鼻咽癌等恶性肿瘤的发病风险增高。 此外,由于高浓度的盐分会严重损害胃肠道黏膜,常进食腌制食品者,胃肠炎症和溃疡的发病率较高。

加工的肉类食品(火腿肠等):这类食物中含有一定量的亚硝酸盐,故可能有导致癌症的潜在风险。 此外,由于添加防腐剂、增色剂和保色剂等,可造成人体肝脏负担加重。 同时,此类食品大多为高钠食品,大量进食可导致盐分摄入过多,造成血压波动及肾功能损害。

肥肉和动物内脏类食物:虽然含有一定量的优质蛋白、维生素和矿物质,但肥肉和动物内脏类食物所含有的大量饱和脂肪与胆固醇,已经被确定为导致心脏病最重要的两类膳食因素。 现已明确,长期大量进食动物内脏类食物可大幅度地增加心血管疾病和恶性肿瘤(如结肠癌、乳腺癌) 的发生风险。

奶油制品:常吃奶油制品可导致体重增加,甚至出现血糖和血脂升高。 饭前食用奶油蛋糕等,还会降低食欲。 高脂肪和高糖分常常影响胃肠排空,甚至导致胃食管反流。 很多人在空腹进食奶油制品后会出现反酸、胃灼热等症状。

方便面:方便面属于高盐、高脂、低维生素、低矿物质的食物。 一方面,因盐分含量高增加了肾负荷,会使血压升高;另一方面,含有一定的人造脂肪(反式脂肪酸),对心血管有相当大的负面影响。 加之含有防腐剂和香精,可能对肝脏等有潜在的不利影响。

烧烤类食品:烧烤类食品中含有一定的强致癌物质苯并芘。

冷冻甜点,包括冰激凌、雪糕等:这类食品有三大问题———因含有较多的奶油,易导致肥胖;因高糖,可降低食欲;还可能因为温度低而刺激胃肠道。

果脯、话梅和蜜饯类食品:此类食品含有亚硝酸盐,在人体内可结合胺形成潜在的致癌物质亚硝胺;含有香精等添加剂可能损害肝脏等脏器;含有较高盐分可能导致血压升高,并加重肾脏负担。

2) 脂肪含量较低的食物:低脂肪的食物有水果类(苹果、柠檬等),蔬菜类(冬瓜、黄瓜、丝瓜、白萝卜、苦瓜、韭菜、绿豆芽、辣椒等),鸡肉、鱼肉、紫菜、木耳、荷叶茶、醋等。

3.碳水化合物 它们的化学式大多是 $Cm(H_2O)n$。 其中 C 就是碳,H_2O 是水的化学式,这也是其被称为碳水化合物的原因。

碳水化合物也可被称为糖类,可以分为三大类:单糖(葡萄糖等),寡糖(蔗糖、乳糖、麦芽糖等),多糖(淀粉、纤维素等) 。 碳水化合物是重要的能量来源,可支持维生素、矿物质和微量元素的运输。

充足的碳水化合物摄入有助于膳食纤维、铁、硫胺素、烟酸、核黄素和叶酸的摄入。碳水化合物应占总能量摄入的 45% ~ 65%。

二、非产能营养素

1.微量元素 微量元素指的是在人体中含量低于人体质量 0.01% 的元素,包括铁、碘、锌、硒、氟、铜、钴、镉、汞、铅、铝、钨、钡、钛、铌、锆、铷、锗和稀土元素等。

微量元素在人体内的含量虽然极微小,但具有强大的生物学作用,它们参与酶、激素、维生素和核酸的代谢过程,其生理功能主要表现为协助输送宏量元素;作为酶的组成成分或激活剂,在激素和维生素的代谢中起独特作用,从而影响核酸代谢等。

(1) 钙:钙在人体中含量较多,占体重的 1.5% ~ 2.0%,绝大多数集中在骨骼和牙齿中。

(2) 铁:铁是人体中的必需微量元素,人体内铁的总量 4 ~ 5g,是血红蛋白的重要部分,人的全身都需要它。 铁可以存在于向肌肉供给氧气的红细胞中,同时还是许多酶和免疫系统化合物的组成成分。 人体从食物中摄取所需的大部分铁。

铁的饮食形式主要有两种。 血红素铁存在于肉类、鱼类中,通常占组织铁总量的 40%。它的吸收良好,并且不受潜在铁状态的影响。 另外,非血红素铁存在于蔬菜、水果以及铁强化食品中。 随着铁状态的下降,非血红素铁的吸收量增加。

(3) 锌:锌是人体必需的微量元素,与人体许多生理功能相关,比如参与体内多种酶的合成,影响其活性的发挥;促进性器官的发育;维持正常的味觉和食欲;促进细胞的正常分化和发育;影响维生素 A 的代谢及视觉;参与免疫功能等。 缺锌可能会导致厌食症、口腔溃疡、夜盲症、原发性男性不育症等。

(4) 碘:碘是人类发现的第二个必需微量元素,是甲状腺素的主要组成成分,具有重要的生理功能。 缺乏碘可引起地方性甲状腺肿、克汀病等。

2.膳食纤维 膳食纤维既不能被胃肠道消化吸收,也不能产生能量。 因此,它曾一度被认为是一种“ 无营养物质”,长期得不到足够的重视。

然而,随着营养学和相关学科的深入发展,人们逐渐发现了膳食纤维具有相当重要的生理作用。 在膳食构成越来越精细的今天,膳食纤维更是成为学术界和普通百姓都关注的重要物质,并被营养学界补充认定为第七类营养素。

根据是否溶解于水,可将膳食纤维分为可溶性膳食纤维与不可溶性膳食纤维两大类。

(1) 可溶性膳食纤维:它来源于果胶、藻胶、魔芋等。 魔芋盛产于我国四川等地,主要成分为葡甘聚糖,是一种可溶性膳食纤维,能量很低,吸水性强。很多研究表明,魔芋有降血脂和降血糖的作用及良好的通便作用;可溶性膳食纤维在胃肠道内和淀粉等碳水化合物交织在一起,可延缓后者的吸收,进而起到降低餐后血糖的作用。

(2) 不可溶性膳食纤维:它的最佳来源是全谷类粮食,其中包括麦麸、麦片、全麦粉,以及糙米、燕麦等,也可来源于蔬菜和水果等。不可溶性膳食纤维对人体的作用首先在于促进胃肠道蠕动,加快食物通过胃肠道,减少吸收;另外,不可溶性膳食纤维可在大肠中吸收水分软化大便,起到防治便秘的作用。

在膳食纤维中,有一种被称为益生元,是一种不可消化的食物添加剂,能够选择性地促进肠道内有益细菌的生长或者增加其活性。这些有益的细菌多为双歧杆菌和乳酸杆菌。益生元基本上是由 10 个以下的蔗糖分子构成的,目前广泛应用的是低聚果糖、菊粉和低聚半乳糖。

3.维生素 维生素是人和动物为维持正常的生理功能而必须从食物中获得的一类微量有机物质,在人体生长、代谢、发育过程中发挥着重要的作用。维生素在体内既不参与构成人体细胞,也不为人体提供能量。除了维生素 D 外,其他维生素都不能在人体合成。虽然维生素含量甚微,但是对人体却非常重要。维生素大致可分为脂溶性和水溶性两大类。与儿童有关的维生素主要有 12 种,分别为 4 种脂溶性维生素和 8 种水溶性维生素。

脂溶性维生素主要有维生素 A、维生素 D、维生素 E、维生素 K。

水溶性维生素主要有维生素 B_1、维生素 B_2、维生素 B_3、维生素 B_5、维生素 B_6、维生素 B_9、维生素 B_{12}、维生素 C。在资源丰富的国家,除偶尔患有基础疾病或饮食严格限制的患者外,几乎已经完全消除了许多维生素缺乏症疾病,例如坏血病(维生素 C),脚气病(维生素 B_1)和糙皮病(维生素 B_3)。

(1) 维生素 A(视黄醇):脂溶性,有促进生长、繁殖,维持骨骼、上皮组织、视力和黏膜上皮正常分泌等多种生理功能,缺乏时表现为生长迟缓、暗适应能力减退而形成夜盲症。多存于禽、畜的肝脏中,以及蛋黄、奶粉、胡萝卜、南瓜等食物中。

(2) 维生素 D(钙化醇):脂溶性,也称为抗佝偻病维生素。主要有:维生素 D_2,即麦角钙化醇;维生素 D_3,即胆钙化醇。这是唯一一种人体可以少量合成的维生素。多存在于鱼肝油、蛋黄、乳制品、酵母中。

(3) 维生素 E(生育酚):脂溶性,主要有 α、β、γ、δ 四种不同的化学结构。多存在于鸡蛋、肝脏、鱼类、植物油中。

(4) 维生素 K(凝血维生素):脂溶性,是一系列萘醌类的衍生物的统称,主要有天然的来自植物的维生素 K_1、来自动物的维生素 K_2 以及人工合成的维生素 K_3 和维生素 K_4。多存在于菠菜、苜蓿、白菜、肝脏中。

(5) 维生素 B_1(硫胺素):水溶性,主要存在于诸如酵母、豆类、猪肉、糙米和全谷类食物中。但是,在白色谷物(如"抛光"大米)或碾磨的白色谷物(包括小麦粉)中,含量非常低,因为加工过程中会去除维生素 B_1。维生素 B_1 分子在高 pH 和高温下变性。因此,某些食物的烹饪、烘烤和罐装以及巴氏灭菌会破坏维生素 B_1。维生素 B_1 缺乏症最常见的是由饮食造成的,即过多食用精米或碾磨的白色谷物。

(6) 维生素 B_2(核黄素):水溶性,是天然化合物黄素的一种,维生素 B_2 在许多食物中都有提供,包括牛奶、鸡蛋、肉类、鱼类、绿色蔬菜、酵母等。缺乏维生素 B_2 的临床表现包括喉咙痛、咽黏膜充血、黏膜水肿、唇炎、口腔炎、舌炎、脂溢性皮炎。

(7) 维生素 B_3(烟酸):水溶性,是参与碳水化合物、脂肪酸和蛋白质的合成及代谢的必需营养素。维生素 B_3 缺乏主要表现为皮肤粗糙,脱皮,口腔、嘴唇呈现炎症,有口臭现象等。维生素 B_3 广泛分布于动植物食品中,其来源包括酵母、肉类(尤其是肝脏) 、谷类、豆类、用碱处理过的玉米等。

(8) 维生素 B_5(泛酸):水溶性,也称为遍多酸。多存在于酵母、谷类、肝脏、蔬菜中。

(9) 维生素 B_6(吡哆素):水溶性,包括吡哆醇、吡哆醛、吡哆胺。多存在于酵母、谷类、肝脏、蛋类、乳制品中。

(10) 维生素 B_9(叶酸):水溶性,是对含有蝶酰谷氨酸结构的一类化合物的统称。多存在于蔬菜、肝脏中。

(11) 维生素 B_{12}(钴胺素):水溶性,多存在于肝脏、鱼肉、肉类、蛋类中。

(12) 维生素 C(抗坏血酸):水溶性,多存在于新鲜蔬菜、水果中。

4.水　水为人体不可缺少的物质,其重要性仅次于空气。儿童体内水分比成人更多,发挥着重要作用:①构成人体组织细胞的重要成分;②参与体温调节;③参与人体新陈代谢化学反应;④承担各种营养素的吸收、运输、利用和排泄;⑤协助维持和参与体内一切体液的渗透压;⑥发挥良好的润滑作用。

表 2-2　脱水的表现及分度

	轻度	中度	重度
失水量(占体重的百分比)	<50mL / kg (<5%)	50~ 100mL / kg (5% ~ 10%)	100~ 120mL / kg (>10%)
神志精神	精神稍差 略烦躁	萎靡 烦躁	极萎靡 淡漠、昏睡昏迷
皮肤	皮肤略干 弹性稍差	皮肤干燥苍白 弹性较差	皮肤发灰、发花 干燥、弹性极差
黏膜	唇黏膜略干	唇干燥	唇极干
前囟眼窝	稍凹	明显凹陷	深度凹陷
眼泪	有泪	泪少	无泪
尿量	稍少	明显减少	极少或无
末梢循环	正常	四肢稍凉	四肢厥冷、脉弱、休克

婴幼儿每天摄入水量低于 60mL,就会有脱水症状(表 2-2) 。如果摄食水超过正常需水量,尿量就会增多。如有肾功能不全或内分泌障碍,容易出现水肿,甚至水中毒、惊厥或循环衰竭。

第二节 各阶段儿童所需营养的特点

儿童的能量需要与其生长速度、能量分布特点、活动量有关。

一、婴儿(0~1 岁) 所需营养的特点

婴儿是指出生至 1 周岁的儿童,包括新生儿(0 ~ 4 周龄) 和新生儿期后的婴儿(4 周龄~ 12 月龄) 。 婴儿期是儿童出生后生长发育最快的时期。 出生后婴儿各系统器官的生长发育持续进行,但仍不成熟,如消化系统难以消化过多食物,容易出现胃肠功能紊乱和营养不足。

母乳是最适合人类婴儿的食物。 健康的乳汁可以满足健康足月儿出生后最初 6 个月正常生长所需要的全部营养需求,提供大量免疫活性物质,促进婴儿生理、免疫和神经心理的发育及成熟。 除了少数具有添加母乳代用品医学指征的婴儿外,纯母乳喂养是绝大多数婴儿出生后最佳的喂养方式。 对于配方奶,出生后前 3 个月的婴儿一般每天需摄入 140 ~ 200mL / kg,每天可以为婴儿提供 90 ~ 135kcal / kg 能量,使婴儿每天体重增长 25 ~ 30g;3 ~ 6 个月的婴儿,体重每天增加 15 ~ 20g,较之前有所减少;6 ~ 12 个月的婴儿,体重每天增加 10 ~ 15g。 如果摄入足够的母乳或配方奶,健康婴儿不需要额外补充水。

1.0 ~ 6 月龄婴儿的喂养 母乳是 6 个月以内婴儿最理想的食物。 应按需喂奶,每天喂奶 6 ~ 8 次以上。 可在医师的指导下,使用少量营养补充品,如维生素 D。

对于肠内喂养的早产儿,住院期间的目标是每天摄入 120kcal / kg 的能量,相当于每天摄入 150 ~ 160mL / kg 的早产儿奶粉(80kcal / 100mL 或 24kcal / oz) 或强化的母乳。 在婴儿足月大约 8 周内,其目标生长速率为 15 ~ 18g / (kg·d) 。 健康婴儿的平均能量需要在 1 个月时约为 110kcal / (kg·d),在 3 个月时为 95kcal / (kg·d),在 6 ~ 12 个月时为 80kcal / (kg·d) 。

(1) 纯母乳喂养。 母乳所含的营养物质齐全,各种营养素的比例合理,含有多种免疫活性物质,非常适合身体快速生长发育、生理功能尚未完全成熟的婴儿。 母乳喂养也有利于增进母子感情,使母亲能细心护理婴儿,并可促进母体的复原。 同时,母乳喂养经济、安全又方便,不易发生过敏反应。 因此,应首选用母乳喂养婴儿。 纯母乳喂养能满足 6 个月龄以内婴儿所需要的全部液体、能量和营养素需求。

应该按需喂奶,每天可以喂奶 6 ~ 8 次甚至以上。 至少坚持完全纯母乳喂养 6 个月,在 6 个月开始添加辅食的同时,应继续给予母乳喂养,世界卫生组织建议可持续喂至 2 岁或 2 岁以上。在 4 ~ 6 个月以前,如果婴儿体重不能达到标准体重时,则需要增加母乳喂养次数。

(2) 产后尽早开奶,初乳营养最好。 在分娩后的 7 天内,乳母分泌的乳汁呈淡黄色,质地黏稠,被称为初乳。 之后第 8 ~ 14 天的乳汁被称为过渡乳,4 周后被称为成熟乳。 初乳十分珍贵,其特点是蛋白质含量高,含有丰富的免疫活性物质,对防御感染及婴儿初级免疫系统的建立十分重要。 初乳中微量元素、长链多不饱和脂肪酸等营养素的含量比成熟乳要高得多。 初乳还有通便的作用,可以清理初生儿的肠道和胎便。 因此,应尽早开奶,产后 30 分钟即可开奶。 尽早开奶可减轻婴儿生理性黄疸、生理性体重下降和低血糖的发生。

(3) 尽早抱婴儿到户外活动或适当补充维生素 D。 母乳中的维生素 D 含量较低,家长应尽早抱婴儿到户外活动,适宜的阳光会促进维生素 D 的合成;也可适当补充富含维生素 D 的制剂,尤其是在寒冷的北方冬春季和南方梅雨季,这种补充对预防维生素 D 缺乏尤为重要。

对于早产儿、双胞胎、冬季或梅雨季出生以及人工喂养的婴儿,应在专业人员的指导下及时补充维生素 D。 正常母乳喂养的婴儿可于出生后 1 ~ 2 周开始,每日口服维生素 D 400 ~ 800IU(南方 400 ~ 600IU,北方 600 ~ 800IU),早产儿也要加至每日 600 ~ 800IU。 对于人工喂

养的婴儿,应首选使用适合 0 ~ 6 月龄婴儿的婴儿配方奶粉,我国的婴幼儿奶粉标准规定这种奶粉中每百克应添加 200 ~ 400IU 的维生素 D。

(4) 给新生儿和 1 ~ 6 月龄的婴儿及时补充适量维生素 K。 由于母乳中维生素 K 的含量低,为了预防新生儿和 1 ~ 6 月龄的婴儿因缺乏维生素 K 而导致的相关出血性疾病,应在医师的指导下注意及时给新生儿和 1 ~ 6 月龄的婴儿补充维生素 K。

对于母乳喂养的婴儿,从出生到 3 月龄,可每日口服维生素 K_1 25μg;也可采用出生后口服维生素 K_1 2mg,然后到 1 周和 1 月时再分别口服 5mg,共 3 次。 对于混合喂养和人工喂养的婴儿,我国规定 0 ~ 12 月龄的婴儿配方奶粉中应每百克中添加维生素 K_1 ≥22μg。 还可在专业人员指导下给新生儿每日肌内注射维生素 K_1 1 ~ 5mg,连续 3 天,有效预防新生儿出血病的发生。

(5) 不能用纯母乳喂养时,宜首选婴儿配方奶粉喂养。 由于种种原因,如乳母患有传染性疾病、神经障碍,或乳汁分泌不足、无乳汁分泌等,不能用纯母乳喂养婴儿时,建议首选适合 0 ~ 6 月龄婴儿的配方奶粉喂养,不宜直接用普通液态奶、成人奶粉、蛋白粉等喂养婴儿。婴儿配方奶粉是随食品工业和营养学的发展而产生的,除了母乳外,适合 0 ~ 6 月龄婴儿生长发育需要的食品。 研究者通过不断对母乳成分、结构及功能等方面进行研究,调整了其营养成分的构成和含量,添加了多种微量营养素,使其产品的性能成分及含量基本接近母乳。

在部分母乳喂养时,要尽量保持母乳的分泌,定时喂奶;母亲要注意充足的休息和合理营养、保持良好的心态。 当母亲需要外出超过 6 个小时,至少要挤一次奶,将挤出的母乳装在消毒好的瓶子里密封,放入冰箱保存,并于当天食用。 母乳不足部分,可添加适量 0 ~ 6 月龄的婴儿配方奶粉。

人工喂养时,要为婴儿选择合适的奶瓶(含奶嘴) 。 奶瓶及奶嘴的清洗、消毒一定要彻底,并使用清洁饮用水调制婴儿配方奶,否则极易引起婴儿腹泻。 由于婴儿的肠胃发育尚未完善,无论是用哪一种代乳品,都应该严格按相应的冲调原则操作,否则很容易引起腹泻或其他健康问题。 选用配方奶粉喂养时,一定要认真阅读奶粉冲调说明,严格按照说明书上注明的水与奶粉的比例、冲调程序等进行冲调。

奶的温度要适宜,不宜过热或过冷,可将调好的奶液滴几滴在自己手腕内侧或手背上,以不很热(不烫手) 为合适。

每次喂养时间为 15 ~ 20 分钟,不宜超过 30 分钟。 喂奶时应把奶瓶垂直于嘴,若奶嘴有两个孔时,两孔对着两侧嘴角,使奶嘴处充满奶液,以免婴儿因吸入过多空气而引起腹胀、溢奶。

每次喂奶结束时,奶瓶中应有剩余奶,以便母亲观察食入奶量并确认婴儿是否喝足。 婴儿喝完奶后,需要轻拍婴儿背部排气。

两次喂养之间一般间隔 3 ~ 4 小时,每次喂奶不必强求婴儿把奶瓶内的奶喝完。 剩余的奶液应立即处理掉,并及时清洗奶瓶,避免细菌生长。

若发现婴儿对配方奶粉有过敏反应,如出现呕吐、腹痛、湿疹、荨麻疹等,应立即停止使用,在医师指导下改用其他代乳品。

(6) 定期监测生长发育状况。 身长和体重等生长发育指标反映了婴儿的营养状况,父母可以在家里对婴儿进行定期测量,这种方法简单易行,不仅可以帮助父母更好地了解婴儿的生长发育速度是否正常,也可以及时提醒父母注意喂养婴儿的方法是否正确。 特别需要提醒父母注意的是,孩子的生长有其个体特点,生长速度有快有慢,只要孩子的生长发育在正常范围内就不必过于担心。婴儿的月龄越小,测量的间隔时间应越短,出生后前 6 个月可每半月测量一次,如在病后恢复期可增加测量次数。

有的婴儿因为过度哭闹及有呕吐、便血等症状,影响睡眠及进食。“过度哭闹”即为突然开始或难以安抚的哭闹,每周发作 3 天以上,持续 1 周以上。婴儿过度哭闹可能是自限性生理现象,也可因肠套叠、感染性疾病、胃食管反流、牛奶蛋白过敏等病理情况引起,需要临床医师正确识别、及时诊治。

2020 年的一项研究显示,在过度哭闹的婴儿中,约 30%经牛奶蛋白激发试验被确诊为非 IgE 介导的牛奶蛋白过敏(cow's milk protein allergy,简称 CMPA)。牛奶蛋白过敏在婴儿过度哭闹原因中所占比例尚待进一步确认,但它无疑是重要原因。家族史及本人过敏史,皮肤、消化道、呼吸道相关过敏症状等能为诊断牛奶蛋白过敏提供线索。

疑似牛奶蛋白过敏的高危信号有以下几种。全身症状:出生 3 个月后哭闹增加,或出现于添加配方奶粉后;消化道症状:频繁溢奶、呕吐、吐血、便血或大便隐血试验强阳性;

皮肤症状:尿布疹、全身皮疹、口唇或眼睑肿胀;呼吸系统症状:阵发性咳嗽;生长发育情况:生长发育不良(身长、体重增长不良)。

在儿科临床工作中,过度哭闹婴儿多为母乳喂养,面对母乳喂养期间因牛奶蛋白过敏而过度哭闹的婴儿,需要规范管理。

首先,应坚持母乳喂养。部分婴儿可自行缓解,但小月龄(2 ~ 6 周龄)婴儿哭闹症状往往会加重。有研究显示,母亲采用牛奶蛋白回避饮食,有 53%的可能性能有效改善婴儿的哭闹症状。

其次,若因客观原因无法继续母乳喂养时,可考虑转配方奶粉。此时如果转为普通配方奶粉,会加重婴儿哭闹。应改用特定配方奶粉;同时乳母通过吸奶器保持充足奶量,为后期恢复母乳喂养做准备。

牛奶蛋白中的某些成分,如 β -乳球蛋白有很强的致敏性,会导致宝宝发生过敏反应。因此一些奶粉通过水解蛋白将这些大分子的乳蛋白变小,从而消除牛奶蛋白的过敏成分,使改良后的牛奶蛋白致敏性降低,由此经过水解得到的蛋白就是水解蛋白。

根据水解程度的不同,可以将水解蛋白配方分为适度水解配方奶粉(pHF)、深度水解配方奶粉(eHF)和氨基酸配方奶粉(AAF)。对于有牛奶蛋白过敏体质的婴儿,可选择部分水解蛋白奶粉,与普通的配方奶粉相比,不容易导致过敏。部分水解蛋白配方对牛奶过敏具有预防作用。对于胃肠道过敏、严重腹泻的婴儿,建议选择深度或完全水解蛋白奶粉(氨基酸配方奶粉),通过部分水解蛋白或完全水解蛋白的奶粉来预防过敏。

2.6 ~ 12 月龄婴儿的喂养 6 个月后婴儿的营养需求继续增加,母乳提供的能量和营养素与婴儿需求量之间出现差距,故需要通过母乳之外的食物补充营养,这些食物被称为辅食。辅食作为母乳喂养的补充,能满足母乳与婴儿能量和营养素需求之间的差距,所以被称为辅助食物。继续母乳喂养并合理添加辅食的婴儿,在 1 岁时母乳依旧能够提供一半左右的能量。

添加辅食应当在婴儿约 6 个月龄时进行,前提是婴儿生长发育达到适宜的程度(例如手眼协调、大脑控制已发育到一定程度)以及为满足婴儿生长的营养需求。6 月龄后,在添加辅食的同时,应继续母乳喂养或用含强化铁的配方奶粉喂养到 1 岁,不建议使用任何形式的普通牛奶喂养,以免出现因摄入不足而导致的营养素缺乏,如锌、必需脂肪酸,以及其他重要的长链、多不饱和脂肪酸缺乏。

(1) 继续母乳喂养,满 6 月龄起添加辅食。 6 月龄以内应坚持纯母乳喂养。 6 月龄后,母乳仍可为婴幼儿提供部分能量,以及优质蛋白质、钙等重要营养素,促进婴幼儿发育。 当不能母乳喂养或母乳不足时,应选择配方奶粉作为母乳的补充。

婴儿满 6 月龄时,胃肠道已相对发育完善,在继续母乳喂养的同时,应及时添加辅食。此时添加辅食,不仅能满足婴儿的营养需求,也能满足其心理需要,促进其感知觉、心理、认知和行为能力的发展。 有特殊需要时必须在医师指导下调整辅食添加时间。 《 中国居民膳食指南(2022) 》 中对辅食的定义:除母乳或配方奶粉以外的其他各种形状的食物,包括各种天然的固体/ 液体食物,以及商品化食物。

(2) 从富含铁的泥糊状食物开始,逐步添加达到食物多样化。 7 ~ 12 月龄婴儿所需能量约 1 / 3 ~ 1 / 2 来自辅食,13 ~ 24 月龄幼儿 1 / 2 ~ 2 / 3 的能量来自辅食。 而母乳喂养的婴儿所需铁元素来自辅食的更高达 99%。 因此,婴儿最先添加的辅食应该是富含铁的高能量食物,如强化铁米粉、肉泥等。 在添加富铁食物的基础上,再逐渐引入其他辅食,达到食物多样化。

来自肉类、鱼类、动物内脏中的铁为血红素铁,相比植物来源的非血红素铁,吸收率更高。 由此可见,肉食的及时添加对婴儿非常重要。 世界卫生组织推荐 7 ~ 24 个月的婴幼儿每日动物性食物量为:500mL 奶,1 个鸡蛋,15 ~ 75g 肉类或鱼类。

对于容易引起过敏的食物,包括牛奶、鸡蛋、花生、鱼类、贝壳类等,从 6 月龄起可以开始引入。 每引入一种新的食物应观察 2 ~ 3 天,密切观察婴儿是否出现呕吐、腹泻、皮疹等不良反应。 如果出现需暂停添加该食物,同时可咨询专业医师进一步处理。

需要注意的是,母乳喂养是目前确认的唯一可预防和缓解过敏的措施。 目前没有研究显示,限制婴幼儿饮食能有效预防过敏,但过早、过晚引入辅食都可能增加食物过敏的风险。

(3) 提倡顺应喂养,鼓励但不强迫进食。 随着婴儿的生长发育,父母应根据孩子的需要进行喂养,鼓励并协助其自己进食,培养进餐兴趣。

父母有责任为婴儿提供多样化且与其发育水平相适应的食物,创造愉快的进餐环境,在喂养过程中及时感知婴儿发出的饥饿或饱足的信号,并做出恰当回应。 尊重婴儿对食物的选择,不强迫进食。

进餐时不看电视、玩玩具,每次进餐时间不超过 20 分钟。 进餐时,父母与婴儿应有充分的交流,不以食物作为奖励或惩罚。 父母自身也应保持良好的进食习惯,成为婴儿进食的榜样。

(4) 辅食不加调味品,尽量减少糖和盐的摄入。 1 岁以内,制作辅食时应不加盐、糖以及刺激性调味品。 淡口味食物有利于提高婴幼儿对不同天然食物口味的接受度,减少挑食偏食的发生,同时可以降低儿童期以及成年后肥胖、糖尿病、高血压等慢性代谢性疾病的患病风险。

油脂对婴儿来说,是必不可少的营养素,7 ~ 24 月龄婴幼儿能量的 30% ~ 45%来自脂肪,因此辅食虽不加调味品,但是需要添加额外的植物油。

(5) 注重饮食卫生和进食安全。 婴幼儿辅食应单独制作,选择新鲜、优质、无污染的食物及清洁水制作辅食。 制作辅食前须洗手。

制作辅食的餐具、场所应保持清洁,辅食应煮熟、煮透。 制作的辅食应及时食用或妥善保存。

婴儿进餐前要洗手,进餐时一定要有成人看护,以防发生意外。整粒花生、坚果、果冻等食物不适合婴儿食用。

(6) 定期监测体格指标,保证健康生长。适度、平稳是最佳的生长模式。定期在专业医疗机构监测并评估婴幼儿的体重、身长、头围等体格指标很重要。医师会根据孩子的生长指标判断孩子的营养状况,并提出喂养指导。

对营养状况的一般评估始于获取、绘制和解释性别及年龄对应的生长曲线上的体重、身长、头围数据。对于不超过 24 个月的足月婴儿,应使用世界卫生组织制定的生长图,生长图上的标准来自纯母乳喂养的健康婴儿。

二、幼儿(1~ 3 岁) 所需营养的特点

幼儿期发育较婴儿期有所减慢,但仍处于快速生长发育阶段,而且活动量较婴儿期增多,故仍需保证充足的能量和优质蛋白质的摄入。此时幼儿的消化功能仍不完善,营养需求仍然较高,继续向成人食物转换,2 岁左右的幼儿已经逐渐适应家常食物,母乳喂养提供的营养比例较小,但仍然是营养和某些免疫因子的重要来源。2 岁左右,幼儿的乳牙完全萌出,以家常食物为主要的食物和营养来源,辅食成为主食,从纯母乳喂养到进食固体食物的过渡期结束(图 2-1、图 2 - 2) 。与成人不同,幼儿的进食量小,但营养需求大,因此良好的主食应该营养素密度高, 生物吸收率高。12 ~ 24 个月, 幼儿的能量需要为 80 ~ 84kcal / (kg·d) 。

1.继续给予母乳喂养或其他乳制品,逐步过渡到多样食物　可继续给予母乳喂养直至到 2 岁(24 月龄),或每日给予不少于相当于 350mL 的幼儿配方奶,但是不宜直接用成人奶粉或大豆蛋白粉等。建议首选适当的幼儿配方奶粉,或富含强化铁、维生素 A 等多种微量营养素的食品。如果不能摄入适量的奶制品时,需要通过其他途径补充优质蛋白质和钙。可用 100g 左右的鸡蛋(约 2 个) 经适当加工来代替,如蒸蛋羹等。当幼儿满 2 岁时,可逐渐停止母乳喂养,但是每天应继续提供幼儿配方奶粉或其他的乳制品。同时,应根据幼儿牙齿的发育情况,适时增加细、软、烂的膳食,种类不断丰富,数量不断增加,逐渐向多样食物过渡。

2.选择营养丰富、易消化的食物 幼儿食物的选择应根据营养全面丰富、易于消化的原则,充分考虑满足能量需要,增加优质蛋白质的摄入,以保证幼儿生长发育的需要;增加铁元素的供应,以避免铁缺乏和缺铁性贫血的发生。鱼类中的脂肪有利于幼儿神经系统的发育,可适当选用鱼虾类食物,尤其是海鱼类。对于 1 ~ 3 岁幼儿,应每月选用猪肝 75g(一两半),或鸡肝 50g(一两),或羊肝 25g(半两),做成肝泥,分次食用,以增加维生素 A 的摄入量。不宜直接给幼儿食用坚硬的食物、易误吸入气管的硬壳果类食物(如花生) 、腌制食品和油炸类食品。

3.采用适宜的烹调方式,单独加工制作膳食 幼儿膳食应专门单独加工、烹制,并选用合适的烹调方式和加工方式。应将食物切碎煮烂,易于幼儿咀嚼、吞咽和消化,特别注意要完全剔除皮、骨、刺、核等;大豆、花生等硬果类食物,应先磨碎,制成泥糊浆的状态再进食;在烹调方式上,应采用蒸、煮、炖、煨等方式,不宜采用油炸、烤、烙等方式。口味以清淡为宜,不应过咸,更不宜食用辛辣刺激性食物,尽可能少用或不用含味精(鸡精) 、色素、糖精的调味品。要注意食物品种的交替更换,以利于幼儿保持进食的兴趣。

4.在良好环境下规律进餐,重视良好饮食习惯的培养 幼儿一日需 5~6 餐,即一天进主餐 3 次,上下午两主餐之间各安排以奶制品、水果和其他细软面食为内容的加餐,晚饭后也可酌情加餐,但睡前应忌食甜食,以预防龋齿。

要重视幼儿饮食习惯的培养,饮食安排上要逐渐做到定时、适量、有规律地进餐,不随意改变幼儿的进餐时间和进餐量;鼓励和安排较大幼儿与家人一同进餐,以利于幼儿日后能更好地接受家庭膳食;培养孩子集中精力进食的习惯;家长应以身作则,用良好的饮食习惯影响幼儿,避免幼儿出现偏食、挑食的不良习惯。

要创造良好的进餐环境,进餐场所要安静愉悦,餐桌椅、餐具可适当儿童化,鼓励、引导和教育儿童使用勺子、筷子等自主进餐。

5.鼓励幼儿多进行户外游戏与活动 由于奶制品和普通食物中维生素 D 的含量十分有限,幼儿单纯依靠普通膳食,难以满足对维生素 D 的需求量。适宜的日光照射可促进儿童皮肤中维生素 D 的合成,对钙的吸收和骨骼发育具有重要意义。每日应安排 1~2 小时的户外游戏与活动,既可接受日光照射,促进皮肤中维生素 D 的合成和钙的吸收,又可以通过体育活动实现对幼儿体能、智能的锻炼和培养,并维持能量平衡。

6.合理安排零食,避免过瘦与肥胖 应正确选择零食品种,合理安排零食时机。这样既可增加幼儿对饮食的兴趣,并有利于能量补充,又可避免影响主餐食欲和进食量。应以水果、乳制品等营养丰富的食物为主,给予零食的数量和时机以不影响幼儿主餐食欲为原则。应控制纯能量类零食的食用量,如糖、甜饮料等含糖高的食物。鼓励幼儿参加适度的活动和游戏,以维持能量平衡,使幼儿保持合理的体重增长速度,避免其瘦弱、超重和肥胖。

7.每天足量饮水,少喝含糖高的饮料 水是人体必需的营养素,是维持人体结构、代谢和功能的必要条件。小儿新陈代谢率相对高于成人,对能量和各种营养素的需求量相对更多,对水的需求量也更多。1~3 岁幼儿每日每千克体重约需水 125mL,全日总需水量为 1250~2000mL。幼儿需要的水除了来自营养素在体内代谢生成的水和膳食食物中所含的水分(特别是奶制品、汤汁类食物含水较多)外,大约有一半的水需要通过直接饮水来满足,为 600~1000mL。幼儿最好饮用白开水。目前市场上许多含糖饮料中都含有葡萄糖、碳酸、磷酸等物质,过多地饮用这些饮料,不仅会影响孩子的食欲,使其容易发生龋齿,而且还会造成过多能量摄入,从而导致肥胖等问题,不利于幼儿的生长发育,故应该严格控制摄入。

8.定期监测生长发育状况 身长和体重等生长发育指标反映了幼儿的营养状况,父母可以在家里对幼儿进行定期的测量,1~3 岁幼儿应每 2~3 个月测量 1 次。

9.确保饮食卫生,严格餐具消毒 应选择清洁不变质的食物原料,不食隔夜饭菜和不洁变质的食物,在选用半成品或者熟食时,应彻底加热后方可食用。幼儿餐具应彻底清洗和加热消毒。培养幼儿养成饭前便后洗手等良好的卫生习惯,以减少感染肠道细菌、病毒以及寄生虫的机会。

因为幼儿胃肠道抵抗感染的能力极为薄弱,故需要格外注意幼儿膳食的饮食卫生,减少致病概率。家人切忌用口给幼儿喂食食物。

对婴幼儿的餐具,不主张使用药物消毒,建议采用热力消毒:将餐具浸入水中煮沸 10 分钟,或者把餐具放到蒸具里,将水烧开,离水蒸 10 分钟,即可达到消毒目的。餐具要选用耐热材料制成的,以便热力消毒。

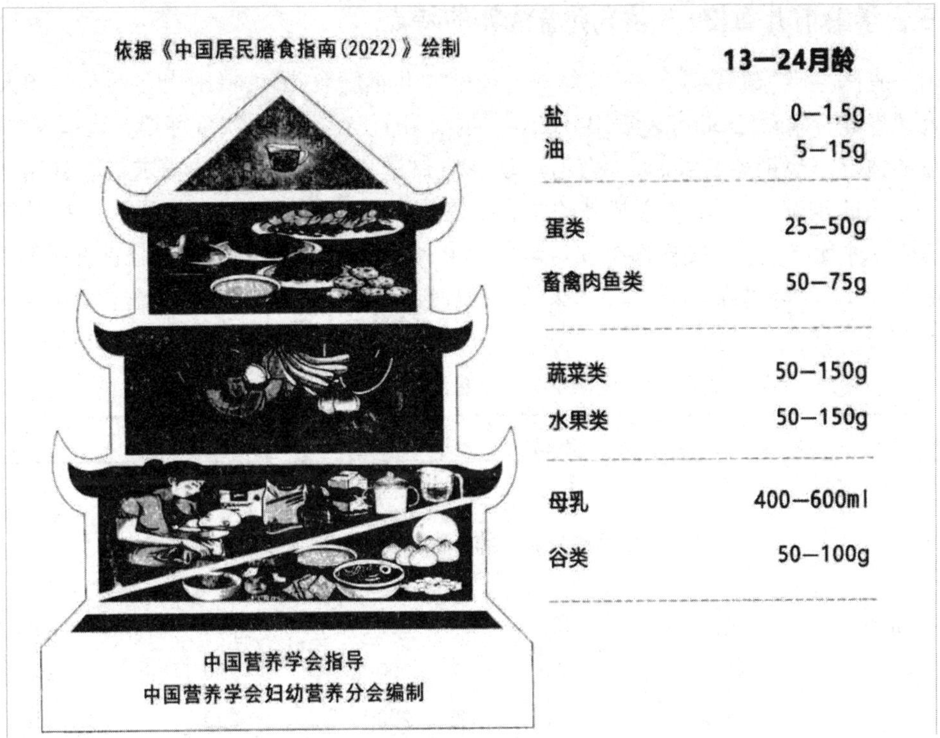

图 2-1　1~ 2 岁婴幼儿平衡膳食宝塔

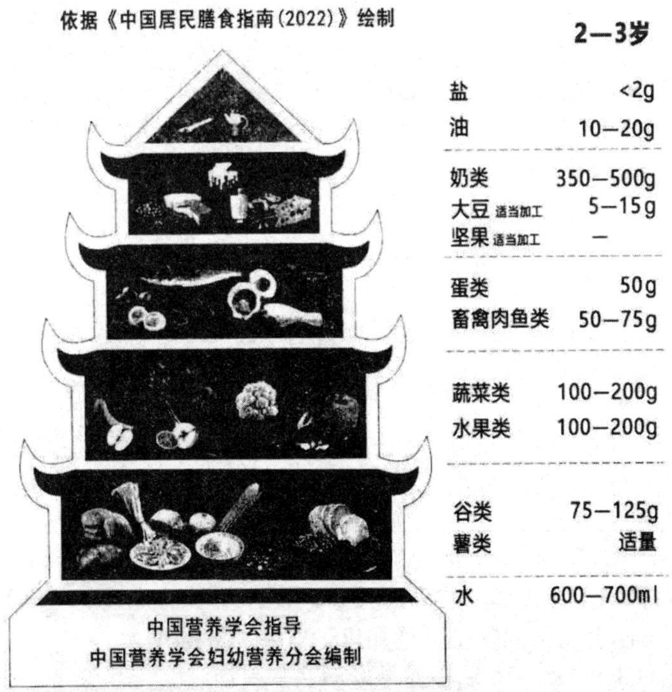

图 2-2 2~ 3 岁婴幼儿平衡膳食宝塔

三、学龄前儿童(3~ 5 岁) 所需营养的特点

国外有医学专家制定了一些以食物为基础的儿童膳食指南,特别出名的是德国人设计的称为理想混合膳食(Optimi X,表 2-3),这样的指南即使在不同的饮食习惯、进餐安排和基础食品的情况下也很容易实施。 在考虑幼儿对热量和其他营养素的需求、饮食偏好以及健康等方面的基础上,以食物为基础的膳食指南提供食物选择、膳食搭配和进餐模式的建议 (包括各种食谱) 。 主要食物组成是营养密度高的食物,包括:谷类和其他淀粉类食物(面包、面条、土豆等);蔬菜、豆类和水果;奶和奶制品;肉类、蛋类和鱼类(富含脂肪);脂肪和植物油。

表 2-3　理想混合膳食

年龄(岁)	1	2~ 3	4~ 6	7~ 9	10~ 12
总能量(kcal / d)	850	950	1250	1600	1900
推荐食物(≥90%的热量摄入) 大分量					
液体食物(mL / d)	600	700	800	900	1000
蔬菜(g / d)	120	150	200	220	250
水果(g / d)	120	150	200	220	250
土豆、面条、面包、谷物类(g / d)	100	120	150	180	220
中分量					
奶和奶制品 (mL 或 g / d)	300	330	350	400	420
肉类(g / d)	30	35	40	50	60
蛋类(个/ 周)	1~ 2	1~ 2	2	2	2~ 3
鱼(g / 周)	25	35	50	75	90
小分量					
植物油(g / d)	15	20	25	30	35
可耐受食物(≤10%的热量摄入)					
蛋糕、甜食、果酱、糖等的最大量 (kcal / d)	85	95	125	160	190

经过之前膳食模式的过渡和转变,学龄前儿童摄入的食物种类和膳食结构已开始接近成人,是饮食行为和生活方式形成的关键时期。 基于学龄前儿童的生理和营养特点,其膳食指南应在一般人群膳食指南的基础上增加以下五条关键推荐。

1.规律就餐,自主进食,不挑食,培养良好的饮食习惯。

学龄前儿童的合理营养应由多种食物构成的平衡膳食来提供,规律就餐是其获得全面、足量的食物摄入和良好消化吸收的保障。 此时期,儿童神经心理发展迅速,自我意识和模仿

力、好奇心增强,易出现进食不够专注的现象。要注意引导儿童自主、有规律地进餐,保证每天不少于三次正餐和两次加餐,不随意改变进餐时间、环境和进食量,培养儿童摄入多样化食物的良好饮食习惯,纠正挑食、偏食等不良饮食行为。

(1) 合理安排学龄前儿童膳食。学龄前儿童每天应安排早、中、晚三次正餐,在此基础上还至少有两次加餐。一般分别安排在上、下午各一次,晚餐时间比较早时,可在睡前 2 小时安排一次加餐。加餐以奶制品、水果为主,配以少量松软面点。晚间加餐不宜安排甜食,以预防龋齿。

(2) 引导儿童规律就餐、专注进食。学龄前儿童注意力不易集中,易受环境影响,如进食时玩玩具、看电视、做游戏等都会降低其对食物的关注度,影响进食和营养摄入,因此要做到:①尽可能给儿童提供固定的就餐座位,定时定量进餐;②避免追着喂、边吃边玩、边吃边看电视等行为;③吃饭细嚼慢咽但不拖延,最好在 30 分钟内吃完;④让孩子自己使用勺子、筷子进食,养成自主进餐的习惯,这样既可增加儿童的进食兴趣,又可培养其自信心和独立能力。

(3) 避免儿童挑食、偏食。家长良好的饮食行为对儿童具有重要影响,建议家长应以身作则、言传身教,并与儿童一起进食,起到良好的榜样作用,帮助孩子从小养成不挑食不偏食的良好习惯。应鼓励儿童选择多种食物,引导其多选择健康食物。对于儿童不喜欢吃的食物,可变换烹调方法或盛放容器(如将蔬菜切碎,将瘦肉剁碎,将多种食物制作成包子或饺子等),也可采用重复少量供应,鼓励尝试并及时给予表扬加以改善,不可强迫喂食。同时,通过增加儿童的身体活动,尤其是选择儿童喜欢的运动或游戏项目,使其肌肉得到充分锻炼,增加能量消耗,增进食欲,提高进食能力。此外,家长还应避免将食物作为奖励或惩罚的措施。

2.每天饮奶,足量饮水,正确选择零食。

建议每天饮奶 300 ~ 400mL。儿童新陈代谢旺盛,活动量大,水分需求量相对较多,每天总水量为 1300 ~ 1600mL,除奶制品和其他食物中摄入的水外,建议学龄前儿童每天饮水 600~ 800mL,以白开水为主,少量多次饮用。

零食对学龄前儿童是必要的,对补充所需营养有帮助。零食应尽可能与加餐相结合,以不影响正餐为前提,多选用营养密度高的食物,如奶制品、水果、蛋类及坚果类等,不宜选用能量密度高的食品,如油炸食品、膨化食品。

(1) 培养和巩固儿童的饮奶习惯。奶制品中钙含量丰富且吸收率高,是儿童钙的最佳来源。每天饮用 300 ~ 400mL 奶,可保证学龄前儿童钙摄入量达到适宜水平。家长应以身作则,常饮奶,鼓励和督促孩子每天饮奶,选择和提供儿童喜爱与适宜的奶制品,逐步养成每天饮奶的习惯。如果儿童饮奶后出现胃肠不适(如腹胀、腹泻、腹痛),可能与乳糖不耐受有关,可采取以下方法加以解决:①少量多次饮奶;②饮奶前进食一定量的主食,避免空腹饮奶;③改饮无乳糖奶或饮奶时加用乳糖酶。

(2) 培养儿童喝白开水的习惯。建议学龄前儿童每天饮水 600 ~ 800mL,应以白开水为主,避免含糖饮料。儿童胃容量小,每天应少量多次饮水(上、下午各 2 ~ 3 次),晚饭后根据情况而定。不宜在进餐前大量饮水,以免充盈胃容量,冲淡胃酸,影响食欲和消化。

(3) 正确选择零食。选择零食应注意以下几方面:①宜选择新鲜、天然、易消化的食物,如奶制品、水果、蔬菜等食物;②少选择油炸食品和膨化食品;③零食最好安排在两次正餐之间,量不宜多,睡觉前 30 分钟不要吃零食。

此外,还需注意吃零食前要洗手,吃完漱口;注意零食的食用安全,避免整粒的豆类、坚果类食物呛入气管发生意外,建议坚果和豆类食物磨成粉或打成糊食用。 对年龄较大的儿童,可引导孩子认识食品标签,学会辨识食品的生产日期和保质期。

3.食物应合理烹调,易于消化,少调料、少油炸。

从小培养儿童清淡的口味,有助于其形成健康饮食习惯。 在烹调方式上,宜采用蒸、煮、炖、煨等烹调方式。

特别注意要完全剔除皮、骨、刺、核等;大豆、花生等坚果类食物,应先磨碎,制成泥糊状态进食。 口味以清淡为好,不应过咸、油腻和辛辣,尽可能少用或不用味精(鸡精) 、色素、糖精等调味品。

为儿童烹调食物时,应控制食盐用量,还应少选含盐高的腌制食品或调味品。 可选天然、新鲜香料(如葱、蒜、洋葱、柠檬、醋、香草等) 和新鲜蔬果汁(如番茄汁、南瓜汁、菠菜汁等) 进行调味。

4.让儿童参与食物选择与制作,增进对食物的认知与喜爱。

鼓励儿童体验和认识各种食物的天然味道与质地,了解食物的特性,增进其对食物的喜爱。 同时应鼓励儿童参与家庭食物的选择和制作过程,激发儿童对各种食物的兴趣,使其享受烹饪食物过程中的乐趣和成就。

家长或幼儿园教师可带儿童去市场选购食物,辨识应季蔬果,尝试自主选购蔬菜。 在节假日,带儿童去农田认识农作物,实践简单的农业生产过程,参与植物的种植,观察植物的生长过程,了解蔬菜的生长方式、营养成分及对身体的好处,并动手采摘蔬菜,激发对食物的兴趣,享受劳动成果。

让儿童参观家庭膳食的制备过程,参与一些力所能及的加工活动,如择菜,体会参与的乐趣。

5.经常开展户外活动,保障健康生长。

鼓励儿童经常参加户外游戏与活动,实现对其体能、智能的锻炼培养,维持能量平衡,促进皮肤中维生素 D 的合成和钙的吸收利用。

学龄前儿童每天应进行至少 60 分钟的体育活动,最好是户外游戏或运动,除睡觉外尽量避免让儿童有连续超过 1 小时的静止状态,每天看电视、玩平板电脑的累计时间不超过 2 小时。

建议每天结合日常生活多做体育锻炼(公园玩耍、散步、爬楼梯、收拾玩具等) 。 适量做较高强度的运动和户外活动,包括有氧运动(骑自行车、快跑等) 、伸展运动、肌肉强化运动(攀架子、玩健身球等) 、团体活动(跳舞、小型球类游戏等) 。 减少静态活动(看电视、玩手机、玩电脑或电子游戏) 的时间。

(孙永静)

第三章 婴幼儿的喂养与进食习惯

婴儿期是小儿生长发育最快的时期,此时需要摄入较多且丰富的营养物质,才能保证婴儿正常生长发育的需要,同时还可预防营养不良、贫血、佝偻病等疾病的发生。但此时婴儿消化与吸收的功能发育尚不完善,胃肠道对其所摄入的营养物质易发生不耐受,进而产生腹胀、腹泻等消化系统疾病,并导致小儿生长发育障碍。这一时期提供母乳喂养与及时合理添加辅食极为重要,可为孩子从婴幼儿饮食转化到幼儿、儿童饮食打下了良好的基础;同时也为培养婴幼儿良好的饮食习惯奠定了基础。

同时,婴幼儿时期是孩子大脑发育最快、对外来的新事物最感兴趣、适应能力最强的时期,此时辅食品种的选择、时机的把握尤为重要,可帮助婴幼儿养成良好的饮食习惯。

第一节 婴幼儿的进食特点

儿童不是成人的缩影,他们与成人的差异不仅表现在体格上,更显著的差异是其具有成长性。因此,他们对各种营养物质的需求量是高于成人的,只有营养丰富且平衡的膳食才能促进儿童的生长发育。

一、幼儿的部分消化系统———口腔、牙齿和胃的生理特点

1.口腔 婴儿口腔中的血管比较丰富,黏膜细嫩,容易受到损伤,但是两侧颊部的肌肉和脂肪垫比较发达,因此出生时已具有吮吸能力。同时,出生时,婴儿的唾液腺发育不完善,淀粉酶分泌少,到 3 ~ 4 个月时唾液腺逐步完善,唾液分泌增加,此时婴幼儿容易发生生理性流涎,不宜喂淀粉类的食物。

2.牙齿 牙齿的主要作用是切断、咀嚼食物,从而帮助胃进一步消化食物。牙齿是人体器官中最坚硬、力量最大的,人一生中有乳牙(共 20 颗)和恒牙(共 28 ~ 32 颗)两副牙齿,一般出生后 4 ~ 10 个月乳牙开始萌出,首先是从下颌开始,由前向后,基本上 3 岁之前就全部出齐;6 岁左右乳牙逐渐脱落,恒牙开始慢慢萌出,取代乳牙;一般 12 岁左右,28 颗恒牙全部萌出,有的人 32 颗恒牙会全部萌出。

3.胃 婴儿的胃略呈水平位,当开始行走时变为垂直。在婴幼儿期,孩子的胃分泌的盐酸和各种酶较成人少,酶的活性低,所以消化功能比较差。胃通过蠕动的方式把所有的食物磨碎后推入下一个消化器官———十二指肠。食物由胃排入十二指肠的过程称为胃排空,胃排空食物的时间因食物种类的不同而异;水的排空时间为 1.5 ~ 2 小时,母乳 2 ~ 3 小时,牛乳 3 ~ 4 小时。胃排空的时间就是人体消化食物所需要的时间,平均为 4 个小时,1 ~ 3 岁幼儿的胃容量为 250 ~ 300mL。

二、幼儿的进食特点

儿童的饮食行为问题通常表现为:进食少,进食慢,对单一食物不感兴趣,拒绝进食某些食物,强烈偏爱某些质地、味道或类型的食物等。出现上述问题主要有以下几点原因。

1.生理所限 刚开始学习吃饭时,幼儿喜欢自己用手抓着食物直接吃,因为不熟练,吃饭比较慢、吃饭时间长。这是由孩子的年龄、生理特点所致,我们要给予他们尝试自主进食的机会,使其有锻炼的机会。尤其对于营养价值高但孩子又不爱吃的食物,如猪肝等,要鼓励他们抓取进食,鼓励他们多尝试。

2.容易受环境影响 幼儿善于模仿,容易受周围人对食物态度的影响。成人若表现出对某种食物的厌恶,孩子也可能模仿。因此,成人要表现出积极的进餐态度。成人可以和孩子一起进餐,如成人和孩子各盛一碗饭,各准备一把勺子,以游戏的方式,与孩子互动,“你一口、我一口”,让孩子模仿成人,快乐进餐。

3.好奇心强 幼儿好奇心较强,喜欢味道鲜美、花样多变、色彩鲜艳的食物。孩子容易对未见过的、新奇的事物感兴趣,所以在给孩子准备的食物需要丰富、多样,让孩子有欲望尝试。

第二节 婴幼儿的膳食安排和进食技能培养

2022 年,中国营养学会妇女营养分会制定并发布了《中国孕妇、乳母膳食指南》,推出“中国 0～6 月龄婴儿母乳喂养关键推荐”“中国 7～24 月龄婴幼儿平衡膳食宝塔”“中国学龄前儿童平衡膳食宝塔”。

一、婴幼儿膳食的合理安排

1.0～6 月龄婴幼儿以母乳喂养为主 ①0～6 个月婴幼儿以纯母乳为主;②产后尽早开奶,初乳营养最好;③回应式喂养,建立良好的生活规律;④适当补充维生素 D;⑤不能纯母乳喂养的最好选择配方奶粉;⑥定期监测婴幼儿体格指标;⑦6 个月后应补充足够的高质量蛋白质,如为婴幼儿提供动物性食物或豆制品,食物应多样化,品种丰富,易消化,比例适宜。

2.中国 7～24 月龄婴幼儿平衡膳食宝塔 7～24 月龄婴幼儿平衡膳食宝塔共分四层,宝塔各层位置和面积不同,这在一定程度上反映出各类食物在婴幼儿各生长阶段合理膳食中的地位和应占的比重。婴幼儿平衡膳食宝塔没有建议婴幼儿糖的摄入量,故不宜多吃含糖食品。

膳食宝塔建议的各类食物组成,是根据全国营养调查中居民膳食的实际情况计算的,所以每一类食物的重量不是指某一种具体食物的重量。

(1) 母乳及谷类:此阶段应继续母乳喂养,同时满 6 月龄起添加辅食,逐步过渡到以谷类为主食。谷类是面粉、大米、小麦、玉米粉等的总称,可多种谷类食物交替食用。谷类食物中含有丰富的碳水化合物,是提供人体所需能量的最经济、最重要的食物来源,也是提供 B 族维生素、矿物质、膳食纤维和蛋白质的重要食物来源,在保障儿童青少年生长发育、维持人体健康方面发挥着重要作用。

(2) 蔬菜和水果:蔬菜和水果有许多共同的特点,又有各自不同的优点,不能完全相互代替,所以婴幼儿不能只吃水果,不吃蔬菜。一般来说,深色水果含的营养素比较丰富。每天应摄入新鲜蔬菜和水果。

(3) 蛋类和畜禽肉鱼类:畜禽肉鱼类均属于动物性食物,富含优质蛋白质、脂肪、脂溶性维生素和矿物质等,是平衡膳食的重要组成部分。这类食物的蛋白质含量普遍较高,其氨基酸组成更适合人体需要,利用率高,但脂肪含量较多,能量高,有些含有较多的饱和脂肪酸和胆固醇,摄入过多可增加肥胖和心血管疾病等的发病风险,故应当适量摄入。同时,7 ~ 12 月龄每天应食用 15 ~ 50g 蛋类,13 ~ 24 月龄每天应食用 25 ~ 50g 蛋类。

(4) 盐和油:婴幼儿的辅食应单独制作。制作时,保持食物原味,尽量少放糖、盐及各种调味品,但应含有适量油脂。1 岁以后逐渐尝试淡口味的家庭膳食。

二、婴幼儿进食技能的培养

婴幼儿的主要营养来源仍然是母乳。但 6 个月后,母乳已经不能完全满足婴幼儿正常生长发育的需求,继续纯母乳喂养可能会导致生长发育缓慢或其他疾病,故必须增加辅食,引入其他营养丰富的食物。

1.注重营养配餐和味觉训练,做一些婴儿容易用手抓取的食物,成人拿着食物逗引婴幼儿,培养和训练婴幼儿用手或勺子、筷子,鼓励其独立进食。

2.让婴幼儿有饥饿感,主动寻找食物。根据婴幼儿每次进餐的食量、种类及年龄,合理安排进餐的食物和加餐间隔的时间,比如在两餐之间添加一些水果等,但不要吃一些饱腹感强的食物,避免影响下一餐。

3.成人应允许婴幼儿广泛性地选择食物,避免自己不喜欢的食物也不给孩子吃。比如一些家长自己有挑食的习惯,就会在给孩子做饭时挑三拣四,使孩子也养成挑食的习惯。

4.经常变换食物,增加味觉刺激,可使幼儿熟悉、接受、习惯某些特殊的食物味道,减少儿童对某些熟悉的食物的偏爱,正面鼓励婴儿接受食物。

5.进食也是一种社会性活动。社会和家庭的习惯可影响儿童对食物的喜恶,进餐时儿童与成人在一起,家庭成员进食的行为和对食物的反应可作为儿童的榜样。让婴幼儿与成人共同进餐,使婴幼儿有较多机会模仿成人的进食动作,从开始手抓食物到慢慢学会使用勺子、筷子进食等。

第三节 婴幼儿的喂养方法

2002 年,世界卫生组织和联合国儿童基金会提出了全球公共卫生建议;保护、促进和支持母乳喂养。我国将每年 5 月 20 日定为“母乳喂养宣传日”,鼓励母乳喂养。

一、母乳喂养

母乳喂养是指用母亲的乳汁喂养婴儿,其作用包括增强婴儿免疫力、减少婴儿患疾病的风险等。

1.母乳特点及乳量 乳汁的产生是通过泌乳反射来完成的。在脑底部的脑下垂体前叶分泌着一种催乳素,可使乳房的腺体细胞分泌乳汁。婴幼儿吮吸后可刺激乳头神经末梢,神经信号传到脑下垂体的前叶,产生催乳素,再经过血液循环输送到乳房,使乳腺细胞分泌乳汁。吮吸的次数越多,乳房排空越好,分泌的乳汁就越多;相反地,当吮吸次数减少,乳房就会减少分泌乳汁,甚至停止分泌乳汁。一般来说,母乳量在婴儿出生后逐渐增加,成熟乳量可达 700 ~ 1000mL,一般产后 3 ~ 6 个月逐渐达到稳定。缺少母乳喂养,尤其在生命的最初半年缺少纯母乳喂养,是婴儿发病和死亡的重要危险因素,不适宜的辅食添加更加大了这种危险。

表 3-1　母乳与牛奶所含宏量营养素及能量的比较(100mL)

	母乳	牛乳	理性标准
碳水化合物	41%(6.9g)	29%(5.0g)	40% ~ 50%
脂肪	50%(3.7g)	52%(4.0g)	50%
蛋白质	9%(1.5g)	19%(3.3g)	11%
能量	67kcal	69kcal	

2.母乳喂养的好处

(1) 营养又健康。母乳是喂养婴儿最好的天然食物,母乳中含有的蛋白质、脂肪、乳糖等,营养合理,易于消化吸收(表 3-1)。0 ~ 6 个月婴儿的主要膳食来源就是母乳,母乳中含有充足的能量及各类营养物质,可保证 6 月龄内婴儿正常的生长发育。

(2) 提高人体免疫力。母乳中含有抗体、生长因子、乳铁蛋白等多种物质,能保护婴儿的健康,增强抵抗力,降低婴儿患消化道和呼吸道疾病的风险,为婴儿健康保驾护航。

(3) 增进母子感情。婴儿出生后第一次吮吸的时间对成功建立母乳喂养十分关键,应尽早开始第一次吮吸(一般为产后 30 分钟左右)。同时,不断吮吸可刺激婴儿肠蠕动,增加排便,减少胆红素的肝肠循环,还可减少低血糖的发生。母乳喂养使得婴儿和母亲之间更加亲密,吮吸、拥抱、抚触等传递着彼此之间的感情,让婴儿舒适、愉悦、有安全感。

(4) 促进产后母体恢复。婴儿吮吸会刺激母亲的乳头神经末梢,反射性地引起神经垂体分泌催产素,促进子宫平滑肌收缩,进而排出恶露,帮助子宫恢复。

(5) 经济方便。不受时间和空间限制,可以随时喂养;温度适宜,是人体的正常温度,不用加热;经济方便,不用花更多费用。

3.母乳喂养的方法及次数

(1) 摇篮式:婴儿头部枕着母亲的手臂,腹部向内,母亲的手应托着婴儿的臀部,方便身体接触。在宝宝身下垫一个垫子,哺乳起来会更轻松。

(2) 足球式:把婴儿轻轻夹在腋下,头放在膝盖和枕头上,让婴儿和母亲的乳房一样高,用膝盖和枕头支撑婴儿的重量。要点是婴儿处于靠近母亲乳房的位置,使其整个身体靠着母亲。

(3) 侧躺式:母亲侧卧着,让婴儿面对母亲乳房侧卧,母亲将一只手放在婴儿身上,另一只手自然放置。

(4) 哺乳次数:1 ~ 2 个月的新生宝宝可以每日多次,按需哺乳,不受喂奶时间和次数的限制,随饿随吃;3 ~ 5 个月的宝宝按时哺乳,2 ~ 3 小时喂奶一次,每日 5 ~ 6 次;5 ~ 6 个月宝宝可减少夜间哺乳次数,帮助婴儿养成规律进食和夜间良好的睡眠习惯;6 个月后的宝宝,随着辅食及每次奶量的增加,哺乳次数逐渐减少至每日 4 次,每日喂奶时间不宜过长,一般在 15 ~ 20 分钟,可使宝宝的胃肠道有规律地运动。

4.哺乳前的准备

(1) 提前做好乳房保健。每位孕妈妈在妊娠期间应做好乳房的保护、保健,学习乳房保养的知识。如出现扁平乳头和乳头内陷,会使哺乳困难,应提前做一些促进乳头恢复的保养措施,为以后能正常喂养宝宝做好准备。

(2) 保证乳汁分泌。每次哺乳前母亲用清洁的毛巾湿热敷乳房,促进乳房的血液循环,然后从乳房外侧轻轻均匀按摩,促进乳房感觉神经的传导和泌乳,两侧乳房要交替哺乳。

(3) 喂哺技巧。 哺乳前母亲应清洗双手及清洁乳头,不管使用哪种方法都应让婴儿的身体紧贴母亲,使婴儿的头颈得到支撑,嘴贴近乳房,下颌紧贴乳房,嘴巴张开、张大,把乳头全部含住。 正确吮吸时,能听见婴儿吮吸、吞咽的声音。

二、部分母乳喂养

母乳与婴儿配方奶粉及其他食物同时喂养婴儿即为部分母乳喂养。 部分母乳喂养有以下两种形式。

1.补充母乳法 4 ~ 6 个月的婴儿,当采用母乳喂养但体重增长不满意时,经常提示为母乳喂养不足,此时应用其他代乳品或配方奶粉补充母乳喂养的不足。 补喂时,母乳喂养次数不变,每次先哺喂母乳,让婴儿将两侧乳房乳汁交替吸空后,再给予配方奶粉或其他乳制品补充,这样也有利于刺激母乳的分泌。 补充的奶量由婴儿食欲及母乳量的多少而定,原则是“缺多少补多少”。

2.代授部分母乳 6 个月以上的婴儿,若因母乳不足、母亲工作或为断离母乳要逐渐引入配方奶粉或其他乳制品替代母乳,可在某一次母乳哺喂时,有意适当减少母乳量,增加配方奶粉或其他乳制品,逐渐过渡至完全替代母乳。

三、人工喂养

人工喂养是当母亲因各种原因不能进行母乳喂养时,可选用牛奶、羊奶等或其他乳制品喂哺婴儿。 人工喂养方式主要有牛奶喂养、羊奶喂养、配方奶粉喂养等。

1.人工喂养的种类

(1) 牛奶喂养:牛奶含有比母乳高 3 倍的蛋白质和钙,虽然营养丰富,但是不适合 1 岁以内宝宝的消化能力。 另外,牛奶中所含的脂肪以饱和脂肪酸为主,脂肪球大,消化吸收困难,所以牛奶需要经过稀释、煮沸后才能食用。

(2) 羊奶喂养:羊奶成分与牛奶相仿,蛋白质与脂肪稍多,尤以白蛋白为主,故凝块细,脂肪球小,易消化。 由于维生素 B_9 含量低,维生素 B_{12} 含量也少,所以羊奶喂养的宝宝应添加维生素 B_9 和维生素 B_{12} ,防止贫血的发生。

新鲜牛奶和羊奶的营养虽然很丰富和全面,但牛奶中缺乏亚油酸,其含量比母乳少 50 倍,牛奶里面所含钙的成分也很高,对半岁以下的婴幼儿不利,容易造成肾衰竭;除此之外,牛奶中所含钠离子和氯离子高于母乳 2 ~ 3 倍,长期喝相当于给婴幼儿喂盐水;羊奶的脂肪含量比牛奶还要高,虽然羊奶易于消化,但常给婴幼儿喝羊奶会使其缺乏维生素 B_9 ,容易贫血。

(3) 配方奶粉喂养:①配方奶粉是缺乏母乳时的最好选择。 喂养方法要正确,一般婴幼儿要清醒,体位舒适,抱起,头稍高,母亲竖起奶瓶,奶嘴向下,奶液充满奶嘴,奶嘴大小、奶液温度适宜,不可过凉或烫,奶瓶要清洁,使用完及时清洁干净存放;②配方奶粉中添加了钙、铁、维生素 D 等配方奶粉更加接近母乳,有助于婴幼儿的消化和吸收,在冲调时要仔细阅读说明,使用专用的小勺调配;③根据多方面因素预估奶量。 可根据婴幼儿体重、营养状况、膳食营养素推荐摄入量等预估奶量。 一般市售婴儿配方奶粉 100g 供能约 500kcal,婴儿能量需要量为 90kcal / (kg·d),故需婴儿配方奶粉约 18g / (kg·d) 或 140mL / (kg·d) 。

(4) 代乳品:大豆类代乳品的营养价值较谷类代乳品更好,但这类乳品脂肪和碳水化合

物含量较低,供能较少,钙含量也少,在喂养时应注意添加不足的营养成

分。2.人工喂养的优点

(1) 增加其他家庭成员和宝宝的亲密接触。 母乳只能由母亲来喂养,而人工喂养可以让父亲或其他长辈来帮助,增进家庭成员和婴儿之间的亲密感,有助于培养感情,同时父亲也可对照顾婴儿的不容易感同身受,体谅母亲的辛苦,减轻母亲的劳累程度。

(2) 可以清楚地掌握宝宝的奶量。 人工喂养使用的喂养工具都带有刻度,可以根据婴幼儿胃容量的大小、胃排空的时间给予喂养,便于清楚地掌握婴幼儿的食量情况,随时进行增减。

(3) 配方奶粉冲配比较方便。 家庭成员都可以掌握方法,携带方便。 受影响因素较少,根据配方奶粉说明书,其他家庭成员可以轻松进行喂养。

(4) 让母亲有更多的时间参与工作或社会活动。 母亲可不用担心哺乳问题,从而参加工作或其他社会活动。

第四节 婴幼儿的饮食习惯培养

幼儿饮食习惯的好坏,直接影响着幼儿的营养状况和以后的健康。 从小培养孩子良好的饮食习惯,对孩子以后是非常有益的。 其实在饮食习惯的培养中,家长起着重要的示范、引导、榜样作用。

一、自主进食和进餐礼仪

自主进食要求幼儿的手、眼、嘴的高度协调和上半身的配合,这是一个循序渐进的过程。一般来说,1 岁以后的幼儿基本上具备了使用手和勺子进行自主进食的能力。

1.各年龄阶段婴幼儿的进食特点 ①6 个月左右,手和眼的协调能力发展非常迅速,婴儿看见别人吃饭时就会想尝试,有吃饭的意识;②8 个月左右,进入开始有自主进食意识的敏感期,会伸手去抓成人手里的勺子和食物。 可以自己吃手指食物,如手指饼干、小馒头等; ③9 ~ 10 个月开始使用勺子玩,然后逐步过渡到用勺子吃饭;④1 岁左右就可以鼓励幼儿自己用勺子吃饭了。

2.鼓励幼儿自己动手吃饭 ①孩子的食物应该切碎一些、小一些,从而易于放进嘴里、易于咀嚼;②鼓励孩子自己吃饭,给勺子、碗等满足其进食欲望,喝水也一样,尽量让孩子自己拿杯子。 若孩子自己拿着勺子,把饭吃完,会有成就感,增加吃饭的兴趣;③自主进食应注意搭配食物,满足色香味等感官需要,可以把食物拼成一些好看的图案,增强孩子食欲;④要有一个愉快、安静的进食环境,使孩子的注意力集中,还可以播放一些优美悦耳的音乐等;吃饭的时间、餐具和场所应固定,最好有适合孩子的餐桌和椅子,让孩子有兴趣,主动、自愿、快乐进食。

二、幼儿园进餐

为了使婴幼儿得到充分、均衡、全面、合理的营养,除了烹饪技术及营养搭配外,进餐指导非常重要,幼儿园是让孩子培养良好进餐习惯的重要场所。

1.食物的准备要求

(1) 营养平衡:结合孩子的营养需求,制定科学合理的食谱,保证营养素均衡,七大营养

素要以充足的数量、均衡的比例,分别含于一日食谱中。

(2) 搭配合理:需要保证食物的均衡,如谷类、肉类、蛋类、乳制品、蔬菜、水果、海产品、豆制品等种类齐全,均匀地分布在每日食谱中,并做到粗细搭配、荤素搭配、干稀搭配、甜咸搭配。

(3) 科学合理烹调:在保证营养充足的前提下加工食品,不断提高烹调水平,同时需要注意儿童的口味及制作方式,做到色、香、味、形俱全,以提高儿童的食欲及消化功能。

2.良好的就餐环境选择 就餐环境要轻松、舒适,每天于固定时间进餐,进餐前不要做剧烈运动,进餐时不要讲话,避免发生呛咳等。

3.教师在教学活动中引导幼儿养成进餐习惯 教师可根据不同年龄幼儿的兴趣开展形式多样的活动,让幼儿参与其中,真实地感受到进餐的乐趣。 如可以引导小班的幼儿自主进食,不要挑食;引导中班的幼儿认识各类食物及其作用;引导大班的幼儿到户外观察蔬菜瓜果的种植过程,或者协助教师给其他幼儿端饭等,让幼儿感受劳动带来的乐趣,从而更愿意开心进餐。

三、家庭进餐指导

1.家长应以身作则,给孩子树立良好的榜样 对于食物,家长首先不应表现出挑食和厌食,否则孩子很容易受到负面影响。 家长在进餐时应表现出对食物的喜爱,让孩子也能受到感染。

2.给孩子丰富多样的食物 应学会吃口感较硬的菜、口感较软的菜、各种主食、各种烹饪方法制作的饭菜,让孩子体验各种味道和口感的食物,不挑食。

3.进餐时间及两餐间隔时间要控制好 上午和下午的加餐最好以水果或酸奶为主,下午的加餐可以适当增加一两块点心,给点心时不宜给得太多,以不影响晚餐为宜。 对孩子的吃饭时间可以适当有要求,让孩子自己有时间观念。

4.吃饭时间要固定 在家的吃饭时间与幼儿园应基本一致,形成规律,不宜随意性太大。这样孩子到点就会感到饥饿,便于养成良好的进餐习惯。 在孩子进餐表现好时,一定要给予肯定和鼓励,让孩子感受到尊重和认可。

四、外出进餐指导

1.外出进餐环境的选择 ①带小朋友出去就餐,最好选择环境好、干净卫生的餐厅; ②可以选择去户外野餐,环境要安全、安静、宽敞,给孩子创造亲密接触大自然的机会;同时还可以教育孩子要爱护和保护大自然,垃圾随手带走,不乱扔。

2.外出的准备 ①婴幼儿进食时应有成人看护,以防发生进食意外,坚果、果冻等不宜给婴幼儿食用。 可以邀请其他家庭一起参加,孩子们在一起可以相互学习良好的习惯,一起愉快进食;②尽可能使用餐厅的儿童座椅,儿童座椅让孩子更清楚地看到餐桌上发生了什么,并有一些自己的空间,这样孩子愿意待在桌边;③给宝宝备好自己的餐具、手纸或湿巾、温水、水杯和备用衣物等;④将易碎的盘子、热茶杯和筷子放在孩子够不到的地方;⑤孩子的食物尽量选择清淡、健康营养、容易吞咽的。 辛辣刺激的不要选择。 带孩子外出就餐,可以让孩子多跟不同的人打交道,特别是对大一些的孩子,还可以让他们懂得文明礼貌,比如找服务员帮忙说谢谢、就餐结束跟大家说再见等。

五、婴幼儿食育活动

食育,包括有关食物知识的认知教育,良好饮食习惯的培养,人与自然、人与环境和谐的教育。

通过视觉、听觉、嗅觉、味觉和触觉五大感官,让孩子全面认识食物。告诉孩子每种食物中所含的营养成分,增强其分辨与选择健康食物的能力。让孩子亲身体验、参与食物的生产环节,体验劳动的快乐,在家里或幼儿园让孩子参与做饭的过程,做一些力所能及的事情,如洗菜、帮忙摆碗筷等,享受劳动带来的喜悦。就餐结束可以带着孩子到户外散步、做一些舒缓的活动,适当的运动会促进孩子体内的新陈代谢,帮助消化,有益健康。运动休息后、进餐前不要给孩子吃含糖量高的饮料和食品,这样孩子才能够快乐进餐。

良好的营养、科学的喂养、习惯的养成对孩子以后的发展是非常重要的。成长过程是循序渐进的,需要大量各种营养素来满足婴幼儿生长的需要,从天然的母乳喂养到6个月后开始的辅食添加,遵循着由少到多、由简单到复杂、由一种到多种的原则。同时,婴幼儿的生活技能及其他各项技能也从中不断得到发展,包括进餐技能、语言交流等,家长应于喂养过程中促进、关注孩子的健康成长。

(陈梅)

第四章 婴幼儿膳食的搭配制作

合理的婴幼儿膳食是指遵循相关膳食指南,将合适的食材进行合理的搭配与制作,为孩子提供足够能量和均衡营养,以满足其生长发育需要的膳食。

婴幼儿期是人体生长发育的重要时期,该时期的营养摄入是否全面,膳食搭配是否合理,不仅影响着这一时期的体格生长、智力发育,与成年后各种疾病的发生也息息相关。可以说,婴幼儿期的营养膳食将影响人一生的身心健康发展。婴幼儿期也是饮食习惯培养的关键时期,该时期的饮食习惯将会影响人一生的饮食偏好,不健康的饮食习惯将会给孩子带来近期和远期的影响,比如肥胖、贫血、生长发育迟缓、各种慢性疾病等。

幼儿的膳食搭配和营养均衡是在幼儿园管理工作中需要特别加以重视的,幼儿园应配备专门的营养师、卫生保健人员,通过研究、协调、配合,从婴幼儿的生长需求和心理特点出发,对膳食进行合理的搭配,保证营养的均衡,为幼儿的身心健康发展提供最佳的保障。本章将从婴幼儿营养膳食的搭配技巧、婴幼儿营养膳食的烹饪技巧以及调味品的合理使用三个方面进行阐述。

第一节 婴幼儿营养膳食的搭配技巧

一、营养膳食搭配的基本原则

婴幼儿营养是指小儿从体外摄取食物,供给机体能量和营养素以维持生命,进行正常的生理代谢活动,增生新组织,修补旧组织,进行生长发育所需的营养。婴幼儿的身体功能处于重要的生长发育阶段,足够的能量和均衡的营养摄入是保障生长发育的基础与关键。

人体一切生命活动都需要消耗能量,幼儿所需能量来自饮食中摄取的产能营养素,即蛋白质、碳水化合物和脂肪。产能营养素在人体细胞线粒体内经生物氧化,由化学能转化为能量供人体所需。除食物在消化过程中的损失外,每克蛋白质供能 4kcal(16.7kJ);每克脂肪供能 9kcal(37.7kJ),每克碳水化合物供能 4kcal(16.7kJ)。

婴幼儿出生后,其生长发育情况一直处在不断变化中,每个阶段生理和心理的发育情况各不相同,每个时期对食物的消化吸收能力、对能量和营养素的需求也各不相同。对于 0 ~ 6 岁的婴幼儿来说,他们生长发育迅速、代谢旺盛,学习能力强、模仿能力强,需要足够的能量和营养保证,需要丰富的膳食材料和方便的进食方式,且其消化系统发育不够完善,如喂养不当,容易引起消化系统紊乱或者营养不良等。

在安排婴幼儿营养膳食时,应遵循种类全面、品种丰富的原则,科学合理地搭配各种食物。如谷类、肉类、蛋类、蔬菜、豆制品等,不仅每天都应食用,且各种食物的数量也要遵循一定的比例。根据“幼儿园 3 ~ 6 岁幼儿一日膳食计划要求”,在制定幼儿食谱时,必须保证幼儿每日食用谷类 100 ~ 125g,肉类 60 ~ 70g,蛋类 30 ~ 60g,蔬菜 100 ~ 125g,水果每天 1 次,牛奶每天 125mL,豆制品每周 2 ~ 3 次、每次 20 ~ 30g,每周还可为幼儿安排一些粗粮制品,如:芝麻、玉米、燕麦、小米、紫薯、芋头等。另外,幼儿园必须按量配餐,按量制作,幼儿按量进餐,但要把握“适度”原则,使“量”能满足幼儿对各种营养素的需求,能吃饱,不浪费。

婴幼儿营养的均衡与否,与合理喂养密不可分。婴幼儿的一切生活都离不开抚育者的安排,饮食供应的实施也依赖抚育者。抚育者只有掌握必需的营养知识和相关的喂食技术,才能通过合理喂养让婴幼儿得到所需的能量和营养,促进生长发育,保持健康水平,保证体智潜能得到充分发展。

1.婴幼儿辅食添加的原则 辅食是母乳喂养期间给予的除母乳之外的其他食物,目的是补充母乳营养的不足。辅食必须是富含营养的,而且数量充足,以保障和促进婴幼儿的健康与生长发育。不同婴幼儿的生长发育及对添加食物的适应性存在一定的个体差异,添加辅食的时间、种类、数量以及快慢等应根据婴幼儿的具体情况灵活掌握,循序渐进。一般而言,应遵循以下原则。

(1) 辅食添加的适宜年龄:对于大多数婴儿来说,满 6 个月是开始添加辅食的适宜年龄。当婴儿出现以下 3 种情况时,可以提前添加辅食,但不能早于 4 个月:①母乳已经不能满足婴儿的需求,婴儿体重增加不理想;②婴儿有进食欲望,看见食物会张嘴期待;③婴儿口咽已经具备安全地接受、吞咽辅食的能力。

(2) 继续母乳喂养:在添加辅食期间,母乳或配方奶粉仍然是营养素和机体某些保护因子的重要来源,不能完全断掉。辅食添加前期,一般不应影响奶量的摄入;随辅食数量、质量的增加,辅食添加中后期相应减少母乳或配方奶粉的摄入。

(3) 由一种到多种:开始添加辅食时,要一种一种地逐一添加,当婴儿适应了一种食物后再添加另一种新的食物。这样有助于观察婴儿对新食物的接受程度及其反应,特别是能观察到其对食物的消化情况和过敏反应。一种食物一般要适应 5 ~ 7 天后再考虑添加另一种新的食物。

(4) 由少量到多量:开始添加的食物可先从每天 1 次开始,之后逐渐增加到 2 ~ 3 次。每餐食物的数量也由少到多,逐步增加,例如刚开始添加 1 / 2 勺米粉和菜泥,渐渐增加到 2 ~ 3 勺。

(5) 由细到粗:与婴幼儿咀嚼、吞咽能力的发展相适应,早期阶段添加的辅食应是细软的泥糊状食物,逐步过渡为粗颗粒的半固体食物。当幼儿多数牙齿,特别是乳磨牙长出后,可给予较大的团块状固体食物。

(6) 单独制作:婴儿辅食宜单独制作,不加盐、糖和其他调味品。除了家庭不方便制作的含铁米粉、含铁营养包外,婴儿辅食可挑选优质食材在家庭中单独烹制。在制作过程中应注意卫生情况,现做现吃,不喂存留的食物。

(7) 按需喂养:每个婴幼儿的饭量、进食节奏均存在个体差异。一些婴幼儿很容易接受新食物,而另一些婴幼儿则需要较长时间,甚至要尝试 10 多次才能接受。家长要善于观察了解婴幼儿的膳食需求和进食状态,适时调整喂养节奏,个性化地满足婴幼儿的膳食需求。定期监测其身长、体重等体格指标,以判断婴幼儿是否摄入充足的膳食营养。

(8) 积极喂养:父母以积极、主动的态度及时回应婴幼儿的进食提示和信号,以微笑、眼神交流和鼓励的话语积极回应婴幼儿的进食表现;注意尝试不同的食物组合、口味和质地,要缓慢和耐心地喂养;如果婴幼儿停止进食时应先等待,然后再次尝试喂食;根据婴幼儿的发展水平,适时帮助婴幼儿自主进食,练习手抓,或用勺子进食,以增加婴幼儿的进食兴趣;

积极鼓励婴幼儿的进食行为,但不强迫进食,避免用食物作为安慰和行为奖励。2.针对幼儿的生理特点,一天三餐两点

(1) 幼儿一日膳食安排:当辅食慢慢转变为主食后,幼儿需要三餐两点。应注意一天的热量摄入,注意每顿的营养搭配,力求做到精心设计,合理搭配,粗细结合,荤素搭配,干稀都有,甜咸适宜,主副食并重且花样不重复。

幼儿上午的活动量相对较大,体能消耗较多,早餐和午餐之间需要增加点心时间。早餐的热量应占全天总热量的35%左右,安排一些热量较低、蛋白质含量丰富的食品。早餐要有牛奶与谷物,营养素互补,有利于吸收利用。

幼儿中午的食欲通常不错,午餐热量应占全天总热量的40%左右,午餐以数量要足,质量要高,吃饱、吃好为原则。一般应安排两菜一汤,除了要有谷类食物之外,应荤素搭配,干稀都有,主副食并重,根据季节安排新鲜的蔬果、谷物和动物性食物。

下午的活动量相对较大,幼儿的体能消耗较多,午餐和晚餐之间需要再次安排点心。点心遵循精心制作、粗细搭配、符合本地饮食习惯的原则,主要安排水果和谷物,每周安排 1 ~ 2 次稀点心,起到对热量和营养的补充。

(2) 幼儿的进餐方式:开始提倡定时、定点、定量。

1) 定时:定时就是吃饭要有固定的时间,两餐之间要有一定的间隔。如果两餐之间的间隔时间过长,胃肠中的食物早已完全排空,易造成严重饥饿,进而消耗组织中的营养;如果两餐间隔时间过短,胃肠中的食物还未消化吸收,幼儿根本没有食欲。所以,两餐之间的间隔时长,取决于食物在胃中的停留时间,一般来说,混合性的食物在胃中的停留时间为 3 ~ 4 小时。因此,两餐间隔 3 ~ 4 小时为宜。

2) 定点:定点就是吃饭要有固定的地点,就餐要有固定的位置。吃饭没有定点,容易边吃边玩,甚至需要成人追着喂,这样饮食和生活很难形成规律,会影响食欲,进而影响热量和营养的摄入,对幼儿的发育极为不利。

3) 定量:就是根据已经制定的膳食计划以及合理的食量去实施。在制定一周带量食谱时,按照幼儿每日食谱的定量和市场、季节供给的情况,以及上周营养分析的结论和菜肴的烹饪情况,仔细分析,及时调整幼儿下周的食谱,使幼儿的营养摄入更加合理完善。

3.根据季节的变化特点,选择相应的食材 四季的变化使当季上市的食物品种不同,在制定食谱时要充分考虑季节因素,合理搭配食物品种,满足幼儿的营养所需。

(1) 春季天气回暖,万物生长迅速。此时幼儿的生长、发育也进入了一个活跃期,身体所需的钙比较多,需要安排钙含量丰富的食物,如奶制品、海产品等。同时,春季也是传染病的高发期,要让幼儿多进食蔬菜和水果,尤其是菠菜、油菜、山药等,满足生长发育的需求。另外,需要注意的是春季容易过敏,需要格外注意过敏体质幼儿的饮食。

(2) 夏季天气炎热,新陈代谢活跃。幼儿活动量加大,能量相对消耗也多,需要及时补充各种营养素,但由于天气热,幼儿又易出现食欲不佳的状况。因此,就要注重菜肴的颜色、外形、味道,增强幼儿的食欲,以清淡为主,少油腻,多摄入消暑的食物,如时令蔬菜、鱼类,鸭肉、猪瘦肉,红豆、绿豆,鲜果汁、绿豆汤等,让幼儿健康地度过盛夏。

(3) 秋季天气干燥,早晚温差较大。幼儿易出现口腔、鼻腔、皮肤干燥和大便秘结等现象。因此,应让幼儿进食有营养且性味平和的食物,如荸荠、梨、芋头、毛豆、山药、银耳、芝麻、莲藕、绿叶菜等,做好秋季保健。

(4) 冬季天气寒冷,储存热量营养。幼儿的身体一方面需要储存热量抵抗寒冷,另一方面还需要营养素用以生长。因此,这个季节应选择能增强机体抵抗力及热量高的食物,如羊肉、牛肉、红薯、红枣、豆类、核桃、萝卜等,提供具有抗寒效果的营养汤水,保证幼儿平稳地度过冬季。

另外,冬天气温低,幼儿户外活动减少,接受太阳照射的时间也随之减少,容易出现维生素 D 缺乏,因此可以在幼儿的膳食中增加一些富含维生素 D 的食物,如动物肝脏等。最后,冬季进补是古人的说法,如今食物充足,我们只需日常保证均衡饮食即可,切勿随意给幼儿进补,尤其不要盲目尝试药材等,以免造成不必要的意外。

掌握以上原则,就能为幼儿提供合适的四季营养食谱,充分利用应季食物,使幼儿食用最新鲜的食物,吸收更多的维生素、矿物质,维持身体健康,使大脑及机体器官组织充分发育。

4.确保幼儿的生长发育,注重食物搭配 幼儿正处于生长发育的关键阶段,营养状况将直接影响其成长。加强幼儿膳食管理,保证幼儿获得生长发育和活动所必需的营养,是幼儿园管理工作中的一项重要内容。幼儿园食谱的最大特点是营养均衡、膳食合理搭配,即营养配餐。营养配餐是按幼儿身体的需要,根据食物中各种营养的含量,设计一天、一周的食谱,使人体摄入的营养素种类齐全、数量充足、比例合适,达到平衡膳食。营养配餐是实现平衡膳食的一种措施,平衡膳食的原则是通过食谱表达出来的。

同时,不能为了简单地达到营养要求而不遵循食物搭配的原则,食物要多样化,做到荤素搭配、粗细搭配。在食谱的制定过程中,要邀请相关的食堂工作人员和幼教人员一同参与,共同研究食谱中食物的烹饪方法,在保证食物营养于烹饪过程中尽量不流失的同时,将食物的烹饪手段做到更简便和完美,并对此过程进行观察和跟踪,以科学测定的方式对食谱不断进行调整。

5.适应幼儿的心理特点,关注色彩造型 在制作时,应按照食谱精心制作,在颜色和造型上下功夫,形象诱人、色泽搭配鲜明的食物能够激发幼儿的好奇心和进食欲望。

研究发现,色彩鲜艳的食物更容易引起食欲。一般来说,食物可以分成 5 大色系:红色、橙色、绿色、黑色、白色。颜色的显现与所含的营养元素有一定相关性,不同颜色的食物倾向有不同的营养功效。食材颜色越多,营养也越均衡,建议每天至少摄入 5 种不同颜色的蔬果。

同样,可爱造型的食物也更容易引起食欲。用模具将食物压出漂亮的造型,或将食物捏成幼儿喜欢的造型,既能成功吸引幼儿的眼球,又方便幼儿自己拿着吃。比如,刺猬包、小猪包、蝴蝶卷等各种创意面点,就是能吸引幼儿的食物。

另外,还可以通过天然植物的颜色来调整食物原本的颜色,比如,榨取如南瓜汁、菠菜汁、胡萝卜汁调和面粉,使之呈现彩色。

二、营养膳食搭配的具体技巧

幼儿的营养膳食搭配主要有主副食搭配、粗细粮搭配、荤素搭配和干稀搭配,在一日三餐的花色搭配中还要注重米面搭配、色彩搭配、形状搭配、蔬菜和水果搭配等。

1.主副食搭配 提供幼儿一日生长和各种活动热量来源有:碳水化合物、蛋白质、脂肪。其中,主食提供主要的碳水化合物(占 50% ~ 60%),副食提供主要的蛋白质和脂肪。根据这个原则,每餐都需要进行主副食的有机搭配,一般早餐应以主食为主,优质蛋白质为辅。午、晚两餐都要有主食、荤菜、素菜和汤。

(1) 早餐:早餐要以主食为主,副食为辅,要有干有稀;主、副食要多含碳水化合物(糖类) 和蛋白质。因为幼儿上午的活动时间较长,消耗的热能比重大,早餐供给的热量应占一日总热量的 35%左右,以保证幼儿上午所需要的热能,所以早餐应以饱腹、可口为主。要注意早餐的色、香、味、形及品种多样化,主食不能单调,要做到花样经常翻新,多提供一些能引起幼儿食欲的食物,比如肉包、菜包、奶馒头等,也可自制蛋糕等面点。在副食方面应选择高热量、高蛋白、高脂肪的食品,配制如鸡蛋、牛奶或豆浆、肉松、牛肉等餐点。

如果早餐中有粥,不建议是白粥,可以加入一些菜、肉、杂粮一起熬粥,保证幼儿的营养需求得到满足。

(2) 早点:早上的点心可以适当给幼儿增加一些热量输入。此时可以是一些简单的水果、酸奶加上小饼干。

(3) 午餐:幼儿午餐应主、副食的质量并重,汤、菜的数量和质量并重。午餐主食的进食量,是一天中进食量最多的一次。主食品种应交替提供,花样可以经常翻新,如米饭或面食 (包子、饺子、面条等) 交替。副食要有汤、有菜,有荤、有素,最好是两菜一汤,荤素搭配。例如,一道蒸鱼可以和一道青菜搭配,同时汤类不可缺少。

(4) 午点:下午幼儿午休起床之后,可以搭配一些水果加上清淡的小点心,提高幼儿的精神,为幼儿下午的活动提供能量。

(5) 晚餐:晚餐要以主食为重,干稀搭配,副食为辅,以保证营养。烹调菜肴以容易消化为原则,配制炒菜以可口为原则。幼儿晚餐要避免单纯供给甜食。晚餐不宜吃得过饱、过量,否则易造成胃负担过重、消化功能受损,引起消化不良。所以,晚餐热量应占一日总热量的 25% ~ 30%。晚餐在以主食为主的同时,其副食应确保适当的营养素供给量,配制时要注意动植物蛋白质的搭配,尤其是豆制品,作为优质蛋白质,应与动物性食品同时食用,起到两种蛋白质互补的作用。菜肴在烹调时要以容易消化为原则,蔬菜要鲜美可口。避免油炸食品,因晚餐后活动时间较短,容易引发消化不良。如蛋包饭配一个莲藕牛肉汤,或者番茄三文鱼意面配上奶香豌豆汤等。

2.粗细粮搭配

(1) 主食的粗细搭配:粗细搭配的主食含有丰富的碳水化合物,是提供人体所需能量的最经济和最重要的食物来源,也是提供 B 族维生素、矿物质、膳食纤维和蛋白质的重要食物来源,在保障幼儿生长发育、维持人体健康方面发挥着重要作用。

细粮口感好,容易消化,但加工环节复杂,会损失很多人体所需的营养成分,比如 B 族维生素、矿物质、膳食纤维等。而粗粮刚好可以弥补细粮的这些不足。但是很多人认为粗粮这么好,那主食全部用粗粮岂不更好? 事实并不如此。粗粮不利于消化和营养吸收,吃太多会造成胃部不适,因此要适量摄入,作为细粮的补充最为适宜,也就是细中有粗。另外,烹调方法主要以蒸、煮、焖为主。

粗粮的口感较差,幼儿一般不太喜欢,所以一定要按照比例进行搭配和细作。例如可以将玉米面和面粉按照一定的比例,使用烫面法,再加上一些红枣等点缀,制作成香甜松软的窝窝头。还可以根据幼儿的喜好随意添加辅料,搭配出不同的口味。粗粮的制作需要尽量在质地、色彩、造型上引起幼儿的兴趣和食欲。

主食的粗细搭配可以有:紫米饭、二米饭、葡萄干米饭等。多样化的主食,会激发幼儿的进餐欲望。

(2) 粥的粗细搭配:粥也是食用粗粮的重要途径之一。一直以来,人们都认为粥有很好的养生作用,粗细粮搭配煮粥更适合幼儿食用,如八宝粥、小米粥、燕麦粥等,都是用粗细粮搭配出可口的粥,不但营养全面,而且容易被幼儿消化吸收。

常吃粗粮对幼儿有诸多的好处,如提供足够的 B 族维生素、通便、控制体重、有益皮肤及牙齿的健康等,但粗粮所含粗纤维较多,不宜被幼儿消化吸收。因此,幼儿摄入粗粮要有度,不是越多越好,制作的关键是使用发面、粗粮细作、粗细搭配等方法,每周 3 ~ 4 次,每天平均不超过 15g 即可。

3 岁之前,幼儿的吞咽功能还不够健全,所以不能在粥中加入花生一类容易呛入气管的食材。同时还要注意,给幼儿喝的粥要煮软一点,可以在煮粥时少加一点红枣、葡萄干、桂圆肉、莲子等,增加香甜的气息。

但是,在杂粮粥里不要加糖或蜂蜜,而要让幼儿适应天然食物中淡淡的香甜味道。

3.荤素搭配 在荤素搭配中,“荤”是指动物性食物,如肉类、海产品、蛋类、奶制品;“素”是指植物性食物,如蔬菜、菌藻类、豆制品。每一餐荤素搭配着吃,既营养又美味,要做到也非常容易。荤素搭配是一个简单又能达到营养均衡的方法。另外,荤素搭配可指一种菜肴的荤素搭配,也可指一餐或一日三餐的荤素搭配。从营养的角度来看,荤菜中不仅含有丰富的脂肪、无机盐、维生素及氨基酸等,内含的蛋白质也属于优质蛋白质,是维持人体健康不可缺少的物质。素食中含有较多的膳食纤维,虽不是营养物质,却是人体健康所必需的。因为膳食纤维能促进胃肠蠕动,增强消化和排泄功能,帮助身体快速排泄,代谢废物,减少人体对有毒物质的吸收,降低某些疾病的发病率。而且一些膳食纤维还能在肠道细菌的分解下合成 B 族维生素,如肌醇、泛酸等,易被人体吸收利用。荤素比例一般约为 1 ∶ 3,只有多吃蔬菜,主食食材多样化,才能保证身体吸收充足的优质蛋白质、必需氨基酸、维生素、矿物质及膳食纤维。

(1) 一菜的荤素搭配。即一道菜中包含荤菜和素菜,以达到营养互补的作用,比如鱼香肉丝,原料包括了胡萝卜、猪肉、木耳等,做到了动物性食物、植物性食物相互搭配,以提供全面的营养。

(2) 一餐的荤素搭配。主菜如果为排骨、鱼、鸡等纯荤类的食物,最好可以配以纯素食物,例如油焖小白菜、凉拌菠菜等。如果主菜是荤素搭配的热量较高的食物,例如莴笋炒肉片,那么根据热量的需求,可以搭配纯素菜、豆制品、炒鸡蛋等食物。如果主菜为海产品类的食物,热量较低,则可以搭配半荤半素的菜,如肉末豆腐羹、花菜牛肉汤等。

(3) 三餐的荤素搭配。一日三餐的膳食,既要做好主副食的搭配,又要注意荤素搭配。正确的荤素搭配,可以使荤素之间的营养成分相得益彰,互相取长补短。肉类、鸡蛋、豆腐、奶制品是优质蛋白质的主要来源;蔬菜可弥补肉类水溶性维生素和膳食纤维的不足;可充分利用豆制品减少肉类产品的摄入,从而减少动物性脂肪的摄入。

4.干稀搭配 幼儿每餐最好有粥或汤才有利于胃肠的消化和营养的吸收。早餐一般选用粥、馄饨、面片汤、豆浆、奶制品作为稀的成分和主副食进行搭配;午餐和晚餐稀的成分则非汤莫属,同时汤也是午餐和晚餐热量的补充剂与调节剂。所以,在为幼儿制作汤时,要根据主副食的热量来提供或稀或浓的汤品,如果本餐的主副食已经很丰盛,热量已足够,可以配一些纯蔬菜、热量低的清汤,如青菜汤;反之,可配一些热量高的汤,如冬瓜丸子汤、土豆浓汤、白菜肉丝汤等进行补充。

5.其他相关搭配

(1) 米面搭配:米面是我们生活中最主要的主食。在我国,南北方的习惯不同,北方人更喜欢吃面,而南方人更喜欢吃米。其实,如果能把这两种主食合理地搭配起来,那么摄取的营养会更全面。一日三餐的主食最好不要重复,可米面交替或者搭配食用。如早餐的粥和面食是米面搭配,午餐主食如选米饭,晚餐则可以选面食,米面搭配可以起到营养素互补的作用。

(2) 色彩搭配:食物的色彩不同,其营养成分的侧重点不同。食物的色彩搭配是一门艺术,最好是搭配出色彩协调、有冲击感的效果,这样也代表了每餐营养素的供给全面和合理。另外,幼儿往往对食物的形状和颜色充满了浓厚的兴趣,因此可以利用番茄、红薯、紫薯、南瓜、胡萝卜、白萝卜、油菜、小白菜、蘑菇等蔬菜的自然色彩制作不同的餐点,如黄瓜鸡蛋条(利用黄瓜的绿色和鸡蛋的黄色进行搭配)、土豆虾球(利用土豆的黄色和虾尾的红色搭配)。当然,也可以考虑一餐的色彩搭配,例如午餐的主食和汤,用南瓜米糕和彩蔬虾仁羹,里面有黄、红、绿等颜色,既丰富了色彩,又做到了营养全面。

(3) 形状搭配:幼儿良好的食欲跟食物的色、香、味、形有着千丝万缕的联系。同样是包着肉馅的面点,一个是普通的圆形包,而另一个则是小刺猬形状的小包子;那么,毋庸置疑,幼儿一定会对憨态可掬的小刺猬爱不释手。同样是一碗米粥,如果上面摆弄个可爱的卡通造型,幼儿也会格外感兴趣。可见,食物的色与形对幼儿进食的欲望起着举足轻重的作用。

如果早餐选择包子、馒头等主食,午餐可以选择米饭,晚餐则可以选择蝴蝶面片这样有着可爱图形的主食。另外,即使都是米饭,也可以做出各种花样,如炒饭、蛋包饭、五彩焖饭等。

(4) 蔬菜和水果搭配:蔬菜和水果都含有丰富的维生素与膳食纤维,蔬菜每日的进食量和主食量相同或略多,水果由于含糖分和果胶较多,幼儿不宜多食,也绝对不能以水果来代替蔬菜。虽然水果和蔬菜在营养成分和健康效果上确实有许多相似之处,即可提供身体所需要的维生素以及各种膳食纤维、矿物质,但它们不可以相互代替。蔬菜,特别是深色蔬菜比水果含有更多的维生素、矿物质、膳食纤维和植物化学物质。而水果中又含有许多碳水化合物。同时,水果很容易食用,不需要煮熟和加热。因此,蔬菜也不能代替水果。

两者的合理搭配不仅能使摄入的营养更丰富,还可使食物的色彩、味道更诱人,如蔬果色拉(黄甜椒、红番茄、黄瓜、西兰花、胡萝卜、梨子)、红枣莲子羹等。

第二节 婴幼儿营养膳食的烹饪技巧

幼儿所需能量和各种营养素必须通过每日膳食得到供应与补充。然而,食物一般需要通过烹饪才能食用。在加工和烹调食物时,根据幼儿的年龄和生理特点,首先要注意与其消化功能相适应。在切配食物的环节上把好关,对于 3 岁左右的幼儿,食物应当细、软、碎、烂,以小丝、小丁、小片、无骨、无刺的食品为宜;4 ~ 6 岁的幼儿以稍大的块、丁、片为主,逐步过渡到接近成人的膳食,这样才能既有利于各年龄段幼儿咀嚼能力的发展,又可以达到利于消化的目的。

烹调时,应注意减少营养素的损失。根据幼儿园的后勤管理制度,炊事员要严格掌握洗、切、配、烫、烹、调、炒等各道加工工序的正确操作方法,加强基本功的训练,组织炊事员的基本功比赛,减少因为操作不当而造成营养素的流失和破坏。

在制作幼儿膳食时,应采用一些口味清淡的调味方法,要求菜肴清淡、细腻、鲜美。如,番茄鱼片在烹调时用番茄酱调制出红色,制成咸中带甜、甜酸适度的口味,既有丰富的色彩,又是幼儿喜爱的口味。

此外,应增加花色品种,激发幼儿的食欲。色、香、味、形俱佳的食物可以激发幼儿的食欲。在烹调上应该经常变换花色品种,通过伙食翻新,不断改进制作的方法。坚持每月进行伙食翻新,根据季节设定翻新主题和选择应季食材。炊事人员制作完成后,由伙食委员会成员集体进行品尝、评议、打分,然后择优进入到幼儿食谱中,再进班观察幼儿的进餐情况,以不断改进完善,把最优秀的成果纳入食谱库中。

一、营养膳食烹饪的基本原则

1.适合幼儿消化吸收 粗粮中含有大量膳食纤维,不易消化吸收,可以煮烂成粥,也可以打磨成粉(以便制作糊);蔬菜的纤维较长,不易消化吸收,可以去皮、切碎、蒸软;肉类的纤维较长,不易消化吸收,可以去皮、切碎、蒸软、煮烂、炖汤,做成肉馅、丸子;面粉可以发酵,让
“死面”变成“活面”。

2.最大程度保持营养 先洗后切,可以减少水溶性维生素从刀口处的流失;缩短切菜、烹制、食用之间的时间,可以减少营养素的流失;避免长时间的烹制,也可以减少营养素的损失;优先选择蒸,蒸是最健康的烹制方式,水溶性营养素和抗氧化物质损失都最少,其次是煮、涮、余、炒、熘等;炒菜结束时可以勾芡,炖菜结束时可以收汁,这样能够尽量保留营养;炒菜时使用大火快炒,可以减少一些营养素的损失;一些蔬菜焯水可以去掉部分草酸,要用沸水焯,可以减少维生素 C 的损失;蔬菜做成馅或丸子时不要挤出汁水,这样能够尽量保留营养;不要过早放盐,也能减少营养素的损失。

合适的烹制方法能够保护食物中的营养素,使其尽量不被或者少被破坏;反之,不合适的烹制方法不仅会导致食物中的营养素流失,甚至还会产生一些有害健康的物质,比如,煎、炸、熏、烤等烹制方式可能产生多环芳烃,所以生活中应尽量避免或者减少使用上述烹制方式。健康营养的膳食一定是低油、低盐、低糖、高纤维的。

每种食材的烹饪方法和技巧都有所不同,这与食材的特质也有关,但只要能掌握正确的烹饪方法,做出的菜肴和食物就会更好吃,同时也能最大限度地保留食材的营养价值。

二、错误的烹饪方式

烹饪方式对食物中的各类营养素有不同的影响,合理的加工可以增进食欲,帮助一些营养素得到吸收,但烹调过程中食物的营养成分往往都会流失一部分,普通烹调时食材中的蛋白质可以粗略估计为损失 6%、脂肪损失 12%、碳水化合物损失 9%……但大多数营养素推荐量,已经考虑了烹调损耗以及吸收率,因此这些损失并不用在意。

一般不建议幼儿吃油炸食品,油炸食品往往热量很高、高温下可能产生致癌物。含多不饱和脂肪酸较多的植物油在高温油炸时本身产生的过多氧化聚合物也可能对健康不利。

1.菜先切后洗 蔬菜中含有大量的维生素以及很多对人体非常有益处的营养物质,其中很多的营养物质是溶于水的。有的人在洗菜的时候考虑到食物卫生,会把菜切好之后再

清洗一遍,其实这样做会令食物中的营养随着水分而流失,因为蔬菜切好之后营养大部分都是附着在切口表面的。

2.炒菜油温高 大部分烹调油加热到冒烟后,不仅口感变差,还会被分解,其中有益健康的抗氧化剂成分也被破坏,并产生多环芳烃类致癌物。因此,烹饪时建议热锅冷油进行烹饪。

3.盐放得太早 若在烹饪食物时盐放得过早,导致菜外渗透压增高,菜内的水分就会很快渗出。这样菜不但熟得慢,而且出汤多,炒出的菜无鲜嫩味。另外,对于幼儿来说,不要刻意使用无碘盐,幼儿的生长发育需要碘,但是盐的总量需要控制。幼儿的肾脏功能没有发育完全,所以需要吃比成人饮食含盐量更低的食物。

给幼儿准备食物,要注重食材的安全性。因为幼儿的胃肠道比较娇弱,肝脏代谢解毒功能也比较差,如果他们进食了有害的食材,将会对身体造成非常大的伤害。

首先,尽量选择天然食材。一般来说,正规的农贸市场基本能够保证食材的安全。如果担心存在环境污染或者农用化学药品的问题,可以根据园所实际情况选择绿色无公害的食物。其次,在购买时要注意食材的多样化,蔬菜瓜果可以每天多样化,但是需要注意一些容易引起过敏的食物,如猕猴桃、芒果等要谨慎选择。肉类最好轮换食用,不要每天都是牛肉,也不要每天都是鱼虾。蛋类可以是鸡蛋、鸭蛋、鹌鹑蛋等,不一定都是鸡蛋。还有,关于牛奶和酸奶,1岁以上的幼儿选择普通全脂纯牛奶和酸奶即可。选择牛奶时要看配料表,只有

“生牛乳”而没有其他成分的,才是适合给幼儿食用的。选择酸奶时,外包装写着“原味”二字最好,即便这样还是需要检查配料表,确认只有生牛乳和菌种,没有加糖和其他成分。最后,不要购买营养密度低的零食,幼儿成长需要营养支持,薯片、饮料等,因内含大量的糖和盐,都是不适合的。

第三节 调味品的合理使用

调味品是烹调过程中必不可少的。油、盐、酱油、醋、糖等厨房里的各式调味品,是让各种食材顺利转换成色香味俱全的可口美食、满足我们味蕾要求的必备品。

健康的烹调方法应做到味道可口,色香味俱全。少盐、低糖、弱酸、无刺激、少油量的调味方式比较适合幼儿,且不应使用味精、色素、糖精等调味品。

幼儿的菜肴应以清淡富有营养为原则。为了避免让幼儿摄入过多的高盐、高糖、高脂食品,不宜过多使用调味品,应让幼儿真正品尝原汁原味的食物。在幼儿 1 岁之前,不需要添加任何调味品;在 1 岁之后,葱、姜、蒜、胡椒粉、柠檬汁等,如果幼儿喜欢(很多幼儿不接受这些味道是极其正常的),可以开始少量尝试,合理使用有助于减少幼儿对盐和糖的依赖。含盐、糖、酒精的调味料,还是需要控制,尽量少放或不放。含(钠)盐的调味料包括:食盐、酱油、味精、鸡精、醋、豉油、蚝油、腐乳等;含糖的调味料包括:白糖、冰糖、红糖、蜂蜜等;含酒精的调味料包括:料酒、米酒、酒酿等。

一、油的使用

婴幼儿和成人可从植物油中获取多元不饱和脂肪酸,但应首先尽量通过天然食物来获取足够的脂肪。烹调婴儿食物时,尽量少放油。烹饪幼儿的饭菜时,可以适量放油但是不要

太过油腻,避免油炸食品,尽量避免摄入不利于健康的饱和脂肪酸与反式脂肪酸。 虽然摄入脂肪对婴幼儿来说很重要,但并不需要通过过多添加植物油来获得,因为天然食物中的脂肪已足够满足需要。 比如,孩子能够从母乳、谷类、蔬菜、坚果等食材中摄取所需要的 omega - 6,从富含脂肪的鱼类中摄取所需要的 omega-3,而不是从植物油、核桃油等中获取。 有建议称,为幼儿准备食物时,应尽量少用食用油,如果使用,建议选择富含单元或多元不饱和脂肪酸的食用油,比如菜籽油、橄榄油。 不必挑选特别昂贵的或宣称专门为婴幼儿设计的油,也不要选择自榨油,因为自榨油有两个明显的劣势:①没有经过精炼,杂质太多,很不稳定,容易变质;②原料不可控,花生、玉米等谷物很容易被黄曲霉毒素污染,无法被检出,致癌率很强。 如果在孩子的生长上有所顾虑,建议在专业营养医师的指导下,排查原因后再合理应对,而不是简单让孩子多吃油脂。

另外,炒菜时,油温不可太高,以八成热油为宜,高温不仅会使脂溶性维生素 A、维生素 E 和胡萝卜素受到破坏,还会产生致癌物。

二、盐的使用

盐是烹调菜肴最基本的原料。 而盐的元素其实就是钠。 钠摄入过多会导致高血压,进而增加心脏病和中风的风险,膳食中钠的主要来源就是食盐。

0~ 6 个月的幼儿的钠需求量为 120mg / d(这个年龄段并无推荐摄入量) 。 这是按照 6 个月前平均每天的母乳量(780mL),以及母乳中平均的钠含量计算出来的。 加辅食前,幼儿的钠摄入是完全靠母乳或者配方奶粉来提供的。 母乳中的钠被认为能够满足幼儿的钠需求,而配方奶粉中的钠含量是参考母乳中的值配比的。

7 ~ 12 个月的幼儿的钠足够摄入量是 370mg / d(无推荐摄入量),这是以 7 ~ 12 个月纯母乳喂养幼儿平均从母乳中获得的钠为参考,再按体重和能量需要推算的。 7 ~ 12 个月的幼儿每日通过奶制品获得约 90mg 钠(以平均每日 600mL 奶量计算),其余的钠则来源于食物(很多食物中天然含有钠) 。

因此,如果是家庭自制辅食就无须加盐。 而在给幼儿吃购买的加工食物时,应养成看食品成分表的习惯。 有时候一些购买的婴儿食物中含有微量盐,如奶酪的钠含量也不低,如果是偶尔吃,吃的量很少,是可以接受的。 因为很多膳食指南中建议的钠摄入值是在不加盐的前提下,根据实际食量和能量需要估算的,并不是精确值。

对于 1 岁后的幼儿,同样也无推荐摄入量,还是应以低盐为主。

三、酱油的使用

酱油是中国传统的调味品,是用大豆、黑豆、小麦、麸皮等,加入水、食盐酿造而成的液体调味品,色泽呈红褐色,有独特酱香,滋味鲜美,有助于促进食欲。 酱油的成分比较复杂,除食盐外,还有多种氨基酸、糖类、有机酸、色素及香料等,以咸味为主,也有鲜味、香味等,它能改善菜肴的味道,还能增添或改变菜肴的色泽。

近些年,“ 幼儿酱油” 是特别热门的酱油“ 种类” 。 广告宣传中说,比普通酱油含钠量更低,不含防腐剂,富含蛋白质、多肽、氨基酸等。 然而,事实上,绝大多数“ 幼儿酱油” 与普通酱油基本无异。

首先,酱油作为调味剂,日常用量很少,用酱油来补充人体所需营养素并不现实。 其次,高钠会有一定的防腐效果,低钠常常意味着可能需要更多防腐剂以提高防腐效果(当然这些防腐剂的少量添加对人体是安全的)。再次,有些“幼儿酱油”钠含量甚至比普通酱油还高。最后,即使“幼儿酱油”钠含量确实比普通酱油低,如果为了追求“风味”而增加“幼儿酱油”的用量,实际上钠的摄入量依然不会有所减少。

在烹调食物时如果使用酱油,要先尝味,再决定盐和酱油的用量。

四、味精或鸡精的使用

味精是高纯度的谷氨酸钠,鸡精是谷氨酸钠加上鲜味核苷酸等成分形成的复合调味料。这些成分之间形成协同效应,所以鸡精产生的鲜味比味精要丰富一些。此外,相同的鲜味程度,鸡精里所需要的谷氨酸钠要少一些。

二者都只是调味料,没有实质上的营养价值。它们的成分都是常见的,比如谷氨酸钠也是酱油、鱼露等发酵产品核心的鲜味来源,蛋白质在体内消化之后,就会释放出谷氨酸盐。二者都不存在安全问题,但都没有营养价值,所以它们本身无所谓谁更健康。尽量不用味精或者鸡精,可以减少钠的摄入。过早加入味精容易失去鲜味,而超过 120 摄氏度高温会使味精产生有毒的焦谷氨酸钠,所以要在起锅时加入味精。

五、醋的使用

醋是一种发酵的酸味液态调味品,多由糯米、高粱、大米、玉米、小麦,以及糖类和酒类发酵制成。醋是主要含乙酸 2% ~ 9%的水溶液,酿造醋除含乙酸外,还含有多种氨基酸以及其他很多微量物质。

醋富含铁和钙,可去腥,在制作动物内脏、鱼、虾时烹入适量的醋可有效地去腥提鲜,也是糖醋口味不可少的原料。醋还可减少蔬菜中维生素 C 的损失,制作排骨等菜肴时加入醋可促进钙的溶解析出,有利于人体的吸收利用。但醋中同样含有钠,会增加咸味,加醋就要减少盐的使用。

六、糖的使用

人类很早就知道从鲜果、蜂蜜、植物中摄取甜味食物,后发展为由谷物制取糖,继而发展为由甘蔗甜菜制糖等。作为合理搭配饮食的一部分,吃糖如同吃其他东西一样,只要食用适量,是不会有碍健康的。但是幼儿的饭菜中尽量不要加入糖,也不要选择有香精的食材,或者使用无糖的人工甜味剂。在日常饮食中,可以用水果或水果干代替糖提供甜味,让幼儿适应自然的甜味。如果摄入纯糖类食物,要及时让幼儿刷牙以预防龋齿发生。

七、料酒的使用

料酒是对烹饪用酒的称呼,添加黄酒酿制,其酒精浓度低,含量在 15%以下,而酯类含量高,富含氨基酸,在烹制菜肴中使用广泛。料酒的作用主要是去除鱼类、肉类的腥膻味,增加菜肴的香气,有利于咸甜各味充分渗入菜肴中。去腥原理之一就是让腥味和酒精一起受热挥发。部分乙醇还与脂肪酸结合成酯,可增加香气。最后剩下的酒精微乎其微。但用电压力锅炖就不适合使用料酒,因为料酒的原理是醇类物质(酒)带着小分子胺类(腥味物质)挥发,从而去腥。但电压力锅盖上之后就不出气,无法挥发。如果用砂锅炖、铁锅炖,而且长时间慢慢炖,则适合放料酒。

需注意,调肉馅时不要加料酒。肉馅一般都是要包在面皮里的,比如做包子、饺子、馅饼、馄饨等,都不能加料酒。料酒添加在肉馅中,又被包进面皮里,在食物加热的过程中,无法得到充分挥发。

八、酱料的使用

如黄豆酱、甜面酱、豆瓣酱等,具有一定的营养价值和特殊风味。但是酱类产品均为高盐、高糖、高油,幼儿的味觉敏感度远远高于成人,调味料不建议过多使用,偶尔改变风味即可,同时要控制使用量,一定不要按照成人的味觉标准来给幼儿烹制食物。

(汪际英)

第五章 早产儿及部分特殊情况的营养管理

随着医疗技术的提高,早产儿的救治成活率逐年升高。 早期营养状况影响早产儿生长、疾病转归以及今后的神经系统发育,并且与成人期的重大疾病发生相关。 如何达到早产儿最佳的营养状态和理想的生长是大家常常面临的挑战。 早产儿营养支持首选经胃肠道喂养。 在无胃肠道喂养禁忌证的情况下,按目前国内外推荐的营养指南开始喂养。 对于出生体重及胎龄较小的早产儿及患病早产儿,在情况允许的条件下,采用积极的早期微量喂养策略;按喂养耐受性增加喂养量;首选母乳喂养,次选捐赠母乳,随后选择早产儿配方奶。对于需要较严格限制液体入量的患病早产儿,则在喂养耐受、喂养物渗透压安全、喂养成分合理的情况下,酌情选用能量密度较高的奶类喂养,包括使用母乳强化剂及特殊强化的早产儿配方奶。 出生体重及胎龄较小的早产儿,生后早期经胃肠道喂养量不足,需要积极的肠道外营养作为补充,为其生长及疾病恢复奠定基础。 因病存在喂养禁忌证时,根据肠道外营养指南尽早进行积极的肠道外营养支持,给予恰当的宏量营养素及微量营养素,对疾病恢复、体格生长非常重要。 禁食时间根据所患疾病的病因及病情决定。

第一节 早产儿的营养管理

一、早产儿面临的营养问题

早产儿由于各器官功能不成熟,以及出生后存在的疾病打击,同时面临住院期间的各种治疗干预,因此易出现营养摄入不足的问题。 早产儿一般情况稳定后,还存在追赶生长的需要且追赶生长还将持续至出院后相当长的时间,通常对营养的需求较普通足月新生儿更高。然而,早产儿的消化吸收和代谢功能相对有限,在疾病情况下更容易发生胃肠道功能障碍,严重影响疾病恢复和生长发育,且易影响大脑细胞发育,不利于远期神经预后的改善。

二、早产儿营养管理的目标

美国儿科学会(AAP) 、欧洲儿科胃肠肝病和营养学会(ESPGAN) 以及《 中华儿科杂志》编辑委员会、中华医学会儿科学分会新生儿学组、中华医学会儿科学分会儿童保健学组共同制订的早产/ 低出生体重儿喂养建议均提出早产/ 低出生体重儿的营养管理目标是为了满足其出生后获得与宫内相同胎龄胎儿相似的体质结构,而不仅仅是达到相同的体重增长速度,应同时满足生长发育需求并预防营养不良、有利于促进各组织器官成熟并保证神经系统发育,最终有利于远期生命健康。

三、早产儿肠外营养支持的原则

早产儿出生第 1 天 PN 提供的热量应不低于 45 ~ 55kcal / kg 以满足最低能量需求,恢复期热量为 90 ~ 120kcal / (kg·d) (1kcal = 4. 184kJ), 该热量的供应对于保证出生体重小于 1500g 的极低出生体重儿(very low birth weight infant,VLBWI) 瘦体重的增长接近宫内增长速率十分重要,同时推荐早产儿生后第 1 天就应该给予氨基酸,补充量至少 1.5g / (kg·d) 以达到合成代谢需求,早产儿生后 2 天起肠外营养中氨基酸供给量应达到 2.5 ~ 3.5g / (kg·d),并保证非蛋白能量摄入>65kcal / (kg·d) 和充足的微量营养素,早产儿肠外营养氨基酸的供给量不应高于 3.5g / (kg·d) 。 恢复期早产儿能量需求的分配如表 5-1 所示。 为早产儿提供足量的蛋白质供应以提供足够的氮贮存,对其生长追赶、体成分结构、远期的体格和智力发育,都有重要的意义。 中国新生儿营养支持临床应用指南针对不同出生体重早产儿在不同日龄时的每日液体需要量做出了规范建议(表 5 -2),并推荐早产儿的蛋白质/ 能量比值为 1g ∶ 30kcal。 中国新生儿营养支持临床应用指南推荐生后 24 小时内即可应用氨基酸肠外营养(肾功能不全的例外),从 1.5 ~ 2.0g / (kg·d) 开始逐渐增加至 3.5 ~ 4.0g / (kg·d),氮 ∶ 非蛋白热量= 1g ∶ 100 ~ 200kal,并推荐选用小儿专用氨基酸。

表 5-1　恢复期早产儿能量需求分配表

组成	kcal / (kg·d)	组成	kcal / (kg·d)
静息能量消耗	50	粪便丢失(摄入的 10%)	12
间歇性活动(静息的 30%)	15	生长所需	25
偶尔的寒冷窘迫(体温调节)	10	合计	120
喂养的热效应(合成)	8		

表 5-2　早产/ 低出生体重儿每天液体需要量[mL / (kg·d)]

出生体重(g)	第 1 天	第 2 天	第 3~6 天	>7 天
<750	100~140	120~ 160	140~200	140~ 160
750~ 1000	100~120	100~ 140	130~180	140~ 160
1000~ 1500	80~ 100	100~ 120	120~160	150
>1500	60~80	80~ 120	120~160	150

四、关于早产儿追赶生长

随着围产新生儿医学的迅速发展,早产儿的存活率得到极大提高,与此同时,提高早产儿的远期发育和生存质量变得尤为重要。 早产儿由于累积性的能量不足以及蛋白和矿物质的缺失,出生后早期大多会出现比普通新生儿生理性体重下降程度更大的体重减轻,体重下降幅度可达到出生体重(birth weight,BW) 的 10% ~ 15%,超低出生体重儿(extremely low birth weight infant,ELBWI) 可达 20%,但一般情况下大部分早产儿可以在出生后 8 ~ 24 天恢复至 BW,并开始追赶性生长,追赶生长可持续至 2 ~ 3 岁。 追赶性生长是指在生长发育过程中,去除某些导致生长迟缓的病理因素,如营养不良或疾病等后出现生长加速的过程。 追赶生长主要发生在纠正胎龄 6 个月之前。 需要强调的是,早产儿成年后较足月儿出生的成年人矮小并不是早产儿必须进行追赶生长的理由,追赶性生长也有引起相关代谢性疾病的风险。尽管早已发现追赶性生长这一现象,但至今对其影响因素、进行营养干预的敏感期以及如何实现最适宜的追赶性生长的问题尚未得出统一结论。 极低出生体重儿(very low birth weight infants,VLBW) 及 ELBWI 的喂养目标是尽早开始母乳肠内营养,可以有助于尽快达到全肠内营养,使婴儿获得最佳的营养和生长,并避免喂养过快导致的不良反应,不强调过快的追赶生长。 如何在早产儿出院早期给予相应的营养支持,尽快、适当地弥补其住院期间能量、蛋白质的累积缺失,满足"机会窗"期间追赶性生长的需求,减少出院后 EUGR 的发生率,同时避免过度热量供给造成远期代谢综合征性疾病发生的风险,才是新生儿医学对于早产儿营养管理方面应该关注的重点。

五、关于早产儿胆汁淤滞问题

新生儿胆汁淤积是指出生时就存在和(或)出生后几个月内发生的胆汁淤积性肝病,在血清学上定义为血液中胆汁成分聚积,最常表现为新生儿期结合型高胆红素血症,常见的原因为胆道阻塞、感染、代谢/遗传性疾病、中毒、同种免疫性疾病。通常在发现新生儿结合型高胆红素血症时就应对婴儿进行评估,以避免延误诊断。尽管导致新生儿胆汁淤积症的病因较多,但临床缺乏特异性诊断试验。对于足月儿,新生儿胆汁淤积的最常见原因为胆道闭锁(占 25% ~ 40%)和罕见遗传病(占 25%)。

先天性胆道闭锁患儿临床常表现为巩膜黄染和(或)黄疸、肝脾大和大便颜色变浅或白陶土样大便。实验室检查通常显示胆红素升高、血清氨基转移酶升高,以及 γ 谷氨酰转肽酶不成比例地升高。对于早产儿,胆汁淤积的最常见原因为全肠外营养(total parenteral nutri-tion,TPN)或脓毒症。静脉营养导致胆汁淤积(parenteral nutrition - associated cholestasis, PNAC)是 1971 年 Peden 等首次报道的,早产儿 PNAC 发生增加表明肝脏功能损害可能与新生儿肝脏发育不成熟相关。与足月儿相比,早产儿总胆盐池偏小,并且肝摄取和合成胆盐减少,并且肠肝循环减少。硫化是毒性胆盐(石胆酸)溶解的重要步骤,但是在胎儿和新生儿这种作用是缺乏的。因此可能早产儿的肝脏和胆管系统更加容易受到石胆酸或其他毒性胆酸盐的破坏。根据 Up To Date 推荐,对于新生儿胆汁淤积症,不常规推荐行内镜下逆行胰胆管造影。早产儿胆汁淤积的处理原则是治疗原发病,纠正脓毒症,尽量减少全肠外营养,尽早达到全肠内营养。

第二节 超低出生体重儿的营养管理

一、超低出生体重儿营养管理面临的问题

目前中国 NICU 中 ELBWI 早产儿 EUGR 的比例高于国外。极低出生体重儿(VLBW)及 ELBWI 的喂养目标是:尽早开始母乳肠内营养,可以有助于尽快达到全肠内营养,使婴儿获得最佳的营养和生长,并避免喂养过快导致的不良反应,不强调过快的追赶生长。

对于 NICU 住院的超低出生体重儿,尽管医护人员都知道 ELBWI 的营养管理问题是新生儿医学不容忽视的重要问题,但是医护人员往往将关注点过多地集中在患儿出生后的呼吸、循环、神经、感染、颅内出血等重症疾病的管理上,而对营养管理的关注常发生滞后,最常见的问题就是延迟开奶、不能以母乳开奶而代之以糖水或配方奶、担忧胃肠耐受问题而频繁禁食或延缓肠内营养的递增速度,因此在临床上患儿往往发生以下两种情况:①患儿的肠内肠外营养量大大低于各种营养指南的数值要求,尤其是热量和蛋白质的供给;②出生后的生长发育迟滞(extra-uterine growth retardation,EUGR)。NICU 住院的超低出生体重儿往往由于各器官系统过于不成熟,而出生后早期的主要救治目的是维持生命体征的稳定、确保患儿存活,因此即使是无胃肠道禁忌证,在生后第 1 日龄即开始肠内营养,但由于肠内摄入量远远不能满足患儿当日的液体需要量,常常需要肠外营养(parenteral nutritions,PN)的支持,而

ELBWI 在漫长的救治过程中亦容易反复出现因各种原因而导致的喂养不耐受问题,也需要适宜的 PN 支持。原则上肠外与肠内营养应适当结合,合理过渡,在达到良好生长的同时尽可能降低 PN 支持相关严重并发症的发生率。

ELBWI 的肠外营养原则、胆汁淤滞问题等,与本章第一节介绍的早产儿肠外营养原则、胆汁淤滞问题是一样的,在此不再重复,下面重点讨论 ELBWI 肠内营养管理问题。

二、ELBWI 肠道营养支持开始的时间

VLBW 及 ELBWI 的营养支持目标是:尽早开始母乳肠内营养,可以有助于尽快达到全肠内营养,使婴儿获得最佳的营养和生长,并避免喂养过快导致的不良反应,不强调过快的追赶生长。

值得关注的是,延迟开奶是 NICU 住院的 ELBWI 常见的现象,其主要原因是 NICU 医护人员担心 ELBWI 会因为肠道营养不耐受而增加病情"不稳定"的概率和引起 NEC。事实上,研究发现临床对 ELBWI 是否禁食并不影响 NEC 的发病率,禁食反而会导致 ELBWI 的肠黏膜萎缩,肠道吸收功能降低,并增加肠腔内细菌透过黏膜发生移位,早产儿开始哺乳的时间越早对小肠运动功能的发育越有利。一项欧洲大样本多中心回顾性研究显示,即使 ELBWI 在 NICU 住院期间尽早达到了全肠内营养,但对于婴儿出院后至 2 岁龄体格生长结局的影响,与延迟达到全肠内营养的 ELBWI 相比,并没有统计学差异,因此对 ELBWI 尽早达到全肠内营养可能可以减少 NICU 住院期间的医疗费用和输液相关并发症的发生率,对于 ELBWI 的营养与生长发育而言,母乳喂养可能才是促进体格和智力发育最关键的因素。

母乳喂养可以预防地减少 NEC 的发生,这已经是不争的事实。目前国内外营养指南均提倡尽早开始肠内营养,对于出生体重(birth weight,BW) >1000g 者可于生后 12 小时内开始喂养。另有学者建议孕周(gestational age,GA) >32 周或 BW>1500g,且临床稳定的早产儿生后 24 小时内开始肠道营养支持,GA<32 周或 BW<1500g 的早产儿视情况而定,若一般情况稳定,则可在生后第 2 天开始肠道营养支持,对于 ELBWI、围生期严重窒息婴儿(Apgar 评分 5 分钟<4 分)、脐动脉插管者可适当延迟 24 ~ 48 小时开奶,对于消化道梗阻、怀疑或诊断 NEC、血流动力学不稳定、多器官功能障碍者在病情尚未缓解之前应暂缓喂养。

三、关于 ELBWI 肠内营养策略

对于 EBLWI 可以在生后 6 ~ 48 小时期间以母乳开奶(表 5-3),按照微量肠内营养(minimal enteral feeding,MEF) 的原则给予 0.5mL / (kg·h) 持续喂养或 1mL / kg 每 2 小时 1 次间隔喂养,连续 1 ~ 4 天后开始增加肠内营养量,这样可以有效地保证 ELBWI 在生命早期的蛋白质和能量的摄入。MEF 适用于胃肠功能不良的新生儿尤其是早产儿,其目的是促进胃肠道功能成熟,改善营养耐受性。极早早产儿(胎龄<28 周) 和 ELBWI(体重<1000g) 等超未成熟儿在出生后早期可采用 MEF 方式,并根据婴儿的胃肠耐受情况逐渐缓慢增加奶量。肠内营养开始的日龄与达到足量肠内营养的时间呈正相关,即开始肠内营养的时间越早则达到足量肠内营养时间越早;出生后 7 日龄的肠内营养量与达到足量肠内营养的时间呈负相关,即出生后 7 日龄的肠内营养量越小则达到足量肠内营养的时间越晚,因此对 ELBWI 应尽早开始肠内营养,以增加胃肠对食物的耐受性,而一旦适应则逐渐增加肠内营养量,并根据早产儿个体情况逐渐加量。2015 年加拿大儿科学院发布了极低出生体重儿的肠内营养指南(表 5-4),针对 BW500 ~ 1500g 的新生儿,以每 250g 为一个体重阶段划分阶段,详细列出了

不同 BW 状况下开始肠内营养的量、观察多长时间后开始加奶、每次增加的奶量为多少、以怎样的频率加奶、预计达到全经口喂养的时间进行了详细罗列,在全加拿大的三级 NICU 中实施,具有较好的临床可操作性,且实际应用效果好。

表 5-3 VLBW 与 ELBW 合理的肠内营养策略

	ELBW	VLBW
首选奶类	母乳	母乳
首次喂养时间	出生后 6~ 48 小时	出生后 6~ 48 小时
MEF 起始喂养量	0.5mL / (kg · h) 持续或 1mL / kg q2h 间隔	1mL / (kg · h) 持续或 2mL / kg q2h 间隔
MEF 持续时间	1~ 4 天	1~ 4 天
加奶速度	15~ 25mL / (kg·d)	20~ 30mL / (kg·d)
若是持续喂养	+0.5mL / (kg·h)q12h	+1mL / (kg·h)q8h
若为 q2h 间隔喂养	+1mL / (kg·h)q12h	+1mL / (kg·h)q8h
母乳强化剂引入时间	奶量达 50mL / (kg·d)	奶量达 50mL / (kg·d)
母乳强化剂足量时间	早于奶量 100mL / (kg·d)	早于奶量 100mL / (kg·d)
目标能量摄入	110~ 130kal / (kg·d)	110~ 130kal / (kg·d)
目标蛋白摄入	4.0~ 4.5g / (kg·d)	3.5~ 4.0g / (kg·d)

MEF:微量喂养;q2h:每 2 小时 1 次;q8h:每 8 小时 1 次;q12h:每 12 小时 1 次。

表 5-4 2015 加拿大极低出生体重儿肠内营养策略

体重(g)	初始喂养量	每次添加量	每日添加量	全量喂养时间
500~ 600	1mL q6h*48h 1mL q4h*48h 1mL q2h*48h	1mL q48h	6mL / (kg·d)48h 9mL / (kg·d)*48h 18mL / (kg·d)*48h	22 天
650~ 750	1mL q6h 24 h 1mL q4h*24 h 1mL q2h*24 h	1mL q24h	5mL / (kg·d) 8mL / (kg·d) 16mL / (kg·d)	12 天
750~ 1000	1mL q2h*24 h 1mL q2h*24 h	1mL q12h	8mL / (kg·d) 8~ 24mL / (kg·d)	9 天
1000~ 1250	1mL q2h*24h	1mL q8h	19~ 24mL / (kg·d)	7 天
1250~ 1500	2mL q2h 24h	1mL q6h	19~ 22mL / (kg·d)	6 天

q2h:每 2 小时 1 次;q4h:每 4 小时 1 次;q6h:每 6 小时 1 次。

母乳喂养的益处在此不再赘述。新生儿使用配方奶开始肠内营养,这些婴儿所摄入的异原蛋白质可能成为引起迟发型过敏反应的过敏原,其发生机制是新生儿肠道黏膜发育以及功能不成熟,肠道菌群屏障也尚未建立,异原大分子蛋白质很容易透过肠黏膜,进入体内,致敏不成熟的免疫系统。应尽早开始肠内营养,并确保婴儿的第一口食物为母乳,这是婴儿获得纯母乳喂养的必要保证。母乳中丰富的营养素和较高的生物活性为婴儿在生后第一年的健康成长奠定了基础。在 ELBWI 出生后早期可经口滴入母亲的初乳,母乳中的活性成分可以通过口咽淋巴组织吸收,从而调节系统免疫,改善微生态,阻断致病菌的定植。

对于 ELBWI,乳品种类首选是亲母母乳或初乳,最好是新鲜亲母母乳,其次为冰冻母乳和捐赠母乳,最后是早产儿配方奶。虽然没有新鲜母乳与冰冻母乳比较的证据,但母乳在冰冻过程当中其免疫细胞、免疫因子以及酶的活性会发生消耗。目前国内大部分 NICU 依然采取的是无陪护制度,家长只能探访,这种母子分离对于母乳喂养而言是不利的,如何使早产儿获得新鲜的母乳成为亟待解决的问题。目前在国内逐渐开展的家庭参与式管理模式 (family integrated care,FI Care) 对早产儿预后影响的多中心临床研究显示,开展 FIC 可以帮助患儿尽快建立全胃肠内营养、保持良好体重增长、提高住院期间母乳直接喂哺率,有利于早产儿生长发育,也有助于母亲建立母乳喂养的自信心。

四、关于 ELBWI 的营养不耐受

营养不耐受是 ELBWI 在临床管理过程中常见的问题,常常是导致 ELBWI 延迟开奶和达到足量肠内营养的主要原因。ELBWI 由于胃肠道功能严重不成熟等因素的影响,开始肠道营养后,经常出现呕吐、腹胀、胃潴留等症状,有时与 NEC 的前驱症状不易区分,这时医护人员可能由于担忧临床预后而停止肠内营养。早产儿胃肠道内分泌细胞的功能与其成熟度密切相关,胎龄越小,消化系统的协调运动功能越差,胃肠激素水平也较低。目前对于早产儿营养不耐受尚无统一定义。大多数定义基于过多的胃残留量(gastric residual volume, GRV),但 GRV 并不是预示 NEC 的重要指标。通常营养不耐受的判定标准:开始营养支持后临床上有呕吐、腹胀、胃潴留等症状体征中的一项或多项。呕吐指呕吐次数≥3 次/ 天;胃潴留指喂奶前抽取的胃残留液>2mL / kg 或为咖啡色或胆汁样胃内容物;腹胀根据医务人员的临床判断。

在大多数情况下,早产儿营养不耐受是胃肠功能不成熟的一个良性症状。绿色的胃残留物与十二指肠胃反流有关而与 NEC 无关,血性残留物可能与 NEC 的发生有关,若 GRV 和血性残留物两者同时存在则是早期 NEC 的标志。目前国外 NICU 营养指南并不建议在每次营养量达到以下最小量之前对 ELBWI 进行常规的餐前胃残余量检查: 体重< 500g:2mL; 500 ~ 749g:3mL;750 ~ 1000g:4mL;>1000g:5mL。有研究显示,将 50% 的胃残余量重新给患儿营养是合理的,重新喂入部分消化的胃残余物,可以补充部分胃酸和消化酶,从而有助于消化;如果再次发现胃残余物,则当前的营养量应减去胃残余量;如果胃残余量大于 5mL / kg 或大于上一次营养量的 50%,则重新喂入上一次营养量 50%的胃残余物,并且不再给予当前的营养;如果再次发现胃残余物,可根据临床情况考虑给予缓慢营养。如果缓慢营养后仍发现胃残余物,则应考虑减少营养量。

第三节 部分特殊情况早产儿的营养管理

危重症新生儿尤其是早产儿,是早期营养管理中的高危人群。问题不仅体现在其基础状况差、营养素储备不足、喂养耐受性差、易产生供需之间不平衡,还非常突出地体现在罹患

各种疾病对积极营养策略的制约及对营养支持的耐受性。 早产儿营养支持需要进行有效监测及指导,除临床实验室检查外,动态体格生长监测非常重要。 生长评估需选择恰当的生长曲线,目前通常使用 2013 年 Fenton 曲线监测矫正年龄 40 周以内婴儿生长,以 2006 年世界卫生组织(WHO) 儿童生长曲线或 2009 年中国九省市儿童生长曲线监测婴幼儿期、儿童早期体格生长。 生长监测除关注体重、身长、头围各指标的绝对增长值、增长速率外,还需关注各体格生长指标间的关系,并通过 Z 评分、百分位数等指标评估个体生长状况在相应年龄、性别人群中的相对水平。 下面就部分特殊情况早产儿的营养管理问题予以介绍。

一、早产儿支气管肺发育不良(BPD) 的营养管理

BPD 往往发生于发育极不成熟的新生儿,特别是极低、超低出生体重儿,其发生与发展与此部分早产儿肺发育不成熟有关,也与各种原因导致的肺部炎症反应相关。 BPD 临床表现为较长时间的氧依赖、呼吸困难,甚至需要较持久的呼吸支持治疗。 营养支持不仅是 BPD 早产儿体格生长的保证,也是其肺脏发育及病变恢复的基础。 BPD 高危儿或 BPD 患儿的营养支持不是始于 BPD 诊断之后,而是始自出生后即刻。 BPD 的发生、发展是有一定过程的,在早产儿救治过程中需要识别可能发展为 BPD 的高危早产儿,并将 BPD 预防及治疗的理念贯穿于治疗的始终。

1.营养问题相关的危险因素　众多因素影响 BPD 高危儿或 BPD 患儿的营养。

(1) 储存少:重要的妊娠后 1 / 3 营养素储备阶段缺失。

(2) 出生后摄入不足:早产儿,特别是极低/ 超低出生体重儿器官系统发育不成熟,包括胃肠道,因此,对于早期喂养往往不能耐受,常出现喂养困难,影响营养素摄入。

(3) 存在各类并发症:BPD 高危儿或 BPD 患儿不仅发生呼吸系统慢性并发症,同时也是其他新生儿常见并发症的高发人群。 各类疾病的发生都会加剧对营养素的需求,同时也会进一步影响喂养进程,如合并动脉导管未闭(PDA) 可能导致呼吸支持需求增加或难以撤离,需要更加严格地限制液体入量影响营养素摄入量;针对 PDA 的治疗会影响肠道血液供应,甚至可能因为缺血导致新生儿坏死性小肠结肠炎;感染性疾病影响喂养耐受性、喂养状况。

(4) 限制液体摄入:为避免或减轻肺水肿而限制 BPD 发展中患儿或 BPD 患儿液体入量会影响营养素、热量的摄入。

(5) 能量消耗增加:BPD 患儿呼吸困难,呼吸做功增加,能量消耗较多。

(6) 治疗的影响:治疗中使用全身激素、利尿剂等会影响体格生长。

2.营养支持策略　通常情况下,BPD 诊断时(至少出生后 28 天) 多数 BPD 患儿可大部分或全部经胃肠道营养支持[管饲和(或) 经口喂养],且可能有些早产儿已经发生体格生长落后,因此,强调营养管理及干预在 BPD 发生前即开始,并贯穿于 BPD 发生、发展、治疗过程中,甚至持续至婴幼儿期或更久。

(1) 尽早开始肠道内营养,减少早期营养不足。 母乳营养素均衡、全面,含有丰富免疫活性成分,有助于增加喂养耐受性,提供保护,根据 2015 年加拿大极低出生体重儿喂养指南推荐,应尽早喂养,首选母乳,次选捐赠人乳,当母乳/ 人乳不可及或不足时,选用早产儿配方奶。 由于早产儿母乳营养素含量呈动态变化,且其中部分营养素含量不能满足成长中极低/超低出生体重儿的需求,因此,当喂养母乳量增加到 50 ~ 100mL / (kg·d) 后,需针对母乳营养素不足使用母乳强化剂。 需要根据母乳营养素成分监测或早产儿体格生长及代谢状况监

测进行母乳的个体化强化。BPD 患儿由于早期液体量的限制,更需要注意摄入奶类的营养素密度,并关注喂养耐受性。

(2) 积极的肠道外营养支持。肠道外营养是极低/超低出生体重儿生后早期重要的营养支持方式,是肠道内营养的替代及补充,需按照指南根据个体耐受性尽早开展并调整用量。对于 BPD 高危的极低/超低出生体重儿,可以耐受出生 24 小时内给予 3g/(kg·d) 蛋白质及 2g/(kg·d) 脂肪乳,后期肠道外营养用量需根据肠道内营养状况调整,推荐在肠道内喂养量达到需要量的 90%时停用肠道外营养。

(3) 个体化管理,选择恰当的液体入量及能量供给。临床上针对 BPD 高危儿及 BPD 患儿的治疗常包括限制液体入量及利尿,对于每日液量偏少或限制严格者,通过在安全限度内提高输注营养液的营养素含量及经口喂养物的能量密度进行补偿。脐静脉导管、经周缘静脉留置的中心静脉导管(PICC) 为提高肠道外营养液中各成分浓度提供了可能性及提高了机体的耐受性;为早产儿设计的母乳强化剂、特殊高能量的配方奶有助于缓解液量限制带来的影响。由于呼吸做功消耗增加,BPD 患儿可能比非 BPD 早产儿需要更高的能量,总能量需求甚至可达 120 ~ 150kcal/(kg·d)。

(4) 针对喂养过程中问题的管理。BPD 患儿由于呼吸困难或需要辅助呼吸支持,吃奶时容易发生呼吸、循环的不稳定,喂养时需要额外关注,把握恰当的喂养方法、节奏,避免、减轻血氧饱和度下降的频度、程度。除母亲亲喂母乳外,可酌情使用奶瓶、喂养小杯、注射器、胃管喂养。出院前对家长进行喂养相关培训,包括喂养方法、喂养时异常征象的识别及处理、喂养耐受性及有效性的观察;如非母乳喂养或母乳喂养使用母乳强化剂,则应做好具体操作指导。通常 BPD 患儿出院时需完全经口喂养,对于 BPD 病情严重、呼吸支持强度较强者,需医护和家长具体讨论喂养方式,并根据决定进行相应培训。

3.综合管理

(1) 支持治疗,避免能量消耗过高。适当的环境温度(暖箱温度、室温) 和开展早产儿袋鼠式护理(KMC) 有助于减少热量散失以及维持体温所需的能量;根据 BPD 病情、呼吸困难程度选择适当的呼吸支持,减少呼吸做功。

(2) 合理用药。全身性糖皮质激素使用会影响体格生长,并且还有可能带来神经系统不良预后、消化道出血等不良影响,因此,应避免生后 7 天内使用全身激素治疗。对于不能撤离呼吸机的 BPD 患儿,严格评估下按现有指南、推荐执行,慎重、短期使用全身糖皮质激素。利尿剂的使用可短时缓解肺水肿,但容易导致内环境紊乱并存在药物不良反应的风险,仅根据患儿病情短期使用。

(3) 系统随访。出院时制订随访计划并明确告知家长,以取得配合。随访既包括 BPD 相关问题的进一步观察及治疗,同时,在很大程度上需进行个体化营养状况评估及针对性指导,并关注可能或已经存在的其他并发症,如早产儿视网膜病、肺动脉高压等。BPD 患儿的治疗不仅仅在出院早期,应持续进行,并需要多专业合作。

4.挑战 BPD 高危儿及 BPD 患儿基础状况不一,病情不同,目前有些针对性预防、治疗措施研究结果尚不十分确定及统一,如什么是 BPD 高危患儿生后早期恰当的液量? 如何随日龄变化及病情变化调整液量? 使得临床上治疗很难把握,需要密切观察下个体化调整。这些不确定性增加了 BPD 高危儿及 BPD 患儿营养管理的难度。各医疗单位、医护人员在液量管理、营养支持、呼吸支持、药物治疗等治疗策略上把握的不一致性,也在一定程度上影响

BPD 患儿的病情、早期营养支持及 BPD 患儿的预后。针对 BPD 高危早产儿及 BPD 患儿综合管理的医学继续教育非常重要、急需。

二、新生儿坏死性小肠结肠炎(NEC) 的营养管理

NEC 是早产儿较严重的并发症,主要发生于胎龄较小、体重较轻的早产儿。NEC 时症状不仅仅表现在胃肠道,往往并发全身感染中毒表现,甚至出现脓毒性休克,严重病例导致急性期死亡,或由于肠道坏死范围过大,营养素吸收、利用障碍,影响远期健康,甚至造成远期死亡。目前 NEC 诊断主要依靠临床表现,同时需结合影像学检查,包括腹部 B 超、X 线检查。急性期治疗需要积极有效的抗感染,抗生素抗菌谱需针对需氧菌及厌氧菌,确定病原菌性质后进行针对性调整。NEC 诊断时及诊断后需要不断进行鉴别诊断,特别关注可能存在的胃肠道解剖畸形。

1.NEC 期间的营养支持策略 NEC 期间的营养支持策略与病情密切相关。

(1) 疑诊 NEC 患儿:患儿往往出现非特异性全身状况及相对较轻的胃肠道症状,此组患儿临床上通常采用密切观察病情、减少喂养量、暂时禁食、禁食并胃肠减压等策略,并随时评估患儿全身及胃肠道状况。

(2) 确诊 NEC 患儿:严格禁食及胃肠减压,禁食时间根据病情程度决定,通常需要 7～10 天。

(3) 进展性 NEC:患儿病情严重,除抗生素治疗外,可能需要腹腔引流和(或) 手术治疗。此组患儿禁食时间通常较久,恢复肠道喂养的时间根据患儿对治疗的反应、疾病恢复状况决定。

疑诊或确诊 NEC 并减少喂养或禁食患儿,需要尽快开始肠道外营养支持。严重感染中毒情况下,机体应激、代谢改变等可造成内环境不稳定及对营养素输注耐受性的改变,需额外关注患儿血糖、血脂代谢;注意体外或肠道、腹腔液体丢失对全身有效循环血容量、电解质稳定性的影响。在针对胃肠道问题治疗的同时,需要做好全身支持,包括呼吸、循环等支持。
肠道外营养时间较久的外科手术患儿、合并感染的患儿容易发生肠道外营养相关的胆汁淤积(PNAC) 。

2.NEC 恢复期的营养支持

(1) 非手术治疗者:逐渐增加肠内营养量,注意喂养耐受性、腹部及全身情况的观察。首选母乳喂养,对于母乳喂养后体重增长不满意的婴儿,在临床监测下慎重使用母乳强化剂。由于 NEC 对肠道营养素吸收、利用能力的损伤,在一段时间内可能需要注意乳糖的耐受能力和蛋白质吸收、利用能力,必要时调整喂养物乳糖含量、蛋白质性质以及中长链脂肪的构成比。

(2) 手术治疗者:术后肠道长度、回盲瓣是否存在、近端造瘘口前保留肠段长短都与营养素代谢及吸收、后期喂养耐受性、体格生长状况及整体预后相关。肠道切除长度越长、小肠长度越短,后续问题越严重。

1) 非肠道造瘘患儿:开始进食后处理同前述,缺乏回盲瓣患儿小肠营养素吸收不完全,容易出现腹泻及体格生长问题;回肠切除患儿需注意脂溶性维生素、维生素 B_{12} 及铁剂的补充;结肠大部分切除患儿容易出现腹泻。

2) 肠道造瘘患儿:①小肠造瘘。造瘘口近端保留肠道越短,肠道水分、营养素吸收的问

题越多、越严重,最严重病例为短肠综合征。近端造瘘口排出肠液超过 40 ~ 50mL / (kg·d) 时,易发生电解质紊乱及生长落后;②结肠造瘘。远端结肠造瘘总体影响不大,近端结肠造瘘影响肠道对水分的吸收,有些患儿会出现腹泻。对于小肠造瘘患儿,在注意操作安全的前提下,可开展近端小肠排出造瘘液经远端造瘘口回灌,此举有助于营养素、液体、电解质的再吸收,也有助于远端肠道的发育,可减少远端肠道慢性炎症性病变。但需注意,如果操作不当,有造成出血、感染甚至穿孔的风险。

3.后续管理 NEC 治疗病情稳定后需要继续观察喂养耐受性,如反复出现腹胀等情况,需注意婴儿对喂养物不耐受、肠道存在其他先天性疾病、肠道感染后出现局限性病变导致肠梗阻的可能。根据 NEC 患儿全身营养状况、造瘘口排出物情况、肠道手术情况以及家庭管理状况及能力等,由外科医师决定关闭造瘘口的时机。

第四节 早产儿追赶生长(6 个月内) 的营养管理

一、追赶生长(6 个月内) 的评价原则

1.体格生长指标 评估早产儿生长状况时要注意按照年龄衡量其体重、身长和头围以及反映体型匀称度的身长的体重。

2.评价标准 临床一般根据胎龄(gestational age,GA) 分校正 40 周之前和满 40 周之后两个阶段。不足 40 周的按照 2013 年修订后的 Fenton 早产儿生长曲线图(分性别),满 40 周时沿用校正胎龄的儿童生长曲线。一般情况下,评价早产儿生长时应校正年龄至 2 岁,胎龄 <28 周早产儿可校正至 3 岁。

3.判断追赶生长是否适度的标准 《早产、低出生体重儿出院后喂养建议》 认为适于胎龄早产儿达到校正月(年) 龄的第 25 百分位(P_{25}) ~ (P_{50}),小于胎龄早产儿达到校正月(年)龄的 P_{10} 应视为追赶生长比较满意。

二、早产儿追赶生长的影响因素

1.成熟度 大量临床观察提示,BW 越低、GA 越小、追赶生长所需时间越长。有研究显示,晚期早产儿经过早期生理性体重下降后,矫正月龄 1 个月后各体格指标均达到同龄足月儿水平,而胎龄<32 周的早产儿需更长的时间来完成追赶生长,到 7 岁时他们的身高、体重才跟对照组很接近。国内一项随访研究报道,胎龄<32 周的早产组较≥32 周早产组在校正 6 月龄时的体重、身长及头围<P_{10} 者所占比例高,其中体重的这一比例趋势持续到校正 12 月龄,而此时两组身长及头围值<P_{10} 者所占比例相比较无明显差异。

2.性别 性别在生长、发育和疾病发生发展方面的影响是显而易见的。胎龄<27 周男性早产儿在校正 30 月龄时的平均认知评分和平均语言评分均较女性对照组低,并通过核磁检查发现男性早产儿的认知运动能力与其小脑发育有关,而女性对照组的语言能力可能与其白质及大脑皮质的发育有关。

3.营养 营养从母孕期、乳母哺乳期到早产儿出生后追赶生长期一直起重要作用。适度的营养支持、合理的个体化喂养指导才能达到理想的追赶生长。

4.早期新生儿问题 早产儿生后早期出现不能耐受常规喂养及合并其他严重疾病的情况较多,严重的呼吸系统疾病会增加机械通气治疗的机会,延长通气治疗时间,开始喂养时

间、禁食总时间、完全经口喂养时间、热量摄入达标时间、蛋白质摄入达标时间等相应延长;胆汁淤积症婴儿肝炎综合征会影响胃肠营养实施;严重感染会增加营养的消耗,这些疾病均影响早产儿的生长速度。

5.其他 激素在机体的生长发育过程中起着至关重要的作用,激素水平及释放模式的紊乱(尤其是 IGF 系统) 可能在某种程度上影响早产儿的追赶性生长。 另外,遗传及家庭社会相关因素也是影响早产儿追赶生长的可能原因。

三、追赶生长期的营养管理

1.乳类的选择及个体化的喂养

(1) 母乳。 由于早产儿往往存在 EUGR、坏死性小肠结肠炎及喂养不耐受等高风险,而母乳含有高乳清蛋白、必需脂肪酸,具有促进肠组织成熟的生长因子、支持体内化学反应的酶类,有预防过敏和抗菌作用的抗蛋白酶,因此母乳喂养能减少早产儿喂养不耐受的发生,有助于早产儿体格、免疫系统和脑部的发育。 另外,母乳喂养能提高新生儿血液中瘦素水平,而瘦素对新生儿的生长发育及能量代谢有重要作用,并降低青春期以后发生代谢综合征性疾病的机会。 因此,母乳是最适合新生儿喂养的食物,其优势远超过普通配方乳。 世界卫生组织等积极倡导在新生儿重症监护病房进行母乳喂养,首选亲生母亲母乳,其次为捐赠母乳,以降低早产相关疾病的发生率。 出院后母乳仍为早产儿的首选喂养方式,并至少应持续母乳喂养至 6 月龄。 国外早在 20 世纪 70 年代开始建立母乳库,但在我国,考虑到每一阶段的母乳营养成分存在差异,母乳在储存和消毒过程中造成部分营养成分的丢失。 因此捐赠母乳的安全性尚存在争议,由于资金、技术和观念等原因,目前尚未建立大型母乳库。 目前我国推荐的喂养指南为:对于胎龄>34 周,出生体重>2000g,生后经口喂养顺利,体重增长满意、无宫外生长迟缓,无支气管肺发育不良、坏死性小肠结肠炎、严重神经系统损伤等其他并发症的早产儿,推荐纯母乳喂养。 定期监测早产儿的各项生长发育指标,若母乳喂养体重增长不满意可采用足月儿配方奶混合喂养。 虽然母乳喂养不能完全满足早产儿的营养需求,但对远期健康的保护作用已得到公认。

(2) 母乳+母乳强化剂。 虽然母乳中含有丰富、易于消化吸收的各种营养物质,但母乳中某些营养成分不能满足早产儿特殊的营养需要。 早产儿母乳中脂肪和乳糖含量较少,热量略低,尤其不能满足出生体重<1500g 的早产儿的生长需要,早产儿母乳缺乏蛋白质、钙、磷、钠等,且主要供能物质为脂肪和碳水化合物,也降低了蛋白质占总营养素供能的比例,而早产儿神经发育最重要的营养物质是蛋白质。 早产儿即使有充足的母乳喂养至出生 1 个月末,母乳中蛋白质、钠、钙含量已明显不足。 对于胎龄<34 周、出生体重<2000g 的早产儿,采用人乳强化剂加入母乳或捐赠母乳中,可增加人乳中蛋白质、能量、矿物质和维生素含量,确保其营养需求。 一项关于母乳强化剂的荟萃分析显示,母乳强化剂的早期添加能有效促进低出生体重儿的生长发育。 目前认为极(超) 低出生体重儿,尤其是出院前评价营养状况不满意者,需要继续强化母乳喂养至胎龄 40 周。 此后应注意半量强化,使其能量密度比住院期间稍低。 早在 2006 年,ESPGHAN 就已经把纯母乳喂养但出院体重未达到纠正胎龄标准的早产儿划入母乳+母乳强化剂的范畴。 强化剂远期的风险仍然存在,特别是对渗透压的影响,增加了坏死性小肠结肠炎的危险,对神经发育的影响还有待进一步研究。

(3) 早产儿配方奶。 早产儿的生理特点是早期生长速度快,胃肠道、肝肾及各代谢系统发育不健全,营养储备难以满足快速生长发育的需求,容易出现营养缺乏症。针对无法获取母乳喂养或母乳喂养量不足的早产儿,早产儿配方奶是适宜的食品,目前市场上可购买到的大部分早产儿配方奶都是以母乳模式设计的配方,尽量提高乳清蛋白比例,使其更有利于早产儿消化吸收且具备较高的能量密度配方,可以满足早产儿早期的能量需要,且适合早产儿有限的胃容量,但早产儿配方奶存在缺乏母乳中许多生长因子、酶和 IgA 的问题。Quigley 和 McGuire 对比研究早产配方乳和捐赠母乳喂养早产儿对低出生体重儿生长状况的影响,结果表明,与捐赠母乳相比,给予早产儿配方乳在短期内可使婴儿生长速度更快,但同时也增加了发生 NEC 的风险。我国指南推荐早产儿配方乳适用于胎龄<34 周、出生体重<2000g 的早产儿在住院期间应用。

(4) 早产儿过渡配方奶。早产儿出院后喂养量明显增加,且胃肠道的消化吸收功能较出生早期改善,继续使用能量密度较高的早产儿配方奶可能会导致某些营养物质和热量的过度摄入,会使成年后发生肥胖和代谢性疾病的机会增加。足月儿配方,其能量密度、蛋白质含量以及钙、磷等微量元素含量不能满足早产儿出院后的营养需求。早产儿过渡配方或早产儿出院后配方是介于早产儿配方和足月儿配方之间的过渡配方,可以全面支持早产儿出院后追赶性生长,一方面,相比足月儿配方,早产儿出院后使用具有更高能量密度的早产儿过渡配方,在出生第 1 年的追赶性生长速度更快;另一方面能避免早产儿配方营养密度更高的问题。早产儿过渡配方的特点:①适宜的能量密度;②蛋白质以乳清蛋白为主,蛋白质水平比足月儿配方高,比早产儿配方低;③含有比足月儿配方高 10% ~ 50%的二十二碳六烯酸/花生四烯酸、牛磺酸、胆碱等关键营养成分;④钠、钙、磷和微量元素含量均比足月儿配方高;⑤具有安全的肾溶质负荷,减少了早产儿肾脏负担;⑥碳水化合物由 76%乳糖和 24%葡萄糖聚合物组成,可降低渗透压,提高胃肠道耐受性。对于胎龄>34 周、出生体重>2000g 的早产儿或出院后早产儿,可应用早产儿过渡配方奶至其胎龄 50 周左右;对于胎龄<34 周、出生体重<2000g 的早产儿出院后应用早产儿过渡配方喂养至校正胎龄 9 ~ 12 个月,或身高、体重维持在第 25 百分位以上。

(5) 深度水解蛋白乳。如果新生儿出生时存在高度过敏风险、对牛奶蛋白过敏、肠道功能不全(如短肠、小肠造瘘等) 或不耐受整蛋白配方乳,则推荐使用深度水解蛋白配方或游离氨基酸配方。但由于水解蛋白配方属于高渗透压,因此建议早产儿在发生营养不耐受或内外科并发症可短期应用。

2.强化营养 强化营养是指采用强化母乳、早产儿配方或早产儿过度配方喂养的方法。早产儿强化营养的时间存在个体差异,要根据其体格生长各项指标在校正同月龄的百分位数决定是否继续或停止强化营养,最好达到 P_{25} ~ P_{50} ,小于胎龄儿>P_{10} ,再参考个体增长速率的情况,注意避免体重/ 身长>P_{90} 。达到适度追赶生长目标后可逐渐终止强化营养。准备停止强化喂养时应降低配方的能量密度值 280kJ / 100mL,即转换为纯母乳或普通婴儿配方。转化期间需监测早产儿的生长情况和血生化指标,如生长速率和各指标的百分位数出现下降及血生化异常等,可酌情回复部分强化,直至生长速度恢复正常。

3.固体食物和固体食物引入 早产、低出生体重儿引入半固体食物的月龄有个体差异,与其发育成熟水平有关。一般为校正胎龄 4 ~ 6 个月,GA 小的早产儿发育成熟度较差,引入时间相对延迟。引入半固体食物过早会影响摄入奶量,或导致消化不良;过晚会影响多种营养素的吸收或造成进食技能发育不良。注意观察对各种食物的耐受程度,循序渐进地添加。

4.其他营养素补充

(1) 维生素。 由于人乳中脂溶性维生素和水溶性维生素均难以满足早产儿追赶生长的需要,尤其是维生素 A 和维生素 D。 ESPGHAN 推荐早产儿维生素 A 摄入量 1332 ~ 3330IU / (kg·d),出院后可按下限补充。 一般情况下婴儿在出生后 2 周左右给予每日补充维生素 D 400IU,可在母乳喂养前将滴剂定量滴入婴儿口中,然后再进行母乳喂养。 对于采用配方粉喂养的婴儿,通过合乎国家标准的配方食品,能获得足量的维生素 D,不需要再额外补充,每日 400IU 的维生素 D 可满足婴儿在完全不接触日光照射情况下的维生素 D 的需要。

(2) 矿物质。 ESPGHAN 推荐早产儿钙摄入量为 120 ~ 140mg / (kg·d) 。

2016 年,我国《 早产、低出生体重儿出院后喂养建议》 钙推荐摄入量为 70 ~ 120mg / (kg· d),磷 35 ~ 75mg / (kg·d) 。 早产儿生后 2 ~ 4 周需开始补充元素铁 2mg / (kg·d),直至校正胎龄 1 岁,ESPGHAN 建议胎龄越小者应越早开始补充铁剂。

ELBWI 由于脏器的生理功能不成熟与其快速生长所需的高营养素摄入相矛盾,往往成为临床营养管理的棘手人群。 NICU 对于 ELBWI 应提倡尽早应用亲母母乳开始肠内营养,采用 MEF、NNS 等方式促进胃肠功能的尽快建立,并尽可能地为 ELBWI 提供母婴皮肤接触、袋鼠抱、家庭参与式护理的机会。 在肠内营养量不能满足婴儿生长发育需要时予以适量的 PN 营养支持。 不同阶段使用不同配方乳,有利于早产儿早期生长发育所需。 在早产儿的喂养模式方面,如果母乳不足,可采用捐赠母乳,但母乳存在个体差异,会出现营养不足,而人工喂养方式可保证营养的完整性,提供最佳的营养水平。 因此,使用母乳喂养还是人工配方乳喂养,需要权衡其风险和益处。 有研究显示,父母对婴儿的喂养行为和喂养方式在一定程度上也对新生儿的生长发育产生影响,因此对于家长进行充分的关于婴儿追赶生长概念及正确对待追赶生长态度的健康宣教是十分必要的。 此外,为进一步明确配方乳和母乳(或添加母乳强化剂) 的喂养效果,尚需要大样本进一步观察不同喂养时间(长期或短期) 对婴儿生长发育的影响及不同喂养方式的不良反应。 早产、低出生体重儿出院后营养管理的目标是:促进适宜的追赶生长;预防各种营养素的缺乏或过剩;保证神经系统的良好结局;有利于远期健康。

(孙永静)

第六章 疾病与婴幼儿营养管理

处于生长发育期的婴幼儿,其免疫系统尚未发育成熟,加上自身的生理解剖特点,比成人更容易发生感染性疾病,特别是呼吸系统和消化系统感染。另外,随着孩子长大,活动范围扩大,接触的人群增多,以及入托入园环境的改变,生病的频率会比以前更高。看到平时健康的宝宝因为生病而精神和食欲不佳,家长往往忧心忡忡。

其实,在孩子生病时,除了就医外,饮食调养也很重要。根据疾病的特点给予合理的膳食,不仅可以让孩子在疾病期保证一定的营养摄入,还对缓解症状和身体恢复有帮助。

幼儿园及托育机构中常见的流行病主要包括流行性感冒、水痘、猩红热、手足口病和疱疹性咽峡炎、麻疹、风疹、流行性腮腺炎、病毒性胃肠炎等。另外,支气管哮喘、湿疹、便秘、注意力缺陷多动障碍、性早熟也是婴幼儿和学龄前儿童身上常见的疾病。本章将有针对性地指导家长和教师对孩子进行营养管理。

除了服务于普通儿童群体的幼儿园及托育机构外,还有为特殊儿童服务的特殊教育机构,对盲聋智障、孤独症等特殊儿童进行缺陷补偿和优势发展的教育,最大程度发展其潜力。这些机构的营养管理与普通机构相比而言,既有共性,也有其特殊需求。

第一节 常见流行病营养管理

一、流行性感冒

1.基本概念

(1) 病原:流行性感冒和我们平时所说的普通感冒不同,是由流感病毒甲型和乙型引起的一种传染性强、传播速度快的呼吸道疾病,简称流感。

(2) 流行季节:流感在我国北方主要的流行季节是在冬季和春季,南方地区虽然一年四季都会有,但主要的高峰在夏季和冬季。

(3) 传播途径:流感病毒主要通过呼吸道飞沫传播,程度可以从轻度到重度,严重时甚至可能致命。人群普遍易感,因为传染性强,所以在儿童和青少年中的发病率较高。婴幼儿、老人和患有心肺基础疾病的人,更容易出现肺炎等比较严重的并发症。

2.主要症状 流感通常起病很急,以发热和呼吸道症状为主。典型症状包括突然出现的高热、头痛、全身肌肉关节酸痛、疲乏倦怠,伴有咳嗽、咽痛、鼻塞或流涕。婴幼儿可能会有呕吐腹泻等表现。

3.营养和膳食指导原则 流感患儿膳食的总体原则是多饮水,饮食清淡。

(1) 发热期要保证足够的液体摄入。孩子发热生病时常因身体不适而摄入减少,但体液的损失比正常时还多。除了发热本身会损失体液外,有时孩子可能还会伴随呕吐和腹泻,并在降温的过程中出汗。所以发热期即使食欲欠佳,也要鼓励孩子补充足够的液体,防止脱水。另外,饮水会促进排尿,不仅有利于促进代谢、排除废物,也是散热的途径之一。温开水、牛奶、菜汤、新鲜的蔬果汁、含有糖分和电解质的运动饮料都可以选择。少量多次帮助孩子顺利地摄入所需的液体,减少因发热不适而引起呕吐的风险。

(2) 选择清淡爽口、易消化的食物和烹饪方法。比较适宜的食物主要以新鲜的蔬菜水果为主,比如青菜、包菜、茼蒿、黄瓜、番茄、冬瓜、白萝卜、胡萝卜、西兰花、香菇、玉米、莴笋、西葫芦、山药、茄子、莲藕、苹果、梨、橘子、橙子、草莓等。在减少消化系统负担的前提下,要保证身体必需的优质蛋白质的摄入。根据孩子的口味,可以选择瘦肉、蛋、鸡、鱼、豆腐等,并采用清蒸、水煮的烹饪方式。酸奶也是急性发热期的较佳饮食选择。同时也要注意避免过甜、过咸、过酸,或辛辣刺激的食物。

(3) 急性期胃口不佳时的应对办法。可以选用流质或半流质、易消化的饮食,比如米汤、菜汤、藕粉、小米粥、菜粥、炖蛋、面条、小馄饨、少油的汤等,采用少量多餐的方法。

(4) 恢复期饮食需要循序渐进。在恢复期,孩子的食欲会逐步恢复正常。在这期间应该循序渐进,逐步添加富含蛋白质以及维生素的食物,由少到多,防止消化不良。

4.食谱举例 可准备鲜榨橙汁、苹果汁、蜂蜜柠檬水、米汤、藕粉、小米粥、白萝卜肋排汤、西湖牛肉羹等。另外,外感风热型感冒的患儿可以选用猕猴桃梨汁、西瓜汁、百合雪梨汤、金银花菊花蜂蜜水、百合绿豆汤、荸荠雪梨银耳羹、大白菜汤、青菜汤、娃娃菜汤、茼蒿菜汤、冬瓜番茄汤、丝瓜蛋花汤等。外感风寒型感冒的患儿可以选用大蒜红糖姜茶、葱白水等。

5.呼吸道感染时的饮食注意事项 鼻塞、流鼻涕、咳嗽、嗓子发痒或疼痛是婴幼儿呼吸道感染的常见症状,这时应该怎么安排孩子的饮食呢?

(1) 鼻塞或流鼻涕时的膳食安排:温热的食物和液体散发出的热气能增加鼻腔的湿度,使黏膜内的血管扩张,减轻水肿,从而可改善鼻塞。同时,婴幼儿在鼻塞时用口呼吸,会影响吞咽,在膳食上要考虑给予容易吞咽的软食。所以,温热的蜂蜜柠檬水、米汤、菜汤、粥、热汤面都是不错的选择。

(2) 咳嗽或咽喉部不适时的膳食安排:可以喝温开水、蜂蜜水等,既可以帮助痰液稀释,有助于排出,又可以缓解咽喉部症状。有过敏性咳嗽的孩子要注意避免生冷的食物及饮料,比如冰激凌、冰的果汁饮料等,以免刺激气道诱发咳嗽。

如果进食时咳嗽,可能是食物颗粒刺激咽喉部发痒或疼痛引发咳嗽,或是气道有痰液等分泌物引发咳嗽,可以先暂缓一下进食,之后要鼓励孩子细嚼慢咽,同时注意避免选择粗糙大块或刺激性的菜肴,以软烂细滑、容易吞咽的食物为主。

二、水痘

1.基本概念

(1) 病原:水痘是由水痘-带状疱疹病毒引起的常见传染病。

(2) 流行季节:虽然一年四季都有散发,但大多数病例发生于冬春两季。

(3) 传播途径:罹患水痘的患者为主要传染源。水痘既可以通过呼吸道咳嗽以及喷嚏中的飞沫传播,也可以通过直接接触水痘患者传播(比如疱疹中的疱液)。水痘的传染性极强,常见于2~6岁的幼儿和学龄前儿童中。在水痘疫苗出现和普及前,超过90%的人群在15岁以前会感染水痘。

2.主要症状 发热和皮疹是水痘主要的症状。

(1) 皮疹出现的时间:通常在发热、全身不适、食欲减退等症状出现的当天或第2天出现皮疹。

(2) 皮疹的性状:水痘的皮疹很痒。 在最开始的时候是一些小的红色斑疹或高出皮面的小丘疹,看上去像小痘痘或虫咬的小包。 接着发展成薄壁而饱满、充满液体的小水疱,随后水疱破溃,干燥结痂。 新的皮疹在之后的数天内陆续分批出现,演变成丘疹和水疱疹。水痘皮疹的特征性表现为“四世同堂”,即在疾病高峰期可以看到斑疹、丘疹、疱疹和结痂在同一时间内存在。

(3) 皮疹持续的时间:在第一个疹子出现后的 4 天内,新的丘疹和水疱疹会相继分批出现。 大多数平时健康的人在第 6 天左右,水疱疹会全部结痂,之后的一周到两周内痂皮会脱落。

3.营养和膳食指导原则 水痘患儿营养和膳食的总体原则是饮食清淡易消化,避免容易过敏和刺激性的食物。

(1) 选择清淡爽口易消化和营养丰富的食物。 在食物的选择上,可以考虑具有清热解毒作用的蔬菜水果,比如白菜、黄瓜、冬瓜、茭白、莲藕、蕹菜、绿豆、红豆、西瓜、金橘、葡萄等。在摄入富含维生素和粗纤维的蔬菜水果的同时,也要保证优质蛋白的摄入,比如鸡肉、豆腐等。 根据孩子的口味,可以选择流质或半流质饮食,比如米汤、菜汤、蔬果汁、藕粉、白粥、菜粥、炖蛋、龙须鸡蛋面、小馄饨等。

(2) 避免容易引起过敏的食物、水痘本身是一个全身发疹类的疾病,患儿要避免摄入异体的高蛋白食物,防止引起机体免疫系统发生过敏反应,比如鱼虾类、贝壳类、牛羊肉类食物等。

(3) 避免刺激性食物或口味过重的食物。 有时口腔里还会有疱疹和疱疹破溃后形成的溃疡,所以要避免辛辣刺激性的食物,或者过酸、过甜、过咸的食物,减少口腔和咽喉部的疼痛。 如果孩子还在喝配方奶粉,可以适当减少每次喂养的奶粉量,稀释浓度,采取少量多次摄入的方法。 这样既可减少对咽喉部的刺激,又保证了能量和营养的摄入,而且也达到了多补充液体、防止摄入不足、促进废物排泄的目的。

4.食谱举例 西瓜汁、梨汁、橘子汁、芹菜黄瓜葡萄汁、红豆杏仁百合汤、三豆饮、薏仁粥、绿豆粥、金银花露、冬瓜薏仁小排汤、凉拌茭白黄瓜肉丝、冬瓜番茄肉丸汤、莲藕小排汤、蚝油西葫芦等。

三、猩红热

1.基本概念

(1) 病原:猩红热是由 A 组乙型溶血性链球菌感染引起的常见的细菌性传染性疾病。这种细菌还会引起我们平时所知道的链球菌性咽炎和脓疱疮。 猩红热的皮疹是机体对这种链球菌产生的红疹毒素发生皮肤反应的结果。

(2) 流行季节:一般一年四季都有,但最常见于冬春季节。

(3) 传播途径:猩红热通过呼吸道传播,比如咳嗽喷嚏的飞沫,或与被感染的人直接接触。 猩红热最常见于学龄前和学龄儿童群体中,传染性很强。

2.主要症状 猩红热的特征性表现是一种典型的“砂纸样”皮疹,由略凸起于皮面的密集的红色细小皮疹组成,出现于发热第 2 天,压之褪色,伴有痒感。 另外,还可能伴有头痛、呕吐、胃痛和疲乏不适感等症状。 病程初期舌面有白苔,舌乳头红肿,称为“草莓舌”;数天后白苔脱落,舌面鲜红,舌乳头凸起,状似杨梅,称为“杨梅舌”。

3.营养和膳食指导原则 猩红热患儿营养和膳食的总体原则是选择容易吞咽的清淡饮食,避免刺激性的食物,保证充足的液体摄入。

(1) 利于吞咽的清淡、易消化饮食。猩红热的症状除了特征性的皮疹外,主要是发热和咽痛,所以要选择清淡、易消化吸收的饮食。新鲜的、水分多的蔬菜水果是不错的选择,比如青菜、白菜、黄瓜、苦瓜、冬瓜、白萝卜、荸荠、番茄、豆腐、绿豆、百合、甘蔗、梨等。在急性期以流质和半流质为主,待好转后可以选用软食,这样能减少对疼痛的咽喉部的刺激,使孩子比较容易接受并咽下食物。避免煎炸、油腻、燥热的食物,比如薯条、猪排、羊肉、生姜、大蒜、辣椒、咖喱之类。

(2) 避免刺激性的食物。过烫、过冷、过咸、过甜、过酸或过辣的食物对已经疼痛的咽喉部来说,是雪上加霜,而且也容易刺激气道,引起咳嗽,所以要注意避免。

(3) 补充足够的液体。发热的孩子需要足够的液体来帮助补充由发热引起的水分丢失,同时帮助身体散热和降温。另外,补充水分可以促进代谢,通过排尿和排便来排出体内的毒素。咽痛明显的孩子可以尝试小口多次喝水,这样可以充分地湿润咽喉部,并有缓解疼痛的作用。

4.食谱举例 金银花水、西瓜汁、萝卜甘蔗汁、四汁饮(梨汁、荸荠汁、甘蔗汁、藕汁)、绿豆百合薄荷汤、玉米小米豆浆、藕粉、杏仁莲子粥、蒸蛋、豆腐肉泥、鸡肉泥、虾泥、白萝卜豆腐丸子汤、丝瓜汤。

四、手足口病和疱疹性咽峡炎

1.基本概念

(1) 病原:手足口病和疱疹性咽峡炎是常见的由肠道病毒引起的传染性疾病,多发生于婴幼儿和学龄前儿童群体中。据统计,有二十多种肠道病毒可导致手足口病和疱疹性咽峡炎。引起手足口病最常见的病毒是柯萨奇病毒 A 组的 6 型、16 型,以及肠道病毒 71 型。疱疹性咽峡炎则主要由柯萨奇病毒 A 组的 1 ~ 10 型、12 型、16 型和 22 型所引起。另外,引起手足口病的柯萨奇病毒 A 组的 16 型和肠道病毒 71 型也是疱疹性咽峡炎的常见病原之一。

(2) 流行季节:手足口病和疱疹性咽峡炎有很强的传染性,一年四季都可发生,夏秋季是流行的高峰。

(3) 传播途径:手足口病和疱疹性咽峡炎的感染者、隐性感染者都是传染源,而且传播途径多种多样。在感染者的鼻腔和口腔咽喉部的分泌物里、水疱的疱液里、肠道和大便里会存在病毒颗粒,所以,病毒可以由呼吸道、胃肠道和密切接触传播。比如,咳嗽及喷嚏的飞沫、口水、鼻涕;密切接触时的亲吻拥抱,共用餐具、杯具和器皿;接触已经存在病毒的奶瓶、尿布、玩具、衣物、家具等物品。在手足口患者中,病毒或还可以通过接触水疱液传播。

2.主要症状

(1) 手足口病:手足口病发病早期的表现类似普通的感冒,即食欲减退,口腔或咽喉疼痛,浑身不适,有时候可能会伴有发热。典型的手足口病一般在起病或发热 1 到 2 天后出现特征性的表现,即口腔内的小疱疹或溃疡,大多位于咽峡、舌、硬腭、唇、颊黏膜等处,以及手心、脚底和臀部扁平处出现小红点或疱疹。和水痘的皮疹不同,手足口病的皮疹不会发痒。

(2) 疱疹性咽峡炎:疱疹性咽峡炎主要表现为口腔后半部位的疱疹或溃疡,比如软腭、腭舌弓、咽峡部、悬雍垂等。先表现为红色的小红点,然后生成周围有红晕的小水疱,之后破溃成边缘发红的小溃疡。通常会伴有发热。和手足口病不同的是,疱疹和红色皮疹不会出现在口腔黏膜以外的身体皮肤上。

3.营养和膳食指导原则 因为口腔溃疡的疼痛和发热生病的不适感,宝宝会不愿意进食或喝水。手足口病和疱疹性咽峡炎的患儿营养与膳食的总体原则是鼓励孩子尽量多饮水或其他液体,选择容易吞咽的、清淡易消化的饮食,避免刺激性的食物。

(1) 保证宝宝摄入足够的水或其他液体。手足口病和疱疹性咽峡炎的孩子常因口腔疼痛和发热的全身不适而拒饮拒食,容易发生脱水。补充足够的液体可帮助退热,促进代谢,有利于疾病康复。我们可以采取各种方法来减少进食或饮水时的疼痛。①适当给予宝宝冷或冰的液体小口慢慢含服,可以暂时减轻口腔的疼痛。比如冰牛奶、冰水、果汁、绿豆汤,在宝宝感觉不冷之后再缓缓咽下;②也可以给宝宝吮吸棒冰或冰沙,慢慢小口含服,因为冰的食物可以让口腔有短暂的麻木感,暂时缓解进食和吞咽时的疼痛。如果担心宝宝吃冰的或冷的容易拉肚子,可以采取小口啜吸、少量摄入的方法,当宝宝感觉疼痛不适减轻时,可以接着给予常温食物或液体。另外,过敏性咳嗽的孩子需要谨慎使用这个方法,可让孩子在口中多含些时候,避免低温刺激气道诱发咳嗽;③采用吸管吸食液体的方法,减少液体对口腔黏膜的接触,减轻疼痛。

(2) 不需要咀嚼、容易吞咽的软食以及流质,半流质饮食。在手足口病和疱疹性咽峡炎的早期,孩子拒食、流涎明显,应以流质和半流质饮食为主。根据孩子的口味,可以选用牛奶、米汤、米糊、蛋花汤、豆浆、自制的布丁或奶冻、蔬果汁或果泥等。需要注意的是,低龄儿童食用布丁或奶冻要防止窒息风险。在好转期,可以给予不用咀嚼的软食,避免咀嚼刺激口腔黏膜而引起疼痛。

(3) 选择清淡易消化,富含维生素 B 和维生素 C 的食物。饮食中注意选择新鲜的富含维生素 B 和维生素 C、具有清热解毒作用的蔬菜水果,比如冬瓜、黄瓜、丝瓜、苦瓜、青菜、茼蒿、白菜、芹菜、绿豆芽、白萝卜、荸荠、莲藕、茭白、绿豆、红豆、百合、西瓜等。另外,维生素 B_2 是参与细胞生成和再生的不可或缺的物质,可以促进口腔黏膜的修复和健康。所以可以考虑选择富含维生素 B_2 的食材,比如动物肝脏、鸡蛋、牛奶、奶酪、豆类、瘦肉、鱼类、蘑菇、菠菜、白菜、胡萝卜、牛油果、苹果等。

(4) 避免刺激性的液体及食物加重口腔的疼痛。因为手足口病和疱疹性咽峡炎的患儿都有不同程度的口腔溃疡,所以要避免酸性食物及饮料,比如柑橘类水果或果汁,以及苏打水。同时也要避免咸的、烫的、辣的或其他刺激性的食物。

4.手足口病和疱疹性咽峡炎的护理

(1) 手足口病或疱疹性咽峡炎的婴幼儿口腔有异味。生病期间的口腔护理很关键。3 岁以上的宝宝如果会漱口了,可以在进食后给孩子用温的淡盐水、茶水或蜂蜜水漱口。温盐水和茶水可以保证口腔卫生,减少继发感染的可能性;而蜂蜜水有利于口腔黏膜上皮细胞的修复,可促进溃疡面的愈合。3 岁以上的孩子在口腔清洁后也可以尝试用消毒棉签将蜂蜜涂于溃疡面上,停留 10 ~ 15 分钟后,喝水咽下,一天数次,有消炎止痛,以及帮助收敛、促进愈合的作用。

(2) 手足口病的传统中医药膳。《手足口病诊疗指南(2018 版)》明确指出,手足口病属于中医“瘟疫,湿热夹湿”范畴。湿热蕴毒是出疹期的典型表现,可选用清热解毒、化湿透邪的中成药,但传统中药汤剂或颗粒味道较苦,婴幼儿的接受度差。在传统中医学基础上发展的药膳,既可保留药效,又能发挥食物的美味和营养价值,辨证论治,药食同源,让孩子容易接受,促进疾病的恢复。三豆饮加味药膳就是其中的代表。根据《本草纲目》记载,以黑豆、绿豆、赤小豆为基础的扁鹊三豆饮治疗"天行痘疹,疏解热毒"。历代中医常以此方加减治疗痘疹、疮毒等疾病。三豆饮加味药膳采用扁豆、赤小豆、绿豆为基础,辅以生甘草、乌梅、瘦肉、冰糖烹制而成。口味清淡略酸甜,有清热解毒,活血祛风,养肝润肺,滋燥生津的功效。

5.食谱举例 牛奶、米汤、米糊、绿豆薏仁百合汤、蛋花汤、豆浆、西瓜汁、黄瓜苹果汁、雪梨猕猴桃葡萄汁、布丁、奶冻、香蕉牛奶、白萝卜粥、胡萝卜苹果泥、鸡蛋牛油果色拉、豆腐蘑菇鸡肉泥、茼蒿肉糜菜粥。

五、麻疹

1.基本概念

(1) 病原:麻疹是由麻疹病毒引起的呼吸道传染性疾病。

(2) 流行季节:一年四季都可能有麻疹病例的散发,但一般流行的高峰在春季后期。

(3) 传播途径:麻疹患者是麻疹的传染源。麻疹的传染性很强,主要通过呼吸道分泌物,比如咳嗽喷嚏的飞沫以及直接接触被污染的周围环境传播。人群普遍易感,未进行免疫接种的人如果接触到麻疹病毒,就有90%的感染概率。

2.主要症状 主要表现为发热、全身的皮疹和呼吸道症状。出现皮疹前常有类似感冒的症状,比如咳嗽、喷嚏、流涕、流泪和眼结膜充血;以及特征性的麻疹黏膜斑(柯氏斑)。发热后的2到4天出现红色斑丘疹,从发际、颈侧、耳后开始,然后按从上往下的顺序蔓延到全身。出疹期会有高热,咳嗽症状加重,有时候可发生肺炎等并发症。持续3~5天后,皮疹开始消退,呼吸道症状好转。

3.营养和膳食指导原则 麻疹患儿营养和膳食的总体原则是补充足够的液体,选择易消化、有营养、富含维生素和蛋白质的食物。

(1) 补充足够的液体。鼓励孩子多饮水或多喝温热的汤水,补充因发热出汗损失的体液,帮助退热,促进代谢排毒,发表透疹。除了温开水外,温牛奶或豆浆、菜汤、蔬果汁、米汤、含有糖分和电解质的补水液体都可以选择。

(2) 发热出疹期以易消化、清淡、营养丰富的食物为主。麻疹患儿在发热出疹期食欲不佳,可以考虑采用少量多餐的方式,给予流质或半流质的清淡、易消化的食物。富含维生素的新鲜蔬菜水果就是较好的选择,比如白菜、莴苣、豌豆、胡萝卜、西兰花、苦瓜、荠菜、番茄、豆腐、荸荠、莲藕、蘑菇、山药、南瓜、胡萝卜、绿豆、红豆、黄豆、莲子、百合、苹果、草莓、猕猴桃、橙子、人参果、柚子、柠檬、甘蔗、樱桃等。

(3) 疹退恢复期给予富含维生素和高蛋白的软食。恢复期患儿的胃逐渐好转,及时给予富含维生素和高蛋白的食物,可促进早日恢复。

(4) 避免肥甘厚腻的或刺激性的食物。应避免给予有刺激性的和油腻的食物。

4.食谱举例 米汤、绿豆百合汤、红豆莲子羹、甘蔗马蹄饮、苹果猕猴桃汁、南瓜汤、番茄鸡蛋汤、豆腐荸荠蘑菇煲、竹笋鲫鱼汤、小青菜炒香菇、山药肉丸、豆腐虾仁、莲藕小排汤、豌豆胡萝卜炒鸡丁、荠菜肉糜豆腐羹。

六、风疹

1.基本概念

(1) 病原:风疹是由风疹病毒引起的传染病。

(2) 流行季节:一年四季都可发病,但冬春两季较多。

(3) 传播途径:风疹患者和隐性感染者是风疹的传染源。 主要通过呼吸道分泌物,比如咳嗽喷嚏的飞沫传播。 病毒也可通过直接接触被呼吸道飞沫或眼部分泌物污染的物品及环境传播。 人群普遍易感,好发于婴幼儿和学龄儿童群体中。

2.主要症状 风疹的主要表现是发热、皮疹和淋巴结肿大。 一般是低热,同时伴随有轻微的上呼吸道感染症状。 发热 1 ~ 2 天后开始出疹,皮疹在一天内出齐,大多 3 天左右消退。耳后、枕后及颈后淋巴结肿大也是风疹的特征性表现之一,一般持续 1 周左右。

3.营养和膳食指导原则 风疹患儿营养和膳食的总体原则是鼓励多喝水,选择具有清热解毒作用的蔬菜水果,以及富含维生素和高蛋白的食物。

(1) 发热期鼓励孩子多喝水或吃其他流质食物,可帮助退热,促进代谢排毒。

(2) 选择富含维生素的,性凉的蔬菜和水果。 有利于清热解毒,帮助恢复。 比如番茄、大白菜、菠菜、莴笋、空心菜、茼蒿、茭白、冬瓜、黄瓜、丝瓜、苦瓜、竹笋、蘑菇、白萝卜、茄子、紫菜、百合、绿豆、苹果、梨、橙子、草莓、枇杷、柚子、香蕉、甘蔗、荸荠、柠檬、桑葚、猕猴桃、西瓜等。

(3) 恢复期可给予高蛋白、易消化的食物。 鸡蛋、瘦猪肉、鸭肉、鸡肉等都是在风疹恢复期比较适合的高蛋白食物,帮助身体恢复,提高免疫力。

4.食谱举例 甘蔗汁、雪梨汁、芦根水、百合粥、金银花芦根粥、马蹄糕、凉拌黄瓜丝、绿豆百合汤、香菜豆腐汤、竹笋鲫鱼汤、苦瓜瘦肉豆腐汤、扁尖老鸭汤。

七、流行性腮腺炎

1.基本概念

(1) 病原:流行性腮腺炎是由腮腺炎病毒引起的腮腺非化脓性肿大的传染性疾病。

(2) 流行季节:一年四季都可发病,但高发于冬春季节。

(3) 传播途径:流行性腮腺炎患者和隐性感染者是传染源,主要通过呼吸道的唾液飞沫传播。 人群普遍易感,好发于学龄儿童和年长儿童群体中。

2.主要症状 流行性腮腺炎的主要症状是以耳垂为中心的腮腺肥大,有局部疼痛感,特别在张口和咀嚼时加剧。 同时伴有中等程度的发热。 一般持续一周左右消退。

3.营养和膳食指导原则 流行性腮腺炎患者的营养和膳食的总体原则是要以有营养容易消化的半流质和软食为主,避免刺激性食物。

(1) 提供富有营养,易消化的半流质食物和软食。 流行性腮腺炎的患者会因腮腺肿大疼痛而引起张口和咀嚼困难,因此可以给予富有营养、容易消化的半流质食物或软食,避免坚硬或大块的食物。 急性期可以粥、面、米糊、藕粉、蛋羹、蔬果泥、小馄饨、蛋糕、软饭等为主。

(2) 选择富含维生素且有清热解毒作用的蔬菜水果。 凉性的蔬菜和凉寒性的水果有利于清热解毒,比如番茄、白菜、菠菜、莴笋、空心菜、茼蒿、茭白、冬瓜、黄瓜、丝瓜、苦瓜、竹笋、蘑菇、白萝卜、茄子、紫菜、百合、绿豆、苹果、梨、橙子、草莓、枇杷、柚子、香蕉、甘蔗、荸荠、柠檬、桑葚、猕猴桃、西瓜等。

(3) 鼓励多饮水补充液体。流行性腮腺炎会伴随发热,同时还会伴有食欲下降,需要补充足够的液体帮助退热和疾病恢复。流质饮食,比如牛奶、果汁、豆浆、蔬菜汁、菜汤等,都是除了白开水之外补充液体的很好选择。

(4) 避免刺激性的和重口味的食物。流行性腮腺炎的患儿在饮食上要注意避免辣的、过甜、过酸、过咸的食物,防止刺激唾液腺分泌,加剧腮腺肿痛。另外也要避免油炸食物,以及肥甘厚腻,坚硬或大块的食物。

4.食谱举例 金银花水、雪梨黄瓜汁、西瓜汁、甘蔗荸荠水、藕粉、豆腐绿豆汤、红豆莲子羹、白萝卜粥、番茄鸡蛋面、刀豆肉丝焖面、茼蒿肉糜粥、丝瓜鸡丝粥、肉糜炖蛋、紫菜蛋花汤、苦瓜黄豆小排骨汤、冬瓜扁尖肉丸汤。

八、病毒性胃肠炎

1.基本概念

(1) 病原:婴幼儿和学龄儿童常见的病毒性胃肠炎,主要是轮状病毒胃肠炎和诺如病毒胃肠炎,分别由轮状病毒和诺如病毒引起。

(2) 流行季节:轮状病毒和诺如病毒感染引起的胃肠炎全年都可发生。轮状病毒通常高发于秋冬季节,大约为每年的 10 月到次年的 2 月。轮状病毒胃肠炎常见于 5 岁以下的儿童,特别是 3 岁以下的婴幼儿。诺如病毒则以秋冬和冬春季为高发季节,人群普遍易感。

(3) 传播途径:轮状病毒和诺如病毒的传播途径是粪-口传播,通过被污染的手、物品、食物和水感染。直接接触传播也是传播途径之一,常通过接触呕吐物,包括气溶胶分子传播。另外,轮状病毒还可由呼吸道传播。

2.主要症状 轮状病毒胃肠炎常以呕吐首发,伴有发热,随后出现水样便或蛋花汤样便。腹泻频繁,可多达每天 10 余次。诺如病毒胃肠炎的起病和轮状病毒胃肠炎相似,有呕吐,伴有发热,区别在于儿童的主要症状以频繁呕吐为主,可达数十次,而成人则以腹泻为主。

3.营养和膳食指导原则 婴幼儿本身的胃肠道功能未发育成熟,并担负着供应生长发育和新陈代谢的双重任务,所以胃肠道负担较重。又因为病毒性胃肠炎伴有频繁呕吐腹泻以及发热,所以容易发生脱水和电解质紊乱。因此,营养和膳食的总体原则是补充足够的液体,以清淡易消化的饮食为主,少量多餐地喂养。目的在于让胃肠道得到充分的休息,并能维持孩子的新陈代谢和营养需求,防止发生脱水和电解质紊乱。

(1) 补充足够的液体防止脱水和电解质紊乱。病毒性胃肠炎的患儿会在发热、呕吐、腹泻的过程中损失体液和电解质,因此要保证含有电解质的液体摄入,而不仅仅是喝白开水。一般可以选用含口服补液盐的糖盐水,或自制的糖盐水。如果条件限制,也可以选用含有电解质的运动饮料,但不可以给予含气的碳酸饮料、高糖的果汁或牛奶等,以免病情加重。

(2) 呕吐后进食饮水须少量逐步进行。恶心呕吐时胃肠道肌肉收缩痉挛,如果呕吐后马上给予液体,容易继续发生呕吐,加重症状,得不偿失。应让孩子休息放松一下,然后开始少量多次地喂盐水,从一勺开始,逐渐缓慢增加,增加时每次都要给予一定的时间间隔。

(3) 恶心呕吐缓解后给予清淡简单易消化的饮食。在孩子的恶心呕吐缓解后,可以先给予一些清汤,比如米汤、菜汤。然后再过渡到清淡容易消化的半流质饮食,逐步增加食物的能量密度,比如给予米粥、烂面等。少量多次地给予,以免加重消化道负担。饮食要清淡,选择具有收敛止泻作用的食物,比如石榴、胡萝卜、莲子、山药、小米、乌梅,还可以选择米粥、切片面包、面条、蒸苹果等。苹果煮沸或蒸后有鞣酸和果胶纤维释出,可以帮助止泻。

刚开始恢复喂养时要避免高糖、高蛋白、高脂肪,或富含膳食纤维的食物,防止腹泻加重以及消化不良。容易产气的食物也要避免,比如牛奶、糖、豆类、洋葱等。

(4) 暂时稀释奶粉或更换腹泻奶粉。用配方奶粉喂养的婴幼儿可以选择暂时稀释奶粉,减轻胃肠道负担。或者更换腹泻奶粉,因为腹泻奶粉不含乳糖,可以避免患轮状病毒胃肠炎后的乳糖不耐受。

(5) 恢复期可以给予含有双歧杆菌和乳酸杆菌的酸奶可帮助消化,维持肠道菌群平衡。4.食谱举例 米汤、藕粉、苹果汤、石榴茶、生姜粥、白粥、苹果香蕉粥、胡萝卜粥、小米红枣粥、山药莲子芡实粥、白扁豆粥、蒸蛋。

第二节 常见慢性病营养管理

一、支气管哮喘

1.基本概念 支气管哮喘是儿童期最常见的慢性疾病之一。最近几十年,我国儿童的哮喘患病率显著增加。流行病学调查和 Meta 分析显示,从 1990 年到 2018 年,我国儿童的哮喘患病率从 1.00%持续上升到了 3.3%,其中 4 ~ 6 岁年龄组的患病率为 3.8%,高于 0 ~ 3 岁及 7 ~ 14 岁组。一项对中国室内环境与儿童健康(China,Children,Homes,Health,简称 CCHH)的调研,在 2011—2012 年随机选取了上海 5 个城区 72 个幼儿园中的 14884 名 3 ~ 7 岁的学龄前儿童,发现哮喘的患病率达 10.2%。哮喘作为呼吸系统慢性疾病,需要长期控制和治疗。哮喘急性发作是儿童急诊和住院的主要原因之一,频繁发作还会影响儿童的健康和正常生长发育,增加成年后肺功能损害的风险。儿童的哮喘会影响其正常的学习和生活,因病治疗的费用和家长的误工缺勤,也会给家庭造成一定的经济负担。

2.主要症状 反复发作的咳嗽、喘息、气促、胸闷是儿童哮喘最常见的症状。哮喘发作的表现和程度可随时间而变化,常伴有可逆性的呼气气流受限。

3.发病原因 多种多样的因素会诱发哮喘突然发作或加重,包括呼吸道感染、感染原暴露(接触屋尘、冷空气、花粉、宠物、特殊食物、化学气味等) 、运动、大笑、哭闹等。哮喘的管理除了长期、持续、规范、个体化的治疗外,明确哮喘的诱发因素并在日常生活中做好预防工作也是至关重要的。托育机构工作者应掌握一定的哮喘相关知识,根据每个儿童的不同诱因,在日常保教工作中有针对性地在家庭的日常防控上给予个体化的宣教和指导,有利于预防并减少哮喘的反复发作次数和程度,提高哮喘的控制水平,促进孩子的健康发展。

4.营养和膳食指导原则 针对患有支气管哮喘的婴幼儿,膳食的总体原则是避免过敏以及刺激性的食物,饮食清淡、营养、易于消化。

(1) 避免过敏的食物。研究发现,30% ~ 40% 的儿童哮喘急性发作的诱发因素是食物。常见的食物包括牛奶、鸡蛋、鱼虾蟹、海鲜、坚果、花生、水果、牛羊肉、豆类或豆制品、小麦、菌菇等。每个哮喘儿童的过敏因素不尽相同,所以在饮食上要注意规避生活中观察到的或经诊断检查已经确定的容易引起过敏的食物。在日常生活中,家长可以制作一本饮食日记,把孩子每天摄入的食物种类、数量和哮喘的病情记录下来,这样可以帮助发现哪些食物比较容易引起哮喘发作。

(2) 提供营养充分而均衡的膳食。婴幼儿处于生长发育期,需要有足够而合理平衡的营养摄入。营养不足时容易影响免疫力,从而发生反复呼吸道感染,成为引发哮喘的诱因之一。除了蛋白质缺乏以外,研究还发现在儿童期,如果缺乏维生素A、β-胡萝卜素、维生素D、维生素E,以及微量元素锌、铁、钙,都容易发生反复呼吸道感染。所以膳食中除了保证足量的蛋白质和热能需要外,也要注重富含各种维生素和微量元素的食物。瘦猪肉、鸡肉、鸽子、鹌鹑、鲫鱼、动物肝脏、豆腐、豆浆等都是不错的选择。

(3) 饮食清淡、易于消化,避免刺激性的食物及饮品。在日常饮食中,在保证营养的前提下,宜清淡,易于消化,多吃新鲜蔬菜和水果,且要避免肥腻、过甜、过咸,过冷以及辛辣香燥等口味刺激性食物。比较适宜的、新鲜的蔬果,包括白萝卜、山药、莲藕、南瓜、芹菜、胡萝卜、荸荠、丝瓜、香菇、青菜、百合、银杏、梨、柚子、柑橘、香蕉、猕猴桃、蜂蜜、银耳、杏仁、莲子、薏米、陈皮等。

(4) 避免高脂饮食和高糖果汁及饮料。有研究发现,高脂饮食和儿童哮喘密切相关。每日进食的食物中脂肪量大于100g,或膳食脂肪提供的能量大于总能量的30%,儿童患哮喘的风险要比非高脂饮食者高78%,反复喘息的风险增加33%。无独有偶,哈佛大学在2018年发表的一项研究结果显示,在童年早期摄入含有高果糖的果汁或饮料的孩子,到了童年中期患上哮喘的概率要比不喝含糖饮料的孩子高77%。

5.处于疾病不同时期的哮喘儿童在饮食上的注意事项

(1) 急性发作期:除了平时过敏的食物外,也要注意避免可能会诱发咳嗽的其他食物,比如鱼虾蟹、牛奶等。另外,由于哮喘发作时因为呼吸困难会产生过度通气,从而导致腹胀,所以要避开容易产气和胀气的食物,以免加重腹胀压迫胸腔,雪上加霜,比如富含淀粉类的土豆、红薯、芋头、南瓜,豆类食物和豆制品,西兰花、花椰菜、卷心菜等。

再者,哮喘急性发作时胃纳和进食都会受到影响,又因为咳嗽和气喘,呼吸道会额外丢失水分,故需要注意补充足够的液体。可以考虑给予流质或半流质饮食,容易消化且较为清淡,比如米汤、豆浆、菜肉粥、面条、馄饨等。食物的温度也需要考虑,不能过冷或过热,以免刺激呼吸道引起咳嗽。

(2) 好转恢复期:在咳嗽、气喘、气促好转后,还是要继续注意补充水分,帮助稀释痰液,防止痰栓。此时可以酌情减少忌口,给予易消化且营养丰富的高蛋白高热量的食物,以及新鲜的蔬菜水果。采取少量多餐的方式,逐渐增加食物的品种和数量。

6.食谱举例 苹果雪梨莲藕汁、蜂蜜白萝卜苹果汁、蜂蜜生姜汁、杏仁豆腐、核桃杏仁蜜、百合莲子银耳羹、银杏粥、橘皮粳米粥、冰糖百合杏仁粥、芡实核桃红枣糯米粥、丝瓜粥、山药粥、红枣南瓜、核桃瘦肉汤、柚子炖老鸭、柚子炖鸡、鹌鹑煲杏仁、银杏烧肉、陈皮炖鸡、白萝卜肋排汤、番茄肉糜豆腐羹、藕夹。

二、湿疹(特应性皮炎)

1.基本概念 湿疹是儿童期常见的炎症性皮肤病,属于变态反应性疾病。通俗地讲,湿疹就是一种过敏性疾病,民间常俗称“奶癣”。湿疹有明显的渗出倾向,伴有明显瘙痒,容易复发。特应性皮炎常被定义为慢性瘙痒性炎症性皮肤病,又称为遗传过敏性湿疹,常见于儿童,与遗传过敏有关,并常伴发有哮喘、过敏性鼻炎。湿疹是无法明确病因的皮炎的暂时统称,随着病因的明确,如果有过敏疾病家族史和过敏体质的即为特应性皮炎。 简而言之,特应性皮炎其实是一种特殊的"湿疹"。 目前"湿疹"和"特应性皮炎"这两个术语常常互换使用。 在单独使用"湿疹"这个描述时,通常是指特应性皮炎。

2.主要症状 湿疹,常表现为不同形态的皮疹,以斑丘疹和斑块为主,有瘙痒,有时伴有渗出,反复发作。 患有特应性皮炎的孩子通常在不同年龄段的临床表现和发病部位都各有特点。 总体来说,除了有湿疹的表现外,皮肤瘙痒,干燥明显,易复发,影响生长发育和生活质量。 随着年龄增长,常伴有过敏性鼻炎、过敏性哮喘等特应性疾病。

3.发病原因 湿疹的发生与机体的内部和外部因素有关联。 内部因素有免疫调节功能异常、皮肤屏障功能缺陷、遗传因素、营养代谢因素等,而外部因素就包括接触环境或食物中的过敏原、化学物质、感染、气候变化等。 其中,食物过敏是湿疹发生的一个重要因素。 一项对上海市 5349 名儿童的研究发现,65%的湿疹儿童对一种或多种食物过敏。 另一项研究发现,在 2 岁以下中重度特应性皮炎的儿童中,食物过敏的发生率为 49.7%。

4.营养和膳食指导原则 总体原则是避免过敏以及刺激性的食物,饮食搭配宜清淡,荤素搭配,低油低盐,易于消化。

(1) 避免过敏的食物。 湿疹儿童食物过敏的种类因人而异,其中常见的过敏食物是鸡蛋、牛奶、小麦、大豆、牛肉、坚果、鱼类、贝类等。 个体要规避哪些食物,需要参考其化验检查的结果,结合家庭在日常生活的食物日记中所观察到的结果,在医师的指导下制定饮食管理清单。 又因为婴幼儿处于生长发育期,对营养的需求较大,故不可以盲目进行食物规避,避免出现营养不良,对健康造成影响。 另外,一旦明确需要规避的过敏食物后,要积极寻找营养价值相当又不致敏的替代食物,以保证孩子的生长发育。 比如,如果存在牛奶蛋白过敏,在规避牛奶蛋白的同时,可以选用氨基酸配方奶粉或深度水解蛋白配方奶粉作为替代。

(2) 饮食清淡、营养、易消化。 传统中医认为,湿疹在禀赋不耐的基础上,风、湿、热邪为主要病因。 因饮食不节致内生湿热,腹外感风湿热邪,内外湿邪相搏化热,湿热蕴结化火,浸淫肌肤;或因脾为湿困,湿邪郁久,耗伤阴血,虚热内生,致脾阴虚血燥。 所以日常的饮食要忌食肥甘厚味、助热生湿、性温助火的食物。 油煎炒炸,炙煿香燥熏烤的菜肴要避免。 注意清淡少盐,适当选用清热利湿的食物,常见的有芹菜、茭白、冬瓜、丝瓜等,苦瓜、黄瓜、莴笋、茼蒿、苋菜、荠菜、黄花菜、白菜、绿豆、赤小豆、薏米也是不错的选择。 另外,富含维生素 A 和维生素 B 的食物有益于皮肤的恢复,比如动物肝脏、蛋黄、牛奶、胡萝卜、红薯、南瓜、番茄、玉米、西兰花、菠菜、芒果、柑、谷类、豆类、坚果等。

(3) 避免刺激性的食物。 辛辣酸涩、有刺激性的食物也要避免,比如辣椒、胡椒、葱、蒜、芥末、咖喱,防止诱发或加重湿疹。

(4) 定期进行营养评估。 饮食回避的儿童需要定期接受生长发育监测和营养评估,例如体重、身高、头胸围、皮下脂肪等,这样可以预防和早期发现营养不良、生长迟缓、维生素缺乏或蛋白质营养不良,及早干预。

随着年龄的增长,大多数对鸡蛋、牛奶、大豆、小麦有免疫球蛋白介导的速发型过敏反应的湿疹儿童会逐渐耐受,只有少数会一直持续到成年。 坚果和鱼类过敏持续到成年的可能性较大。 非免疫球蛋白介导的食物过敏的湿疹儿童一般在 5 岁左右会达到耐受,所以对有坚果过敏的儿童可每 2 年复查一次,对鸡蛋和牛奶过敏的孩子建议每 6 ~ 12 个月复查过敏状况。

5.食谱举例 百合薏米绿豆汤、红豆薏米水、桑葚百合大枣汤、绿豆百合莲子汤、红豆绿豆汤、冬瓜西瓜汁、薏米茯苓小米粥、冬瓜薏仁莲子羹、海带薏米冬瓜汤、甘蔗粥、山药茯苓糕、薏仁山药饼、茭白胡萝卜肉丝、芹菜肉丝、冬瓜番茄肉丸汤、绿豆海带小排汤、丝瓜酿肉丸、黄瓜丝拌鸡丝。

三、便秘

1.基本概念 便秘是儿童期较为常见的消化道疾病之一。流行病学发现,我国儿童便秘的患病率为18.8%。90%以上的儿童便秘是功能性便秘,即非全身疾病或肠道疾病导致的原发性便秘。便秘通常从婴幼儿期开始发生,其中将近有50%的孩子会持续到成年。便秘会影响胃肠道功能,还会影响记忆力和智力发育,从而影响儿童的生长发育和生活质量。

2.主要症状 功能性便秘主要表现为排便次数减少,常常每周2次或2次以下。大便坚硬、干燥、粗大,甚至堵塞下水道,排便困难和排便时肛门疼痛,持续一个月以上。有时会有肛裂、痔疮及直肠脱垂。长期便秘的儿童会出现食欲不佳、头晕、乏力、口臭、腹胀、肠绞痛、睡眠不安等。长期摄入不足,会加重便秘,且引起营养不良。

3.发病原因 饮食因素是儿童功能性便秘的常见原因之一。进食过少会引起消化后液体吸收,食物残渣太少,从而使大便量减少、大便干燥,导致便秘。大便的性状和摄入的食物成分密切相关,如果搭配不合理,就会引起便秘。比如,蛋白质过多但碳水化合物过少,大便易干燥;精细的大米和面粉类食物与全谷类食品相比,更容易引起便秘。偏食肉类,而对蔬菜水果比较挑食的话,易导致摄入食物中纤维素少,容易便秘。另外,肠道功能失常也会引起便秘,比如生活不规律,不按时大便,憋大便,缺少活动,依赖泻药等。除了以上因素,精神心理因素,诸如焦虑抑郁、情绪差,有时也会引起儿童便秘。

4.营养和膳食指导原则 合理的饮食调整是缓解儿童功能性便秘的重要措施。膳食的原则是根据地区、生活习惯、季节、家庭条件、发病原因,有针对性地对患儿的膳食进行个性化调整。总体来说,足量的膳食纤维和水分是解决便秘最重要的饮食策略。

(1) 注重膳食纤维的摄入。膳食纤维摄入不足被普遍认为是功能性便秘的原因之一。应鼓励患儿摄入富含膳食纤维的水果、蔬菜、粗粮和豆类。便秘患儿的膳食纤维每日摄入量=年龄+(5~10g/d)。托育机构和家庭都要考虑多变换饮食的花样,从色、香、味入手,吸引患儿配合食用。韭菜、芹菜、香蕉、梨是含有膳食纤维较多的食材。菠菜、包菜、白菜、空心菜、荸荠、南瓜、丝瓜、黄瓜、西葫芦、芦笋、豆角、萝卜、薯类(包括红薯、土豆、山药等)也是富含膳食纤维的常见蔬菜。常见的粗粮和杂豆有糙米、玉米、燕麦片、红薯、绿豆等。水果中所含的水溶性膳食纤维可以发挥肠道益生元的作用,促进肠道益生菌生长,促进结肠蠕动,增加排便次数。梨、桃子、西梅、李子、西瓜、火龙果、柚子、葡萄柚、香蕉、苹果等都是常见的含膳食纤维较多的水果。水果、蔬菜、薯类食材不仅可以入菜,还可以充当三餐之外的零食。

(2) 保证足量的水分摄入。体内水分不足是便秘的主要原因之一,特别是夏天,体液丢失较多,更易导致便秘。鼓励患儿多饮水,可刺激胃肠蠕动,有助于软化大便,缓解大便干结,使其顺利通过结肠。虽然包括汤类在内的液体都对便秘有帮助,但最好的选择还是水。

(3) 适当给予富含油脂的食物。富含油脂的食物可以促进肠蠕动,有润肠和软化大便的作用,比如芝麻、核桃、花生、松子等,都属于富含油脂的食物。

(4) 给予富含B族维生素的食物。B族维生素的缺乏,尤其是缺乏维生素B_6,会影响神经传导,引起胃肠蠕动减慢,消化液分泌减少,从而造成消化不良和便秘。 可以选择天然、未经精细加工的食物,比如粗粮、酵母、豆类食物及豆制品等。

(5) 适当食用产气食物。 产气食物会促进胃肠蠕动加快,促进排便,例如洋葱、萝卜、蒜苗等。

(6) 给予含有益生菌的食物。 酸奶、奶酪、豆豉、味噌、泡菜中都含有丰富的益生菌,能调节肠道内的微生态,促进肠蠕动,有利于排便。

(7) 避免辛辣刺激以及热性的食物。 传统中医认为,辛辣及热性的食物会助火毒致肠燥,蕴湿热邪下,导致便秘发生。 辣椒、牛羊肉、烧烤、煎炸类食物都要避免。

(8) 避免油腻厚重的食物。 避免动物内脏等高蛋白、高胆固醇的食物以及肥腻的肉类。5.食谱举例 柚子蜂蜜水、蜜桃酸奶、牛奶黑芝麻豆浆、黑芝麻糯米糊、黑芝麻核桃粉、花生糯米粥、绿豆丝瓜粥、桂花红薯红豆甜汤、南瓜汤、芹菜花生米腐竹、莴笋胡萝卜炒黑木耳、西葫芦炒番茄、松仁玉米豌豆炒胡萝卜、果仁菠菜拌木耳、罗宋汤、萝卜小排汤、苦瓜小排汤。

四、注意力缺陷多动障碍

1.基本概念 注意力缺陷多动障碍(attention deficit and hyperactivity disorder,以下简称 ADHD) 是儿童中最常见的神经行为障碍,在我国患病率约为 6.26%,也是影响学龄儿童最多的慢性健康问题之一。 ADHD 会对儿童、家庭和社会产生明显的影响,比如导致学习困难、成绩较差、行为问题、与家庭成员及同龄儿童关系紧张以及影响自尊。

2.主要症状 ADHD 的核心症状表现为与发育水平不符的注意缺陷,如注意集中困难,注意持续时间短暂和(或) 多动冲动。 常于儿童期发病, 但 40% ~ 70% 会持续到青春期, 30% ~ 50%持续至成年仍会表现出相应的症状。 大约 65% 的患儿会存在语言障碍、睡眠问题、遗尿症或抽动障碍等。

3.发病原因 确切病因尚未明确,目前普遍认为 ADHD 是由多种原因引起的一种综合征,可能与遗传因素、神经生物因素、轻微脑损伤、社会心理因素有关。

4.营养和膳食指导原则 近期的研究发现,营养饮食是有效调节神经和行为症状的因素之一,应将饮食结构分析和管理纳入 ADHD 的评估、规范治疗与随访中,这将有助于提升 ADHD 的治疗效果。

(1) 保证蛋白质摄入。 蛋白质是人体必需的营养素之一,可以分解成人体所需的氨基酸,与维持神经传导相关,对保持注意力、警觉性和大脑功能很重要。 建议 ADHD 患儿在起床后的 30 分钟内进食,每天要分次足量摄入符合年龄的推荐量。 蛋白质丰富的鱼虾类、豆类、牛奶、鸡蛋、牛肉都是很好的选择。

(2) 适量补充含 omega-3 多不饱和脂肪酸的食物。 ADHD 的注意力、冲动和认知症状与大脑的神经递质失衡有关,比如 5-羟色胺和多巴胺的功能低下。 omega-3 多不饱和脂肪酸对大脑发育和正常脑功能的维持起重要的作用。

omega-3 多不饱和脂肪酸的前体 α-亚麻酸可衍生出二十碳五烯酸(EPA) 和二十二碳六烯酸(DHA) 。 研究发现,omega-3 多不饱和脂肪酸浓度的增加会促进额叶皮质区域的 5-羟色胺和多巴胺的神经传递。 多项研究证实补充 omega-3 多不饱和脂肪酸可以改善 ADHD 患儿的注意力症状、学习和记忆能力。 除了服用 omega-3 多不饱和脂肪酸补充剂的选择外,可以考虑在日常膳食中注意摄入 omega-3 多不饱和脂肪酸含量丰富的食物,比如亚麻籽油、野生稻类、鸡蛋、大豆、鲑鱼和金枪鱼等。

(3) 多吃新鲜蔬菜和水果,避免由精制谷物制作的甜食和含饱和脂肪酸的食物。长期食用含深加工肉类、动物性脂肪、氢化脂肪和盐的饮食的儿童对 ADHD 更易感,而且 ADHD 患儿的谷类、肉类、豆类和蔬果的摄入明显低于正常发育的儿童。最新的研究也发现,由高精制糖和饱和脂肪酸制作的"垃圾"饮食,比如甜点、油炸食品,会增加患 ADHD 的风险,而摄入较多蔬菜水果和乳制品的健康均衡饮食是 ADHD 的保护性因素。所以,在日常饮食中,要注意调整 ADHD 患儿的饮食结构,推广健康饮食,减少高糖、高脂肪、精制和深加工食品的摄入。膨化食品、含糖或含咖啡因的饮料、洋快餐之类都要尽量避免。

(4) 限制摄入人工制品添加过多的食物。人工色素、甜味剂、香精或防腐剂含量高的食物,应避免食用。

(5) 保证铁和锌的摄入,避免含有铝和铅的食物。铁是体内重要的矿物质之一,除了参与血红蛋白和肌红蛋白的合成外,还是酪氨酸羟化酶的辅助因子,参与多巴胺和去甲肾上腺素的合成。如果体内缺铁,非但会引起贫血,还会因为影响酶的组成、脑的发育、神经传导功能的进行,从而影响感觉、运动、认知、语言、社会情绪和神经系统发育,容易出现注意力不集中、情绪多变、记忆力及学习能力下降。ADHD 患儿的饮食中要注意富含铁的食物的摄入和补充,防止铁缺乏,必要时可以考虑补充铁剂。

锌是代谢多种酶的辅助因子,可以间接影响 ADHD 中至关重要的影响因子———多巴胺的代谢。研究发现,低水平的锌与 ADHD 有显著的联系。在一项对 ADHD 儿童和正常发育儿童的营养饮食模式的研究发现,富含锌、蛋白质、其他矿物质的饮食模式,血清锌浓度,均和 ADHD 发病率呈负相关。富含锌的食物主要有生蚝、红肉类、山核桃、芝麻、谷物的胚芽、豆类、花生、乳制品等。

另外,还需注意避免含有铝和铅的食物,比如含有明矾的油条、含铅的皮蛋、爆米花等,避免使用含铅或含铝的餐具。

(6) 必要时补充维生素 D。维生素 D 和 ADHD 有潜在关联。研究发现,维生素 D 参与多巴胺能神经元的发育和成熟,而且维生素 D 缺乏导致的大脑 5 -羟色胺水平下降可能与 ADHD 发生有关。在药物治疗 ADHD 的同时给予维生素 D 补充剂,可以辅助改善 ADHD 症状。

5.食谱举例 红枣夹核桃、黑芝麻花生核桃糊、桂圆莲子红枣粥、百合莲子羹、西芹炒百合、清蒸生蚝、香煎三文鱼、清蒸黄花鱼、豆腐炒河虾、花甲炒鸡心、海带小排汤、鸭血豆腐汤、菠菜猪肝汤、蘑菇豆腐肉末羹。

五、性早熟

1.基本概念 女孩在 8 周岁以前出现青春期的第二性征发育,或者在 10 岁之前出现月经来潮;男孩在 9 周岁以前出现青春期的第二性征发育,统称为性早熟。

性早熟是儿童期常见的内分泌发育异常疾病,常发生于幼儿到学龄儿童阶段。近年来,性早熟的发病率明显上升。对我国六大城市的 18707 名中小学生的流行病学调查发现,8 岁以前女童乳房发育的有 2.91%,9 岁以前男童睾丸发育的比例是 1.74%。而近年来在上海开展的一项对 15937 名 6 ~ 12 岁儿童的横断面研究发现,性早熟的患病率高达 9.53%。性早熟的女孩比例高于男孩,约为男孩的 5 ~ 10 倍。

性早熟儿童受体内性激素的影响,身高增长过早出现加速,生长期缩短,骨骺闭合过早,最终导致成年身材反而矮小,身高低于青春期正常发育的同龄儿童。 而且过早的性征出现和生殖器官发育,与实际的心理、智力发育水平不一致,会给生活带来诸多不便。 同时也容易导致未成熟孩子出现心理障碍,比如外形上的差异导致不合群、自卑、紧张、抑郁等情绪,以及早恋、性行为过早等现象,影响孩子的身心健康。 另外,性早熟可能还会和成年期的激素相关癌症、代谢综合征和心血管系统的发生风险相关。

2.主要症状 一般来说,女孩表现为在 8 岁以前出现乳房发育,有硬结、肿痛;逐步出现乳晕、乳头增大、隆起、着色,然后出现阴毛腋毛,阴道分泌物增多;或者在 10 岁之前出现月经来潮。 男孩在 9 岁以前出现睾丸增大、阴囊颜色改变增大,继之阴茎增长、增粗,出现胡须和阴毛,然后进一步出现喉结及变声等。

3.发病原因 临床上把性早熟分为中枢性性早熟、不完全性性早熟、外周性性早熟三类。女孩性早熟的 80% ~ 90%是属于中枢性性早熟中的特发性性早熟,由下丘脑对性激素的负反馈的敏感性下降,促使性腺素释放激素过早、增加分泌引起。 这类性早熟的发育过程和真正的青春期一样,不仅表现为内、外生殖系统的成熟,而且伴有生长的突增、骨龄的成熟。

性早熟的病因复杂,目前认为除了与遗传、中枢神经系统疾病等相关外,同时也存在由生活水平提高后的饮食营养问题、环境污染、外界压力等多种外在因素综合作用导致,即下丘脑-垂体-性腺轴之间的负反馈机制提前解除,下丘脑分泌促性腺激素释放激素,从而促使性腺发育。

国内多项研究发现,特发性性早熟目前与多项风险因素有关,比如肥胖、饮食因素(滋补保健品,含激素类食品,含糖饮料,零食及高热量油炸食品,含防腐剂色素食品等) 、接触环境内的分泌干扰物质、学业压力及家庭情感环境不良、开灯睡觉、睡眠时长不足、运动不足、过早接触性信息、成人洗护及化妆用品、母亲初潮时间等。

4.营养和膳食指导原则 如前所述,营养和饮食中有较多因素与儿童性早熟之间存在密切的关系。 从婴幼儿时期到学龄期阶段,重视营养和膳食的指导与管理,培养儿童良好的饮食习惯,规避性早熟的风险因素,对预防和控制儿童性早熟有重要的意义。

(1) 注重富含膳食纤维的食物摄入。 目前发现膳食纤维可能是减少性早熟风险的保护因素。 膳食纤维可以抑制雌激素结合物的解离,并增加粪便雌激素排泄,从而影响人体内雌激素水平,起到影响青春期启动的作用。 研究发现,摄入富含膳食纤维食物较多的女童,青春期较晚发育,月经初潮年龄较晚。 丰富的膳食纤维存在于蔬菜、水果以及谷类食物中。 所以要鼓励儿童不挑食不偏食,膳食均衡,每天摄入适量的蔬果和谷类食物。

(2) 避免高糖、高脂、高热量及含有高添加剂的食品。 比如蛋糕饼干等甜点,糖果,碳酸饮料,含糖量高的鲜榨果汁,冰激凌,炸薯条、炸鸡翅、炸鸡腿、炸鸡排等油炸食品,薯片等膨化食品,都应尽量避免。

(3) 避免营养滋补品,比如含有激素类或激素样作用成分的滋补品:蜂王浆、花粉、人参、鸡胚、小公鸡、蚕蛹、胎盘、雪蛤、牛初乳、蛋白粉、三七、虫草等;号称增高或健脑益智的儿童补品等。

(4) 避免含激素类食品,比如用含雌激素和用促生长激素饲料喂养的鸡鸭等。

(5) 饮食营养均衡,避免过多地摄入肉类等动物性食品。 有研究发现,儿童的饮食中摄入肉类食品较多可能和性早熟相关。婴幼儿期到学龄期是生长发育的高峰期,在保证充分营养素摄入的同时也须注重均衡膳食,避免儿童偏食肉类、挑食蔬菜引起肥胖以及性早熟问题。

(6) 避免使用含有环境内分泌干扰物的食品包装材料和餐具。邻苯二甲酸酯类(PAEs)和双酚 A(BPA) 等物质有类似雌激素样作用,可以作用于雌激素受体,激发雌激素效应,引起性早熟。所以要避免使用含有此类成分的食品包装材料和餐具。

5.食谱举例 绿豆百合莲子汤、薏仁芡实山药粥、荷叶茯苓粥、麦冬莲子粥、苦瓜芡实羹、凉拌莴笋、丝瓜炒蛋、香菇丝瓜汤、番茄冬瓜汤、苦瓜肋排汤、冬瓜薏仁莲子肋排汤。

第三节 特殊教育学校的膳食原则

一、特殊教育学校简介

特殊儿童也是祖国的花朵、未来和希望。特殊教育旨在最大限度地满足特殊儿童的教育需要,发挥他们的潜能,使他们能获得知识和技能,完善人格,增强社会适应能力和生活能力,融入社会,成为对社会有用的人才。

发展特殊教育,不仅要全面普及涵盖学前教育、义务教育、高中阶段教育、高等教育和继续教育的终身教育体系;而且要发展融合教育,培养残障学生融入社会和终身发展的能力,完善投入保障机制,给孩子更多的关爱。

目前特殊教育的对象已经从早先的盲聋,扩大到目前的盲聋智障、孤独症、多重残疾,以及重度肢体残疾等。婴幼儿时期是儿童神经系统发展的重要阶段,年龄越小,可塑性越大,早期教育可以起到及早地保护听障和视障儿童的听力与视力,发展儿童的智力和语言交流能力的作用,有利于儿童缺陷的补偿,以帮助他们在成年期最大限度地发挥潜力,从而获得身心发展,融入社会。而健康营养的饮食是保证孩子生长发育的基本保障和先决条件。保障特殊儿童营养合理的膳食,根据儿童的情况给予特殊的支持和投入是实现特殊教育高质量发展的基础。

二、特殊教育学校儿童的营养和膳食指导原则

1.听障及视障儿童的营养和膳食指导原则

(1) 良好饮食习惯的培养:调查发现,有不少特殊教育学校的盲聋儿童在入学时存在不良饮食习惯、生活自理能力差、对外界环境不适应等问题,比如不会自己吃饭、挑食偏食、大量吃糖,或者暴饮暴食、不讲卫生等。究其原因,儿童自身的听障或是视障等特殊情况导致了其社会交往的障碍和限制,加上家庭的过度保护和溺爱造成了不良的生活习惯,而且没有锻炼生活自理能力的机会。家校联合,培养科学合理的良好饮食习惯,可以促进儿童身心健康,有效预防疾病,使儿童更好地投入康复治疗和训练中。

(2) 听障儿童的营养和膳食指导原则

1) 补充富含矿物质铁、锌、镁以及维生素的食物。近年的研究发现,血清铁、锌、镁水平降低,自由基损伤内耳毛细胞,与听障密切相关,是感音神经性耳聋的原因之一。

缺铁会引起内耳毛细胞坏死,损伤耳蜗结构与功能,导致感音神经性耳聋。故在听障儿童的日常饮食中,要注意含铁食物的摄入,有铁缺乏的孩子需要及时补铁。富含铁的食物有

黑木耳、紫菜、菠菜、鸭血、猪肝、鸡肝、鸡蛋、牛肉、猪肉、黑芝麻、花生等。可以参考的菜谱有红枣黑木耳粥、花生红枣汤、菠菜炒猪肝、黄瓜炒鸡肝、鸭血豆腐羹、黑木耳鸡汤等。

缺锌同样会影响耳蜗的有氧代谢,引起耳蜗细胞变性,影响耳蜗的诱发电位与耳蜗神经元传导功能失调,导致感音性耳聋。听障儿童的日常饮食中需要注重富含锌的食物的补充,比如生蚝、红肉类、鱼类、山核桃、芝麻、谷物的胚芽、豆类、花生、乳制品等。

微量元素镁的缺乏也会引起耳蜗细胞损伤,于膳食中获得镁对减少听力下降有帮助。紫菜的含镁量最高,100g 紫菜中含镁 460mg。绿叶蔬菜、坚果、杂粮等也是含镁丰富的食物,比如苋菜、苔菜、松子、榛子、山核桃、芝麻、葵花籽、杏仁、大麦、黑米、荞麦、麸皮、蘑菇、木耳、香菇,儿童可多食用。

除了矿物质外,研究发现,丰富维生素和抗氧化膳食有益于听力健康,而维生素 A、维生素 B、维生素 C、维生素 D、维生素 E 的缺乏和耳聋均有关,提示了听障儿童的饮食结构中要注重含有维生素和矿物质的蔬菜水果供给。

2) 避免高脂、高碳水化合物、低蛋白的饮食。研究发现,高饱和脂肪酸、高碳水化合物、低蛋白的饮食和听力下降相关;而饮食中含有较多的长链多不饱和脂肪酸和较好的听力状态有关。在已经存在听障的儿童的饮食中,需要家校结合,引入健康饮食的理念,避免高脂高糖食物,保证蛋白质和适当的长链多不饱和脂肪酸的摄入。

(3) 视障儿童的营养和膳食指导原则:充足以及合理的膳食模式和营养素摄入对视网膜、视觉上皮细胞的发育很重要。最新的研究发现,视力不良的危险因素包括饮食中摄入较多的猪肉、牛肉、油炸食品和含糖饮料,以及摄入较少的红薯、豆腐、胡萝卜、菠菜、虾、蟹、软体动物等。在考虑视障儿童的饮食结构时,需结合以下内容合理安排膳食。

1) 富含维生素、矿物质及多不饱和脂肪酸的食物,这些食物对保持眼睛的健康有很大帮助。比如,维生素 A、类胡萝卜素、花青素、维生素 B_1 、维生素 C、维生素 E、钙、锌、铜、硒和 omega-3 多不饱和脂肪酸都是对眼睛健康有益的营养元素。

类胡萝卜素和维生素 A 含量丰富的食物有深红色、黄色、绿色蔬菜,比如甘蓝、菠菜、胡萝卜、西兰花、菠菜、番茄,南瓜和西葫芦等;以及柑橘类水果、牛奶、鸡蛋、动物肝脏、虾、蟹、生蚝以及藻类食物。富含花青素的食物包括深红、紫色、黑色的蔬菜水果。维生素 B_1 丰富的食物包括有粮谷类、豆类、动物内脏、坚果等。维生素 C 则存在于各种新鲜的蔬菜水果中。维生素 E 含量较高的食物有植物油、麦胚和坚果。

奶制品、豆类及豆制品、芝麻、虾皮、海带等是含钙量较高的食物。微量元素锌、铜、硒存在于贝类、海鱼、蛋黄、动物内脏、坚果、豆类中。鱼油、三文鱼、亚麻籽、鳄梨和核桃则含有丰富的 omega-3 多不饱和脂肪酸。此外,蓝莓富含维生素 A、维生素 C、维生素 E、花青素等抗氧化剂,也是对眼睛最为有利的食物之一。

2) 避免高脂食物、油炸食品、甜食及含糖饮料,过多食用这类食物是导致视力不良的危险因素之一。

2.智力障碍儿童的营养和膳食指导原则

(1) 防止营养不良和超重肥胖问题。在一项对北京市的 11 所特殊教育学校的营养调查中发现,在智力落后的学生中,偏瘦的为 48%,偏胖和肥胖的占将近 30%,身体质量指数正常的只有 22%。营养不良不仅会引起生长迟缓,免疫力低下,还会影响智能潜力的发掘,使落后的智力因为营养低下而更严重。而肥胖也会导致一系列身体、心理和行为问题,对智力落后儿童的发展不利。偏瘦与智力低下儿童的脑损伤、残疾和健康问题相关,而肥胖则与智力低下儿童自控力较差、多食、运动协调能力差、少运动有关。

美国智力与发展障碍协会在对智力障碍的定义中强调了"功能""支持""生活质量"的方向,而营养和健康状况直接关系到智障儿童的生活质量以及教育训练效果。在特殊教育学校的智障儿童的营养管理中,要注重营养不良和超重肥胖的问题,纠正不合理的饮食习惯。

(2) 采用多样化的方法进行包含合理营养知识的健康教育。除了在学校里的膳食干预外,在智力障碍儿童中普及基本的营养知识,帮助他们改变不良的饮食习惯和膳食结构,也是改善智力障碍儿童营养状况的措施之一。由于认知程度的局限性,他们对于新知识的接受能力与正常同龄儿童相比是低下的,除了采用循序渐进以及反复多次健康教育的方法外,需要设计多种方法,以不同形式开展活动,帮助其理解和接受营养知识,比如观看仿真平衡膳食宝塔模型、食物模型、发放宣传资料等。

另外,考虑到日常的饮食行为主要发生于家庭中,在对智力障碍儿童进行营养和膳食干预时,取得家长的支持和投入也很重要。应对家长普及营养健康教育,帮助家庭搭建合理科学的饮食结构,引导孩子改变不良的饮食习惯,从而利用家校合作的机制全方位地干预儿童的营养状况,预防营养性疾病,促进健康,提高生活质量。

3.孤独症儿童的营养和膳食指导原则

(1) 孤独症儿童的饮食行为问题:孤独症是一种脑发育功能障碍性疾病,社会交流沟通和交往互动障碍是其最常见的问题。同时,孤独症的孩子也经常会有异常的行为方式和兴趣活动,比如出现重复刻板的行为和狭隘的兴趣。另外,感知觉的异常是基本特征之一。

孤独症儿童常见有饮食行为问题,很多孩子有严重的偏食、挑食行为,不愿尝试新的食物,拒绝在餐桌上吃饭等,这常与其感知觉过度敏感或过度迟钝以及刻板行为有关。一项对上海的孤独症儿童饮食问题的研究发现,51%的孩子有挑食的问题,其他问题包括进餐时容易分心(35%),进餐时要看电视或玩玩具(26%),不愿在餐桌进食(19%),以及不吃蔬菜,不吃肉,不吃水果,食物种类小于 5 种。

(2) 孤独症儿童常见营养问题:孤独症儿童的饮食行为问题直接影响了其生长发育和营养状况。上文所述的研究结果显示,孤独症儿童体重过重和肥胖的比例为 22.8%。近年来多项研究发现,与正常儿童相比,孤独症儿童营养素摄入不足,导致体内铁、钙、锌、维生素 A、维生素 D、维生素 B_6、维生素 C、维生素 B_9 以及多不饱和脂肪酸水平偏低。

(3) 孤独症儿童饮食行为干预:对于存在饮食行为问题的孤独症儿童,应采取积极干预的措施,鼓励摄入合理均衡的膳食,减少体格发育问题和营养素缺乏的风险。采取家校联合的策略,开展父母课堂,给予家庭指导,提倡学校和家庭照顾者双管齐下,进行孤独症儿童的饮食行为干预。

可以使用的干预原则有:建立规律饮食习惯;限制进食频率;不吃零食;设置合适的就餐桌椅;给予愉悦的进餐环境;减少分散注意力的行为,比如看电视,玩玩具;将进食时间限制在半小时内;奖励积极的进餐行为;忽略消极的进餐行为;带动孩子参与餐食准备和制作;鼓励自主进食;增加食物种类时循序渐进,每次 1 种,从少量开始尝试,可以先把食物熬成汤,后至糊状、小丁、小块、正常大小,混合在喜欢的食物中;增加新食物在餐桌上出现的频率;进食新食物后给予鼓励和适当的奖励以强化。

(4) 孤独症儿童的食物选择:针对孤独症儿童中存在矿物质、维生素,以及多不饱和脂肪酸水平偏低的现象,在食物选择时,需要适当地侧重补充富含这些营养素的食材。同时,保证摄入营养的价值较高而且容易消化吸收,如蛋类、牛奶、家禽肉类食物,就是很好的选择。菜肴的烹饪要考虑色香味俱全,低盐低糖,避免刺激性的调味品。

幼儿和学龄前阶段是儿童时期中身心发展极为迅速的时期。虽然体格生长速度相对婴儿期有所放缓,但动作、语言、思维、社会交往能力迅速提高,活动范围渐渐增大。在这一期间,幼儿接触到外界环境的频率和范围增大,同时还会接触更多的人,感染病原体的机会也随之增多;加上自身的免疫系统尚未发育成熟,容易感染各种疾病。处于生长发育期的孩子本来就需要丰富的营养,在生病时机体更需要足够的营养与疾病对抗,但通常疾病期孩子的食欲都会受影响,吃不下饭,影响营养素的摄入。另外,不同疾病对饮食有不同的要求,有各自适合和禁忌的食物。合理的营养和营养管理知识能保证在孩子生病的时候不仅营养摄入充足,还能起到缓解疾病、帮助恢复的作用。

(孙永静)

第七章 婴幼儿营养状况调查评价与膳食指导

近年来,随着我国经济的飞速发展,人民生活水平不断得到提高。在物质生活日益丰富的当下,我国居民的膳食结构和饮食习惯也在逐渐发生改变:肉类、奶制品等动物性食物的消费量不断上升,谷类食物的消费量却呈下降趋势。膳食结构日渐由低热量、低脂肪、低蛋白和高碳水化合物的传统膳食结构转向高能量、高脂肪、高蛋白和低碳水化合物的方向。与此同时,无论是成人,还是儿童、青少年,生活中的不良饮食习惯都日益增多,普遍存在着偏食、挑食、缺食、厌食等现象。

婴幼儿时期是个体生长发育的关键时期,也是养成良好饮食习惯的重要阶段。因此,引导婴幼儿树立科学的饮食观和健康观,减少或纠正不良的饮食行为,有利于其从小建立平衡膳食、合理营养的理念,形成良好的饮食习惯,健康成长,受益终身。本章将从婴幼儿营养现状、饮食行为原则、饮食习惯教育指导、家长在婴幼儿喂养中的误区与对策、机构予以指导这五个方面进行阐述。

第一节 婴幼儿营养现状

营养(nutrition),从字义上讲,“营”是“谋求”,“养”是“养生”,“营养”就是“谋求养生”,即指人类从外界摄取维持生长发育等生命活动所需要的养料并加以利用的过程。因此,可将“营养”看作一种“作用”“行为”“生物学过程”。妇女与儿童的营养状况是衡量一个国家经济发展水平和社会文明程度的重要指标,儿童营养问题更是世界范围内的重大公共卫生问题。婴幼儿处于旺盛的生长发育阶段,为了满足自身的生长发育需要,必须不断从外界摄取足够的热能和各种营养素。否则,营养不良等问题会降低儿童对疾病的抵抗力,影响其体格乃至智力发育,长期来看,还可能会增加其成年后某些慢性病的潜在发病风险。因此,提高儿童的营养水平将为其整个生命周期的身心健康奠定良好基础,提高生存质量,进而在代际之间形成良性循环。

在了解中国乃至全球儿童的营养现状前,我们不妨了解几个概念。

表 7-1 营养的相关概念

营养不良三重负担	营养不足	儿童摄入的食物或吸收的营养素不足,无法满足其生长需要。
	隐性饥饿	儿童没有获得足够的生长所必需的维生素和矿物质。
	肥胖	最严重的超重形式。
食物体系		涉及食物生产、加工、分配、准备、消费的所有要素和活动。
食物环境		影响儿童和家庭饮食方式的混合因素,包括食品的可获得性、可及性、可负担性和偏好。
食品荒漠		很少或根本没有机会选择健康食品的地区或社区。

（续表）

食品沼泽	可选择的快餐和垃圾食品远远多于健康食物的地区或社区。
健康成长	不出现生长迟缓、消瘦、超重的状况。
营养银行	儿童期获得充足营养素,于生活后期保持良好营养状况的生命现象,是保持健康水平的生态学内结构平衡。

一、中国儿童发展纲要(2011—2020 年) 中国婴幼儿营养现状

2021 年,国家统计局根据《中国儿童发展纲要(2011—2020 年)》监测指标数据和相关资料,对《中国儿童发展纲要(2011—2020 年)》在健康、教育、福利、环境和法律保护等五个领域的实施情况进行了终期统计监测。在儿童健康状况方面,结果显示:儿童健康状况持续改善。

具体来说,儿童生长发育持续改善。自该纲要实施以来,扎实推进儿童营养改善行动,更加注重婴幼儿科学喂养,儿童尤其是贫困地区儿童营养状况持续改善。2020 年,全国儿童低出生体重发生率为 3.25%,实现"低于 4%"的目标。5 岁以下儿童贫血患病率、生长迟缓率和低体重率分别为 4.51%、0.99%和 1.19%,分别比 2010 年下降 0.87 个、0.13 个和 0.36 个百分点,均实现"低于 12%""低于 7%""低于 5%"的目标。

另外,在母乳喂养方面,2017 年的统计监测已显示,0～6 个月婴儿纯母乳喂养率达 75.4%,远超《中国儿童发展纲要(2011—2020 年)》中 50% 的目标。在医疗保健方面,2016 年的监测表明中央财政安排资金用于加强儿童医院或综合医院儿科建设,儿童医疗卫生服务体系日益完善,为儿童健康成长提供了有力保障。终期监测同样显示:《中国儿童发展纲要(2011—2020 年)》实施以来,儿童医疗保健服务能力全面提升。

1.政策与法规　继《九十年代中国儿童发展规划纲要》和《中国儿童发展纲要(2001—2010 年)》之后,国务院于 2011 年颁布了《中国儿童发展纲要(2011—2020 年)》,于 2021 年颁布了《中国儿童发展纲要(2021—2030 年)》,以维护儿童权益,促进儿童全面发展。

《中国妇幼健康事业发展报告(2019)》中指出,为改善儿童营养状况,我国实施改善婴幼儿喂养状况、改善贫困地区儿童营养状况、加强儿童肥胖监测、预防并不断完善儿童食品安全标准等策略,主要有以下举措。

(1) 大力提倡母乳喂养。目前,全社会都在提倡、促进和支持母乳喂养,加强母乳喂养宣传。数据显示,我国 0～6 个月婴儿纯母乳喂养率逐年增加,已由 2014 年的 73. 9% 上升至 2017 年的 75.4%。同时,国家为加强婴幼儿科学喂养指导,强化医疗保健人员和儿童养护人员的婴幼儿科学喂养相关知识与技能,创新全国 7036 家爱婴医院的管理,促进医疗机构开展母婴同室和科学母乳喂养指导。此外,在国家 10 部门对公共场所和用人单位母婴设施建设的加快推进下,2018 年底,在应配置母婴设施的公共场所中,母婴设施配置率达到 80% 以上。

(2) 实施营养改善项目。贫困地区儿童营养改善项目于 2012 年启动实施,目的是加强对家长科学喂养的指导和健康教育,截至 2018 年底,已覆盖 715 个国家级贫困县,受益儿童累计 722 万。该项目每天免费将 1 包辅食营养补充品提供给国家集中连片特殊困难地区的 6～24 月龄的婴幼儿,监测地区 2017 年 6～24 个月婴幼儿的平均贫血率和生长迟缓率与

2012 年相比,分别下降了 46.5%和 36.6%,有效改善了贫困地区儿童的营养状况。

(3) 实施综合干预项目。 实施儿童营养综合干预项目,研究开发儿童肥胖预防和干预适宜技术。 引导儿童科学均衡饮食,强化个性化营养指导,开展儿童生长发育监测和评价,加强体育锻炼,预防和减少儿童肥胖的发生。

(4) 完善国家标准。 国家高度重视儿童食品安全,制定并发布了《 食品安全国家标准婴儿配方食品》《 食品安全国家标准较大婴儿配方食品》《 食品安全国家标准特殊医学用途婴儿配方食品通则》《 食品安全国家标准婴幼儿罐装辅助食辅食营养补充品》 等。 在《 食品安全国家标准营养强化剂使用标准》《 预包装食品营养标签通则》 等基础性标准中,充分考虑儿童等特殊人群的生长发育、食品安全与营养特点,全力保障婴幼儿的食品安全。

2.机遇与挑战 中国作为世界上最大的发展中国家,有着世界上最大的妇女儿童群体,全面保障妇幼健康还面临着发展不平衡、服务不充分等诸多挑战,特别在儿童营养方面,全球化及工业化虽然让食品的种类日益丰富、食品的获得更加便利,甚至使食品的保质期限更长;但这也意味着在现代膳食取代传统膳食的过程中,能量密度较大,含有精制淀粉、不健康脂肪、游离糖和盐等特点的“ 垃圾食品” 的可获得性增大,更多的儿童处于这样的食品沼泽,甚至是食品荒漠之中。如若婴幼儿只能从这些食品中摄入较差的蛋白质、膳食纤维以及必需维生素和矿物质,其营养状况势必不容乐观。 在食品销售领域,过度包装带来的环境污染问题也引发了对于食品安全问题的担忧,塑料消费的不断增长和塑料的持久性特点导致人类接触微塑料(环境中粒径小于 5mm 的塑料纤维、颗粒或薄膜) 的机会越来越多。 目前,海洋生物、食盐调味料和塑料制品中均检出了微塑料。 据估算,中国人通过食盐摄入的微塑料量为 1000 个粒子/ (人·年) 。

我国幅员辽阔,随着经济的高速发展,人们的生活水平也日益提高,一些传统的婴幼儿营养性疾病,如营养不良、佝偻病的发生率逐渐呈下降趋势,但超重/ 肥胖问题却有上升趋势,婴幼儿缺铁性贫血也逐渐成为主要的营养性疾病。 以上海市为例,研究发现,上海 3 ~ 6 岁城市低保儿童存在营养不足和营养过剩的双重营养问题,虽然营养不足的问题得到逐步改善,但较之营养不良问题,营养过剩的状况更加严重。 在上海市低保儿童与非低保儿童之中,低保儿童的整体营养状况比非低保儿童差,究其原因,低保儿童及其家长缺乏营养知识、不合理的儿童膳食结构、不良饮食习惯(如,挑食、不吃早餐、爱吃零食等) 、进食时长过长、看电子设备时间长、运动量有限等均可带来影响。

因此,面对上述种种挑战,改善儿童营养状况仍要继续采取综合措施,可进一步从国家的营养干预政策、宣传、社会的支持系统、幼儿园给予营养教育与干预、家长的主观能动性等方面着手,着眼于全球化、工业化与现代化的时代背景,确保儿童的食品安全,让儿童营养的相关问题转“ 挑战” 为“ 机遇” 。

二、全球婴幼儿营养现状

三十多年前,世界各国领导人为全世界儿童做出了历史性承诺———通过了联合国《 儿童权利公约》 这一国际公约。 自 1990 年以来,儿童的营养不良率几乎减半,但仍有数百万儿童的童年生活面临着巨大的挑战。 全球儿童正面临这样一个问题:为什么许多儿童几乎没法吃到他们需要的食物,而越来越多的儿童却摄入太多他们根本不需要的食物?

1.儿童营养不良人口数量庞大　全球仍有数以亿计的儿童营养不良。 在许多国家,甚至在家庭环境内,营养不足、隐性饥饿和超重的“营养不良三负担”可能是同时存在的。这些负担威胁着儿童的生存、成长与发展,并且据预期,这些负担只会越来越严重,许多国家也因此面临儿童生长迟缓、微量营养素缺乏以及肥胖问题高发的三重挑战。现实是,包括非洲在内的全球范围内,超重与肥胖问题愈演愈烈,没有任何一个国家在过去 20 年中能够遏制儿童超重与肥胖的增长趋势。中国儿童的肥胖率也呈增长趋势,七至十八岁的儿童中有五分之一患有超重或肥胖。除非洲外,世界其他地区生长迟缓儿童的数量正在减少。与普遍看法不同的是,世界上大多数消瘦的儿童都生活在亚洲,并且不是生活在存在紧急情况的环境中。整体看来,至少半数五岁以下儿童正在遭受着“隐性饥饿”,每三名儿童中就有一名儿童的健康成长因营养不良而受到阻碍。

2.全球化及现代化极大地改变了儿童的生活习惯 过去数十年内,贸易全球化让更多的人更加紧密地联结在了一起,人们从农村地区迁移到了人口密度更大的城市中。如今,超过半数的全球人口都生活在城市中。气候变化对人类的生活方式产生了巨大影响,也给人类对自然资源的利用方式造成了越来越大的压力……这些都在改变着我们的饮食之道:世界各地的人们在获取更多种类的高质量食品的同时,也让垃圾食品和快餐遍地开花,针对儿童的食品营销更是铺天盖地。人们开始转而投向现代膳食的怀抱、抛弃过往相对更加健康的膳食,而现代膳食通常是饱和脂肪酸、糖类和钠含量高的加工食品,这类食品中的必需营养素和膳食纤维的含量很低。在生活习惯上,人们吃的过度加工食品越来越多,运动量却越来越少。据预计,到 2050 年,全球 70%的青少年将居住在城市中,而城市居民的超重和肥胖的患病率往往较高,糖尿病、高血压和心血管疾病的发病率也较高,居住在城市中的青少年将更多地接触到不健康食物的营销,面临前所未有的罹患膳食相关疾病的风险。

我国曾有相关研究表明,学前儿童营养素摄入和低收入家庭母亲的收入水平之间的关系为明显正相关。如今女性劳动力占全球正式劳动力的 40%,但整体而言,绝大部分孩子的喂养及照料工作依然由身为母亲的女性负责,但是母亲能够从家庭、雇主或社会处所得到的支持仍有待加强。因此,许多女性在妥善喂养孩子和获得稳定收入之间不得不进行抉择,这也影响了她们对下一代生活习惯的培养。

3.极端气候事件对食物体系形成冲击 近年来,洪水等极端气候事件出现的次数日益增多,儿童最容易受到水媒疾病的影响。在一些地区,人们的食物主要依赖如玉米等单一作物,极端气候事件一旦给食物生产带来冲击,整体食物供应都会受到波及,随着时间的推移,会使许多家庭受到影响,儿童尤甚。

第二节 饮食行为原则

婴幼儿及学龄前时期是儿童生长发育的关键时期,此时的营养状态对培养儿童的良好体格、智力及健康的心理具有重要作用。“原则”指经过长期经验总结所得出的合理化的现象,饮食行为原则是指当进行饮食时应该遵守而不应违反的行为准则。婴幼儿时期是形成和培养饮食行为原则的关键时期,幼儿园和家庭需要为儿童提供合理准确的饮食行为原则,才能为后续形成良好的饮食行为提供坚实的基础。

一、饮食行为总则

儿童饮食行为总则是根据婴幼儿自身机体特点总结得出的,即应坚持“六个提倡”和

“四不”原则。“六个提倡”原则具体为:提倡保证丰富多样的营养物质,提倡平衡饮食、荤素搭配、粗细有致,提倡规律健康地进食,提倡注意卫生及食物质量,提倡三因制宜,提倡动静结合。“四不”原则则是由不嗜甜食及零食,不挑食,不贪食,不乱服保健品组成。

二、“六个提倡”原则

1.提倡保证丰富多样的营养物质 营养是指机体从食物及外界获得并加以利用的,以维持和支撑生命活动的整个过程的物质。幼儿处在生长发育的关键时期,产能营养素的供给不足会导致营养不良、生长发育迟缓等现象,足够的营养摄取是保证幼儿生长发育良好的重要因素。研究表明,早期的营养补给对于儿童的智力发展有着决定性作用;特别是在出生前 3 个月至出生后 6 个月,营养不良将会影响大脑的正常发育,甚至对后期的学习及生活能力发展也会造成较大影响。充足的营养有利于对脑中神经递质组织的提取,能够促进脑发育,为幼儿的生长发育提供物质基础。碳水化合物、蛋白质、脂类等产能营养素,以及矿物质及维生素等为生长发育所必需的成分,对幼儿的生长发育有着至关重要的作用。

(1) 产能营养素:碳水化合物、蛋白质、脂类均是重要的产能营养素,能够为机体提供维持生命活动的基本热量。婴幼儿时期由于生长迅速,对能量供给的要求较高,同时因婴幼儿胃肠功能尚未发育成熟,对营养物质存在吸收利用率不高的问题,所以为婴幼儿提供足够的产能营养素是饮食原则中最关键的部分。

(2) 非产能营养素:非产能营养素有常见的维生素及微量元素等。它们作为维持人体生命活动和健康必需的一类有机物质,虽然在人体内含量极低,但对机体的新陈代谢、生长发育、健康等起着极其重要的作用。通过食物的供给补充,能够为机体的生命活动提供基本的非产能营养素。

(3) 食物品种的丰富性:儿童胃壁较薄,分泌的盐酸及各种酶均较成人更少,因而消化能力较弱,对营养素的消化吸收较差;同时儿童的基础代谢率较成人更高,但随着年龄增长逐渐减少;儿童活动所需的能量还随着年龄增长而增加。由以上内容总结可知,婴幼儿处在生长发育阶段,新陈代谢旺盛,对营养的需求量较大,但胃肠功能较弱,影响着其对营养物质的消化吸收,所以需要为婴幼儿提供足够的营养物质,保证食物品种的多样性。其中,对于 2 周岁内的婴幼儿,应仍以母乳为最重要的营养来源,但对于大于 6 月龄小于 2 周岁的婴幼儿,必须引入其他营养丰富的辅食。而对于大于 2 周岁的幼儿,应以提供碳水化合物的谷类为主,谷类包括大米、小麦面粉、杂粮等,这样才能够提供稳定的能量供给。

(4) 食物形式的多样性:婴幼儿及学龄前儿童的神经系统、视觉系统处在快速生长发育的阶段,对周边的各种事物充满着好奇心,同时对于周围环境色彩的感知特别敏感。在 6 个月至 1 岁这一阶段,是嗅觉、味觉发展最灵敏的时期,这一时期也为后期发展锻炼嗅觉、味觉提供着有力的准备。婴幼儿添加辅食、接触固体食物是从 6 个月开始的,在为其添加辅食的时候,需要等他们接受了一种食物之后再添加另外一种食物,在婴幼儿时期接触的口味、气味、质地不同的食物越多,对他们将来接受不同食物的帮助更大。所以,为婴幼儿及学龄前儿童准备食物时,应尽可能保证色香味俱全,丰富食物的品种及色彩等,使食物更加具有吸引力,从而提高婴幼儿的食欲,减少偏食、挑食等不良饮食习惯。

人类的食物是多种多样的,任何一种天然食物都不能含有人类生命活动所必需的全部营养素,所以儿童在生长发育的过程中需要摄入广泛的食物, 才能满足对多种营养素的需求。

2.提倡平衡膳食、荤素搭配、粗细有致 婴幼儿及学龄前儿童处在生长发育的关键时期,提供充足的能量及营养支持是饮食行为原则的核心。但婴幼儿的消化系统尚未发育成熟,当过多的高脂、高蛋白、高热量食物为其提供的热量超过自身机体所能消化吸收的水平时,就容易造成肥胖、性早熟的问题。所以,在进行膳食准备时应遵循膳食平衡的原则,更加重视荤素均衡、粗细有致,在减少高脂肪、高热量、高胆固醇食物摄入的同时,增加绿色蔬菜和新鲜水果的摄入,帮助婴幼儿获得更高的健康营养价值,提高膳食水平,满足其所需要的营养种类、数量以及相应的比例。

一项就幼儿园一周的膳食调整对儿童身高、体重的影响的研究显示,平衡膳食对于学龄前阶段儿童的身体素质具有更显著的促进作用。学龄前儿童在饮食结构上基本完成了从乳及乳制品转向以谷物为主的过渡。在针对我国婴幼儿的平衡膳食推荐中,倡导在为学龄前儿童选择主食时,应适量搭配品类丰富的谷物,同时在食用时注重粗粮的摄入,粗细结合,构建合理的膳食搭配,如在以大米为主食的时候可以选择搭配加入其他谷类或者豆类食物,如玉米、绿豆、红豆等。在每日进食中建议安排一定量的牛奶和相应的乳制品,动物性蛋白质、豆类及其制品的总量最好不少于当日获取的蛋白质总量的 1/2,同时在膳食准备时应将各种肉类轮换食用,保证丰富多样的蛋白质摄入。

3.提倡规律健康地进食 研究报告显示,大部分婴幼儿的饮食习惯中,都存在饮食不规律的问题,其中包括用餐时间及用餐次数的不规律。婴幼儿时期,由于在家中喂养,部分家长对孩子每天的饮食次数没有明确安排,随意性很大,只要孩子想吃就给他们喂食,而不是按照固定的一日三餐及两顿点心进行合理饮食。在该环境下,婴幼儿通常会养成不良的饮食习惯。这一时期婴幼儿的饮食安排应大致由一日三餐两点组成,每次每餐应定时、定点、定量,食物供给可以根据多样性原则经常更换,同时兼顾各种营养素的比例,将食物合理分配入五次进餐中。按时按规律地进餐有助于婴幼儿形成良好的人体生物钟,有助于构建和维持儿童消化系统的稳定,养成健康规律的饮食习惯。

如奶制品营养成分齐全,是优质蛋白质和钙的最佳来源,坚持每日饮奶对于生长发育迅速的婴幼儿是至关重要的。我们可以培养婴幼儿养成每日饮奶的习惯,使其成为生活中的一个必要部分。同理,也可培养儿童养成多吃新鲜蔬菜和水果的好习惯。

4.提倡注意卫生及食物质量 饮食卫生问题是全球性问题,保证饮食卫生是幼儿进行饮食行为的最基本原则。儿童活泼爱玩闹,通过双手接触的物体较多,在饭前饭后、游戏活动或者大小便之后洗手有助于减少细菌、病毒等有害物质的残留,从而避免病从口入。

从家长与园方的角度来看,应保证食物来源的可靠性和稳定性,尽可能为儿童提供健康、绿色、新鲜的食材。水果蔬菜上可能残留着一些农药、重金属等,所以在食用前应充分浸泡冲洗。另外,家长及幼儿园应重视食物及商品的安全有效期,不购买过期商品食物,在购买前应认真辨识核检,在发现过期或霉变等食品时应及时处理,在不确定的情况下不应给儿童食用。

5.提倡三因制宜 三因制宜即因时、因地、因人而施以不同的方法。婴幼儿之间存在着明显的个体差异,同等月龄、年龄之间可能因为出生基础和后期喂养方式的不同,而使儿童在体重、身高、体质方面存在差异;此外,有些儿童的味觉、嗅觉较为发达,对食物天生很感兴趣,有些儿童则对食物没有足够的兴趣,无法保持对食物的持续性的关注,这也是导致儿童之间食量差异巨大的原因所在。从中医角度而言,小儿体质是在先天禀赋及后天多种影响因素基础上形成的阴阳消长的特殊状态,不仅应在临床诊治时因时、因地、因人不同予以诊治,供给食物时也应根据儿童的年龄、体质、所处地点、季节、时间等不同而区别对待,如对胃肠道不好的儿童,应尽量减少生冷食物的摄入,幼儿园等应根据季节的不同制定相应的膳食食谱;如在易发生传染病的冬春季应提供更多的热能和蛋白质,从而增强儿童的体质;如宜食用温补的冬令季节可煲萝卜汤以清热生津,顺气消食,而在炎热夏季时则可食用绿豆、冬瓜等解热解暑之品,同时也能为儿童提供必要的营养支持等,但萝卜、绿豆和冬瓜都是寒凉之品,脾虚肠胃不佳的儿童不宜多吃。

每个儿童的独特性也表现为其具有的气质特点是与生俱来的,因此应根据儿童表现出的不同特质进行相应的引导,如当教养困难的儿童出现良好的饮食行为时,要予以充分的表扬和鼓励,甚至可以给予一定的奖励,增强他们的自信心。

6.提倡动静结合 儿童在就餐时存在不专心、被动就餐等问题。儿童天性好动贪玩,喜欢边看电视边吃饭,边跑动玩耍边喂饭,这些行为不仅会影响进食的速度和质量,对其消化吸收状态也有着不利影响,还容易造成食物误入气管、腹痛等危急情况。同时,部分幼儿已经具有独立进餐的能力,但仍在被动就餐,这样的情况也很常见。这类儿童对外界有强大的依赖,或家长对儿童的关注度过高。这种情况下应要求孩子动静结合,即尽可能地吸引他们的注意力,让他们把注意力集中在饭桌上,想尽方法让他们静下来,认真进食。另外,家长应该放手让儿童真正独立自主地参与进食的过程,让他们动起来,这不仅能克服儿童的“惰性”,而且还能调动他们的“主人翁精神”,让其有更强的体验感和满足感。

三、“四不”原则

1.不嗜甜食及零食 零食是指非正餐外的额外食物摄入。随着经济的发展,人们的物质生活更加丰富,我国 2 岁及以上人群的零食消费率从 90 年代的 11.2% 上升至近期的 56.7%,我国城乡 3 ~ 17 岁儿童青少年的零食消费率和平均零食消费量均呈上升趋势,其中学龄前儿童的上升更为突出。零食能够提供的能量占每日总能量的 10%左右,产商在生产零食时为保证足够的吸引力,常常添加过量的调味剂或者采用煎炸、烧烤等方式加以处理。过多摄入或不合理的零食消费行为可能会增加肥胖和一些慢性病的发生率,所以建议儿童在零食方面优先选择水果、奶制品和坚果等能够提供足够营养素的食品作为正常膳食中的必要补充,同时少吃高糖、高脂、高盐的零食,减少含糖量高的饮料的摄入。同时,当要进食零食时,应注意食物的安全卫生。

2.不挑食 近年一项对我国 7 个区域中 22 个城市 1 ~ 3 岁儿童的饮食行为问题的调查研究显示,34.7%的儿童存在一项或者多项饮食行为问题,家庭和幼儿园对婴幼儿的管理以及婴幼儿自身因素使得挑食成为严重问题。婴幼儿挑食习惯的养成会造成某些营养素的摄入不足,无法保证均衡的膳食,从而导致儿童营养不良、免疫力降低、体质虚弱、易患病。

3.不贪食 婴幼儿因自我控制力弱,美味食物很容易吸引他们,故在进食的过程中容易出现无节制、过多摄入等问题,该行为不仅会造成婴幼儿的胃肠道压力负担增加,不利于生长发育,同时也有可能出现肥胖、影响大脑发育等问题。因高糖、高脂肪食物在进行加工制作后,在色、香、味等方面具有强烈的诱惑力,更加容易过多进食。

4.不乱服保健品 每个家长都希望孩子健康成长。但有些家长经常给自家孩子喂食过多的保健品,以期提高抵抗力,促进成长。但实际上,市场上很多保健品在不同程度上都含有激素或过量添加剂等,盲目进补易导致性早熟、生长发育异常等问题;同时有些保健品里含有一定的药物成分,摄入过多易使儿童产生抗药性,长时间的服用也易产生依赖性,反而易造成儿童免疫力下降等问题。

第三节 饮食习惯教育指导

饮食习惯,是指人们对食品和饮品的偏好,通过长时间的饮食行为逐渐养成。学龄前期是培养儿童饮食习惯的关键时期。儿童饮食行为问题不仅会降低其身体健康水平,且对儿童认知水平和行为发育会造成一定的不良影响,致使儿童生存质量下降。儿童时期的饮食行为问题如果持续,将影响成年后饮食行为习惯的养成。健康的饮食习惯是指摄取充足而均衡的营养素,并使其有利于身体吸收和利用,包括:健康食物的选择、饮食行为方式、饮食自理、文明卫生习惯等。

婴幼儿期是儿童生长发育、智力发展的重要时期。培养儿童在婴幼儿期形成良好的饮食习惯,不仅有助于促进儿童的生长发育,保障其健康发展,对于预防儿童期及成人期肥胖、营养不良等疾病均有重要的作用,而不良的饮食习惯会影响儿童的身体健康、生长发育和智力发展。

一、婴幼儿常见的不良饮食习惯

1.偏食、挑食 上文中已有论述,偏食、挑食是常见的饮食行为问题,也是婴幼儿喂养困难、营养元素缺乏的主要原因,本节中将主要介绍其纠正方法。对于婴幼儿来说,偏食主要指只喜欢吃某几种食物的不良习惯,如只喜欢吃肉,而不喜欢吃蔬菜;挑食主要指对某些食物挑剔或仅吃几种自己喜欢及习惯吃的食物,如不喜欢某种特定颜色的蔬菜水果,或者不能接受某种性状的食物,如糊状。随着儿童的成长,偏食、挑食的不良习惯若不及时纠正和引导,很容易影响儿童对营养素的获取,影响其正常的生长发育。

帮助婴幼儿纠正偏食、挑食的不良习惯,不能操之过急,如采取打、骂等过激手段,反而会引起孩子的逆反心理,达不到理想效果。纠正婴幼儿的偏食及挑食的习惯,可以采用以下几种方法。

(1) 成人的榜样作用,必要的鼓励。家长应言传身教,起到良好的榜样示范作用。父母的饮食习惯和饮食态度会在家庭的一日三餐中影响婴幼儿,最终让其在潜移默化之中形成良好的饮食习惯。家长、教师希望婴幼儿改正偏食、挑食的不良饮食习惯,自己就应该在婴幼儿面前做出表率,并及时地对婴幼儿的进步予以表扬和鼓励,必要的鼓励能帮助婴幼儿改正偏食、挑食的习惯。

(2) 少盛多添,因人而异。男孩子和女孩子的食量存在差异,即使同一年龄同一性别的孩子,食量也存在个体差异。教师在给孩子盛饭时,可以不用盛得太多太满,一次性给孩子盛过多的饭菜,容易导致孩子产生恐惧,加重孩子的心理负担,长此以往容易产生抵触心理。有的孩子对于添饭比较感兴趣,每添一次就会觉得很自豪。因此,在给孩子盛饭时,不用盛太多太满,鼓励吃完再添的行为,这样对于胃口较好的孩子不会减少食量,而对于胃口一般的孩子也不会产生畏惧,还能减少因盛太多太满而造成的食物浪费。

对于挑食、偏食的不良习惯,很难让幼儿在短时间内进行改正。 在排除食物过敏的情况下,可循序渐进地添加“ 不吃” 的食物。 例如,有些婴幼儿不喜欢吃胡萝卜,开始时可少盛点,后续再逐渐加量,让幼儿慢慢适应。 在逐步添加的过程中,家长的及时鼓励也必不可少:“ 今天学会吃胡萝卜啦,可真了不起!” 反复的鼓励可以激起孩子对食物的兴趣,减少对食物的不喜爱,最终达到接受某种食物的目的。

(3) 适当的餐前引导。 根据幼儿喜欢模仿的特点,在幼儿园中,教师可利用集体氛围和情绪感染幼儿,为孩子们树立榜样。 餐前可进行有关饮食的游戏或者儿歌活动,营造轻松愉快的就餐氛围。 教师也可采用情境带入等生动的形式介绍菜名,再形象地说说这些菜对人体的益处,激发孩子对食物的兴趣。

例如,进餐前,教师可以有意识地吸吸鼻子,并做出很陶醉的样子说:“ 哇! 今天的饭菜好香啊! 看,有番茄炒蛋,颜色很漂亮,肯定很好吃!” 教师的行为会激发孩子对于食物的兴趣,孩子也会学着教师的样子,认真品尝食物。 再比如,吃菠菜时,有的小朋友不爱吃,教师就通过提问来激励幼儿:“ 你们知道大力水手爱吃什么?” 很多小朋友马上回答是菠菜。 教师说:“ 没错,大力水手吃了菠菜后变得力大无穷,打败了比他高大许多的坏人,保护了朋友和家人的安全! 你们想不想像大力水手一样厉害?” 听了这番话,孩子可能已经心动了,教师再进一步介绍菠菜的味道鲜美、吃了后会对身体有什么帮助,孩子还没听完可能已经迫不及待想吃了。 利用婴幼儿爱模仿等心理特点,激励孩子尝试各种食物,保证均衡的饮食。

(4) 家园同步,共同促进。 单纯依靠学校或家庭的教育是远远不够的,要让两方共同参与,使得家园同步,对幼儿的饮食情况进行教育和引导,以收获预期的甚至更好的效果。 家长的习惯对幼儿的饮食习惯有着直接的影响。 学校可以通过微信公众号、微博、科普小视频等向家长说明在学校进餐时,幼儿身上普遍存在的问题,以及不良饮食习惯带来的后果,引起家长的关注和重视。 同时,教师也可经常与家长进行交流,寻找原因,共同解决问题。作为家长,要以身作则,当好榜样,与学校配合,教育和引导幼儿改正不良饮食习惯。

2.偏爱零食 零食指三餐之外摄入的除水之外的各种食物和(或) 饮料。 我国儿童及青少年的零食摄入在逐年上升,在学龄前儿童身上表现得尤为突出。“ 味道好” 是婴幼儿选择零食最常见的原因,而味道好通常意味着食品中含有较多的糖、盐等调味剂及添加剂,过度摄入易转化为脂肪。 第四次全国口腔健康流行病学调查显示,5 岁儿童乳牙龋齿的患病率已上升至 70.9%。 研究指出,经常食用甜食、饮料是儿童龋齿的危险因素。 过多地摄入零食,尤其是高糖高盐的零食,不仅会影响正餐的摄入,导致营养素摄入不足,还可能增加超重肥胖及慢性病的发生风险。

从另一方面来说,“ 都快吃饭了,还吃什么零食”“ 这零食是垃圾食品,没有营养的,以后少吃点”,长时间以来,人们习惯给零食贴上“ 不健康”“ 没营养”“ 肥胖”“ 龋齿” 等标签。 由中国疾控中心营养与食品安全所和中国营养学会编写的《 中国儿童青少年零食消费指南 2018》 中提出:正餐是儿童青少年营养的主要来源,如果只吃正餐,不适当增加一些零食,同样可能会导致儿童营养不良。 由此可见,零食对我们也是有益的,关键在于选什么、怎么选、怎么吃。

(1) 如何为幼儿选择合适的零食,随着科技的发展,零食的品类也越来越细致,人们对于零食的看法从开始的一边倒地反对趋于从更多元的角度看待零食。 弗洛伊德认为,在心理发展的各个阶段,儿童都面临着自我身体满足需要与服从社会需要之间的冲突①。 当社会允许适当的身体满足时,冲突可获得解决。而当这种身体需要得不到满足时,个体就会在之后的生活中表现出遗留行为。例如,一个孩子在幼年时没有得到足够的食物,长大后可能就表现出追求权力的特点。因此,怎样选择既能满足婴幼儿需要,又能达到营养要求的零食,是选择零食时应重点考虑的问题。

1) 多吃新鲜天然的蔬菜水果、奶制品、坚果,避免油炸食品、甜食等。新鲜的蔬菜水果富含大量的膳食纤维,能帮助婴幼儿的肠道蠕动,防止便秘;奶制品,如鲜牛奶、不调味的酸奶等,在富含优质蛋白质的同时又能补钙,有助于婴幼儿的生长发育。坚果可提供幼儿生长所需的脂肪酸,每日坚果总量以个体自身手掌一把的量为宜,过多易造成热量过剩,同时应选择未经过调味的原味坚果。蜜饯、糖果、冰激凌等含糖量过高的零食,食用过多容易引起龋齿、肥胖,诱发糖尿病,还会导致幼儿情绪易激动,表现为烦躁易怒、爱哭、多动好动。此外,油炸、腌制、膨化等的食品也不适合作为幼儿的零食,如方便面、火腿肠、薯片,这些食品在加工过程中,其本身所含的营养成分被破坏,还可能会产生亚硝酸盐、丙烯酰胺等致癌或有毒物质。

2) 选择质地细软、好消化的零食。《中国儿童青少年零食消费指南 2018》中将零食分为可经常食用、适当食用、限制食用几种类型,并指出幼儿的消化系统发育还未完善,需要选择一些容易消化吸收并能充分补偿主食中所缺营养素的食物,来满足婴幼儿生长发育的需要。婴幼儿的乳牙虽然已经萌出,消化能力却仍不能和成人相比。且其胃黏膜柔软、血管丰富,胃壁较薄,肌肉及神经组织发育尚未完善,胃肠蠕动能力差。同时,婴幼儿的消化酶酸度较低,含量较成人也少,消化能力较弱。因此,应选择细软、好消化的食物作为婴幼儿的零食。

(2) 如何引导幼儿正确吃零食

1) 专心致志,细嚼慢咽,切勿一口吞食。食物在未经过充分咀嚼的情况下吞咽,容易加重胃肠道负担,诱发消化道溃疡,故教师及家长应引导幼儿在进食时细嚼慢咽。细嚼还可以使牙龈表面的角质变化,加速牙龈周围的血液循环,提高牙龈的抵抗力。幼儿在吃零食时应专心,如果进食时嬉笑打闹,容易导致食物漏到气管中,引起剧烈咳嗽、呕吐,甚至窒息。

2) 零食时间需合理。三餐之间安排婴幼儿适当食用零食,可以减少孩子的饥饿感,避免在正餐时暴饮暴食,有助于预防肥胖。通常建议在饭前 2 ~ 2.5 小时吃零食,既不会影响下一顿正餐的食欲,也不会影响前一顿正餐的消化。婴幼儿面对零食,通常自制力较差。即使有“零食时间”,也要注意时间和量的限制,做到不影响正餐的食欲和食量。

3.吃饭用时长 在幼儿刚入园时,用餐时间经常需要教师喂食,但随着时间的推移,孩子们逐渐可以自己吃饭,但有的吃得快,有的还是比较慢,可能与以下原因有关。

(1) 边吃边玩。有些幼儿吃饭慢是因为好动。进餐时,时常喜欢玩餐具,和旁边的孩子说话,或者时不时走出座位,甚至影响其他孩子吃饭。边吃边玩不利于婴幼儿的身心发展,因为此时婴幼儿思绪不集中,容易导致胃肠道的血液供给减少,从而导致胃液和消化酶的分泌减少。同时还会让幼儿养成做事不专心、不认真等坏习惯。对于这样的孩子,教师要及时予以提醒。必要时以其他吃饭表现好的小朋友为榜样来暗示他们,比如“某小朋友吃饭很认真,没有一边吃一边玩,老师觉得这样很棒,还有谁能一样棒”,很多孩子为了得到教师的表扬,专心吃饭,此时教师应予以表扬。长此以往,孩子就能逐渐克服边吃边玩的坏习惯了。

(2) 动作迟缓。有些孩子的“慢”不仅表现在吃饭上,还表现在其他方面,如做手工、打扫卫生、穿衣服等。这样的孩子通常性格上比较内向、动手能力比较差。对于这样的孩子,教师可在平时多组织一些与生活技能相关的小游戏,如“比谁鞋子穿得又快又好”“看谁能最快把被子叠整齐”等,鼓励孩子参与,通过游戏逐步克服因动作慢而导致的吃饭问题。

二、良好饮食习惯的培养

为使幼儿得到全面均衡的营养,除注重膳食搭配、烹饪方式和食品卫生外,良好的饮食习惯也对幼儿的生长发育起着重要作用。

1.日常生活中引导幼儿养成良好的饮食习惯 在日常用餐时,有些幼儿的食物浪费现象比较严重,常因吃不完或者不爱吃,把剩下的大部分饭菜倒掉。为避免这种现象,教师可在午休时,播放与进餐有关的科普视频或者动画,向孩子展示正确的吃饭方法,通过生动的情节让孩子明白偏食挑食等不良饮食习惯的危害。进餐前盛饭盛菜时,尽量让孩子做到“少盛多添”,做到不浪费粮食,珍惜农民伯伯和食堂工作人员的劳动成果。

2.教学活动中引导幼儿养成良好的饮食习惯 教师应根据幼儿的年龄和兴趣开展教学活动,让幼儿参与到活动中,切实感受良好饮食习惯的重要性。例如,小班幼儿可通过儿歌或者简易的活动知道偏食、挑食对身体的危害,明白不偏食、不挑食才会身体棒;中班幼儿可通过认识不同的食物,了解食物中的营养素,养成良好的饮食习惯;而大班的小朋友可以通过参观农作物基地,参与粮食、蔬菜的种植过程中,如给农作物浇水,甚至可以小组为单位种植小番茄等较简单的蔬果,记录其生长过程,了解食物的来之不易,学会珍惜食物。

3.家园联合,共同培养婴幼儿良好的饮食习惯 幼儿园应与婴幼儿家庭合作,开展有关良好饮食习惯的宣传活动,与家长共同助力婴幼儿良好饮食习惯的养成。家长的良好饮食习惯会直接影响婴幼儿,从而促进婴幼儿也养成良好的饮食习惯。教师可通过微信公众号、微博、知识竞答小游戏、健康讲座等形式,向家长及婴幼儿宣传健康饮食的重要性和必要性。教师与家长应做好双向的交流沟通工作,做到有问题早发现、早解决。

第四节 家长在婴幼儿喂养中的误区与对策

婴幼儿期是儿童生长发育中最重要的时期,在此期间婴幼儿生长发育迅速,是生长发育中第一个高峰期。从胎儿期至出生后 2 岁,即儿童早期(生命早期 1000 天),是决定人一生营养与健康状况最为关键的时期。婴幼儿期的营养不良可能导致儿童生长和认知发育迟缓的不可逆转性,故在此期间,家长需要格外注意婴幼儿营养的均衡补充。

一、家长在婴幼儿喂养中的困境

当今社会,生活节奏日益加快,年轻家长可能因为工作忙碌或经验不足,在婴幼儿的喂养方面不甚了解,又或交给家中老人代为照顾。相关研究指出,当婴幼儿的父母因工作就业等问题而无法充分照顾下一代时,隔代照顾可以作为替代方式来解决这个问题,但祖辈在喂养上可能存在一些“偏见”或“不良”习惯,导致在喂养婴幼儿上出现误区。倘若祖辈与父辈家长不注意了解和学习正确的喂养方法,就很容易引起小儿的不良饮食习惯以及营养不均衡,导致诸如腹泻、便秘、厌食、挑食等问题的出现;更有甚者,会影响小儿日后的身体健康和智力发育。因此,及时纠正错误的喂养观念和做法,增强婴幼儿日常喂养方面的健康教育是非常关键的。

二、婴幼儿喂养中的常见误区与纠正

1.食物选择上的误区

(1) 认为奶粉比母乳好。由于目前信息传播便捷迅速,铺天盖地的广告宣传随之而来,一些婴幼儿配方奶粉可能夸大宣传,声称其中含有各种婴幼儿成长必需的“氨基酸”、DHA、ARA成分等,让家长误以为比母乳更好。其实不然,母乳在婴幼儿6月龄之前是完全可以满足其各种身体发育需要的,因为其中营养丰富,易被婴儿利用,并且很少有过敏发生。母乳中丰富的免疫物质,如乳铁蛋白、溶菌酶、淋巴细胞、抗体IgA、抗体IgM等,可以增加婴儿的抵抗力,这些成分是配方奶粉很难比拟的。所以,母乳是最适合婴幼儿的食品。

(2) 不吃水果,改喝果汁。有些家长在喂养中发现有些婴幼儿不愿意吃水果,但是愿意接受果汁,于是想着用果汁来替代水果给孩子吃,这种做法也是不妥的。因为新鲜水果中不仅含有完善的营养成分,而且婴幼儿在咀嚼水果时,可锻炼咀嚼肌及牙齿的功能,刺激唾液分泌,促进食欲。而果汁即便是100%“零添加”,其营养成分在加工过程中也必然有所损失,膳食纤维含量几乎为零;而且大多数果汁或多或少都添加糖分以改善口感,添加防腐剂以延长保质期,因此婴幼儿长期过多地饮用会给健康带来危害。

(3) 家长垄断选择饮食的权利或完全按孩子喜好选择食物。部分家长不考虑孩子的营养需求和口味,按照自己的饮食偏好给孩子准备膳食,比如家长不喜欢吃青椒,孩子的餐桌上出现青椒的概率也很低。久而久之,会导致孩子营养不均衡,发育不健全。又或是家长过于疼爱孩子,完全根据孩子的喜好来选择食物。久而久之,孩子会养成偏食、挑食、爱吃零食的习惯,膳食营养摄入同样不均衡,影响身体健康发育。

(4) 盲目迷信婴幼儿专用食品。很多产品打着“婴幼儿专用”“宝宝专用”等旗号,但其中大部分却未必有相应科学依据。我国有多项针对婴幼儿配方食品、辅助食品的食品安全国家标准,但也有一些食品标准是未细分人群或年龄的。家长在购买时,应结合相关膳食指南,阅读食品的营养标签和配料表,而不盲目购买所谓的“儿童专用”。

(5) 盲目给孩子喂食“补品”。家长都特别关注孩子的营养问题,但是如何做到科学均衡,很多家长却总把握不好。有时家长会因怀疑自己的孩子缺钙、缺锌、缺铁等,而自发盲目地购买一些营养品,如人参、西洋参、蜂王浆、桂圆等,家长认为能促进孩子生长发育,提高免疫力。殊不知这些营养品的营养价值虽然可观,却不适合婴幼儿服用,而且很多营养品中含有激素成分,易导致儿童性早熟的发生。又或者,购买多种维生素、微量元素补充剂,钙、铁、锌、硒、维生素乱补一通,严重者可能会发生微量元素中毒,最终折腾良久,营养状况反而日渐下滑。其实,营养均衡是由日常饮食均衡决定的,食物选择是否全面,种类是否多样,烹调是否合理,搭配是否科学,饮食习惯是否正确,诸如此类的问题才是保证孩子营养均衡的关键。若要选择营养品、使用营养品,需要询问专业医师的建议,之后再进行合理的补充。

2.传统观念上的误区

(1) 不注重辅食添加方式。辅食添加是引导婴儿从以乳制品为主过渡到家庭饮食的重要过程,因为在6月龄后,母乳已经无法供给足够的能量与锌、铁、维生素等营养物质。同时,相关研究表明,及时的辅食添加可能会减少食物过敏的发生。中国营养学会在《中国居民膳食指南(2022)》中,建议满6月龄开始添加辅食。欧洲儿科胃肠肝病和营养学会推荐从4~6个月开始添加辅食,不应该早于4个月也不能晚于6个月添加。早期准备可以从日常的餐具入手,可以让婴儿提前适应新餐具,以便日后辅食的喂养;同时,新食物的加入,可以使婴幼儿的饮食习惯更进一步。在低级别的“喝”迈入高级别的“嚼”的阶段,辅食日渐增多,要注意减少奶量,防止婴儿过饱,影响对于新食物的感受。辅食的硬度也需阶梯上升,不可一直很软、很烂,这样无法锻炼婴幼儿的咀嚼功能,咀嚼训练应当从辅食添加期就开始。用牙齿或牙床练习研磨食物,可充分锻炼宝宝的面部和口腔肌肉,也有利于宝宝乳牙的发育,能让牙齿萌出更整齐,对日后语言能力的发展大有帮助。每餐前先喝奶,后辅食,从婴幼儿自己熟悉的食物开始进食,更易于其接受新的辅食。

(2) 强迫婴幼儿进食,认为孩子吃得越多越好。很多家长希望孩子可以健康茁壮成长,其衡量指标是每日的食量。婴幼儿的食量因人而异,受性别和活动量的影响,也和遗传因素有关。强迫进食不仅会导致婴幼儿消化功能障碍,长期还可形成精神性厌食,引发营养性疾病。同时,过度进食会导致幼儿肥胖,为成人肥胖埋下隐患,由此发生的各种并发症或心理异常也不少见。最为常见的为哮喘、脂肪肝、内心自卑、暴饮暴食、不合群等现象。因此,要根据实际情况制定膳食安排。

(3) 孩子不吃盐就没有力气。在孩子 1 岁前,钠的摄取完全可以从母乳、配方奶粉,以及自然获取食物中完成。如果给孩子额外补充盐,会影响婴幼儿口味的建立,易造成偏食或挑食。早期婴儿对食盐高度敏感,咸味可增加食物的口感和香味,过早添加盐或其他调味品,会使小儿对普通淡味食物失去应有的兴趣,造成偏食,以致成年后患上高血压的风险加大。所以,孩子不吃盐就没有力气的说法是错误的。

(4) 忽视了“铁”的补充。缺铁性贫血仍是婴儿期高发的营养性疾病之一。缺铁性贫血在6 个月~3 岁的婴幼儿中较为常见。6 个月后,婴幼儿体内的铁元素耗尽,此时单纯的母乳喂养已经无法满足婴幼儿对于铁元素的需求,因此需要及时补充外源性铁。此时如果没有及时补充含铁丰富的辅食,则会引起机体中血红蛋白合成不足,继而引发缺铁性贫血。所以在婴儿期应该大力提倡母乳喂养,但适龄时应及时添加富含铁、铁吸收率高的辅食。

补充铁元素较好的辅食大致分为两类:一种含血红素铁,例如瘦肉、动物肝脏、动物血和鱼等,这些食物不仅含铁量高,而且在吸收过程中不受其他食物的影响;另一种含非血红素铁,如谷物、蔬菜等植物性食物。

很多家长认为鱼虾价格稍贵,而且肉质柔软干净,营养丰富。而瘦肉的来源可能不能保证,担心其中含有激素、瘦肉精等,会影响孩子健康。动物肝脏颜色不鲜亮,又是解毒器官,小孩子吃多了不好。诸如此类的误区,导致家长在选择辅食时无形中避开了这些“补铁佳品”,使铁元素摄入不足。为了预防婴幼儿缺铁性贫血,应在 6 个月后逐步添加瘦肉、动物肝脏等以补充铁元素,另外还可以积极补充富含维生素 C 的水果或蔬菜,如猕猴桃、橙子、海带、紫菜、木耳等。但缺乏明显、需要治疗的患儿,可以选择口服铁剂补充。

3.喂养方式上的误区

(1) 母乳经常备用喂养。在日常生活中,有些母亲由于种种原因,比如奶量过多,或因乳头吮吸疼痛等,导致婴儿不能通过直接吮吸母乳来喂养。人工将母乳挤出放置在奶瓶中保存备用,这样虽然解决了一些问题,但是若母乳保存环境不稳定,卫生情况难以保证,将增加母乳污染的风险;同时待用的母乳再次加热食用时,可能会破坏母乳中的各种营养物质、维生素、免疫抗体等,降低母乳的营养价值。因此,若无特殊情况,不建议将母乳挤出后另行保存喂养,建议让孩子直接吮吸母乳。

(2) 经常嚼饭喂婴儿。在生活中,有些家长喜欢把饭放进自己嘴里,嚼碎之后再喂给婴儿吃。出现这种行为是因为家长认为婴儿没有牙齿,咀嚼能力差,喂嚼碎后的食物更有利于婴儿消化与吸收,但实际上这种行为万万不可取。首先,这种行为不卫生,成人口腔中有各种细菌和有害物质,但因其免疫力较强,抵抗能力强,故不受侵害,但经其咀嚼的食物会沾染细菌和有害物质,并随着这种喂养方式进入婴儿口中,而婴儿的免疫系统尚不健全,抵抗能力差,很容易受到细菌和有害物质的侵害。其次,经过咀嚼后的食物,味道会改变,营养必会有所流失,会影响婴儿对于食物的感受与营养吸收。最后,嚼碎嚼软的食物,婴儿无须咀嚼,这样就无法刺激婴儿锻炼口腔唾液分泌及口腔肌肉,导致咀嚼能力得不到发展,久而久之,会影响婴儿牙齿的萌发、语言系统的建立。所以,一定要摒弃嚼饭喂婴儿的习惯。

(3) 不给孩子自我进食的机会。有的家长总感觉孩子的小手抓来抓去不干净,所以在吃饭的过程中全程由自己喂给孩子,阻止孩子抓取食物,这种做法其实剥夺了婴儿自我进食和自我服务的需求。在进食时不允许婴幼儿手抓食物,1 岁时不用杯或碗给婴儿喝水的行为,会让孩子的自主意识受挫,进食体验变差,影响孩子对于食物的味觉感受。对于小月龄的婴儿,正确做法是在辅食中适当地给孩子添加一些可以用手抓着吃的食物,如黄瓜条、苹果块、土豆条等。这样既可以锻炼其手眼协调的能力,也可以为今后的独立自主进食做准备。

(4) 喂养环境太嘈杂。婴幼儿在进餐时需要专注,这样才可以体会食物带来的满足和快乐。有研究表明,“吃饭分心”是 0.5 ~ 3 岁婴幼儿最易发生的不良饮食行为,如果在喂养过程中家长看电视、大声说话,或多人围观、多人参与喂食,就会过度分散婴幼儿对食物的体验和专注程度,降低由食物带来的满足和快乐。同时,这样既有可能因喂养过多而导致婴幼儿积食,又有可能忽略婴幼儿在进食过程中的异常反应而发生危险,所以在喂养过程中,应该保持环境相对安静,避免多人喂食。固定座位和餐具容易让婴幼儿形成条件反射,比如把孩子放在固定的宝宝椅上吃饭,这样每次把孩子放在这个椅子上时,孩子的大脑就会形成进食的愉悦,唾液腺也会加快分泌,为下一步进食和消化做好准备。认真仔细观察喂养时婴幼儿的反应,如果孩子出现强烈反抗时,家长应该慎重对待,认真思考孩子反抗的原因。

(5) 轻视餐桌教育。在喂养的过程中,经常出现孩子在吃饭时注意力不集中,吃一口饭就跑去玩玩具、看电视等现象。有研究表明,有 45.9%的幼儿不能独立进餐。家长担心孩子吃不饱饭影响健康,常常追在后面喂饭,一顿饭下来,孩子吃得也累,家长跑得也辛苦,但孩子的自理能力没有得到锻炼。另外,不要在吃饭的过程中批评孩子,吃饭时受到批评,孩子会因为伤心害怕而失去吃饭的胃口。无论孩子是因为“玩”得过头而忘记吃饭,还是因被批评而伤心难过,都会影响食物的消化与吸收,久而久之,孩子就会产生腹胀厌食等问题,还易导致胃病。最危险的情况是在跑动或哭泣中进食时,发生呛到食物引起窒息的情况。

三、家长在日常生活中如何避开喂养误区

婴幼儿喂养是一门学问,其中蕴含着很多有关营养学、教育学等的知识,没有人生来就会,所以家长应该尽可能地去学习喂养方面的知识,从而避免误区,让孩子健康快乐地成长。如今是信息技术飞速发展的时代,在日常生活中,家长可以通过各种新闻媒体了解一些婴幼儿喂养方面的知识,也可以直接前往附近医院就医或者找相关医学专业人士进行咨询,获得科学、专业的喂养指导。对于孩子在喂养过程中出现的问题,家长要做到牢记不忽视,重视不慌张,为孩子的成长保驾护航。

第五节 机构予以指导

目前,我国有超过 86%的乡镇及以上的幼儿园、托育机构为儿童提供膳食,除疾病等特殊情况,学龄前儿童每周在园 5 天,1 年中约有 9 个月在园就餐。 因此,机构的膳食供给状况直接关系到学龄前儿童的营养状况和生长发育。 幼儿园、托育机构除了为幼儿提供营养、卫生、规律的膳食,促进其德智体美劳的全面发展外,还涉及能否正确引导家长合理喂养,使儿童在园内和园外均具备良好的膳食环境、膳食质量,养成良好的饮食习惯,这将是未来儿童健康成长的重要内容之一。

一、膳食营养搭配的对与错

正确的儿童膳食营养搭配不是以量取胜,而是需要从质、量、色、类等角度进行诠释。 在搭配膳食时,应根据相关的膳食指南搭配食物,要注意选择营养丰富的食品,多吃时令蔬菜、水果;配餐要注意搭配;避免油腻、质硬或刺激性强的食品;经常变换食物的种类;烹调方法多样化、艺术化。 机构是儿童生长发育的守护者,要充分发挥为儿童健康保驾护航的职责,促进儿童德智体美劳全面发展。

1.机构膳食搭配之正确示范 一个合格正规的机构为幼儿准备膳食时,不仅要做出营养全面的食物,而且最好要在制作上保证食物色香味俱全。 同时,机构还要执行带量食谱计划。

除了 0 ~ 6 个月的婴儿仅需母乳之外,任何一种天然食物都不能提供人体所需的全部营养素。 正规的机构三餐包括主食、蔬菜、肉类、鱼虾类、蛋类、豆类及其制品、奶类及其制品。机构在制定计划时应注重搭配:动物性食物与植物性食物均有;荤菜与素菜搭配,每餐有荤也有素;每天粗粮与细粮搭配;干稀搭配(早、午、晚有干粮,也有汤和粥);咸、甜搭配,儿童以少食甜食为佳,也不可过咸。

食物的种类丰富多彩,可以按照营养成分、保存方法、原料种类、食用人群等划分,在颜色上可以分为黄、红、绿、白、黑五种颜色。 ①黄色食物:含膳食纤维、B 族维生素较多。 粮食类如黄豆、玉米、小米;鱼虾类如黄鱼、黄鳝;油脂类如花生油、芝麻油;水果类如橘子、柠檬、杨桃;②红色食物:含维生素 A、铁元素较多。 粮食类如红豆、红米;蔬菜有胡萝卜、红辣椒、番茄;肉类如牛肉、羊肉、猪肉;水果有草莓、圣女果、西瓜;③绿色食物:含维生素 C 较多。 粮食类如绿豆;蔬菜如韭菜、苦瓜;海产品类有海带、海藻;水果如青苹果、青枣;④白色食物:含碳水化合物、蛋白质比较多。 粮食类有大米、燕麦;肉类有猪脑、羊肾;蔬菜如白菜、白萝卜;水果如梨、荔枝;⑤黑色食物:不单指绝对黑色,通常是指颜色较深的食物,含有较丰富的蛋白质。 如粮食类如黑米、黑麦、黑芝麻,鱼虾类如泥鳅、乌贼;蔬菜如蘑菇、黑木耳;水果有蓝莓、桂圆、葡萄等。 婴幼儿每天的餐桌上若“ 五彩缤纷”,不仅可提高食欲,同时将摄入其所需的各种营养素,真正做到营养均衡。

每日计划是周计划和月计划的基础。 幼儿的三餐搭配可以从以下要点入手:早餐要注重质量,安排蛋白质含量较高的食物,如鸡蛋、牛奶、豆浆等;午餐需要营养最全面,以碳水化合物为主,荤素搭配,种类齐全;晚餐要提供清淡、易消化的食物,如谷类、蔬菜、水果等,睡前一小时不再进食。 每周膳食则需要根据不同年龄阶段,先算后吃,保证不同年龄幼儿的营养需求符合膳食的制作标准和膳食的营养质量。每月底进行汇总总结,反思不足之处,并制定下月的膳食计划,吸取上月的经验教训。

2.机构膳食营养搭配之错误示范 部分机构在营养膳食搭配上容易犯“懒”,不愿意制定翔实的计划,随心所欲,总是临时思考和安排每一天的幼儿膳食搭配,故种类单一、搭配无章,还存在色调单一、外观欠佳等问题。

(1) 种类单一、搭配无章。食物种类包含谷类、肉类及肉制品、蔬菜、水果、奶类及奶制品、豆类及豆制品等。长期种类单一,失于搭配,在膳食制定上忽视食物种类多样的搭配原则,未能按照幼儿生长发育指标进行评估,未制定翔实的每日、每周、每月计划,或幼儿有将菜当饭、饭抵菜和汤泡饭等错误的饮食方式,均容易导致厌食、胃肠道疾病及营养不良问题的发生。例如机构为幼儿准备了大量豆制品,但不知食用过多豆制品时,容易产生饱腹感,幼儿的进食量就会减少,会让成人容易误以为孩子已经吃饱了。

(2) 色调单一、外观欠佳。食物有五色,多种颜色搭配,不仅秀色可餐,更重要的是营养素充足。研究发现,部分幼儿园、托育机构为幼儿配餐时常有食物种类少,一顿甚至不足两种颜色。加之烹饪时不注意火候,例如青色蔬菜烧成“黄色”蔬菜,使食物的营养有所流失。幼儿园、托育机构既要提倡“营养色”搭配,也要注意烹饪方式。食堂营养员应该提升烹饪水平,将食材进行合理加工,以适宜儿童的咀嚼和吞咽。但值得注意的是,提倡美观色调,不是拒绝营养成分高但是外观欠佳的食物,两者不可混淆。

二、膳食质量卫生保障

机构需要保障幼儿膳食的质量卫生,这既是法律法规中的规定,又是幼儿健康成长的基本保证。

1.机构膳食质量卫生管理之正确示范 良好的机构膳食质量卫生管理应具备食材优质,安全新鲜;环境整洁,干净卫生;制作规范,安全可验等条件。

(1) 食材优质,安全新鲜。幼儿稚嫩,保证选择安全、优质的食材非常重要。这类食材必须具备 3 个条件:应季、自然成熟、产自当地。幼儿园、托育机构所采用的所有食材购进渠道,应符合以上要求。所谓应季水果蔬菜往往是菜市场里最便宜最大量的食材,肉类要讲究新鲜;自然成熟的蔬菜水果具备独特香气,选用食材时可以通过颜色、光泽、气味等方式辨别;产地食物具有当地特色,采购时因时间、地域、风土人情不同进行选择。

(2) 环境整洁,干净卫生。在幼儿园、托育机构中,不仅仅要在可见空间,如游戏室、休息室、户外活动场地做到干净卫生,更要做到后厨的干净卫生。餐厅厨卫环境的规范如下:食物保存时为防止出现腐败变质,注意温度、水分、时间、通风等,不为利益私自延长食物使用期限;重视餐具消毒和水杯消毒,厨房用具生熟分开,洗刷干净,厨房食具一餐一消毒,切断常见消化道传染病的传播渠道;从业人员规范操作,定时定点更换工作服,勤洗手。

(3) 制作规范,安全可验。幼儿园、托育机构应制定餐饮许可、食物留样、采购验证等制度。营养员会正确有序烹制食物,拥有相应的资格证书,在操作过程中严格遵守行业规范,避免毒性食材的使用。注意食物之间的相互克制,避免产生不良反应。食品留样柜符合标准要求,留样量达标,留样记录规范,留存时长达到 48 小时以上,经得起检验;③采购环节也应遵守相关规范。

2.机构膳食质量卫生管理之错误示范 如果机构不注意食品卫生,所提供的食品受到有毒、有害物质的污染,就会对幼儿的健康造成危害。

(1) 食材劣质,清洗不净。原材料购进渠道不规范,查验记录不全,索证索票制度落实不到位,未按要求备案,购进使用三无产品及过期变质食品的现象在部分幼儿园、托育机构中仍然存在。后厨营养员在清洗食材时操作不规范的现象时有发生:食材烂损未及时处理,继续存放甚至削去坏的部分继续使用。劣质食材、不洁操作会让幼儿出现腹痛、腹泻等胃肠道症状,严重者出现集体食物中毒,威胁生命。

(2) 餐厅及厨房环境恶劣。配餐厨房面积小,且无防蝇设备;餐饮具消毒设施不符合要求;清洗消毒制度不落实,清洗、消毒操作不规范,无消毒记录;库存食品保存不规范;部分产品堆在地上发霉腐烂;与影响食品安全的其他产品,如 84 消毒液、洗洁精等混放在一起;生熟分类存放不规范,交叉污染现象存在。在存在上述现象的后厨环境中配备出来的食物卫生堪忧,存在化学污染等情况,对幼儿成长非常不利。

部分从业人员入职前未经过专业培训,卫生意识淡薄,上卫生间不更换工作服、不洗手、留长指甲、蔬菜清洗不干净直接加工的行为时有发生。厨房废弃物处理不规范,无人管理,废弃物流向不清,无登记。食品留样柜不符合要求,留样量达不到 100g,留样无记录或记录不规范,留存时间不足 48 小时。这些都会给幼儿健康留下隐患,无论是托育机构还是幼儿园,都要求从业人员有安全卫生意识,按时打扫收拾,定时留存样品。

三、养成良好习惯

机构在教育孩子学习知识的同时,也要教导幼儿养成良好的行为与生活习惯。不少家长反映,孩子在园很听教师的话,但是回到家中就不听话了。因此,机构人员需要在园中纠正孩子错误的饮食习惯等,鼓励儿童回到家中之后自觉遵守。

1.机构培养良好习惯之正确示范　幼儿良好的饮食习惯主要是从准时准点、适量适度、保证良好就餐环境做起。

(1) 准时准点。良好的饮食习惯要从准时准点开始培养。三餐两点是机构的常规安排,正常三餐时间为早餐时间为 7:00 ~ 8:00(但大多机构不提供早餐),午餐时间为 11:00 ~ 12:00,晚餐时间为 17:00 ~ 18:00。早点时间可选 9:00 ~ 10:00,加餐内容为各式饼点与牛奶/ 豆浆补充能量。午点可选 14:30 ~ 15:00,选择容易消化的面点、安排适量水果。机构对于建立幼儿规律的进食习惯具有重要作用,规律的饮食可以使消化活动有节奏地进行,使人体按时分泌消化液和消化酶。

(2) 适量适度。先算后吃的带量食谱模式,是根据幼儿每日所需营养素,制定出全园每周、每月食物种类及其重量的食谱,做到平衡膳食,保证儿童每天的营养供给。部分幼儿园、托育机构已经使用了幼儿营养配餐系统,结合小朋友的年龄、性别和性格等特点计算个体数量,按需给予,既保障了每位小朋友获得适量食物,也避免了浪费。

(3) 保证良好就餐环境。良好的就餐环境,能够帮助幼儿建立更好的饮食习惯,同时有利于幼儿食欲的增加,有利于幼儿产生进餐的兴趣。幼儿园、托育机构通常会在餐前通过小活动或者小故事适当调整幼儿的心理状态,播放轻松的音乐营造愉悦的进餐氛围,少盛多添,在进餐过程中采用榜样示范法、奖励法、座位安排法等多种方法,营造一个良好的就餐环境。

2.机构现存饮食习惯之错误示范　部分机构忽视良好饮食习惯的重要性,主要表现在进食时间错乱不固定,饮食不节,或者进食氛围紧张。

(1) 进食时间错乱不固定。幼儿园、托育机构如果忽视时间的管理,会影响消化器官的工作节律,引起消化液分泌不足,分泌活动进行缓慢,导致胃肠道疾病。例如,就餐时间间隔过短时,婴幼儿容易出现反酸、腹胀、腹痛、腹泻,甚至呕吐等现象;而就餐时间间隔过长,容易出现呃逆、腹痛、腹泻,甚至发生低血糖晕倒等情况;婴幼儿饥饱不均容易损伤脾胃,影响后续生长发育,所以规律的时间节点非常重要。

(2) 饮食不节。婴幼儿自身尚不能对食物的量有较好的把握,如果家长及机构忽视科学喂养的量,出现过量、过少过多交替或者过少的情况,容易引起各种疾病,如经常的过量容易出现营养过剩的情况,发生诸如肥胖、脂肪肝等疾病;过少容易出现营养不良的情况,造成体形消瘦,身材矮小,免疫力下降等。

(3) 进食氛围紧张。幼儿本身就易出现进食专注性较差的现象,容易边吃饭边玩,或是边吃饭边看电视,或是边吃饭边讲话。不少教师带领幼儿进食的方法也有误,一味过分强调幼儿的进餐速度,如提出看谁第一个吃完的比赛,该方式会营造紧张不适的进餐氛围,导致幼儿在紧张的环境中不能体会吃饭的快乐,仿佛在完成任务。部分教师还会过度苛责幼儿进食量的多少。

随着科学技术的进步,人们认识水平的提高,近年来我国婴幼儿的营养状况得到显著改善。但在婴幼儿的营养膳食中仍存在不少问题,如从事婴幼儿膳食管理专业人员的缺乏;机构管理水平的参差不齐,存在营养不均衡、卫生环境尚需改进等问题;家庭膳食计划存在误区;等等。本章的主要知识点在于掌握目前我国现阶段婴幼儿膳食的实际情况,掌握饮食行为原则,以进一步正确指导婴幼儿养成良好的饮食习惯,纠正家长喂养的误区,指导机构进行膳食管理。

(孙永静)

第八章 高危儿早期干预与随访

第一节 高危儿概述

一、高危儿的概念

高危儿是指在胎儿期、分娩时、新生儿期及婴幼儿时期受到各种高危因素的影响,从而影响身心发育,尤其是脑部发育,以致日后可能出现发育障碍(运动障碍、智力低下、语言障碍、癫痫、多动、学习困难、自闭、行为异常等症状) 的婴儿。 高危儿所遭受的高危因素对机体可能产生或已经产生不同程度的损害,最终可能导致儿童发育异常。 高危儿并不是一个疾病诊断或综合征,而是泛指一个存在生长发育和机体功能障碍或神经精神发育障碍等潜在危险的特殊群体。 其中一部分婴儿已经发生明确的损害,如缺氧缺血性脑病、颅内出血、胆红素脑病等,这部分高危儿需要及时治疗,但是大部分高危儿在早期并未出现疾病的表现,需要进行长期、系统的监测和发育评估,做到早期发现、早期诊断、早期干预治疗,以减少和避免功能障碍或残疾的发生。

二、高危因素的识别

在胎儿期、新生儿期和婴幼儿期,对胎儿、新生儿和婴幼儿的生长发育和机体重要功能有不良影响的因素都称之为高危因素,根据高危因素的发生时期,可分为以下几种。1.产前因素

(1) 母体因素

1) 孕期感染:各种病原体包括细菌、病毒、原虫、支原体及真菌等,均可通过不同途径感染宫内胎儿,尤其是孕早期。 其途径有上行和经胎盘两种。 正常孕妇的阴道和宫颈内有大量的细菌,包括某些条件致病菌。 在孕妇发生泌尿道或生殖道感染时,可上行感染胎儿;一些病毒如单纯疱疹病毒、巨细胞病毒等,也可发生上行性感染;一旦胎膜破裂宫内感染则更容易发生。 不同的病原体穿过胎盘的能力不同。 大多数病毒很容易穿过胎盘,孕妇感染的病毒可经胎盘通过血行使胎儿感染;宫内弓形虫感染和病毒感染如风疹病毒、巨细胞病毒感染,可能会导致中枢神经系统损伤引起脑瘫。 母亲乙型病毒性肝炎、HIV 感染也可以通过母婴垂直传染途径使婴儿感染。 由于病原体的特性、感染程度、感染时间的不同,可造成流产、先天畸形、发育迟缓及新生儿疾病等不同胎儿宫内感染的结局。

2) 妊娠高血压综合征(简称妊高征):该疾病是妊娠期特有而又常见的一种疾病,多发生在妊娠 20 周以后,以高血压、水肿、蛋白尿三大症状为主要表现;小动脉痉挛是妊高征的常见病因,子宫胎盘血管痉挛引起胎盘供血不足,胎盘的血流量可减少 40% ~ 60%。 胎盘供血不足造成胎盘功能衰退,影响对胎儿营养和氧的供应,妨碍胎儿的正常发育并造成重要器官损伤,常导致早产、宫内发育迟缓、宫内窘迫或新生儿窒息等情况的发生;严重时可出现抽搐、昏迷及心、肾衰竭等,从而导致母婴死亡。 至今妊高征仍是我国孕产妇死亡的一个主要原因,也是围产儿死亡的主要原因之一。

3) 孕期接触放射线、有害化学物品或药品:孕期(尤其是妊娠前3个月)接触一定量的放射线可使基因发生改变,导致流产、死胎或畸变。一些有害化学、重金属物质如砷、汞、铅可以通过胎盘损害胎儿脑、心、肾、肝等重要器官。

4) 其他:孕妇患有慢性疾病如甲状腺功能亢进、癫痫、心脏病、糖尿病、贫血等;孕妇服用黄体酮、雌激素等药物;孕妇的既往孕产史如高产次、高孕次、死胎、死产史、早产史、流产史及高龄孕妇等;孕妇存在不利于健康的生活方式如吸毒、酗酒均为高危因素。

(2) 胎儿因素

1) 在神经系统的胚胎发育过程中,由于多因素的共同影响可产生不同种类的神经系统先天畸形。

在产时和新生儿早期没有不利因素的脑瘫患儿中发现有脑裂、巨脑回等。这可能是由于在主要的脑结构发育完成后,又出现了脑血管异常或导致脑部缺血的不利因素所致。

2) 多胎妊娠:无论在妊娠期或分娩期,并发症均比单胎妊娠时要多,如因子宫过度膨大,容易发生胎膜早破和早产。多胎妊娠的胎儿常是低出生体重儿。

3) 胎儿宫内窘迫:胎儿宫内窘迫是指孕妇、胎儿或胎盘的各种高危因素引起的胎儿在宫内缺氧和酸中毒,严重者可危及胎儿健康和生命。常见的原因有前置胎盘、胎盘早剥、脐带脱垂、脐带真结、胎儿心血管畸形等。

4) 遗传因素:染色体病、基因病是导致先天缺陷和胎儿重要脏器功能障碍的重要原因。

2.出生时因素

(1) 新生儿窒息:新生儿窒息是出于新生儿刚出生时未能建立有效的自主呼吸而发生呼吸衰竭,临床表现为肤色青紫或苍白、心率减慢、反射减弱或消失、肌张力低下、呼吸慢而不规则或停止。窒息为新生儿最常见的症状,也是新生儿的主要死亡原因。近年国内有关报道,其发生率多数占活产数的5%~10%,有的高达20%以上,病死率要占活产新生儿死亡率的30%左右,窒息可导致脑、心、肝、肾等多个器官或系统受到损害。窒息者常合并缺氧缺血性脑病和颅内出血,并遗留智力或运动发育障碍等后遗症。凡是使血氧浓度降低的任何因素都可引起窒息;各种影响母体与胎儿间血液循环气体交换的原因,都会造成胎儿窘迫。它可出现于妊娠期,但绝大多数出现在产程开始后,如缺氧严重且发生较早,则可致胎儿死于宫内。如果缺氧发生在产程中,胎儿血液中的二氧化碳就会刺激呼吸中枢,以致早期发生强烈呼吸动作,喉括约肌失去屏障功能而吸入大量羊水,则成为产时窒息,或转变成为娩出后的新生儿窒息。如果胎儿呼吸中枢已告麻痹,则娩出的新生儿即无呼吸。引起新生儿窒息的因素很多,如妊娠高血压综合征(妊高征)、先兆子痫、子痫、急性失血、严重贫血、心脏病、急性传染病、肺结核等;多胎、羊水过多使子宫过度膨胀,或胎盘早期剥离、前置胎盘、胎盘功能不足等均会影响胎盘间的血循环。脐带绕颈、打结或脐带脱垂使脐带血流中断、产程延长、产力异常、羊膜早破、头盆不称、产钳助产、臀位产,以及应用麻醉、镇痛、催产药物不妥等都可引起胎儿或新生儿窒息。

(2) 产伤:产伤是指分娩时的机械因素对胎儿或新生儿造成的损伤。新生儿在出生时由于头盆不称、急产、不恰当的助产均可引起不同程度的机械损伤。这些机械损伤包括软组织损伤、出血、神经损伤、脊髓损伤、骨折及内脏损伤等。产伤除了可能直接引起颅内出血和脑组织挫伤外,还可能由于骨折、脊髓损伤、内脏损伤等引起出血、休克、呼吸衰竭、心力衰竭,进而导致脑组织的缺氧缺血性脑损伤。产伤性颅内出血多见于足月儿及异常分娩新生儿,尤以臀位居多,产伤引起的颅内出血以硬脑膜下出血及硬脑膜外出血为多见。多因机械性损伤使大脑幕及小脑幕撕裂,或使脑膜小动脉撕裂,严重者以死胎死产娩出,或娩出后难以建立呼吸,可无临床表现,或可急剧恶化,常在生后 24 小时内出现症状,少数可在 2~3 天表现症状。症状可表现为大脑皮层兴奋性增高,如烦躁不安、脑性尖叫、肌肉震颤、眼球颤抖等;部分出现皮层抑制状态,如肌张力减低、淡漠、嗜睡、反射消失、昏迷等。呼吸暂停或呼吸不规则是严重颅内出血的最常见症状。产伤的预后随出血部位、伴随疾病及脑损害程度而异。轻度颅内出血者 90%均能存活,其中 10%~20%可发生脑积水;重度颅内出血者病死率超过 50%,约 2/3 存活者可发生脑积水、脑瘫和智力低下等神经系统后遗症。

(3) 难产:难产的原因包括宫缩乏力、产道异常(骨产道或软产道)、胎位异常、巨大儿等。难产可影响子宫胎盘血液循环,使胎头及脐带受压而引起胎儿缺氧缺血,处理难产时的一些措施如产钳助产、抬头吸引、臀牵引、麻醉、镇痛、催产药物的使用不当都可以引起胎儿或新生儿窒息或产伤。

(4) 剖宫产:一部分剖宫产是由于难产造成阴道分娩困难而施行剖宫产,另外一部分并无难产因素,而是选择性剖宫产,此部分患者由于娩出时未经过产道的充分挤压,容易发生窒息和羊水吸入,且娩出时缺乏充分的皮肤刺激,生后也可能发生感觉统合失调。

3.出生后因素

(1) 早产与低出生体重:胎龄小于 37 周称为早产儿,出生体重小于 2500g 称为低出生体重儿,出生体重在 1000~1499g 称为极低出生体重儿,出生体重小于 1000g 称为超低出生体重儿。胎龄愈小,体重愈低,各器官的功能发育成熟度愈差,尤其是脑、心、肺、肾等重要器官,极容易发生一些严重疾病,如窒息,脑室周围,脑实质出血。脑发育不良和脑损伤,可能会导致精神运动发育障碍。

(2) 新生儿缺氧缺血性脑病和颅内出血:新生儿缺氧缺血性脑病是新生儿窒息后的严重并发症,常与颅内出血同时出现,病情重,死亡率高,并可产生永久性神经功能障碍,如智力低下、癫痫、脑性瘫痪等。近年来由于产科监护技术的发展,其发病率远超过产伤性颅内出血,是围生期足月儿脑损伤的最常见原因。下列因素提示预后不良:①出生时窒息的程度较重及持续的时间较长;②伴发惊厥出现早及较严重;③伴意识障碍的程度重及持续时间长;④有脑干症状如中枢性呼吸衰竭或瞳孔改变;⑤脑电图持续异常,呈周期、多灶及弥漫性改变;⑥进行脑干听觉诱发电位检查、头颅 CT 检查、颅脑超声检查、连续进行新生儿行为测定及婴儿发育量表检查,发现异常改变出现得早而且持续时间长。上述几种表现都说明脑部缺氧缺血所致的改变严重,提示存在神经系统损害和存在永久性脑组织破坏,神经系统后遗症如智力低下,脑性瘫痪的可能性非常大。

(3) 胆红素脑病:该疾病为未结合胆红素将脑细胞黄染而导致神经细胞损伤的中毒性病变。在对一例因重症黄疸而死亡的新生儿进行尸解时发现其脑基底核被黄染,因此又称为核黄疸。胆红素脑病患儿的整个中枢神经系统均有胆红素浸润,但不同部位病变轻重不一。最明显处是脑基底核,鲜亮黄色或深黄色;其他部位如海马沟、视丘、视丘下核、苍白球、壳核、顶核、尾状核、脑室核、小脑小叶和脊髓前角等均呈淡黄色;小脑、延脑、大脑半球的白质和灰质也可受影响,但更轻淡些。胆红素脑病早期症状较轻,病情继续发展可成重症,则有高声尖叫、惊厥或角弓反张等表现。存活者后期常出现某些神经系统损害症状,如表现为持久性锥体外系神经异常,眼球运动障碍、听觉障碍、手足徐动症及智能落后等。重症者常导致死亡。

(4) 中枢神经系统感染:病毒和细菌感染是损伤中枢神经系统的主要高危因素。引起病毒性脑膜脑炎的病毒主要有巨细胞病毒、风疹病毒、单纯疱疹病毒、各种肠道病毒等。常见的各种疾病包括巨细胞病毒感染、先天性风疹综合征及各种病毒引起的病毒性脑膜脑炎。先天性巨细胞病感染与其他先天性感染极相似,这些先天性感染不易通过临床表现鉴别。被感染的新生儿可表现为小头畸形和无菌性脑膜脑炎。临床可见到前囟丰满、易激惹、烦躁、嗜睡、昏睡、昏迷、肌张力异常、局灶性或全身性抽搐等,脑脊液可分离出病毒。有中枢神经系统损害者可遗留神经系统后遗症,如脑积水、智力低下、行为及运动障碍,并可能造成永久性的损害。化脓性脑膜脑炎指化脓性细菌引起的脑膜脑炎症。其病原菌在新生儿不同于其他年龄组儿童,临床表现不典型、颅内压增高体征出现较晚,又常缺乏脑膜刺激征,故早期诊断困难,加之常并发脑室膜炎,病死率极高,早产儿、极低出生体重儿更容易发生,可遗留下失聪、失明、癫痫、脑积水、智力低下、运动障碍等后遗症。其他中枢神经系统感染包括先天性中枢神经系统梅毒、隐球菌性脑膜脑炎、真菌性脑膜脑炎或脑脓肿、先天性弓形虫病等。上述神经系统疾病可于出生时即出现症状,此多为重症。也可出生时症状较轻或无症状,于生后数月发病,表现为前囟凸起、呕吐、抽搐、昏迷、角弓反张,严重者可发生死亡。脑脊液循环受阻时,可产生阻塞性脑积水。

(5) 低血糖:低血糖常见于早产儿,低出生体重儿,顽固低血糖可引起不可逆脑损伤,早期表现为出汗、惊厥、震颤、呼吸异常,远期可出现运动障碍、智力落后、惊厥发作等问题。

(6) 先天缺陷:先天缺陷是指胚胎或胎儿发育过程中因染色体畸变,基因突变或环境因素导致的婴儿机体结构或功能异常,包括小头畸形、先天性脑积水、脑脊膜膨出、先天性白内障、马蹄内翻足、多指(趾)畸形、先天性髋关节脱位、唇裂、腭裂、消化系统畸形、先天性心脏病、泌尿系统畸形、甲状腺功能减退症、21-三体综合征等都会直接或间接地影响婴儿大脑的发育。

第二节 高危儿的体格发育监测及评价

一、体格发育监测及评价方法

1.体格发育监测与评价 儿童生长发育监测是把单纯的一次性,孤立的测量和评价变成动态的观测与评价,以早期发现生长发育的偏离,为进一步监测和治疗提供参考依据。监测内容一般包括身高、体重、头围、胸围、上臂围、皮褶厚度的测量,以及由这些指标综合计算的比值。不同年龄时期儿童的生长发育状况由不同的评价指标和评价方法,运用一定的评价指标和评价方法对儿童的生长发育进行评价,有利于掌握儿童生长发育的状况,并提出有效的改进措施,具体来说包括:①及时了解儿童生长水平与营养状况,并根据儿童生长水平进行个体化指导,以挖掘儿童最大的生长潜力;②有助于营养性疾病、矮小、性早熟、某些神经系统疾病的早期发现、早期干预治疗及评价疾病的发展和转归;③了解群体儿童的发育状况及影响甚至发育的危险因素促进儿童的健康成长等。

高危儿出院后常伴有喂养困难,吸吮吞咽不协调,能力摄入不足或因心肺疾病导致容量不耐受等。良好的营养是促进大脑和体格生长发育的必要基础。每次随访时测量体重、身长(身高)、头围,肌力测量值并描述生长曲线图。矫正胎龄40周及以下的早产儿,使用胎儿宫内生长曲线图进行监测与评价。矫正胎龄40周以上的早产儿及足月高危儿,使用儿童生长曲线图进行监测与评价。早产儿根据体重、身长和头围生长速度与趋势,结合早产儿的出生体重、胎龄及喂养情况等,进行综合评价。一般在24月龄后,早产儿不再需要进行年龄矫正(实际周龄-早产周数),可直接按实际年龄评价。

高危儿的生长趋势常见以下几种模式。

(1) 生长百分位下降或低于第5百分位:即生长曲线走向落后于参考曲线的走向,导致生长百分位下降或进一步低于第5百分位。说明体重增长不良,或体重不增甚至下降。这种情况可能继发于疾病、营养、环境或神经系统异常等因素,应进一步检查明确,并针对原发问题指导干预或治疗。

(2) 追赶生长或超过原来的生长百分位:追赶生长在出生后1年后较快,在出生后2~3年内持续存在。大部分早产儿通过追赶生长在生后2年内达到同龄足月儿的体格生长水平。

(3) 生长曲线平行于第5百分位:高危儿的生长速率可能持续缓慢,或在出生后的几年缓慢追赶或无追赶。这种生长模式多见于极低出生体重儿或(和)宫内发育迟缓,如足月小样儿、小于胎龄儿(SGA)。

(4) 快速的头围生长:头围的追赶生长是早产儿大脑发育良好的征象。然而,当头围生长过速,与体重、身长不成比例地超过原来的生长百分位时,则应做头颅超声或CT排除脑积水的可能。外围性脑积水通常是良性和暂时性的。有Ⅲ~Ⅳ级脑室内出血的高危儿有时会出现迟发性脑积水而需要分流手术治疗。

(5) 头围生长明显落后于其他体格参数:这是一种大脑发育不良的征象,常与智力障碍有关。

2.体格生长监测与评价的流程

(1) 选择适宜的体格生长指标,如身高、体重等。

(2) 采用准确的测量工具及规范的测量方法。

(3) 选择恰当的参考人群值。

(4) 定期评估儿童生长状况:由于体格生长在儿童中的个体差异非常显著,故结合成长曲线对生长水平、生长速度及匀称度进行综合评价非常重要。但当无法获得参数表或生长曲线进行评价时,可根据儿童体格生长的一般规律进行初步评价。

3.体格监测与评价的方法

(1) 监测指标:根据临床工作需要选择相应的生长发育评价指标与评价方法,评价儿童的发育情况。建议选用的评价指标包括年龄别身高(长)、年龄别体重、身高(长)别体重。2岁以下儿童还包括年龄别头围。

(2) 监测方法

1) 精准计算年龄

年龄计算方法:用测试的日期减去出生日期。将所有的月份都平均看成30天。若计算出的年龄为×月27天、×月28天、×月29天,则将年龄视为(×+1)个月。

举例:被测试儿童年龄:测试日期2018年9月12日,出生日期2017年10月23日,该儿童的年龄为10个月19天,评估是以10月龄为准。若出生日期为2017年10月15日,则年龄为 10 个月 27 天,评估是以 11 月龄为准。

早产儿体格生长的评价应根据校正年龄,即以胎龄足 40 周为起点,计算校正后的年龄为基础,进行生后体格生长评价。 校正年龄计算方法:校正月龄= 实际月龄-早产周数,早产周数= 足月胎龄-出生胎龄。 需要注意的是,由于早产儿体重、身长、头围的追赶生长模式不同,因此允许早产儿体格生长有一定的“ 落后” 年龄范围,但对于在一定年龄范围后仍有生长落后的早产儿需给予必要的临床干预。

举例:一婴儿 2017 年 10 月 23 日出生,按照预产期早产 47 天,该早产儿矫正月龄为 9 月龄,评价其 10 月龄的发育情况应与 9 月龄正常婴儿的生长标准来进行比较。

2) 严格按照测量方法准确测量身高(长) 、体重、头围等体格发育指标。

3) 对当前的身高(长) 、体重、头围和身高(长) 别体重等指标进行生长发育水平、生长速度及匀称度评估。

若无生长发育监测曲线图,则根据性别与年龄查找对应的参考值表,评估当前的身高、体重、头围、身高(长) 别体重处于何水平。

若有生长发育监测曲线图,则利用曲线图进行评估。

具体方法如下:身高或身长曲线图的绘制身高或身长的曲线图中横坐标为年龄(3 月龄内以周为单位,3 ~ 12 岁月龄以月为单位,之后以年和月为单位),纵坐标为身高或是身长,以 cm 为单位。 月龄的点应描记在垂直线上,而不是在垂直线之间。 身高尽可能精准地绘制在水平线上或之间。 将年龄所在的垂直线及身高/ 身长测量值的延长线相交得到此次身长/ 身高的描记点,用“·”“ ×” 表示。 如果儿童有两次以上的体检记录,应将这些点用直线连接起来以反映增长趋势。 绘制点的时候需要判断是否合理,必要时须重新测量。

体重曲线图的绘制年龄的体重用于评估儿童的低体重,但不用于儿童超重和肥胖的分类。 绘制年龄点的方法和身长类似,体重在水平线或两条线之间显示,精确到小数点后一位。 多次测量时用直线连接相邻的点以便更好地观察体重增长趋势。

身高别体重或体质指数曲线图的绘制体质指数的曲线图中横坐标为身长或身高,纵坐标为体重。 绘制垂直线上的长度或高度,需将身高或身长的测量值四舍五入到最接近的整数(cm),并沿着 X 轴向上跟随与重量测量相交。 体重根据测量在水平线或两条线之间精确画出。 连线方法同前,体质指数曲线图的画法与身长的画法类似。

对早产儿体格生长的评价按照胎龄 40 周前和 40 周后采用不同的方法。 胎龄 40 周前,使用 2013 年修订后的 Fen-ton 早产儿生长曲线图(分性别) 对当前的身高(长) 、体重等指标进行评价(可使用至校正胎龄 50 周) 。 胎龄 40 周后,按照校正年龄参照同龄正常儿童的生长标准进行评价。

如有多次测量结果,每次测量结果均用上述方法进行标记,并将相邻两个标记用直线连接,连接线即为该儿童自身的生长轨迹。

(3) 监测评价:根据儿童的年龄,生长发育水平及生长发育速率进行分析并给予个体化咨询与指导(表 8-1 ~ 表 8-4) 。

表 8-1 对体重的评价

年龄别体重 W / A	评价结果	建议
在第 3 百分位曲线以下	下等 低体重	
第 3~ 25 百分位	中下等 正常	结合曲线趋势分析并咨询指导、定期监测
第 25~ 75 百分位	中等 正常	
第 75~ 97 百分位	中上等 正常	
在第 97 百分位曲线以上	上等	结合体重曲线判断是否超重、肥胖

表 8-2 对身高(长) 的评价

年龄别身高 H / A	评价结果	建议
在第 3 百分位曲线以下	下等 生长迟缓	
第 3~ 25 百分位	中下等 正常	结合曲线趋势分析并咨询指导、定期监测
第 25~ 75 百分位	中等 正常	
第 75~ 97 百分位	中上等 正常	
在第 97 百分位曲线以上	上等 需排除内分泌疾病	

表 8-3 对头围的评价(2 岁以内)

头围	评价结果	建议
在第 3 百分位曲线以下	下等 需排除小头畸形	
第 3~ 25 百分位	中下等 正常	结合曲线趋势分析并咨询指导、定期监测
第 25~ 75 百分位	中等 正常	
第 75~ 97 百分位	中上等 正常	
在第 97 百分位曲线以上	上等 需排除脑积水等疾病	

表 8-4 对身高(长)别体重的评价

身高(长) 别体重 W / H	评价结果	建议
在第 3 百分位曲线以下	下等 需排除营养不良等疾病	
第 3~ 25 百分位	中下等 正常	结合曲线趋势分析并咨询指导、定期监测
第 25~ 75 百分位	中等 正常	
第 75~ 97 百分位	中上等 正常	
在第 97 百分位曲线以上	上等 需排除肥胖等疾病	

对于早产儿来说,胎龄未达 40 周时按照宫内生长速率及营养需求给予咨询指导;胎龄达 40 周后,按照足月儿咨询指导,必要时可调整咨询指导方案。

(4) 监测频率:临床工作中根据随访结果可酌情增减随访次数。尤其是对于低体重、消瘦、生长迟缓及超重、肥胖的婴幼儿。①足月儿 0 ~ 1 岁每 3 个月 1 次,1 ~ 3 岁每 6 个月 1 次,3 岁后每年 1 次;②足月小样儿建议 0 ~ 6 月龄以内每月 1 次,6 ~ 12 月龄每 2 个月 1 次,1 ~ 2

岁每 3 个月 1 次,2 岁后每 6 个月 1 次;③高危早产儿建议出院后至矫正 1 月龄内每 2 周随访 1 次,矫正 1 ~ 6 月龄内每 1 个月随访 1 次,矫正 7 ~ 12 月龄内每 2 个月随访 1 次,矫正 13 ~

24 月龄内,每 3 个月随访 1 次,矫正 24 月龄后每半年随访 1 次。 矫正 12 月龄后,连续 2 次生长发育评估结果正常,可转为低危早产儿管理。

4.体格监测与评价的注意事项

(1) 定期评估:生长为动态过程,定期描记生长曲线图,可以同时获得个体儿童的生长水平、生长速度,了解儿童生长的个体差异,进行正常全面的体格生长评价。

(2) 体格生长评价不等同于疾病的临床诊断:体格生长评价是以是否有统计学意义为基础,结果解释或诊断疾病时需结合病史资料。

(3) 个体与群体评价:对体格生长评价结果的解释应考虑遗传及环境的影响,同时还应区分个体儿童与群体儿童评价方法。

因人体测量仅为粗略的评价方法,对于个体儿童,生长水平仅表示该儿童体格干预已达到的水平,不能代表机体功能,故做出结论时应谨慎;需避免过度解释测量资料或将评价结果等同于临床诊断。 如当一个 8 月龄的女孩体重在第 5 百分位时,可能有三种情况,分别为体重下降、正常、从低水平恢复,也就是说一次体重值不能直接估计体重的生长过程,仅仅得到已达到的体重,不能证实是正常范围的异常生长或低水平的正常生长。 儿童体格评价结果应结合其他临床表现、体格检查、实验室检测综合判断。 定期、连续测量比一次数据更重要,当儿童稳定地沿着自己的"轨道"生长,即使是低于参照人群的生长水平,亦无须太过担心;只有当儿童的生长曲线从原来稳定的生长轨道偏离 2 条主百分数线以上,才能提示存在生长问题。

对于群体儿童,生长水平评价可获得该儿童群体生长状况或生长水平分布的资料,结果与该地区或国家的经济、文化及风俗习惯有关。 如评价结果"不良"的比例较高,提示该人群可能存在某些健康和营养问题, 具有重要的公共卫生意义, 可给政府制定政策提供数据参考。

(4) 特殊儿童体格生长评估:早产低体重儿胎龄 40 周前按照 2013 年修订的 Fenton 早产儿生长曲线图输入早产儿的生长指标进行 Z 评分和百分位的实际评估;胎龄 40 周后先矫正月龄再按足月儿标准进行评价。 特殊疾病状态下儿童的生长评价重点是评价其生长速度,建议转相应专科。

二、营养、喂养评估

高危儿所遭受的高危因素对机体可能产生或已经产生不同程度的损害,最终可能导致儿童发育异常。 在胎儿期、新生儿期和婴幼儿期,对胎儿、新生儿和婴幼儿的生长发育和机体重要功能有不良影响的因素都称之为高危因素,根据高危因素的发生时期,可分为以下几种:产前因素(母体因素、胎儿因素) 、出生时因素、出生后因素(早产与低出生体重、新生儿缺氧缺血性脑病和颅内出血、先天缺陷等) 。

高危儿管理要求熟练掌握婴幼儿生长发育的规律,了解各个年龄精神运动发育的特点,心理行为发展的特点,同时对体格发育及营养情况进行监测,通过反复的评估→指导→再评估→再指导的良性循环的干预方法,促进高危儿的降低伤残,提高高危儿生存质量的目的。

国内外许多文献报道高危新生儿存在神经发育过程和结局异常的风险。 母乳喂养对神经系统发育具有重要意义,母乳喂养方式包括母亲直接哺乳和将母乳挤出来通过奶瓶喂养,分别称之为母亲哺乳和奶瓶喂养。母亲直接哺乳,将患儿环抱在自己怀里,患儿直接吸吮母亲乳头,能听到母亲的心跳,不断有各种良性刺激(如语言刺激、肌肤的抚摸等),有利于促进婴儿神经细胞的再生、促进神经突触的发育,如现阶段模拟的鸟巢式护理、袋鼠式护理。母子间的亲密接触对婴儿的生长有着潜在的心理影响。而采用奶瓶喂养,缺乏与母亲肌肤亲近的触觉抚爱刺激,缺乏母亲心跳声音的刺激,婴儿没有安全感,易导致神经系统发育滞后。毫无疑问,母乳是人类婴儿的理想营养来源,但母乳并不适用于所有高危儿。储存的母乳可用于管饲或奶瓶养,但它很少能满足高危儿的独特热量需求。高危新生儿受健康状况的影响,需要转入新生儿科,母亲无法陪在新生儿身边照顾,母婴分离后减少了新生儿吸奶的频率和次数,从而对母乳合成造成影响,不能保证正常的母乳分泌量。同时,新生儿母亲母乳喂养经验缺乏,不了解与母乳喂养相关的知识,不懂母乳喂养的技巧,最终导致其丧失母乳喂养的信心,这些都是导致母乳喂养不成功的常见因素。在母婴分离期间,提出母亲按时挤出母乳送到新生儿科喂自己的孩子,若条件允许的情况下,母亲去新生儿科亲自哺乳自己的孩子更好。母乳喂养可为乳汁正常分泌提供保障,同时可坚定母乳喂养的决心。高危新生儿出院时,医护人员要做好母乳喂养健康嘱咐及指导,随时为其提供电话咨询服务。通过护理干预使高危儿纯母乳喂养率得到提高,是帮助提高母乳喂养率的有效途径,值得临床推广。

年龄较大的高危儿,喂食方式为:对于吞咽困难、口腔闭合困难、头颈前后左右摆动、张口不闭的孩子可出现吸吮和进食困难,从而影响体格发育、语言发育。正确喂养方式:摆好体位,常采取半坐位,髋、膝屈曲,上身斜靠在母亲胸前和前臂上,头微微前屈,两足放在父母大腿上。不能吸吮的小孩用小匙喂养,较大小孩可坐在墙角、椅子(角椅)或床角处。

维生素 D 可以促进钙磷的吸收和利用,预防佝偻病,同时还能增强肌肉力量、提高抵抗力,预防宝宝呼吸道疾病的发生,减少自身免疫性疾病和心血管疾病的发生。维生素 A 也是人体不可缺少的维生素,它在视网膜的杆细胞、视蛋白参与视紫红质和视青紫质的合成中起重要作用,还可以促进骨骼和牙齿发育。因此,无论是健康宝宝还是高危儿,除鼓励户外活动外,均需额外补充维生素 AD 制剂,推荐的预防剂量:每日维生素 A 为 1000 ~ 1300 国际单位,维生素 D 为 400 ~ 500 国际单位。

顺应喂养要求在喂养过程中,必须有关注和兴趣;父母及时察觉孩子发出的饥饿和满足的信号,并给予及时、正确的回应,是培养孩子独立饮食的关键步骤,符合培养积极互动的喂养关系。早产儿的顺应喂养同样也是基于婴儿发出信号或按需喂养,父母与其相互协调的喂养过程。婴儿决定喂养时间、喂养间隔和喂养的量。但父母需要预设在 2 次喂养间隔中最长允许安静或睡眠的时间(一般为 5 小时或 6 小时)以及最大的喂养量。该顺应喂养模式也适用于胃管喂养或用杯子或奶瓶喂养的婴儿。但在母乳喂养中很难确定喂养量。早产儿营养状况与父母及时准确回应婴儿发出的信号密切相关。早产儿喂养信号主要包括安静觉醒状态、手口姿势、吸吮手指或拳头。苦相、伸舌头、摇动手臂、踢脚、伸展身体、腿蹬自行车的状态等信号一般在哭闹之前出现。而哭闹是喂养的晚期信号。对于早产儿,哭闹时再给予喂养,父母已经错失开始喂养的重要信号,并导致母乳喂养婴儿含接不良、快速吸吮及吸入过多空气,增加婴儿的能量消耗,也会提高早产儿发育脆弱期的应激水平。如果将喂养质量而非喂养的量放在优先考虑的地位,更有利于建立愉快喂养技能和顺应婴儿的步伐,提高父母的育儿经验和新生早产儿的满足感。

早产儿在食物转换期更容易遭受不良喂养行为和不恰当辅食餐次安排,更容易发生喂养困难。因此,需增强对早产儿家长顺应喂养的指导,强调合理安排辅食餐,通过触觉味觉刺激、咀嚼吞咽训练、合适的喂养体位和方式等改善早产儿的喂养困难,从而促进早产儿的体格发育及培养良好的饮食行为。

1.早产儿的不良喂养行为比例更高,且可影响体格发育。目前对营养问题的干预多关注在营养素和营养结构,较少注意到喂养模式对婴幼儿体格发育与饮食行为的影响。早产儿遭受不良喂养行为比例更高,可能因为:①部分早产儿在新生儿重症监护病房(NICU)的经历不利于其发展与喂养者交流的信号,在NICU的喂养更多关注进食量、体重增加等,早产儿神经发育相对不成熟,所发出的交流信号微弱,常被误解或忽略;②早产儿喂养者不能参与NICU护理,早期与早产儿的互动关系缺乏默契;③食物转换期,食物种类性状、喂养方式的改变使早产儿顺应喂养更具挑战。

2.早产儿辅食餐安排不合理。早产儿引入辅食的餐数、时间需根据其发育成熟度、进食技巧而定。部分家长按早产儿实际月龄引入辅食,或认为固体食物能增加饱腹感,促进早产儿的体格发育,促使喂养者出现强迫喂养或增加辅食餐、不恰当时间安排辅食等不良喂养行为。过多或不恰当安排辅食餐,可导致早产儿胃肠不适、进食经历不愉快,进而导致营养问题及影响长期的进食行为。

3.早产儿喂养困难比例更高。早产儿的喂养困难最早出现在从胃管饲养转换至独立进食阶段,并可持续至食物转换阶段,原因与早产儿神经、消化、呼吸系统发育不成熟、不协调,而追赶生长需要更多营养的不平衡有关。纯配方乳喂养,过早终止母乳喂养,会影响早产儿早期的口腔体验、不利于母亲-婴儿联系纽带的形成,也可导致食物转换期的喂养困难。食物转换时食物种类性状及分量的改变,可导致食物从嘴角溢出,咀嚼时哽咽或窒息、拒食、粗糙食物进食差,舌头顶出食物,咀嚼时间延长、偏食、流涎、闻到食物气味恶心或呕吐等喂养困难症状。

第三节 高危儿的神经精神发育监测及评价

一、高危儿监测常用发育量表介绍

在成长过程中,儿童神经心理的发育与体格生长发育具有同等重要的意义。神经心理的发育大量反映为日常行为,包括感知、运动、语言发育、记忆、思维、情感、性格等心理活动的发展,故此期的发育也称为行为发育。儿童神经心理发育的基础是神经系统的发育,尤其是脑的发育。除先天遗传因素外,神经心理的发育与环境密切相关。儿童发育评定包括体格、神经心理、行为等各种能力及特征的测验。通过问卷、答题和操作等方式,测查儿童的体格、心理、行为特征,有利于诊断、疗效评定和指导康复。

儿童神经心理发育水平评定是对儿童在感知、运动、语言和心理等过程中的各种能力进行评定,判断儿童神经心理发育水平。

二、发育评定量表

1.发育筛查性测验　使用简单的测试项目和测试方法,在较短时间内把发育有可能有问题的儿童筛查出来,常用的方法有新生儿 20 项行为神经评分法(neonatal behavioral neuro-logical assessment,NBNA)、布雷泽尔顿新生儿行为评定量表(Brazelton Behavioral assessment scale for neonate,NBAS)、丹佛发育筛查(Denver development screen test,DDST) 等。

(1) 新生儿 20 项行为神经评分法(neonatal behavioral-neurological assessment,NBNA) 是

我国婴幼儿早期教育专家,北京协和医院鲍秀兰教授根据美国布雷寿顿新生儿行为估价评分和法国阿米尔-梯桑(Amiel-Tison) 新生儿神经运动测定方法的优点,结合自己的经验建立的,主要用于了解新生儿行为能力。

该项测查可以了解新生儿行为能力,并能及早发现轻微脑损伤,以便早期干预,防治伤残。 为了解不同生理因素是否会影响正常新生儿 NBNA 的结果,为从出生开始进行的早期教育提供依据,NBNA 测查是新生儿行为神经测查的简称,此方法是检测新生儿神经系统发育完整性的一种行之有效的方法。 包括 5 个方面的内容:即行为能力、被动肌张力、主动肌张力、原始反射和一般评估共 20 项,满分为 40 分。

1) 测查准备:在光线半暗和安静的环境中进行,室温 24 ~ 28℃ ,全部测查应在 10 分钟左右完成,在两次喂奶中间进行测试,喂奶后一小时睡眠状态开始为佳。 测查人员需 2 周训练,每人至少测查 20 个新生儿,并通过考核。

2) 测查方法:中国 20 项新生儿行为神经测定(NBNA) 评分检查方法及评分标准,分 5 个部分。

第一部分:新生儿的行为能力共 6 项(1 ~ 6 项) 。 检查对外界环境和外界刺激的适应能

力。 ①对光的习惯形成:在睡眠状态下,重复用手电筒照射新生儿的眼睛,最多 12 次,观察和记录反应开始,减弱直至消失的照射次数。 评分:0 分为≥11 次,1 分为 7 ~ 10 次,2 分≤6 次;②对格格声的习惯形成:在新生儿睡眠状态,距其 10 ~ 15cm 处。 短暂而响亮地摇格格声

盒。 最多重复 12 次,观察评分同①;③非生物听定向反应(对格格声反应):觉醒状态下重复用柔和的格格声在新生儿视外(10 ~ 15cm 处) 连续轻轻地给予刺激,观察其头和眼睛转向声源的能力。 评分:0 分为头和眼球不转向声源;1 分为头和眼球转向格格声,但转动<60°角;2 分为转向格格声≥60°角;④生物性视听定向反应(对说话人的脸反应):在安静觉醒状态下,检查者和新生儿面对面,相距 20cm,用柔和而高调的声音说话,从新生儿的中线位慢慢移向左右两侧,移动时连续发声,观察新生儿头和眼球追随检查者的脸和声音移动方向的能力。评分方法同③;⑤非生物视定向能力(对红球的反应):检查者手持红球面对新生儿,相距 20cm。 观察评分同③;⑥安慰:是指哭闹新生儿对外界安慰的反应。 评分:0 分为哭闹经安慰不能停止;1 分为哭吵停止非常困难;2 分为自动不哭,也可经安慰。

第二部分:被动肌张力共 4 项(7 ~ 10 项) 。 必须在觉醒状态下检查,受检新生儿应处在正中位,以免引出不对称的错误检查结果;⑦围巾征:检查者一手托住新生儿的颈部和头部,使保持正中半卧位姿势,将新生儿手拉向对侧肩部,观察肘关节和中线的关系。 评分:0 分为上肢环绕颈部;1 分为新生儿肘部略过中线;2 分为肘部未达和刚到中线;⑧前臂回缩:新生儿上肢呈屈曲姿势时进行此项检查。 检查者用手拉直新生儿的双上肢,然后松开上肢能自然弹回到原来的屈曲位,观察弹回的速度。 评分:0 分为无弹回;1 分为弹回的速度慢(>3 秒)或弱;2 分为双上肢弹回活跃(≤3 秒),并能重复进行;⑨下肢弹回:只有当新生儿髋关节呈屈曲位时才能检查。 新生儿仰卧,头呈正中位,检查者用双手牵拉新生儿双小腿,使之尽量伸直,然后松开,观察弹回的速度。 评分同⑧;⑩腘窝角:新生儿平卧,骨盆不能抬起,屈

曲下肢呈胸膝位,固定膝关节在腹部两侧,然后举起新生儿小腿,测量腘窝的角度。评分:0分>110°;1分为110°~90°;2分为≤90°。

第三部分:主动肌张力共4项(11~14项)。颈屈、伸肌的主动收缩(头竖立反应):检查者抓住新生儿的肩部,检查从仰卧到坐位姿势,观察颈部曲,伸肌收缩及试图将头抬起,记录坐直位时头竖立的秒数。评分:0分为无竖头或异常;1分为有头竖立动作,但不能维持;2分为头和躯干保持平衡1~2秒钟以上;手握持:新生儿仰卧位,检查者的食指从尺侧插入其手掌,观察其抓握的情况。评分:0分为无抓握;1分为抓握力弱;2分非常容易抓握并能重复;牵拉反应:检查者的食指从尺侧伸进手内时,正常时会得到有力的抓握反射,这时检查者抬自己的双食指约30cm(时刻准备用大拇指在必要时去抓握住新生儿手)。一般新生儿会主动抓住检查者的手指使其身体完全离开检查台。评分:0分为无反应;1分为提起部分身体;2分为提起全部身体;支持反应:检查者用手抓握住新生儿的前胸,拇指和其他手指分别在两腋下,支持新生儿呈直立姿势,观察新生儿头颈部,下肢和躯干主动肌张力和支持身体呈直立位情况,并维持几秒钟。评分:0分为无反应;1分为不完全或短暂,直立时头不能竖立;2分为能有力地支撑身体,头竖立1~2秒或以上。

第四部分:原始反射共三项(15~17项)。自动踏步和放置反应:新生儿躯干在直立位,当足接触到检查桌面,即可引出迈步动作。放置反应:取其直立位,使新生的足背碰到桌子边缘,该足有迈上桌子的动作。评分:0分为无踏步和无放置反应;1分为踏一步或有一次放置反应;2分为踏2步或在同足有两次放置反应或两足各有一次放置反应;拥抱反射:新生儿呈仰卧位,检查者将小儿双手上提,使小儿颈部离开检查桌面2~3cm,但小儿头仍后垂在桌面上,突然放下小儿双手,恢复其仰卧位。由于颈部位置的突然变动引出拥抱反射。表现为双上肢向两侧伸展,手张开,然后屈曲上肢,似拥抱状回收上肢至胸前,可伴有哭叫。评定结果主要根据上肢的反应。评分:0分为无反射;1分为拥抱反射不完全,上臂仅伸展,无屈曲回收;2分为拥抱反射完全,上臂伸展后屈曲回收到胸前;吸吮反射:检查者将乳头或手指放在新生儿两唇间或口内,则引起其吸吮动作。注意吸吮力度、节律,与吞咽是否同步。评分为:0分为无吸吮动作;1分为吸吮力弱;2分为吸吮力好和吞咽同步。

第五部分:一般反应共3项(18~20项)。觉醒度:在检查过程中能否觉醒和觉醒程度。评分:0分为昏迷;1分为嗜睡;2分为觉醒好;哭声:在检查过程中哭声情况。评分:0分为不会哭;1分为哭声微弱,过多或高调;2分为哭声正常;活动度:在检查过程中观察新生儿活动情况。评分:0分为活动缺少或过多;1分为活动减少或增多;2分为活动正常。

3)结果解读:本检查只适用于足月新生儿,早产儿孕周纠正至40周时评估,总分40分,每项评分为三个分度,即0分、1分和2分,如果评分低于37分,第7天应复测,仍不达标应在12~14天再次复测,<37分,提示新生儿行为神经可能有问题。这是一种评估脑损伤的新生儿的神经行为的检查方法,简单,省时,是新生儿访视时社区医师必须掌握的技能。

(2)布雷泽尔顿新生儿行为评定量表(Brazelton behavioral assessment scale for neonate, NBAS)也称"月子里新生儿行为评定量表"(Neonatal behavioral assessment scale)。新生儿行为检查量表。美国著名小儿科医师布雷泽尔顿1973年制订。用于诊断和预测新生儿(0~1个月)的发展水平和状况。量表共有27个子项目,分六大类:①习惯化,指婴儿在同一刺激呈现多次以后,反应减弱或消失,通常以婴儿对刺激的反应时间为指标;②定向反应,指婴儿对有生命的刺激物和无生命的刺激物的朝向;③运动控制的成熟性,指在整个检查过程中,婴儿运动协调和控制自身活动的程度与组织性;④易变特点,指婴儿在整个检查过程中从觉醒状态到深睡状态的变化,皮肤颜色的变化,活动水平的变化,兴奋达到最高的变化以及变化是否比较容易等;⑤自我安静的能力,指在烦躁、哭闹时自我安静下来的速度和程序;⑥社会行为,包括微笑、接受拥抱时的反应等等。上述六大类 27 个项目均按 9 等级评分。一般说,中间的等次为正常反应,两端的都偏离正常。还有 20 个检查反射和运动的项目(包括巴宾斯基反射、颈肢反射、摩罗反射等),按高、中、低三个等级评分,还可测定分娩时的种种问题以及对母亲施行麻醉对婴儿的影响,预测婴儿将来可能出现的心理困难。可筛查出高危儿童,以便采取有效措施,预防儿童可能出现的心理问题。为保证测量结果的真实性,操作量表的人需要接受专门的训练。世界上已有 15 个国家有此量表的翻译本和用自己国家儿童标准化过的版本。

(3) 丹佛发育筛查测验(DDST)是美国丹佛学者弗兰肯堡(W. K. Frankenburg)与多兹(J.B.Dodds)编制的,于 1967 年为早期发现幼儿发展差异而设计的一种简便的智力测量工具。简称 DDST。为智力筛查量表,而非诊断量表。该量表适用于从出生到 6 岁婴幼儿。对婴幼儿当前和未来的适应能力和智力高低无预言作用,只是筛选出可能的智商落后者,能反映婴幼儿的智力发展水平并有明确的结果,可供保健工作者早期发现幼儿潜在的问题。

丹佛智能测试表由 104 个项目组成,共分为四个能区。①个人-社交能区(personal - social skill):这些项目表明小儿对周围人们的应答能力和料理自己生活的能力;②精细动作-适应性能区(fine motor-adaptive):这些项目表明婴幼儿看的能力和用手取物和画图的能力;③语言能区(language):组成本能区的项目表明婴幼儿听、理解和运用语言的能力;④大运动能区(gross motor):本能区项目表明小儿坐、步行和跳跃的能力。

104个项目中,有的允许询问婴幼儿家长报告的情况来判断通过与否,有的是检查者观察婴幼儿对项目的操作情况来判断。筛查的结果分为正常、可疑、异常及无法解释四种。对于后三种情况的婴幼儿应在一定时间内复查。若复查结果仍为原样,应进一步检查。本筛查方法的优点在于能筛查出一些可能有问题,但在临床上无症状的患儿,也可以对感到有问题的经检查加以证实或否定;还可对高危婴幼儿(如围生期曾发生过问题的)进行发育监测以便及时发现问题,同时还可能辨别患儿属于哪一个能区发育迟缓而有可能对该能区进行早期帮助。

2.发育诊断性测验 采用标准化测试工具测出发育商,常用方法有 0~6 岁儿神经心理发育诊断量表(儿心量表)、格塞尔发育诊断量表(Gesell development diagnosis schedules, GDDs)、贝利婴儿发育量表(Bayley Scales of Infant Development)、Griffiths 发育评估量表中文版等。

(1) 0~6 岁儿童神经心理发育量表,以下简称儿心量表,是由首都儿科研究所与中国科学院心理研究所于 1980 年起合作开发,针对我国婴儿情况制定的运动发育评估量表。该量表信度较高,于 1985 年并以全国 12 城市健康、足月、单胎、无高危因素的 15053 名儿童为基础制定全国 0~4 岁小儿神经心理发育的诊断量表常模,1997 年又将测查项目延长至 84 个月,适用于 0~6 岁儿童。本量表不仅可以用发育商来评价孩子的智能发育速率,也可用智龄来表明其发育水平,为智能超常或发育迟缓提供了可靠的早期诊断依据,该量表是目前在我国广泛应用的检查方法。

共包括五方面功能:大运动、精细动作、适应能力、语言和社交行为等能区,每一年龄组

6～8个项目,共计211项28个组,其中1～12个月每月1组,13～36个月每3个月1组,37～72个月每6个月1组。

1) 大运动:大运动主要指头颈部、躯干和四肢幅度较大的动作,比如抬头、翻身、坐、爬、站、走、跳、独脚站、上下楼梯、四肢活动和姿势反应、躯体平衡等各种运动能力。婴幼儿动作的发展与心理的发展有密切关系,早期动作的发展在某种程度上标志着心理发展的水平,同时动作的发展可以促进整个心理的发展。

2) 精细动作:是指手的动作,以及随之而来的手眼协调能力,比如抓握、摇动、把弄、拇食指对捏、握笔乱画、搭积木、穿扣眼、模仿画竖道、折纸、用筷子、画人像等。这些动作为书写、绘画和劳作的技巧和技能的发展奠定了基础。精细动作的发展和婴幼儿整个神经、心理的发展也是密切相关的,从某个角度说,大运动和精细动作的发展有着特殊的意义,因为行为成熟的程序,是从大运动和精细动作的逐步成熟开始的。

3) 适应能力:指婴幼儿对外界刺激的分析和综合能力,如对物体和环境的精细感觉,解决实际问题时运用运动器官的能力,对外界不同情境建立新的调节能力等。由此可见,适应能力是在视觉、听觉、大运动和精细动作发展的基础上所形成的综合判断能力,通过它可直接观察婴幼儿的智慧。比如听声音有反应和找到声音,玩具失落后会找,积木对敲,从杯子中取出物或寻找盒内东西,盖瓶子盖,积木搭高和搭桥,能一页一页地翻书,知道主要的颜色和简单的数目,能理解各种简单的几何图形,用拼板拼出圆形、方形、椭圆形和长方形,能指出画的物体少画了什么等等。

4) 语言:是人类所特有的心理活动,包括语言的理解和言语功能。比如,孩子彼此之间交谈,听音乐、歌曲,读故事、歌谣,写字,画图画等,这些听、说、读、写都是不同形式的语言功能,语言对儿童的心理发展有着十分重要的作用。它不仅可以促进孩子间的交往,扩大知识面,而且可以调节自身的心理活动,使自己的行动有一定的目标和方向,同时还可以促进孩子的认识能力的发展。语言还可以帮助儿童的想象。

5) 社交行为:是指孩子对现实社会文化的个人反应,其行为模式也是由内在成长因素所决定的,有一定的发展程序。社交行为主要指以下几个方面的能力:①社会交往能力,如逗引时有反应,见人会笑,能认识亲人,认生,懂得家长的面部表情等;②生活自理能力,如开口表达个人要求,穿衣服时知道配合,会脱袜子,会穿鞋会扣扣子和解扣子,会穿上衣等;③适应外界要求的能力,如会控制大小便,有简单的是非观念,见物兴奋,能自己吃饼干等;④懂得社会常识,如懂得常见物和人的名称,会说常见物的用途,懂得桌子等用具是用什么材料做的,认识各种颜色等。

(2) 格塞尔发育诊断量表(Gesell development diagnosis schedules,GDDs):适用于4周至3岁的婴幼儿,评价和诊断婴幼儿神经系统发育及功能成熟情况。格塞尔提出儿童行为发育的5个方面:适应性行为,主要包括知觉、定向行动、手指操作能力、注意智力等发育;①大肌群运动行为,主要包括姿势、移动运动等;②小肌群运动行为,主要包括抓握与放开、手指精细操作、手眼协调运动等;③言语行为,包括模仿能力、人与人之间的交流能力、相互理解沟通能力;④个体和社会行为,包括对他人的反应,对所属民族文化压力的反应,对家庭、社会习惯等的反应及态度等,以发育商(DQ)表示儿童在目前各个能区的实际发育水平,得到各能区生理年龄与发育年龄间的差距,不仅可为临床个体化发育指导提供基线依据,同时可为发现儿童优势、劣势,促进儿童最大限度发展潜能、扬长避短提供线索。

(3) 贝利婴儿发育量表(Bayley scales of infant development):适用于 2 ~ 30 个月婴幼儿,测试心理发育水平,确定是否有发育迟缓及干预后的效果,也是研究儿童神经心理发育的工具。包括精神发育量表、运动量表和婴儿行为记录。 智能量表测试感知、记忆、学习、解决问题、早期对数的概念、初步的语言交流等能力;运动量表测试控制自己身体的程度、大肌肉协调和手指精细动作;行为记录评价儿童的情绪、社会性行为、注意力、坚持性、目标定向等个性发育的各个方面。

(4) Griffiths 发育评估量表:1953 年,在英国和澳大利亚工作的儿童心理学家露丝·格里菲斯(Ruth Griffiths) 研究并发布了一套 0 ~ 2 岁儿童精神发育评估量表,为儿童发育指标制定了创新性标准。 经大量数据研究后,格里菲斯又将这一量表扩展到 0 ~ 8 岁,涵盖了人类大脑发育最重要的时期。 自 1970 年 Griffiths 精神发育量表发表以来,世界各地医疗机构都陆续采用了这套评估工具,并在医疗实践过程中体现了优异的信度、效度和反应度,逐步成为全球儿童发育评估黄金标准和诊断工具之一。 领域 A:运动-姿势,包含运动协调的等级、能力、用力技巧等;领域 B:个人-社会,包含自我意识增长、独立以及社会融入能力;领域 C:听力和语言,包含语言、倾听、理解的能力等;领域 D:手眼协调,包含视觉追踪能力和精细运动的精准功能等;领域 E:表现,包含评估视觉、感知能力等;领域 F:实践推理,测量孩子运用过去的学习经验对视觉和听觉任务进行归纳的能力等。

3.运动功能评定量表 评定患儿运动质量、运动功能和运动发育水平,并对运动功能进行评测,主要的评定方法有自发性全身运动(general movements,GMs) 、Alberta 婴儿运动量表 (Alberta Infant Motor Scale, AIMS) 、 婴儿运动表现测试(Test of Infant Motor Performance, TIMP) 、0 ~ 1 岁神经运动检查 20 项、哈默史密斯(HINE) 等。

(1) 自发性全身运动(general movements,GMs):是人类独特的自发运动系统,孕 10 周左右的胎儿即可观察到,一般会持续至出生后 20 周左右。 20 世纪 90 年代 Prechtl 根据这一特点提出全身性自发运动评价法。 在早产期间,自发性全身运动表现为粗大运动,包括全身性活动,手臂、腿部、颈部和躯干的运动顺序可变。 运动的强度、力量和速度不均一,有高低起伏的变化,开始和结束呈渐进性。 手臂与腿部的屈伸顺序复杂,伴随着旋转,运动方向常发生轻微的改变。整个过程流畅、复杂、多变。 可每周录像 1 次,每次 1 小时左右,从中随机挑选 5 个超过 1 分钟的 GMs 评分。 多采用整体评价法,从复杂性、流畅性和变化性这 3 个特性出发,区分 GMs 性质属于正常还是异常。 如果神经系统受损,GMs 就会变得简单且协调性较差。 随着医学的进步,产科、新生儿科医学技术的发展成熟,早产儿、高危儿的存活率明显提高,但存活下来的高危儿、早产儿发生各种发育障碍性疾病的风险大大增高,与此同时定期随访评估就显得至关重要。 其次还有一些正常出生的宝宝,在发育过程中出现肌张力异常,发育落后和姿势异常等也可以进行 GMs 评估。

GMs 评估结果进行分级: A 级异常病例: 具备扭动运动阶段 GMs 为痉挛- 同步性 (cramped-synchronised,CS) 或不安运动期不安运动缺乏(absence of fidget movements,AFMs)之一者即列为 A 级病例,如果该模式在数周内表现一致,对于发展为脑瘫的预后结局具有高预测价值,需要高度警惕,尽早进行早期干预。 B 级异常病例:以扭动运动阶段或/ 不安运动期的其他异常为[即痉挛-同步性(cramped-synchronised,CS) 或不安运动缺乏以外的] 需要继续定期运动发育随访,以排除发展为运动发育迟缓的可能。 C 级病例:以扭动运动阶段或/ 不安运动期的未发现异常者,定期随访。

(2) Alberta 婴儿运动量表(Alberta Infant Motor Scale,AIMS):是由加拿大 Albetta 大学 Martha C Piper 博士和 Johanna Darrah 治疗师于 1994 年创制的,其具有良好的信效度,目前已广泛应用于临床,是国际上通用的婴幼儿运动发育早期筛查量表。与以往经典的里程碑式的运动发育量表相比,Alberta 更加注重对婴儿的运动质量的评估,是一个靠评估者的观察来对婴儿粗大运动进行量化评估的工具,从而避免了因评估者的操作造成的评估误差。它综合了儿童运动发育的神经发育理论及动态多系统理论的观点按照运动技能获得顺序编排各个评估项目,并且通过评估每项运动的负重部位姿势特点及抗重力运动方式等三方面内容来对婴儿的运动质量进行详细评估。Alberta 主要应用于孩子出生到学会独立行走这段时期,即 0 ~ 18 个月龄的婴幼儿。AIMS 不仅评估运动技能是否获得,而且对每一项技能从负重、姿势及抗重力运动三方面特征进行评估,从而可以较早地识别出运动发育不成熟或运动模式异常的婴儿。AIMS 可以敏感地反映出婴儿在短时间内所发生的运动发育微小变化,因此,它可精确地评估婴儿运动发育成熟的水平以及在干预治疗后的变化。AIMS 不仅关注运动技能的发育速度,它更具优势的是观察运动技能的缺失或异常的成分,因此,为干预方案的制定尤其是干预要点的选择提供了有价值的参考信息。AIMS 的这个特点对于缺乏经验的治疗师来说更具有指导意义,AIMS 具有很好的信度和效度,在国际上应用广泛,尤其在对
日趋增长的高危婴儿群体进行监测以尽早发现运动发育异常并给予早期干预治疗方面,AIMS 操作简便,易于推广。

方法:观察和分析婴儿的运动技能,完成整个评估需要 20 ~ 30 分钟,如果婴儿出现烦躁或者不舒服,无法一次性完成测试,可以在一周内评估遗留的项目。测试者应该熟练掌握婴幼儿运动发育规律,理解每个项目的描述的内涵。该量表共包括 58 个项目,分为 4 个亚单元,即在 4 个体位下(俯卧位、仰卧位、坐位及站立位) 对运动进行评估。

特点:观察为主,方法较简便,计分方便,图表核对简单,反映运动发育水平客观;不能给出运动发育龄,只能给出处于同年龄儿运动发育中的百分率(所处水平);只能对正常、基本正常、稍落后、疑有运动落后者评估不能对运动明显落后者评估。该表应用范围有限,可以作为运动发育监测量表,不能作为异常运动发育监测。

AIMS 可以将 18 个月以内的高危儿分为三类测试时运动发育可疑、异常及正常。但婴儿期的测试分类是否预测运动发育结局,即 AIMS 的远期预测效度,仍在研究中。AIMS 不适合用于有明显异常运动模式的婴幼儿运动发育的评定及检测(如有明显肌张力改变及异常姿势反应的高危儿) 。

(3) 婴儿运动能力测试(Test of Infant Motor Performance,TIMP):是美国近年来研发的一种评估量表,与其他量表比较 TIMP 最大优点就是可以早期识别胎龄 32 周到纠正胎龄 4 月龄婴儿的运动发育异常。美国研究显示早产儿纠正胎龄 8 ~ 9 周和 12 ~ 13 周的 TIMP 原始分
值与预后关系密切。重点针对具有高危因素的早产儿和脑损伤高危婴儿,对婴儿早期的姿势和运动进行评估,以筛查出异常婴儿,能够评估婴儿运动控制、姿势协调及功能活动相关的运动能力,预测将来婴儿运动发育情况,并可以对干预纠正的效果进行评价,为早期发现、早期干预提供科学依据。TIMP 包括 42 项评估项目,其中 13 项为观察项目,后面 29 项为引出项目。

量表的结构及评分标准:评估者应熟悉 TIMP 的操作指导。准备一个鲜艳的红球,一块质地柔软的棉布,胎龄对照表;评估环境要安静,亮度及温度合适,没有多余的刺激,评估平

面水平且质地不要太柔软:评估对象应处于瞌睡期、安静觉醒期或者活动觉醒期,而处于深睡期、浅睡期或哭泣期的婴儿不适合接受该评估。 虚弱的婴儿在评估过程中可能需要监测生命体征。 呼吸和心率有异常的婴儿各项目之间的休息时间要足够长,必要时停止评估。

整个评估过程需要 20 ~ 40 分钟(平均 33 分钟) 。 前 13 项观察项目中,婴儿出现相应的表现即得 1 分,如果没有出现相应表现则为 0 分。 后 29 项引出项目,其评分等级为 0 ~ 6 分。原始分由 42 个项目(13 个观察项目+29 个引出项目) 评分相加所得。 原始分的范围为 0 ~ 142分。 得出原始分后,按照胎龄对照表,根据 TIMP 提供的年龄得分标准,判断婴儿目前所处水平。 根据年龄制订的所处水平分为 4 类:平均范围(均值-1 标准差~ 均值+1 标准差) 、稍低于平均范围(均值-0.5 标准差~ 均值-1 标准差) 、平均范围稍低值(均值-1 标准差~ 均值-2 标准差) 、远低于平均范围(低于均值-2 标准差) 。

量表的特点:①为小婴儿的运动评估提供了一种前所未有的可靠方法。 把对婴幼儿运动能力的评估整合在与护理人员的日常指导护理;②适用于早产儿的运动发育情况评估; ③能够敏感地反映干预治疗带来的变化;④婴儿在三个月时的 TIMP 测试结果可预测 12 月龄的运动表现,敏感度 92%和特异性 76%,以及对预测学龄前儿童的运动表现,敏感度 72%,特异性 91%;⑤接受过训练的使用者拥有优秀的重测信度和评测者信度;⑥可以用于干预计划的制订;⑦可以用于家长教育。

使用中的注意事项:①以下情况不适合做 TIMP 测试:婴儿过度哭闹、深睡眠、麻痹患儿(如脊髓灰质炎);②虚弱的婴儿在评估过程中可能需要监测。 呼吸和心率有异常的婴儿,各项目之间的休息时间要足够长,必要时停止评估;③评分时的年龄均为纠正胎龄。

(4) 0 ~ 1 岁神经运动检查:52 项主要是鲍秀兰教授及北京协和医院儿科团队根据法国 Amil-Tison 的方法,于 1995 年结合 10 年来应用的经验,适当修改制订的。 本检查法最大特点是用表格方式表示。 每月检查一次,主动、被动肌张力和反射的每一项检查和正常发育作比较,并按每三个月的正常类型进行分组,任何异常的结果,记录在表格内的暗区,对照正常的范围在表格中明区,可即刻做出正常与否的评价。 所有检查按纠正年龄,因此本检查按同样的标准估价足月儿和早产儿。 通过对头围、前囟和颅,清醒和睡眠的形式,检查时的状态、哭、吸吮行为,前一个月内的惊厥情况,视觉追踪、姿势和自然活动、异常运动、被动肌张力、脊柱轴的检查、主动肌张力、主动运动、原始反射、深腱反射、姿势反应的观察,了解婴儿神经运动发育过程,从而做出客观准确的判断。

(5) 0 ~ 1 岁神经运动检查:20 项简化了的 0 ~ 1 神经运动检查 52 项。 结论为 0 ~ 1 岁神经运动 20 项检查和 0 ~ 1 岁 52 项神经运动检查在脑瘫患儿早期评估中枢神经系统发育的异常情况具有良好的一致性。 因此,可以用 0 ~ 1 岁神经运动 20 项检查代替 0 ~ 1 岁 52 项神经运动检查。 0 ~ 1 岁神经运动 20 项检查包括视听反应、运动发育、主动和被动股张力、反射以及姿势等,既简单又较全面,便于操作,能敏感地发现早期脑瘫的迹象。 根据发现的中枢性运动障碍、动动及姿势发育异常、反射发育异常和股张力和肌力异常,可以作为脑瘫的早期筛查方法。

(6) 哈默史密斯(HINE):20 世纪 70 年代 Dubowitz 等人研发适用于早产儿和足月新生儿,现也研发出适用于 2 ~ 24 月龄的神经检查方法,适用长期跟踪使用比较不同胎龄早产儿在矫正胎龄 40 周时的差异,以及与胎龄 40 周的足月新生儿的差异,检查内容包括姿势和肌张力、肢体的肌张力、躯干与颈部的肌张力、肌张力类型、反射、正常或异常运动、异常体征。

HINE 对早产儿发展、转归的过程有很好的特异性,可观察不同时期早产儿变化特点,其肌张力模式全面客观地了解肌张力表现,是早期诊断脑性瘫痪的方法之一,对个体化的早期诊断非常有意义。

在儿童成长过程中,神经心理的发育与体格生长发育具有同等重要的意义,神经心理的发育大量反映为日常行为,包括感知、运动、语言发育、记忆、思维、情感、性格等心理活动的发展,测查儿童的体格、心理、行为等特征,有利于诊断、疗效评定和指导康复。

三、高危儿的早期识别

高危儿神经系统发育异常的风险远高于正常婴儿,早期识别才能针对原因进行早期干预,使其回归正常儿童或改善预后。 高危儿的早期识别需要通过筛查和评价神经的发育程度,来鉴别可能存在的神经系统发育性疾病。

从早期胚胎其神经系统就开始发育,从胚胎 3 个月到出生后 2 年是脑生长发育的关键期,妊娠最后 3 个月主要是脑细胞增生、髓鞘形成,产生大脑沟回,沟回越多,记忆储存量就越大。 神经发育障碍是指中枢神经系统发育障碍,与广泛的功能领域的广泛性损伤有关,包括认知、社会交流、运动技能、适应性功能、自我调节、注意力和记忆。 这些疾病在早期,还没有出现很明确的诊断阈值时是干预的最佳时期,然而,在早期由于未能尽早识别,而错过了最佳干预时机。 导致脑发育障碍:脑发育不全,脑缺氧缺血,脑中毒,脑损伤,脑结构异常,脑功能障碍,脑性瘫痪,智力低下,癫痫,感知觉障碍及行为异常生长发育障碍,脏器组织功能异常。 导致小儿神经发育障碍的原因主要有:遗传因素、宫内因素、产时因素、环境因素等等。 遗传因素:如染色体疾病、基因疾病、部分遗传代谢性疾病等并发症可影响其神经功能。宫内因素:母亲孕早期先兆流产(胎儿脑发育不良或异常),孕期感染(TORCH 宫内感染综合征),母孕期接触放射线,有害物质及用药,妊娠高血压、胎儿窘迫,胎儿生长受限等。 产时因素:产时窒息(母体血液含氧量降低:妊娠高血压,先兆子痫,急性失血,严重贫血等。 影响胎盘和脐带血液循环的因素:多胎,羊水过多,胎盘早剥,前置胎盘,胎盘功能不良,脐带脱垂等;影响胎儿新生儿的因素:产钳,臀围产,麻醉剂,镇痛剂,胎粪吸入,颅内出血,极低出生体重儿,严重中枢神经系统损伤等),难产,剖宫产,产伤。 环境因素:如乙醇、营养不良和感染、产妇精神疾病、创伤和贫困等。

1.新生儿 新生儿期脑损伤的早期识别主要通过观察其意识及精神状态,非功能性运动模式。

(1) 兴奋性增高:患儿表现为易激惹、频繁惊跳、烦躁、尖叫性啼哭、肢体及下颌颤动。

(2) 抑制状态:患儿对外界反应迟钝、嗜睡、肢体自发动作减少甚至消失。

(3) 惊厥发作:是新生儿期中枢神经系统受损的常见症状。 由于脑损伤程度的不同,表现形式多样,需仔细观察。 ①眼球水平位震颤或垂直位偏斜,眼睑反复抽动,眨眼,出现吸吮或咀嚼动作;②某一肢体震颤或固定在某一姿势;③某一肢体来回摆动,呈上肢划船样动作或踏车样运动;④四肢强直、上肢屈曲、下肢伸展并伴有头向后仰,同时伴有呼吸暂停和双眼上翻;⑤多灶性阵挛。

2.婴儿期 一般指患儿在生后 6 个月内或 9 个月前表现出来的症状、体征。

(1) 脑损伤症状:①过度惊跳反应,表现为对声响或体位改变很敏感,易被惊吓;②睡眠障碍,3 个月内易哭叫,睡眠少或过分安静;③喂养困难,表现为吸吮和吞咽困难,难以进食,易呛奶,体重不增;④护理困难,全身紧张,换尿垫时双腿难以分开,洗澡时双手难以打开; ⑤视听交互和追踪能力差,对外界反应迟钝,不认人,不会笑,追视差。 易被误认为视觉有问题。

(2) 脑损伤体征:①>4 月龄时仍竖头不稳;②生后 4 个月仍拇指内收,手握拳,没有吃手的动作,双手很少能到躯干中线位;③肌肉松软无力,主动运动少;生后 3 个月,双下肢仍无支撑动作;④身体发硬,头喜向后仰,双下肢硬性伸展;⑤生后 5 个月仍不能用手主动抓物。

(3) 原始反射减弱或延缓消失。 ①觅食反射,正常足月新生儿脸颊部接触到母亲乳房或其他部位时,即可出现“寻找”乳头的动作,存在时期为出生至 4 个月,该反射如果严重缺如,提示存在较严重的病理现象;②拥抱反射:是婴儿早期应用最广泛的原始反射检查之一。正常出现时期是新生儿生后至 6 个月,3 个月内缺失或 6 个月后存在均属异常,肌张力增高时,上肢外展受限,该反射不能引出,肌张力降低时,该反射也难引出;③手握持反射,此反射生后及出现,逐渐被有意识的持物所替代,正常存在时间为 0 ~ 4 月,如持续存在则为异常,可能有肌张力增高等,将会影响小儿的主动抓握和前臂的支撑;④足握持反射:正常持续时间是从出生到 6 个月。 在 1 月到 4 个月表现出显著的反应,6 月龄以后足抓握反射的反应强度逐渐降低,到 1 岁左右,随着脚底对体重的支撑而消失。 在婴儿早期,足抓握反射阴性或减少高度提示神经系统异常,发育障碍的婴儿 9 月龄以后仍出现高的反应强度;⑤放置反射:又称跨步反射,存在时间为 0 到 2 个月,偏瘫的患儿常出现双侧不对称;⑥踏步反射亢进并延迟消失,存在时间为 0 到 3 个月;⑦非对称性紧张性颈反射:正常儿存在此反步反射:臀位分娩的新生儿,肌张力低下或屈肌张力较高时该反射减弱,痉挛型脑瘫患儿此反射时间为生后 1 到 4 个月。 此反射过早消失可能表示有脑瘫或其他原因的肌张力不全,6 个月后消失,6 个月持续存在或反射增强见于锥体束或锥体外系病变,是脑损伤所致严重发育障碍常见的体征;⑧侧弯反射:正常儿出生时可引出,6 个月后消失。 如此反射持续时间延长,可提示脑损伤所致发育障碍可能;⑨对称性紧张性颈反射,正常儿存在时间为 0 ~ 4 个月,6 个月后消失,6 个月如果持续存在,将会影响小儿全身自主伸展与前屈的发育;⑩支撑反射:出生时即有此反应,如没有此反应需警惕脊柱病变,生后 2 ~ 3 个月消失,若 4 个月该反射仍持续存在,伴有下肢内收,足趾曲,则为异常。

(4) 姿势反应异常:对姿势的控制主要由中枢神经系统和周围神经系统共同参与,姿势的保持需要有正常的肌张力、肌力及运动功能。 异常姿势出现多半提示有神经系统器质性病变。 对高危儿的躯干和四肢进行静止状态和动态变化时应答及自主动作的评定,可识别发育障碍的存在。 常见的姿势异常有:①>2 个月,将患儿放置在俯卧位时,四肢屈曲在躯干下,臀部高于头部;②仰卧时头背屈、下肢硬性伸直,上肢屈曲肩后伸,严重时呈角弓反张样姿势;③拉起时头后仰、下肢伸直,足跖屈,不经坐的姿势直接拉成直立位;④四肢肌张力低下,仰卧时四肢呈青蛙仰卧位;⑤>3 个月,扶腋下站立时,足尖着地或双下肢交叉;或下肢不支撑。

(5) 肌张力异常:高危儿发育障碍可出现肌张力的改变。 表现为肌张力过高或过低。可通过关节活动范围和肌张力检查法来判断。 上肢肌张力可通过围巾征、上肢牵拉反应来评定;下肢肌张力可通过腘窝角、内收肌角、足背屈角、足跟碰耳试验等来评定。

3.功能影像检查 随着神经电生理和现代影像学检查的发展和在儿童领域的应用,视、听觉诱发电位、磁共振及脑电图检查成为常用的脑功能状态无创性检测手段。

(1) 诱发电位检查:近年来视觉诱发电位已逐步应用于新生儿视功能和神经系统发育功能评价。由于 VEP 由视网膜生物电信号经视觉神经传导而来,其本身代表着这一通道的信息处理和传递能力,故 VEP 检测可以反映视觉神经传导通路的髓鞘化程度,视觉皮层的成

熟度等相关中枢神经的功能状态。脑干听觉诱发电位是一种客观检查蜗后神经和脑干功能及听觉皮层神经传导通路的方法。在 1 ~ 10ms 潜伏期内出现一系列反应波即Ⅰ ~ Ⅴ,其中Ⅰ波反应听神经;Ⅱ波反应耳蜗神经核;Ⅲ波反应上橄榄核及斜方体;Ⅳ波反应外侧丘系;Ⅴ波反应中脑下丘核。在脑损伤和脑发育迟缓时,诱发电位检测可出现潜伏期延长、不出波或波幅异常、两侧不对称、阈值增高等异常。

(2) 脑电图检查:通过脑电图检查(节律、电压、波形、频率等)可以评价患儿脑细胞电生理活动的成熟度是否与月龄相符,是否合并癫痫或合并癫痫的风险。脑电图异常表现有:①广泛失律性慢波、快波;②低电压;③两侧不对称;④睡眠纺锤波异常;⑤发作波等。

(3) 影像学检查:头颅 CT 或 MRI 可以通过对颅内结构、脑整体影像背景的显示,来对脑发育或脑损伤的程度进行评价。常见的异常表现有:①脑白质髓鞘化异常,是婴幼儿脑损伤最常见的征象。尤其发生在侧脑室体部旁、内囊、丘脑等由中央前回发出的皮质核束和皮质脊髓束经过的区域。明显的白质异常提示会出现严重的运动功能障碍;②脑外间隙增宽和脑室增大,脑外间隙包括蛛网膜下隙和硬膜外腔。提示大脑皮质萎缩和侧脑室旁脑白质软化灶存在可能;③胼胝体发育不良,是运动发育迟缓的高危因素之一,还可导致语言、智能发育障碍、癫痫等;④脑畸形表现,脑裂畸形、巨脑回畸形等。

4.神经学评估的方法

(1) 中国新生儿行为神经测定(neonatal behavioral neurological assessment,NBNA)。本测定方法吸取美国 Brazelton 新生儿行为测定和法国 Ameil-Tison 神经运动测定方法的优点,结

合自己的经验在我国建立的,多项研究表明 NBNA<35 分组预后不良和智能低下发生率明显高于 NBNA≥35 分组。

(2) 全身运动质量评估(GMs):本评估方法适用于所有的出生到矫正胎龄 5 个月以内的小婴儿,尤其适用于早产等高危儿的神经发育损伤的预测。

国内外多项研究表明,GMs 评估是我国早产儿及新生儿早期诊断神经系统损伤的一种有效方法。

(3) 婴儿运动表现测试(test of infant motor performance,TIMP):此评估方法是专门针对早产儿一种评估工具,针对性强;适合于指导家长在日常生活中干预患儿。

(4) Alberta(AIMS) 婴儿运动量表:用于监测高危儿的异常运动模式以及运动发育不成熟,AIMS 具有评估—指导训练—重新评估的作用,以减少婴儿运动发育异常的发生率。

(5) 哈默史密斯(HINE) 婴儿神经系统检查:由 Dubowitz 等在 1999 年制定,主要用于评

估 2 ~ 24 月龄婴儿的神经发育情况,并预测其神经发育结局;可用于识别神经发育迟缓或脑损伤,监测疾病纵向进程、早期预测神经发育结局;只基于对项目表现的观察,而不是根据项目是否典型、中度异常或年龄异常来评分;国际指南和建议声明 HINE 得分<57 分可预测脑性瘫痪。

(6) Peabody 运动发育量表:有研究显示 PDMS-2 运动量表和 Gesell 发育量在粗大运动和精细运动方面存在相关性,粗大运动发育商相关性更加显著,在评估患儿大运动方面是比较好的选择。

(7) 贝利发育量表(BSID):BSID-Ⅲ诊断测试被国外学者广泛使用,作为神经行为发育结局的指标,用以衡量各种神经心理或行为筛查量表对远期结局的预测效果。

(8) Gesell 发育量表:此评估不仅适用于测量幼儿的发展水平,而且比其他量表更适合于伤残儿,被认为是婴幼儿智能测试的经典方法之一。

(9) Griffiths 发育评估量表:1953 年,在英国和澳大利亚工作的儿童心理学家露丝·格里菲斯(Ruth Griffiths) 研究并发布的一套适用于 0 ~ 2 岁儿童精神发育评估量表;2013 年完成中国儿童的常模及修订。 包括 6 个领域:运动、个人-社会、手眼协调、语言、表现、实际推理;根据孩子 0 ~ 8 岁大脑发育各个阶段的对应标准进行可靠对比,提供实用分析,得到明确评估结果。

总之,加强高危儿管理并进行系统的早期识别和干预至关重要。 高危儿的早期识别就是通过一系列可靠的评估手段从高危人群中早期发现脑发育异常小儿,进一步进行发育障碍或脑损伤的诊断和早期干预,以便尽早刺激脑细胞发育,利用大脑早期发育的代偿功能,来充分挖掘大脑的潜力,减少高危因素带来的不良后果,使存活的高危儿在体格生长、行为发育等得到改善并赶上正常儿童。

第四节 高危儿早期干预

高危儿早期干预是一种有组织、有目的的丰富环境刺激的教育活动,是根据婴幼儿神经发育规律,促进高危儿的潜能发挥,预防其发展为脑损伤后遗症(如智力低下、脑瘫、视听障碍和行为问题等),使其发育尽可能赶上正常儿童。 早期干预是利用大脑发育早期的代偿功能,针对高危儿等采取一系列刺激和训练活动来充分挖掘大脑的潜力,减少高危因素带来的不良后果,使存活的高危儿在体格生长、精神发育、智能发展得到改善并赶上正常儿童。 研究证明早期干预对一般人群和其他高风险群体(如早产和低出生体质量等) 具有积极作用,尽早开始利用大脑的可塑性,将干预内容与学习实践、经验、环境任务和错误尝试等相结合,可显著改善儿童的认知、语言、行动能力、日常生活活动能力和社交情绪。

一、高危儿早期干预的理论基础

早期综合干预的理论依据为发育期的大脑具有很强的可塑性,大脑可塑性是指大脑的结构和功能随着学习训练和环境刺激等因素而不断修饰和重组的能力。 婴幼儿时期是脑发育的关键时期,也是发挥脑细胞的可塑性和代偿的潜能的最佳时期。 在这个时期,给予高危儿视、听、触等正性多样化刺激可调节下丘脑-垂体-肾上腺轴功能,促进突触发育,改善脑功能,加快脑发育速度,使大脑得到充分发育。 在此阶段内如能给予婴幼儿持续适当和良性的刺激,有助于促进脑部结构及功能的发育,对开发大脑潜能,提升智力、体格发育以及社会适应行为方面都具有重要影响。

1.大脑发育的阶段性 大脑的发育分先天性与后天性两个阶段。 出生前,胎儿的大脑发育占有很突出的地位;出生后,大脑有一个持续生长发育的重要过程。 婴幼儿期大脑发育特别迅速,出生时脑重量为 350g,6 个月时为 700g,1 岁时达到成人脑重量的 90%。 出生后的第 1 年,随着脑重的增加,神经细胞也在不断地增生,树突发育速度加快,突触的连接不断增多。 大脑在 2 岁前增长速度最快。 0 ~ 3 岁是儿童视听、感知觉、运动和语言发育的黄金时间,尤其 1 岁以内大脑的可塑性和代偿能力强,是大脑发育的黄金时期。

2.大脑早期的自身发育 人类大脑的发展是一个错综复杂和长期的过程。在妊娠早期大脑的神经元即开始增生,大脑皮质开始发育。妊娠中期神经元大量增生,出生后头几个月神经元在迁移过程中开始分化,树突发育和突触发育。神经元分化包括树突和轴突的形成,神经递质和突触的产生,以及细胞内信号传导机制和复杂神经细胞的联系。除神经细胞外,还产生胶质细胞,胶质细胞的产生过程包括树突胶质细胞的产生和参与轴突髓鞘形成。过了此期,神经细胞不再复制和再生。在此阶段,未成熟脑在结构和功能上有很强的适应性和重组的能力。同时在出生后早期皮质脊髓束处于精炼过程,并与脊髓运动神经元的功能联系在一起。因此,大脑发育阶段是对高危儿进行早期干预的一个敏感时期。

3.中枢神经系统的可塑性 大脑的可塑性是指大脑的可修饰性和可变性,包含神经元条件性活动、突触可塑性及皮层功能代表区的可塑性。大脑的重组性表现在大脑能以新生的细胞重建神经系统受损部分或替代已经死亡的细胞,使损伤的大脑周围有效地实现改组或重建,从而得到良好的代偿。在新生儿期,大脑的结构与功能有很强的适应性和重组能力,容易受环境因素的影响而发生改变,条件反射的建立、学习训练、行为习惯的养成、经验的积累等都可引起大脑的可塑性变化。婴儿期是大脑发育最快的阶段,未成熟的大脑具有一定的可塑性,给予丰富的外界环境刺激能够促进神经细胞的形成及神经纤维的髓鞘化,促进患儿的脑损伤功能恢复。后天运动皮质区对大脑的发育和运动系统的改善具有促进作用,早期积极的运动干预可激活高危儿的运动皮质,使大脑皮质与其支配的功能区域建立联系,从而促进神经的可塑性。

4.功能训练的代偿作用 高危儿的脑损伤是一种弥散性损伤,损伤主要发生在海马、脑皮层、纹状体、基底核和丘脑,它是有多种生物化学链反应的综合效应。海马体和皮质区对于大脑是很重要的,与学习密切相关,也具有记忆和感觉器官的功能。早期干预和康复训练能在脑损伤后促进神经细胞的增生和髓鞘的再生,使大脑的代偿能力在可塑性方面发挥至关重要的作用,以增加神经元之间的信息传递。早期干预可使运动皮层中树突分支增加、视觉皮质增多,改善大脑组织的血液循环,改变和促进大脑的新陈代谢,并且能够对大脑受损后的各种能力进行改善,比如运动功能、平衡协调能力和学习记忆能力。

二、高危儿早期干预的重要性

对高危儿进行早期干预,有助于高危儿运动、智力、语言等的全面发展,充分代偿脑功能,最大限度地降低脑损伤的危害,促进高危儿的神经心理发育,提高高危儿的远期生存质量。

1.对体格发育的影响 对高危儿进行早期干预一方面可以促进血液循环,增加迷走神经紧张性,促进营养吸收,另一方面可调节高危儿神经、内分泌及免疫系统,改善睡眠质量,促进高危儿体格发育。

2.对运动功能的影响 儿童的运动发育包括大运动发育及精细动作发育,脑损伤高危儿早期主要表现为运动功能发育迟缓,或者伴有姿势异常、肌张力异常、视听障碍及一些不特定的异常症状。通过早期干预可改善高危儿肌张力,促进肌肉血液循环,改善患儿异常姿势,增强患儿运动能力,扩大患儿活动范围,从而促进患儿运动能力的提高。患儿运动能力提高后,主动性加强,进一步促进肌力及平衡协调能力。同时,患儿粗大运动能力及姿势保持改善后,为精细运动的发育提供了必要的条件。早期干预的高危儿,双手拇、食指对指运动、手指分离、手眼协调及双手协调性都得到很大的锻炼,为以后吃饭、穿衣、梳洗、书写等打下良好的基础。

3.对认知水平的影响 3岁以内是大脑发育的关键时期,1岁是儿童大脑髓鞘化发育最快速的时期。通过早期干预大量感觉输入,各种信息经大脑整合,运动能力提高,扩大患儿的视野,外界刺激增强,均可改善患儿认知水平。同时,精细运动的发育对患儿认知水平的影响也非常关键,高危儿粗大运动及精细运动水平与认知水平是相互作用,相互影响的,运动能力提升对患儿认知水平也有明确的改善,早期综合干预可有效促进高危儿的发育并为其后期的社会适应性和社交行为发展奠定良好基础。

4.对语言发育的影响 一般高危儿语言发育障碍分为语言发育迟缓和构音障碍。语言发育迟缓与认知水平密切相关,首先患儿理解水平达到一定程度,才有表达的基础,不同年龄的患儿语言发育具有不同的特点。部分高危儿因认知水平发育迟缓,导致患儿语言发育落后于同龄儿童,当患儿认知水平提升,患儿语言理解及表达能力也相应改善。部分高危儿还表现为构音障碍,当患儿口腔周围肌肉肌张力、肌力改善,感觉统合及运动协调能力提升后,患儿发音流畅度及清晰度也能得到很大提升;同时患儿运动能力提高后,体能也有很大改善,发音的模式、气息、音量的大小也明显改善,早期干预对患儿语言发育有重要意义。

5.对社会交流及情绪行为的影响 患儿通过早期干预运动认知水平提高以后,患儿活动能力和与人交流能力得到很大的提高,这为患儿的社会交往提供了机会。患儿能与家人很好地沟通,能与同龄儿童玩耍,能进入幼托机构接受教育学习。通过这些活动患儿能良性地表达自己的意愿、情绪,增强患儿自信心,减少患儿行为问题的发生。沟通加强后,家长和老师也便于及时发现患儿行为情绪问题,尽早干预。

三、高危儿早期干预的常用方法

高危儿早期干预需要医院与家庭的长期坚持与配合,在医师指导下的家庭干预及医院综合康复治疗可显著改善高危儿的生长发育。其中干预措施的操作准确性及依从性可影响干预效果,因此需增强社区专业人员的培训,对父母进行有效指导,加强家长意识,积极主动配合参与,这样才能有效保证干预的效果,为高危儿的生长发育打下良好基础。对高危儿应进行综合性早期干预,主要包括运动疗法、物理因子疗法、神经生理学疗法,推拿、针灸、手术、药物及矫形支具等。

1.超早期护理干预和随访 对高危新生儿实施早期干预和随访,包括告知家长进行早期康复的意义,对家长进行肢体功能康复的集中培训,在患儿病情稳定后进行抚触、播放音乐、看色彩明亮的卡片、多与患儿说话等指导,对患儿进行多感官刺激(如视觉、听觉、触觉、口腔按摩、前庭功能训练)、适度的运动训练及合理体位等训练。对父母进行营养和发育指导,提倡母乳喂养,及时添加辅食,培养良好的饮食习惯,适时进行发育及营养状况评价,鼓励高危儿父母参与护理,并落实院后随访工作。

2.粗大运动干预 根据儿童的粗大运动发育顺序,给予患儿正确的运动干预,其中主要包括头控训练、翻身训练、坐位平衡训练、爬行训练、立位平衡训练、独走训练。针对特殊情况的患儿予以针对性训练,主要包括纠正异常姿势训练、降低肌张力训练、增强肌力训练。通过对粗大运动的正确干预,提高患儿的运动能力,有助于促进患儿的认知、社交能力的发育。

3.精细运动干预 根据儿童的精细运动发育顺序,给予患儿正确的精细运动干预,主要包括主动抓握训练、三指捏训练、二指捏训练、双手配合训练、双手传递训练、手眼协调训练等。将趣味的游戏与患儿的精细运动干预结合起来,包括搭积木游戏等、串珠游戏、抓握小球游戏、模拟吃饭喝水游戏、插花游戏。及时的精细运动干预能够提高患儿的手功能操作能力,同时促进患儿的认知能力,日常生活自理能力的提高。

4.认知干预 首先给予患儿丰富的视觉刺激,给患儿看颜色鲜艳的球、玩具、线条清晰的简笔画、各种颜色的花等,每周更换用于视觉刺激的物品。同时给予患儿听力刺激,让患儿感受不同的声音,如各种音调的说话声、音乐、玩具声等,以柔和悦耳的声音为主。然后训练患儿的认知功能,运用卡片、拼图、书本、玩具等训练患儿对基本的颜色、形状、日常常见物品名称、基本的动作、人际交往关系的认识和理解。早期有效的认知干预可以提高患儿的社会适应能力。

5.言语干预 高危儿容易发生语言发育迟缓,应进行早期言语干预,为患儿提供丰富的言语环境。早期有意识地与患儿交流,用不同的语气说话,如亲切和蔼的、命令的、激动的语调,让患儿理解不同语调的意义;反复说患儿熟悉和经常接触的物品的名称,把语言的内容和含义联系起来,在特定的情景下进行干预训练。患儿掌握了基本的言语理解功能以后,主动与患儿对话互动,以积极、及时和有意图的方式与患儿沟通,对话比单独的图片文字学习更加重要。

6.水疗抚触 皮肤是患儿身体的最大感觉器官,对患儿水疗后进行抚触可通过感觉系统刺激能提高婴儿对外界的反应,通过水温、浮力、涡流对身体的机械压力增加患儿的感觉输入,刺激神经系统、呼吸系统、消化系统的发育,从而促进大脑的发育。患儿水疗结束后,给予全身抚触,同时给予视觉、听觉刺激及四肢活动等锻炼。

7.音乐疗法 早期听觉训练可以影响大脑发育,音乐能促进人类神经生物学的发展,包括调节突触可塑性、神经元学习和神经元再调节。音乐可以改变大脑核心结构的发育,包括情绪、感觉运动和认知的发育。因此,个体化音乐治疗的方法能够激活各个大脑区域,包括情绪、感觉运动和认知处理,例如感知行为调节在运动前区,情绪调节在边缘系统,有意识的社会认知过程在额叶和颞区。

8.游戏疗法 游戏以娱乐活动为基础,给予丰富的感觉刺激和互动氛围,为儿童提供重要的认知、社交、情感和身体发育训练平台。游戏干预须与现实生活或日常活动相结合,让患儿在自然和欢乐的生活环境中接受,使干预成为一种生活方式和个性化享受。

9.以家庭为中心的积极应对和照护特殊需要婴儿方案(coping with and caring for infants with special needs-a family-centred programme,COPCA) COPCA 分 2 个部分:①家庭部分:家长参与育儿教育,采用录像记录规范家庭干预的时间和方法内容;②神经发育部分:根据神经群选择理论,教会家长面对和处理儿童发育问题,如放手让孩子自我活动、适应环境改变、尝试和应对挑战、在错误和失败中学习等。

第五节 高危儿的随访

一、高危儿随访与儿童早期发展

随着围生医学的发展,危重新生儿存活率不断提高,同时各种高危儿的发生率也提高,对高危儿进行有效的系统管理已成为非常重要的任务。高危儿应该得到全面、连续、规范的随访管理服务。

1.随访管理的具体目标 通过早期随访,帮助高危儿实现 NICU 照护到家庭养护的顺利过渡,指导家庭掌握出院后对特殊问题的识别和处理、监测慢性疾病,达到改善高危儿医疗结局的目的;通过提供综合性干预,开展必要的神经精神评估或影像学检查,为父母提供以家庭为中心的高危儿照护培训支持,以达到改善近期、远期神经发育结局的目的。

2.随访管理的实施者 在多专业医师、护理人员的协同下,在院内外配合下,对高危儿的随访管理可对其大脑结构和功能会产生积极影响,且这种良性影响可持续至其青春期。

3.随访频率 高危儿出院后随访,第 1 年的上半年 1~2 个月随访 1 次,下半年 2 个月随访 1 次,若神经精神检查和发育评估结果可疑或异常,则需增加随访频率;1 岁以后仍需继续按每 3~6 月龄的频率随访 1 次。高危儿随访应当包括阶段性的全面评估,并建议在 18~22 月龄(早产儿校正至该月龄)开展,以确认是否有严重的发育迟缓。因此,建议高危儿在 1 岁以内的随访应至少达到 6 次,在 2 岁以内的整个追赶式生长阶段达到 10 次,且至少包括 1 次全面的神经精神发育评估。

4.随访内容

(1) 疾病随访和重点疾病预防:高危儿出生后易发生多种并发症,如缺氧、黄疸、酸中毒、低碳酸血症、感染等,需机械通气或长时间在 NICU 中进行监护和治疗,故出院后应密切随访其疾病转归,并积极开展重点疾病的筛查和预防。

(2) 喂养指导和营养监测:高危儿出院后面临追赶式生长的机遇和挑战,这一过程中营养摄入不足易导致生长迟缓或神经认知发育障碍,而追赶过快则易使远期心血管疾病、代谢综合征的发生风险增高。因此,高危儿的营养管理是长期和系统的过程,出院后随访应重视营养指标的监测,采用宫内生长曲线(Fenton 曲线)评价校正胎龄未满 40 周早产儿的早期生长情况,此后按校正月龄使用儿童生长曲线进行评价(校正至 24 月龄);在考虑出院后不同的校正胎龄、体重和营养状况下,需充分考虑个体化因素,制定喂养计划并监测生长速率,实现适度追赶式生长(出生几个月内追赶至 30%,此后保持 50%左右),以避免感染、生长受限和远期健康问题的发生。

(3) 运动发育情况监测和评估:高危儿随访应常规监测和评估神经运动发育情况,早期发现运动落后、肌张力异常等情况。中国高危儿随访评估的常用检查包括 0~1 岁神经运动 20 项检查、GMs 全身运动质量评估、Alberta 婴儿运动量表、婴儿运动表现测试(TIMP)等。

(4) 神经精神发育监测和评估:高危儿随访应常规进行神经精神筛查,并开展阶段性评估,以早期识别发育偏离或延迟,评估也是制定个性化干预方案的依据。用于整个婴幼儿期的评估工具包括综合性发育评估量表,有年龄和发育进程问卷(ASQ-3)、丹佛发育筛查(DDST-Ⅱ)、贝莉新生儿神经发育筛查(BINS)、贝莉婴幼儿发育量表(BSID-Ⅲ)等。此外,还有专门针对运动、语言或者认知的量表等。

(5) 遗传代谢病的筛查:全面性发育迟缓或智力低下的高危儿应重视遗传学检查,遗传代谢病导致的出生缺陷在全面性发育迟缓或智力低下的病因学中占 1% ~ 5%,所占比例虽然低,但诊断和治疗后改善预后的可能性却很大。 因此,对诊断为全面性发育迟缓或智力低下的患儿先进行遗传代谢病检测,已明确诊断为遗传代谢障碍的,通常不必再做分子基因诊断检查;病因诊断仍不明确的,须开展分子遗传学诊断,包括单基因检测或染色体微阵列检测。

5.社区和家庭康复 高危儿的随访、评估是一项繁琐而重要的工作,高危儿脑损伤的干预治疗是一个相当长期的过程,在我国目前的社会、经济和医疗条件下,只有实现医疗机构与社区、家庭紧密结合的模式,建立以专业康复机构作为技术指导,社区卫生服务中心作为中间纽带,家庭干预为主的随访、治疗网络,才有可能实现对脑损伤患儿进行长期、系统的治疗。 因此,儿童康复机构在对患者进行康复训练时,要注意指导和教育家长学习实用的家庭康复训练方法,提高家庭训练效果,同时定期对社区医疗机构医务人员进行定期培训和考核,使患者得到及时、系统、长期、有效的干预康复治疗。

二、高危儿随访网络建设

1.多学科合作开展随访管理,有助于将高危儿发育风险降至最低 与高危儿出院后管理密切相关的专业涉及新生儿学、儿童保健及发育行为儿科学、神经学、康复医学等,以这些专业为基础组建多学科合作的团队,在高危儿随访管理的各个环节中密切配合,能充分发挥各专业所长。 高危儿出院后的疾病转归,需新生儿科医师对其进行密切监测;早产儿、低出生体重儿实现适度追赶式生长,需新生儿科、儿童保健及发育行为儿科专业的医师,围绕其出生状态、疾病情况等进行评估,确定最佳的营养策略;神经精神发育监测和干预,可由儿童保健及发育行为儿科专业、康复专业医师依托各类神经精神发育评估技术和方法开展,以评估为依据,确定个体化的家庭早期干预方案,并在出现发育障碍时,将患儿适时转诊至康复机构。 就更高层面而言,多学科合作的随访团队除医疗专业外,还应纳入护理团队、心理学家、营养师、社会工作者等。

2.高危儿分级、联动管理,有利于充分利用不同层次医疗服务资源 高危儿的危险因素具有多样性、异质性,发育的风险也各不相同。 在当前儿科医疗资源紧缺的情况下,整合区域儿科医疗资源,开展不同层级医疗卫生机构之间的上下联动、分级管理,有助于提高管理效率和效果。 出生体重越轻、出生孕周越早和出生时伴有较严重并发症的患儿,应依托拥有多学科随访队伍的三级医疗保健机构开展随访。 对于危险因素较少、程度较轻的高危儿,则可在二级医疗保健机构随访至发育评估正常后,转诊至一级社区卫生机构进行管理,建立筛查监测→会诊或转诊→分级随访的动态管理过程,以推动其良性发展。

3.建立以家庭为中心、父母深度参与的家庭支持系统 高危儿随访管理的核心是发育监测和早期干预,在这一个长期、复杂、细致的过程中,0 ~ 3 岁高危儿选择有益于自身健康和发展的能力极为有限,主导随访管理的不仅是医师,更是家长,应做到依从随访,接受监测,实施干预并确保质量。 从健康教育、小组互助、家长学校等多渠道开展父母教育,为高危儿父母提供培训和社会心理支持,应贯穿于高危儿入院到出院后整个过程,建立起以家庭为中心,父母深度参与的家庭支持系统。

4.依托信息化技术,建立以物联网、互联网为支撑的管理系统 高危儿管理的信息散在各个学科和服务机构,其间互不关联,缺乏有效共享,导致工作效率低下。此外,缺乏实时、有效的生长发育信息的监测,不利于及时有效地进行体格和神经精神发育水平的评估。因此,依托信息技术,建立起互联互通,信息共享的信息系统,是提升高危儿综合管理水平和效果的重要支撑。

三、高危儿的预防

1.产前

(1) 孕妇要积极进行早期产前检查,做好围生期保健,防治胎儿发生先天性疾病。

(2) 应戒除不良嗜好,如吸烟、饮酒,不能滥用麻醉剂、镇静剂等药物。

(3) 预防病毒感染,不接触猫、狗等动物。

2.产时 胎儿出生时,应注意是否有胎儿窒息和颅内出血,应预防早产、难产。

3.产后 胎儿出生后一个月内要加强护理,预防颅内感染及脑外伤等。

密切关注孩子情况,当孩子出现萎靡、拒奶、活动减少、肌张力差;不明原因发热,或体温不升伴皮肤硬肿;生后24小时内出现黄疸,或出生后每日血清胆红素增高>5mg / dL;存在出血倾向;出生后24小时无尿;腹泻伴失水表现;腹胀、呕吐、呕吐物中有咖啡色物质或胆汁;生后48小时未排胎便等情况时,需要转入新生儿科进一步观察治疗。

(汪际英)

第九章 中医儿童保健

第一节 不同年龄段儿童的中医保健

一、新生儿期保健

小儿初生,乍离母腹,脏腑娇嫩、形气未充这一生理特点表现最为突出,如草木方萌,娇嫩无比,气血未充,脏腑柔弱,胃气始生,所处环境发生根本性变化,其适应及调节能力常不足,抵抗力弱,全赖悉心调护。正如《医学正传·小儿科》说:"夫小儿之初生,血气未足,阴阳未和,脏腑未实,骨骼未全。"若稍有疏忽,易致患病,甚至夭折。新生儿期患病率和死亡率均为一生的最高峰,因此,新生儿期保健尤为重要。

1.明辨生理病理 新生儿娩出后,啼哭和安睡是其两项主要的生理活动。《幼科指归·小儿下地慎重看养之法》指出:"小儿生时……速即包裹,令其安睡,睡后哭,哭后睡,听其自然,切不可动之。哭则清气升,睡则恶气降,胸腹之间、上下左右气血贯通矣。"此时,几种特殊的生理状态须明辨。如新生儿上腭中线和齿龈部位的散在、黄白色、碎米大小的隆起颗粒,称为"马牙",又名"板口黄""珠子黄",因其状如脆骨,形似马的牙齿而得名,是上皮细胞堆积或黏液腺分泌物积留所致,为新生儿特殊的生理现象之一,生后数周至数月可自行消失,不影响小儿健康,不应当挑刮。新生儿口腔两侧颊部稍硬、呈隆起状的脂肪垫,称为"螳螂子",又名"螳螂嘴",有助于吮乳,可自行消退,不可挑割。女婴生后3~5天,乳房出现蚕豆到鸽蛋大小的隆起,可在2~3周后消退;女婴生后5~7天,阴道可有少量出血,持续1~3天自行停止,为假月经,均不需特殊处理。上述均属本期的特殊生理状态。

此外,大部分新生儿在生后第2~3天出现黄疸,第4~6天达高峰。足月儿在生后2周黄疸消退,早产儿可延迟至3~4周消退。在此期间,其一般情况良好,不伴有其他临床症状,黄疸较轻,足月儿血清总胆红素低于220.5μmol/L(12.9mg/dL),早产儿低于256.5μmol/L(15mg/dL),这种状态被称为新生儿生理性黄疸。

近年来,母乳性黄疸发生率由过去的0.5%~2%上升到目前的约30%,根据发生时间可分为早发型和晚发型。早发型又称母乳喂养性黄疸,可通过早期开奶和增加哺乳次数,达到促进肠道动力和减少对胆红素的吸收而减轻。临床上更多见的是晚发型黄疸,其发生机制尚不完全知晓,可能是与母乳中有未能被孩子识别的因子,增加其肠道未结合胆红素的吸收有关。轻症者可进一步观察,不做特殊处理;黄疸中至重度者可暂停母乳喂养2~3天,大多数黄疸可明显减轻,继续母乳喂养不会导致黄疸复发。黄疸消退延迟者,则非生理状态,应当及时诊断治疗。

2.初生护理保健

(1) 拭口洁眼护肤。新生儿在娩出后、开始呼吸前,应立即将口腔内黏液清除,以保证气道畅通,避免啼哭时黏液呛入气道。正如《备急千金要方·少小婴孺方上》说:"……若不急拭,啼声一发,即入腹成百病矣。"同时,要拭去眼、耳中的污物,并立即进行体表皮肤黏膜,尤其是皮肤皱褶处及前后二阴的清洁护理。新生儿皮肤表面附有一层厚薄不均的胎脂,对皮肤有一定的保护作用,不必马上拭去。

(2) 清洁断脐护脐。新生儿出生后即需结扎脐带,断脐后,新生儿方开始独立生存,因此可将断脐作为先天与后天的分界线。断脐护脐不可不慎,新生儿娩出 1~2 分钟后,即需在无菌条件下结扎脐带并剪断,脐带残端要用干法无菌处理,继以无菌敷料覆盖。若在特殊情况下未能保证无菌处理,则应在 24 小时内重新消毒、处理脐带残端,以防因不洁而致感染及脐风。

断脐后还需护脐,脐部要保持清洁、干燥,并注意保暖以防风冷外袭,若护理不当,也可致感染及脐风。脐带残端经 4~10 天可自然脱落,脱落前沐浴时勿浸湿脐部,注意避免污水、尿液及其他污物污染脐部,以预防脐风、脐湿、脐疮等疾病的发生。正如明代《幼科发挥·脐风》提出:"儿之初生,断脐护脐不可不慎……护脐之法,脐既断矣,用软布缠裹,待干自落,勿使犯去也。三朝洗儿,当护其脐,勿使水渍入也。脐落之后,当换抱裙,勿使尿湿浸及脐中也。如此调护,则无脐风之病。"

(3) 祛除胎毒。胎毒,指胎中禀受之毒,主要指热毒。胎毒重者,出生时常表现为面目红赤、多啼声响、大便秘结等,易于发生丹毒、痈疖、湿疹、胎黄、胎热、口疮等病证,或造成易患热性疾病的体质。为新生儿祛除胎毒的方法自古有之,在小儿初生时服用少量具有清热解毒作用的中药,以清除胎毒,减少遗患,对改善小儿热性体质、减少疾病的发生具有积极作用。如清代陈复正在《幼幼集成·调燮》中指出:"小儿初生……若身面俱红,唇舌紫赤,知其必有胎毒。每日用盐茶,但不可太咸,以帛蘸洗其口,去其黏涎,日须五六次……每日洗拭,则毒随涎去。"

祛胎毒常用的药物包括:①黄连法,取黄连 2g,用水浸泡令汁出,滴汁入儿口中。黄连性寒,适于胎禀热毒者,胎禀气弱或有蚕豆病(葡萄糖-6-磷酸脱氢酶缺乏症)者勿用;②淡豆豉法,取淡豆豉 10g,浓煎取汁,频频饮服。适用于胎毒兼脾虚者;③甘草法,取甘草 2g、金银花 6g 煎汤,拭口,并以少量喂服。对胎毒轻者尤宜;④大黄法,大黄 2~3g,沸水适量浸泡或略煮,取汁滴儿口中,胎粪通下后停服。适于胎禀热毒者。

(4) 洗浴衣着。新生儿娩出后,将体表污物、血渍揩拭干净后即可洗浴。生后第 3 天再次洗浴,称为"三朝浴儿",俗称"洗三"。洗浴时水温以 36~37℃ 为宜,并可在水中加入少量猪胆汁以祛除污秽,滋润肌肤。洗浴时将小儿托于左手前臂,右手持软毛巾,蘸水后轻轻擦拭小儿体表,动作应轻柔,并注意防寒保暖。勿将小儿没入水中,以免浸湿脐部。洗毕后将全身拭干,可在皮肤表面涂以少量新生儿润肤霜,并在皮肤皱褶潮湿处扑以少许爽身粉。

新生儿体温调节功能不全,常出现低体温,故应注意保暖,尤其对胎怯儿及在寒冷季节,须防冒受风寒。夏季则需防暑,衣被不能过厚或包裹过严,环境温度不宜过高,以免发生中暑。临产前应将婴儿的衣服晾晒,衣着应尽量选择柔软、浅色、吸水性强的纯棉织物。衣服样式宜简单,容易穿脱,宽松而少接缝,不用纽扣、松紧带等,以免损伤娇嫩的皮肤。尿布应柔软且吸水性强,勤换勤洗,也可用尿不湿等,保持阴部皮肤的干燥清洁。《诸病源候论·小儿杂病诸候一》说:"小儿始生,肌肤未成,不可暖衣,暖衣则令筋骨缓弱。"《太平圣惠方·小儿初生将护法》亦言:"凡儿初生,不可温衣,温衣伤皮肤肌肉,害血脉,发诸疮而黄也。"都是值得注意的。

(5) 生后开乳。母乳是最适合婴儿生长发育需要的食物。生后 6 个月之内的婴儿,尤其是新生儿,均应以乳类为主要食品来源。《万氏家藏育婴秘诀·鞠养以慎其疾四》说:“小儿在腹中,赖血以养之,及其生也,赖乳以养之。”新生儿强调要尽早开乳,娩出后,应将其置于母亲身边,给予爱抚,并尽早使其吸吮母亲乳头,促进母亲泌乳。产后 2～3 天乳汁分泌不多时,应鼓励母亲坚持喂哺,以促使母乳分泌,有利于哺乳成功。尽早开乳可减轻新生儿生理性黄疸,减少生理性体重下降及低血糖的发生,并有利于母体的恢复。

(6) 母婴同室。母婴同室是中医历来所倡导的。母亲与其婴儿 24 小时全天候生活在同一居室,随时可将婴儿抚抱怀中,亲昵、哺乳、轻拍使其安睡,观察婴儿的异常表现。陈自明

《妇人大全良方·〈产乳集〉将护婴儿方论》说:“夜间不得令儿枕臂,须作一二豆袋令儿枕,兼左右附之。可近乳母之侧。”古代医籍中关于母婴同室的记载,

与今天所倡导的母婴同室观点是一致的,其科学性已被世界重新认识,并得到肯定和广泛应用。

(7) 日常养护。新生儿居室应定时开窗通风,保持室内空气清新。新生儿专用的食具和用具,使用前后要清洁消毒。母亲在哺乳和护理前应先洗手。尽量减少亲友探视和亲吻,避免交叉感染。注意防止因包被蒙头过严、哺乳姿势不当等造成新生儿窒息。

我国历来重视围生期保健,特别是 20 世纪末,随着经济快速发展,围生期妇婴保健受到高度重视。除孕期即开始的叶酸补充及各种营养支持、健康教育之外,糖尿病筛查、唐氏综合征等遗传疾病的筛查都纳入医保。初生婴儿,特别是围生期内的新生儿发病率和死亡率已明显下降。但由于脏腑柔弱、成而未全、全而未壮的小儿生理特点和发病容易、易虚易实、易寒易热的小儿病理特点在新生儿期表现尤为突出。因此,应高度重视新生儿期保健。

二、婴儿期保健

度过新生儿期,婴儿的适应能力较前明显增强,但其仍处于脏腑娇嫩,气血未充的状态,必须根据其生理特点安排起居作息,合理喂养,细心调护。婴儿期的保健包括生活起居、饮食调养、身体锻炼、精神养护、克服不良习惯、注意生活调理等。

1.喂养方法　婴儿喂养方法分为母乳喂养、人工喂养和混合喂养三种。

(1) 母乳喂养:以母乳为主要食物,喂哺出生后 6 个月内婴儿的喂养方式,称为母乳喂养。母乳喂养是人类在进化过程中形成的自然喂养方式,也是最理想的喂养方式,应大力提倡。

我国自古就倡导母乳喂养,古代医家就此论述颇多。明代龚廷贤《寿世保元·小儿初生》说:“儿生四五个月止与乳吃,六个月以后方与稀粥哺之。”指出四五个月以内应当以母乳喂养为主,这一观点与现代婴儿喂养的原则完全吻合。再如清代曾懿《女学篇·自乳之得宜》中指出:“欲子女强,仍宜自乳,盖天之生人,食料也随之而生,故婴儿哺育,总以母自乳为佳,每见儿女自乳者,身体较为强壮。”

古代医家认为母乳喂养具有诸多好处。元代曾世荣《活幼口议·饭多伤气》说:“已诞之后,继时吻之以乳。乳者,化其气血,敷养肌肤,百脉流和,三焦颐顺,身肢渐舒,骨力渐壮。三周所庇,一生为幸……凡人生子,究乳为上。”明代万全《幼科发挥·调理脾胃》也说:“盖乳者,血所化也,血者,水谷之精气所生也。”强调了母乳的益处及母乳喂养的重要性。母乳中含有最适合婴儿生长发育的各种营养物质,对促进婴儿的体格、智力发育是非常重要和不可或缺的,也是其他食品所不可替代的;此外,还含有多种免疫因子如各种免疫球蛋白等,具有增进免疫功能、提高抗感染能力、减少疾病发生的作用;母乳的温度适宜,方便又经济;母

乳喂养可增进母婴的情感交流,有利于促进婴儿心理与社会适应性的发育;母乳喂养可促进乳母催乳激素的产生和子宫的收缩及复原,抑制排卵,减少乳腺癌、卵巢癌的发病率。

“按需喂给”,这是我国传统的,也是世界卫生组织提倡的喂养原则。《备急千金要方·初生出腹第二》说:“凡乳母乳儿……如是十返五返,视儿饥饱节度,知一日中几乳而足,以为常。”它不强调统一的喂养时间和乳量,而是要求根据每个婴儿的生理需要及其消化吸收能力,采取个体化的喂养方法。这与现代的科学喂养观不谋而合。

90%以上的健康婴儿生后1个月即可建立自己的进食规律,一般每2~3小时喂1次,逐步延长到3~4小时喂1次,夜间逐渐停喂1次,以养成良好的作息习惯。每次哺乳时间15~20分钟,也可根据婴儿个体差异适当延长或缩短,以吃饱为度。每次哺乳前,应做好清洁准备:母亲洗手,用湿热毛巾敷乳房、清洁乳头等;喂哺姿势宜取坐位,身体放松,怀抱婴儿,将其头、肩部枕于母亲哺乳侧肘弯部、侧身稍向上,尽量让婴儿吸空一侧乳房后再行另一侧哺乳;哺乳完毕将婴儿抱直,头靠母肩,轻拍其背,使吸乳时吞入胃中的空气排出,以减少溢乳。若母亲患有严重、慢性疾病,如严重心脏病、活动性肺结核、乙肝或乙肝病毒携带、巨细胞病毒感染、人类免疫缺陷病毒感染、糖尿病、恶性肿瘤、精神病及长期应用抗癌药、抗癫痫药、抗精神病药、激素、抗生素等时,不宜哺乳。乳头皲裂、感染时可暂停哺乳,但要吸出乳汁,以免病后无乳。

婴儿8~12个月时,完全进食乳品、代乳品及辅食,而停止母乳喂哺的方法,称为断乳。随着婴儿月龄的增长,母乳已不能满足其生长发育的需要,同时婴儿的消化功能也日趋完善,乳牙开始萌出,咀嚼功能增强,加之生后4~6个月起开始逐渐添加辅食,已能适应非流质饮食,故婴儿8~12个月时可以完全断乳。从添加辅食到完全断乳的一段时期称为转奶期,在此期间应逐渐减少哺乳次数,增加辅食量,并试用奶瓶或杯匙喂食;同时注意不要骤然断奶,避免婴儿因消化功能不适应而产生厌食、吐、泻等病证。断奶时间视母婴情况而定,如婴儿患病或遇酷暑、严冬,可延至婴儿病愈、秋凉或春暖季节。

(2)混合喂养:因母乳不足而添加牛、羊乳或其他代乳品的喂养方法,称为混合喂养,又称部分母乳喂养,包括补授法和代授法。母乳不足,婴儿体重增长不满意时,除母乳喂养外,可用配方奶或牛羊乳加以补充的方法,为补授法,适宜于4个月内的婴儿。补授时,每日母乳喂养的次数照常,每次先哺母乳,再补充一定量的代乳品,直到婴儿吃饱。这种喂养方法可因经常吸吮刺激而维持母乳的分泌,因而较代授法为优。而一日内有一至数次完全用乳品或代乳品代替母乳的方法,为代授法,不利于泌乳的建立,只有在无法由母乳喂养的情况下,方可采用代授法。使用代授法时,仍应坚持母乳喂哺,每日应不少于3次,并维持夜间喂乳,以尽量延长母亲泌乳的时间。

(3)人工喂养:完全以乳制品,如牛、羊乳品或代乳品等为食物,喂养出生后6个月内婴儿的喂养方式,称为人工喂养。

乳制品多是以牛乳为基础加以改造而制成的,目前市售的常见乳制品为婴儿配方奶粉。婴儿配方奶粉是参照母乳的组成成分,对牛奶的营养组成及比例进行了调整和改进,使所含营养素的成分接近于母乳,含量更适合婴儿生长发育的需要。喂哺婴儿时可直接加温水调配,不需煮沸,饮用方便。因此,目前已将婴儿配方奶粉作为人工喂养中乳制品的优先选择来源。但值得注意的是,婴儿配方奶粉仍不具备母乳的其他优点,尤其是母乳中含有免疫球蛋白、激素、活性酶等的问题,还未得到解决。婴儿配方奶粉应按年龄选用,用量为20g/

(kg·d) 调配时奶粉与水的比例为 1：7,即用盛 4.4g 奶粉的小匙取一匙奶粉加 30g 温开水配成。

全脂奶粉是用鲜牛奶经高温灭菌、真空浓缩、喷雾干燥等一系列工艺加工而成的乳制品,按重量 1：8(30g 奶粉加 240g 水),或按体积 1：4(1 匙奶粉加 4 匙水) 加开水调制而成的,其成分与鲜牛奶相似。 加热后的奶粉蛋白质会发生变性,更利于婴儿的消化和吸收,也可减少致敏的可能。 同时,全脂奶粉更便于运输、携带及贮存。 其缺点是挥发性脂肪酸、维生素等成分较鲜牛奶有所丢失。

鲜牛乳中乳糖含量低于母乳,故每 100mL 牛乳中可加蔗糖 5 ~ 8g;所含蛋白质高于母乳,但以酪蛋白为主,易在胃内形成较大凝块难以消化,故牛奶需加热煮沸后方可饮用,一可灭菌,二可使蛋白质变性,更利于消化;所含矿物质比母乳多 3 ~ 3.5 倍,可增加小婴儿消化道、肾脏的负荷,5 个月以下婴儿需适当加水以降低浓度;同时,牛乳中缺乏母乳中含有的免疫因子,故牛乳喂养的婴儿患感染性疾病的机会增加。 羊乳的营养价值与牛乳大致相同,凝块较牛乳细而软,脂肪颗粒大小与母乳相仿,但叶酸及维生素等含量较少,长期喂哺而不添加辅食,易致婴儿大细胞性贫血。

大豆类代乳品营养价值较好。 制备时应补足所缺成分,可用作 4 个月以上婴儿的代乳品。 3 个月以下小婴儿消化能力差,最好不用大豆类代乳品。

同母乳喂养一样,人工喂养亦需要正确的喂哺技巧,特别要注意选用合适的奶瓶、奶嘴、出奶孔和喂哺时奶瓶的水平角度等,并保证奶液的合理温度。

(4) 添加辅食:无论母乳喂养、人工喂养或混合喂养的婴儿,都应按时添加辅助食品,以满足其生长发育的需要,促进其脾胃功能逐渐增强,以逐步适应普通食品的摄入。 添加辅食的原则为:由少到多、由稀到稠、由细到粗、由一种到多种,并在婴儿健康、脾胃功能正常时逐步添加。

2.婴儿护养

(1) 阳光和空气:阳光对人是不可缺少的,对婴儿尤为重要。 要根据婴儿的年龄和不同季节的特点,安排各种不同的户外活动。 新生儿满月后即可抱到户外呼吸新鲜空气,也可在室内打开玻璃窗晒太阳,时间为每日 1 ~ 2 次,每次 15 分钟;2 ~ 6 个月的婴儿可由 15 分钟逐渐增加至 2 小时,6 个月至 1 岁者可延长至 3 小时,随着月龄的增加而增加。 户外活动不仅可使婴儿有更多的机会接触、认识大自然,而且机体不断受到阳光、空气和风的刺激,可增强体温调节功能及对外界环境突然变化的适应能力,增强体质,提高抗病能力,促进生长发育及预防佝偻病的发生。 《诸病源候论·小儿杂病诸候一》 中即提出了“时见风日”的科学养护观:“宜时见风日,若都不见风日,则令肌肤脆软,便易伤损……天和暖无风之时,令母将抱日中嬉戏,数见风日,则血凝气刚,肌肉硬密,堪耐风寒,不致疾病。 若常藏在帏帐之内,重衣温暖,譬如阴地之草木,不见风日,软脆不任风寒。”指出了阳光、空气、风及户外活动对小儿健康的重要性。

(2) 衣着、卫生及睡眠:小儿衣着过暖,易生内热,致其筋骨软弱,对外界气候变化的适应能力下降,尤其是耐寒能力降低,因而易致外感疾病发生。 因此,应经常训练和锻炼小儿少穿一些,使其肌肤能更好地适应外界气温的变化,增强对寒冷的耐受能力。 《诸病源候论·小儿杂病诸候一》 提出科学养护观是“不可暖衣”:“小儿始生,肌肤未成,不可暖衣,暖衣则令筋骨缓弱。”此后《备急千金要方·少小婴孺方》 再次强调:“不可令衣过厚……儿衣绵帛特忌厚热,慎之慎之。”经千百年临床实践证明,这些为历代医家重视与推崇的育儿经验,是增强小儿体质的有效办法,值得大力提倡。

南宋医家陈文中在总结前人经验,结合自己临床实践的基础上,充分考虑小儿的生理、病理特点,提出“养子真诀”“养子十法”等较为科学的育儿方法,其中诸如“背暖”“肚暖”“足暖”“脾胃要温”等方法主要是为护阳固阳而设,体现了儿科预防医学思想,对后世儿科护理与保健学术思想的发展,起到了积极的作用。

婴儿衣着尽量选用宽松的纯棉制品,不可紧束而妨碍气血流通,影响骨骼发育;要保持婴儿的清洁卫生,勤洗浴,勤换衣裤,便后清洁臀部等;尽量保证小婴儿所需睡眠时长,并按照婴儿睡眠时间逐渐缩短的生理特点,在哺乳、玩耍等日常安排中,注意培养并逐步形成“夜间以睡眠为主、白天以活动为主”的良好作息习惯。

(3) 精神调摄:婴儿期是感觉、知觉发育的重要时期,视觉、听觉及其分辨能力迅速提高,要结合生活的实践,教育、训练他们由近及远认识生活环境,促进感觉、知觉发展,培养他们的观察力,避免暴受惊恐而扰乱心气致病。

3.预防接种 婴儿时期脏腑娇嫩,卫外不固,从母体获得的免疫力在 6 个月以后就逐渐消失,而后天免疫尚未建立,故此期易于发生肺系疾病、脾系疾病和各种传染病,因此,必须切实按照全国计划免疫工作条例规定的计划免疫程序,为 1 岁以内的婴童完成基础免疫。定期进行体格检查,监测生长发育,早期发现生长发育异常、缺铁性贫血、维生素 D 缺乏性佝偻病等疾病,并给予及时的干预和治疗。 要合理膳食,使婴儿的脾胃功能逐步增强;注意饮食卫生,降低脾系疾病的发病率。

婴儿期是儿童生长发育的第一个飞跃期,生长发育极为迅速,身长、体重日益增加,语言、动作发育,心理活动逐渐丰富,对营养物质的需求量逐渐增多,脾胃却常显不足;同时,来自母体的抗体逐渐减少,自身免疫功能尚未完善,故必须做好此期的喂养、护养和预防接种等各项保健工作,护佑婴儿健康成长。

三、幼儿期保健

进入幼儿期,小儿的活动范围扩大,体格生长、智力发育,活动能力、语言表达能力和模仿性都逐渐增强,此期生长发育虽不及婴儿期迅速,但是行为及认知功能发育的关键时期。小儿的消化、呼吸功能仍不完善,食物日渐丰富,接触面扩大,对危险的识别能力及自我保护能力差,易出现消化功能紊乱、呼吸道疾病及发生意外伤害和中毒。

1.饮食调养 幼儿处于以乳食为主转变为以普通饮食为主的转型期。 此期乳牙逐渐出齐,但咀嚼功能仍差,脾胃功能仍较薄弱,食物宜细、软、烂、碎。 《小儿病源方论·养子调摄》说:“养子若要无病,在乎摄养调和。 吃热、吃软、吃少,则不病;吃冷、吃硬、吃多,则生病。”

(1) 食物品种应多样化。 以谷类为主食,同时进鱼、肉、蛋、豆制品、蔬菜、水果等多种食物,荤素搭配。 《素问脏气法时论》 说:“五谷为养,五果为助,五畜为益,五菜为充,气味合而服之,以补精益气。”

(2) 养成良好饮食习惯。 每日 3 次正餐,正餐间可适当给予 2～3 次以奶类、水果及其他稀软面食为主的加餐。 进餐需定时、定量、有规律,不挑食,不偏食。 《景岳全书·小儿则》说:“小儿饮食有任意偏好者,无不致病。”零食的添加当以坚果、水果、乳制品等营养丰富的食物为主,数量和时机以不影响幼儿主餐食欲为宜。 适当控制如糖类、碳酸饮料等含糖高的食物。此外,要训练幼儿正确使用餐具和独立进餐的能力。注意给小儿创造一个良好的进餐环境,避免喧嚣吵闹,以培养其集中精力进食的良好习惯。

这一时期,不但要保证充足的营养供给,以满足小儿生长发育仍然较快的需要,还要防止食伤致病。因此,此期的饮食调养仍需由家长掌握,正如《万氏家藏育婴秘诀·鞠养以慎其疾四》说:“小儿无知,见物即爱,岂能节之?节之者,父母也。父母不知,纵其所欲,如甜腻粑饼、瓜果生冷之类,无不与之,任其无度,以致生疾。虽曰爱之,其实害之。”

2.起居活动 幼儿 1~1.5 岁学会走路,2 岁以后能够并且喜欢跑、跳、爬高。与此同时,手指的精细动作也发展起来,学用匙,乱涂画;初步学会用玩具做游戏。幼儿学走路时需由成人陪护,防止跌跤,但是又要给孩子保留一定的自主活动空间,引导孩子的动作发育。

幼儿期是习惯养成的良好时期。每日睡眠时间从 14 小时逐渐减至 12 小时,以夜间为主,日间午休 1.5~2.5 小时为宜。睡眠时需环境安静、空气清新、光线暗淡,注意纠正吮手指、含奶头等不良习惯。1 岁左右让孩子坐盆排尿,1.5 岁不兜尿布,夜间按时唤醒小儿坐盆排便,2~3 岁后夜间可不排尿。平时注意观察小儿欲解大小便时的表情,使小儿早日能够自主控制排便。2 岁开始培养其睡前及晨起漱口刷牙的卫生习惯,逐渐教孩子学会自己洗手洗脚、穿脱衣服。重视与幼儿的语言交流,通过对话、讲故事、唱歌、游戏等,促进幼儿语言发育与运动能力的发展,还应注意培养幼儿与人交往的能力,鼓励其交朋友。对幼儿进行早期教育,通过有目的、有计划、系统地对其感知能力的训练和培养,引导、发掘其潜能,提高其接受外界事物的能力,为以后的智力发育打下良好的基础。关于衣着保暖,《小儿病源方论·养子十法》提出了“一要背暖……二要肚暖……三要足暖……四要头凉……”的护养原则。

《小儿卫生总微论方·慎护论》说:“凡儿常令薄衣……薄衣之法,当从秋习之;若至来春稍暖,须渐减其衣,不可便行卒减,恐令儿伤中风寒。”《活幼口议·小儿常安》说:“四时欲得小儿安,常要一分饥与寒。”这些都是我国古代总结出的有效育儿经验。

3.疾病预防 随着幼儿生活范围逐步扩大,患感染性疾病的机会也相应增加。为此,应注意培养其养成良好的卫生习惯。生活中家长要耐心教育,纠正其不良习惯,如吮手、脏手抓食品、坐在地上玩耍等,饭前便后要洗手,腐败污染的食品不能吃,出外玩耍时尽量不穿开裆裤,衣被经常换洗。幼儿的肺系疾病、脾系疾病发病率高,要防外感、慎起居、调饮食、讲卫生,才能减少发病。还要继续按计划免疫程序做好预防接种,以预防传染病。幼儿好奇好动,但识别危险的能力差,应注意防止异物吸入、烫伤、触电、外伤、中毒等意外事故的发生,如《万氏家藏育婴秘诀·鞠养以慎其疾四》所说:“小儿玩弄嬉戏……但勿使之弄刀剑,衔铜铁,近水火。”

四、学龄前期保健

学龄前期儿童较之婴幼儿时期生长发育速度进一步减慢,但活动能力增强,智识已开,求知欲旺盛。虽然随着体质增强发病率逐渐下降,但也要根据这一时期的特点,做好保健工作,保障儿童身心健康成长。

1.体格锻炼 学龄前期小儿一般进入了幼儿园,也可能散居。要加强体格锻炼,以增强小儿体质。要有室内外活动场所,幼儿园要添置活动设备,如摇船、摇马、滑梯、跷跷板、转椅,做操用的地毯、垫子,以及各种电子活动设备,有条件的还有戏水池、小型游泳池、运动场等。安排适合该年龄特点的锻炼项目,如跳绳、跳舞、踢毽子、保健操,以及小型竞赛项目等。

各种活动和锻炼方法轮换安排,要使小儿在游戏和锻炼中学会与人交往,培养集体主义精神和荣誉感。要保证每天有一定时间的户外活动,接受日光照射,呼吸新鲜空气。正如《诸病源候论·小儿杂病诸候一》说:"数见风日,则血凝气刚,肌肉硬密,堪耐风寒,不致疾病。"

2.早期教育 根据此期儿童的年龄及心智,采用多样的形式教以各种常识,以启发其智慧,使之在与人接触、游玩中增长见识,提高理解和思维能力。孔子曾说过:"少成若天性,习惯如自然。"《颜氏家训·慕贤》注重周围环境对于儿童的影响,指出这种"无言之教"能使小儿"潜移暗化,自然似之"。该期儿童好学好问,家长与保育人员应因势利导,耐心地回答孩子的提问,尽可能给予解答。托幼机构、家庭均可通过讲故事,看学前电视节目,接触周围的人和物,到植物园、动物园游览等多种多样的形式使孩子增长知识。明代医家万全曾提出了"遇物则教之"的学习方法,《万氏家藏育婴秘诀·鞠养以慎其疾四》说:"小儿能言,必教之以正言,如鄙俚之言勿语也;能食,则教以恭敬,如亵慢之习勿作也……言语问答,教以诚实,勿使欺妄也;宾客往来,教以拜揖迎送,勿使退避也;衣服、器用、五谷、六畜之类,遇物则教之,使其知之也;或教以方隅,或教以岁月时日之类。如此,则不但无疾,而知识亦早也。"家长、老师要循循善诱,耐心仔细,不可偏袒溺爱,不要打骂恐吓,以免影响儿童身心健康。值得注意的是,不能强迫孩子过早地接受正规的文化学习,违背早期教育的规律,犯拔苗助长的错误。

3.疾病预防 虽然这一时期的儿童体质增强,发病率下降,但仍应定期进行体格检查,加强免疫接种;同时加强锻炼,增强体质。此外,要调摄寒温,《格致余论·慈幼论》说:"童子不衣裘帛,前哲格言俱在人耳。"就是强调不要给孩子衣着过暖,否则会降低小儿对气候变化的适应能力。此期还要调节饮食、讲究卫生、避免意外。根据患儿体质,辨证调护,改善体质,减少如反复呼吸道感染、哮喘等疾病的反复发作;对厌食患儿调节饮食,调脾助运,增进食欲;对疳证患儿食治、药治兼施,健脾开胃,促进生长发育等。

五、学龄期保健

学龄期开始入学读书,儿童的生活规律和各方面需求都发生了较大的变化。保障身心健康,促进儿童的全面发展是学龄期保健的主要目标。

1.全面发展 学龄期儿童处于发育成长的重要阶段,学校和家庭的共同教育是使孩子健康成长的必要条件。家长和教师要言传身教,通过自己的言行举止引导孩子,实施正确的教育方法,既不能娇生惯养姑息放纵,也不能操之过急打骂逼迫,要养成良好的习惯,循序渐进。

此期儿童求知欲强,是获取知识的重要时期,应注意提供适宜的学习条件,培养良好的学习习惯,让孩子在轻松的环境下主动地学习,促进其创造性思维的发展。要减轻过重的学习负担,给孩子留下自主学习的空间和必要的活动时间。加强素质教育,坚持体育锻炼,把儿童培养成为身心健康的有用人才。

2.疾病预防 虽然学龄期儿童发病率进一步降低,但也有这一时期的好发疾病,须注意防治。近年来,小学生中屈光不正、龋齿发病增多,有必要加强眼睛、口腔健康教育,根治慢性病灶,端正坐、立、行姿势;养成餐后漱口、早晚刷牙、睡前不进食的习惯;配合眼保健操等锻炼方法,加以防治。一些免疫性疾病如哮喘、风湿热、过敏性紫癜、肾病综合征等在这一时期发病率高,要预防和及时治疗各种感染、避开污染环境、避免过敏原,减少发病。应保证孩子有充足的营养和休息,重视早餐,课间适量加餐,日常饮食注意选择富含铁和维生素的食物,并注意适当的户外活动和体育锻炼。此外,还应注意此期小儿的情绪和行为变化,避免思想过度紧张,减少精神行为障碍疾病的发生。进行法治教育,学习交通规则,防范意外事故的发生。值得注意的是,近年来性早熟的发病率显著增加,已成为目前最常见的小儿内分泌疾病之一,应引起家长、医疗工作者和社会各界的关注。

六、青春期保健

青春期是一个特殊时期,小儿进入第二个生长发育的高峰,生理、心理变化很大,保健工作也就有其专门的要求。做好青春期保健,对于顺利完成从儿童向成人的过渡,并能身心健康地走向社会,有着重要的意义。

1.生理保健 《素问·至真要大论》说:女子"二七而天癸至,任脉通,太冲脉盛,月事以时下……"男子"二八肾气盛,天癸至,精气溢泻……"青春期肾气充盛,小儿生殖系统发育趋于成熟,体重、身高增长显著。女孩乳房发育,月经来潮;男孩精气溢泻,发生遗精。要进行青春期生理卫生知识的教育,使其认识自身的正常生理变化。家长要教孩子学会正确处理青春期的生理变化情况,保证充足的营养、足够的休息和必要的锻炼。既要学好知识,也要提高动手能力,手脑并用,劳逸结合,全面发展。这一时期的好发疾病主要有甲状腺肿、痛经、月经不调、乳腺发育不良、痤疮等,也要注意青春期肥胖症的发生。为避免疾病的发生,此期尤应注意引导孩子养成良好的卫生习惯,如每日清洗外阴;内裤用纯棉制品;衣物及各种洗具当个人专用,切忌交叉;如发现不适要及时就医等。

2.心理保健 青春期儿童在心理、行为、精神等多方面都不稳定,可能会引发各种各样的心理(精神)疾病,同时,生理方面的不断变化可能造成内心的不安或易于冲动,环境改变及与人和社会接触增多也会带来适应社会的心理问题。要根据其生理、心理、精神等方面的特点,加强教育与引导。向他们普及青春期保健知识,包括性生理知识,使之认识自我,正确对待和处理青春期的生理变化,避免过分紧张。要注意正确引导其认识社会,适应社会,与人团结协作;增强识别能力,抵御社会不良风气的损害。在学好科学文化知识的同时,正确适当应用网络工具资源,使之能够顺利地融入社会,发展成对社会有用的人。

第二节 小儿肺系疾病中医保健

一、小儿肺系的组成

从中医的角度来说,"肺系"的概念涵盖了现代医学中的呼吸系统及其他相关脏器。

众所周知,呼吸系统是人体与外界进行气体交换的一系列器官的总称,包括鼻、咽、喉、气管、支气管,由大量的肺泡、血管、淋巴管、神经构成的肺,以及胸膜等组织。临床上常将鼻、咽、喉称为上呼吸道,气管以下的气体通道(包括肺内各级支气管)部分称为下呼吸道,这些都是现代医学的概念。

而中医将肺系置于整个人体生理环境中,它不但包括肺和与之相关联的鼻、咽、喉,还包括皮毛、大肠、经络等其他脏腑腧穴,组成一个极为庞大的体系。这个体系十分强大,在人体内的地位极高,它外通皮毛,内联脏腑,上走鼻窍,下关糟粕。因此,中医学认为肺系疾病的发生、发展、转归不独归于肺,而与人体各器官的功能状态密切相关。不过,其中占主导地位的,仍然是“肺”。中医学明确指出:“肺位居胸中,上连气道咽喉,开窍于鼻,外合皮毛,与大肠相表里。”“肺主气司呼吸;主宣发和肃降;通调水道;朝百脉,主治节。”《黄帝内经·素问》中也记载有“肺者,相傅之官,治节出焉”,认为人体当中的肺就如同宰相一般,有调治全身的功能。

由此可见,人体细枝末节的小状况一旦解决不了,入侵到肺里,肺的功能失调,那么疾病的情况就不容小觑了。

二、小儿肺系的特点

明代儿科宗师万全在《育婴家秘·五脏证治总论》中这样描述:“肺为娇脏,难调而易伤也……天地之寒热,伤人也,感则肺先受之。”人体当中,肺比较娇嫩,幼儿更有“肺常不足”的特点。

和成人相比,幼儿的呼吸频率快,呼吸节律不齐;婴幼儿为腹式呼吸,呼吸肌容易疲劳;学龄儿童为胸腹式呼吸,肺活量小,气道阻力大。

幼儿的鼻腔短小,婴儿时期无鼻毛,鼻黏膜柔弱而血管丰富;咽部相对狭小且较垂直,鼻咽部有丰富的淋巴组织,扁桃体 1 岁以后逐渐增大,其发育先慢后快,随后又减慢,是呼吸道的第一道防线;呼吸道的气管、支气管相对狭窄,软骨柔弱,缺乏弹性组织而血管丰富,纤毛运动差,黏膜容易肿胀;肺部弹力组织发育差,肺活量较小……一旦感染炎症,非常容易扩散,同时分泌物(痰、鼻涕等)容易潴留堵塞,不易清除。

另外,幼儿的免疫球蛋白含量均低,铁蛋白、溶菌酶等数量和活性不足…以上生理特点直接造成了“(小儿)肺常不足”。所以,我们可以发现,孩子比成人更容易患感冒、气管炎、支气管炎、肺炎、哮喘、鼻炎等呼吸道疾病。

三、小儿肺系疾病的食疗

因致病因素不同,咳、痰、喘等呼吸道疾病常分为风寒、风热、痰热、痰湿、脾胃虚弱等多种类型。

除对症用药治疗外,家长还可以将食疗作为辅助治疗手段,帮助宝宝尽快恢复健康。

1.风寒感冒的症状有发热、怕冷、鼻塞、咳嗽、头痛、流清涕,舌苔薄白。这时候,可以给宝宝用葱白饮。葱白饮辛温解表,可宣肺驱寒,辅助治疗风寒感冒。

葱白饮:大葱白 100g,切碎煎汤,趁热饮,一日一次。

2.风热感冒的症状有发热重,微微怕冷,头胀痛,有汗,咽喉红肿疼痛,咳嗽,痰黏或黄,鼻塞浊涕,口渴喜饮,舌尖边红,舌苔薄微黄。这时候,可以给宝宝用薄荷粥和贝母沙参蒸雪梨,治疗风热感冒引起的咽干、咳嗽、肺热痰黄、津伤口渴。

薄荷粥:薄荷约 3g,煎取药汁晾凉,取粳米适量,加水煮粥,待粥将成时,加入薄荷汁及适量冰糖,温服。

贝母沙参蒸雪梨:将雪梨 1 个剖成两半,去皮去核,把贝母 3g、沙参 6g、薄荷 2g 及冰糖适量填入后,两半合起放在碗内加水蒸熟,早晚分食,连吃数日。

3.风寒咳嗽的症状为咳嗽白痰,咽痒,恶寒无汗,头痛或发热,鼻流清涕。这时候,可以给宝宝用生姜秋梨汤,趁热饮能润肺驱寒。

生姜秋梨汤:生姜 6 片,秋梨 1 个去皮去核后切成薄片,生姜片和梨片放入锅内,加水 2 碗。先用大火煮沸,再改煎 15 分钟,加入红糖即可,早晚分食。

4.风热咳嗽的症状为干咳无痰,口干咽痛,鼻流脓涕,舌质红,苔薄黄。这时候,可以给宝宝用萝卜冰糖汁。

萝卜冰糖汁:白萝卜取汁 100 ~ 200mL,加冰糖适量隔水炖化,睡前一次饮完,连用 3 ~ 5 天。

5.痰热咳嗽的症状为咳嗽有黄痰,发热,口渴,大便干结,舌质红、苔黄腻。这时候,可以给宝宝用秋梨白藕汁。

秋梨白藕汁:秋梨 1 个去皮去核、白藕去节,各等量,切碎后用洁净纱布绞汁。再将两汁混匀,可随时饮用。每日一剂,分 3 ~ 4 次服用,连服 5 ~ 7 日。

6.痰湿咳嗽的症状为咳嗽声重,喉中痰多,食少体倦,舌淡红、苔白腻。这时候,可以给宝宝用薏米杏仁粥。

薏米杏仁粥:薏米 50g,杏仁 10g,薏米洗净,加水煮成半熟,放入杏仁,全部煮熟后加少许白糖。

7.阴虚咳嗽的症状为干咳少痰,口渴咽干,手足心热,舌红、苔少或花剥,大便偏干。这时候,可以给宝宝用百合粳米粥。

百合粳米粥:百合 50g,粳米 100g,同煮,粥成后加少许白糖。

8.体质虚弱的宝宝容易反复感冒咳嗽或哮喘发作,这类宝宝多为肺脾不足。在日常生活中,这些宝宝可以经常服用相应的补益食材。

肺虚的宝宝容易出汗,反复咳喘,手脚偏凉,喉间有哮鸣音,咳吐痰涎,大便不干,舌质偏淡、苔白滑。宝宝可以经常服用珠玉二宝粥。

珠玉二宝粥:生山药、薏苡仁各 50g,柿饼 3 个(约为 150g),同煮成糊粥。

脾虚的宝宝平素痰多,喉间有痰音,饮食不香,易疲劳,大便不干,苔白厚腻。宝宝可以经常服用茯苓大枣粥。

茯苓大枣粥:茯苓粉 10g,红枣 3 ~ 4 枚,粳米适量。将大枣和粳米洗净,加入茯苓粉,加水适量大火烧开,小火煮熟后加适量白糖。

四、小儿肺系疾病的中医特色调理

1.伏九穴位敷贴 这是一种古老的中医疗法,属于穴位敷贴的一种。它通过外敷于体表的药物对穴位的温热刺激,起到扶正固本、调节阴阳的作用,从而调动人体潜能,激发正气,抵抗外邪。中医将冬季的“冬病冬防,三九贴”和夏季的“冬病夏治,三伏贴敷”统称为“伏九贴敷疗法”。这种方法通过药物外敷皮肤起效,可免除服药之苦,宝宝比较容易接受。

2.冬季膏方 膏方是根据个体的体质、证候,辨证组方后,将药物加水煎煮,去渣浓缩后,加入辅料收膏做成的一种内服中药制剂。膏方能改善人体阴阳平衡,调整脏腑气血,具有一人一方一膏的特点,是中医独特的调补方式。膏方适用于患有慢性病、体质虚弱的宝宝,尤其是需要长期中药调理的宝宝。膏方通常治病兼补,宝宝处于生长发育期,滥用补药会导致消化不良、性早熟等不良反应;所以宝宝的膏方有别于成人,其作用主要是益气固表、健脾和胃、平补阴阳,用药温和,少用大补滋腻的药物,辅料多为莲子、山药、核桃仁、冰糖等,使药补食补相结合。

五、小儿肺系疾病的家庭护理建议

1.宝宝要适时增减衣物,防止室内外温差过大,秋冬、初春时节到户外,要给宝宝加件外套,戴上棉质围巾,避免颈部受凉,出汗时围巾还可以作为汗巾使用。夏季避免宝宝直吹空调和电扇,少食冷饮,以顾护阳气。

2.注意饮食。《黄帝内经·素问·脏气法时论》中提出:“肺主秋……肺收敛,急食酸以收之,用酸补之,辛泻之。”酸味收敛肺气,辛味发散泻肺,秋天宜收不宜散,所以尽量少吃姜、蒜、辣椒等,应多吃润燥生津、养阴润肺的食物。宝宝的食物要清淡易消化,富含维生素,可以多安排蒸煮食品,尽量少用煎炸、烘焙食品。多吃新鲜蔬菜,水果应适度。水果生冷甜腻,易生寒痰,阻碍脾胃运化,严重的还可影响食欲导致厌食。所以不能用水果代替蔬菜,应提倡均衡饮食。

3.让宝宝多喝白开水,补充足够的水分,果汁饮料要适量。秋冬季节,梨、甘蔗、荸荠等打成汁水,可以作为一种补充。

4.经常开窗,保持室内空气流通。空气质量不错时,要坚持到户外活动,接受阳光照射能增强宝宝的抵抗力。

5.尽量不要带宝宝去人多拥挤的封闭场所,闭塞的空间十分适于各种病菌的滋生,长时间在此环境内容易感染各种病菌,也容易诱发咳喘。

6.常晒被褥,既可消毒去味,又能让宝宝用得更舒适。

7.宝宝感冒咳嗽时,爸爸妈妈应及时帮助宝宝清除鼻腔内的分泌物,帮助他将痰液咳出,以保持呼吸道通畅;宝宝咳嗽时,爸爸妈妈可以抱起他,用空心掌的姿势轻轻地拍打其背部,这样可以让痰液容易排出;同时要按医嘱服药,多给宝宝喝水。

第三节 小儿脾胃疾病中医保健

现在的物质条件越来越好,爸爸妈妈都会为宝宝提供充足且多样化的食物。但是仍然存在这样的情况:宝宝有足够多、足够好的食物,但宝宝的营养状况仍不理想。

很多中医学的经典著作中,都有对脾胃功能的解释:“滋养濡润五脏之气血津液,皆有赖于脾胃之化生与输布。”在人体吸收营养物质的过程中,脾是很重要的枢纽。

孩子的脾胃功能尚不健全,胃酸和消化酶分泌少,酶活力差,正常的肠道菌群尚未建立,胃肠动力功能易于紊乱;生长发育较快,所需营养精微需求较成人多得多;脾胃功能负担较重,加上孩子还不会自己调整和节制饮食,不能自己调节衣物寒温,就特别容易损伤脾胃,从而发生积食、吐泻、厌食、疳症等。

一、宝宝脾胃疾病的诱发因素

1.先天不足。早产儿、低体重儿等容易发生脾胃问题。

2.其他疾病引发。慢性胃炎(消化道溃疡)、功能性腹痛、肠系膜淋巴结肿大、婴幼儿吐乳、便秘等都会引起脾胃问题。

3.喂养不当。喂养不当可能是造成宝宝脾胃功能紊乱的主要原因之一。很多爸爸妈妈不顾宝宝的年龄,过度进补;只关心宝宝吃得多不多、好不好,却不考虑宝宝是否能良好吸收;没有对宝宝的不良饮食行为进行控制,宝宝一次吃得太多,“吃伤了”;提供的食物过于油腻甘醇;在非炎热的季节中,让宝宝吃过多的生冷水果、冷饮等。

4.病后护理不当。宝宝生病以后,脾胃功能减弱,这时适合清淡易消化的食物,等胃气自然恢复后再逐渐补充营养,但很多家长不了解,病后给宝宝喂太多,导致宝宝脾胃功能失调。

5.气候因素。天气过热或湿度过大,会影响神经调节功能和消化液的分泌,引起宝宝食欲缺乏。所以一到夏天,宝宝胃口不佳的现象较为明显。

6.生活无规律。宝宝睡得过迟,或睡眠不足,或过度疲乏,都会引起厌食。

7.心理因素。宝宝受到不良刺激,如惊吓、恐惧、紧张、悲哭等,均可能引起消化功能紊乱,食欲减退。所以,爸爸妈妈对宝宝要求过高,在进餐前和餐桌上训斥宝宝,采用强制手段或威吓办法逼迫宝宝进食等,都可能导致宝宝食欲低下、厌食。

宝宝的脾胃出现问题,可能不仅是消化道出现功能性或器质性疾病,有时还是中枢神经系统疾病、精神障碍疾病和多种感染性疾病的病理反应。所以家长不能忽视宝宝食欲低下、厌食、呕吐、拉肚子等症状,需要及时就医。

二、小儿脾胃疾病的食疗

1.积食、厌食宝宝的食疗 脾胃不太好的宝宝可以多食用莲子、白扁豆、芡实、陈皮、薏苡仁、山药、山楂、白萝卜、鲫鱼等食物。莲子可用于熬粥、煮水,具有健脾去湿气、安神的效果。新鲜芡实用来煮粥、熬汤都是很好的。陈皮解油腻助消化,可以用来煲汤、炒菜。薏苡仁可用来煮水,作为日常饮品。

(1) 山楂 30g,白扁豆 30g,水煎取汁,加粳米 50g,煮稀粥,加白糖服食,可改善宝宝厌食的情况。

(2) 白萝卜 250g 洗净,切小块,水煮后捞出晾晒半日,入锅加蜂蜜 50g,小火煮沸调匀,冷却后收藏。每次饭后服食数块,连服 5 ~ 7 日,可改善脾失健运及消化不佳的情况。

(3) 鲫鱼 100g,薏苡仁 30g,水煮熟后食用。隔日服食,可改善宝宝脾胃虚弱、厌食的情况。

(4) 乌梅 5g,鲜石斛 10g,鲜芦根 30g,水煎代茶饮服。可用于夏季厌食,舌红苔剥,胃阴不足的宝宝。

(5) 梨 2 个,去心,连皮切碎,加水,小火煎 30 分钟,取汁,加粳米 50g,煮稀粥,加糖服食。可用于胃阴不足厌食的宝宝。

(6) 焦三仙,即焦麦芽、焦山楂、焦神曲,都有良好的消积化滞功能,但又各有特点。焦麦芽、焦神曲能帮助消化米面等淀粉类食物,焦山楂能帮助消化肉类或者油腻食物,三物合用能明显增强消化功能,根据宝宝的年龄,每种食物的量可用 3g、6g、9g 不等。

2.腹泻宝宝的食疗 宝宝腹泻,通常是由多病原、多因素引起的,主要表现为大便次数增多和性状改变,可伴有发热、呕吐、腹痛等症状及不同程度的水、电解质、酸碱平衡紊乱。病毒、细菌、寄生虫、真菌感染会引起腹泻,肠道外感染、滥用抗生素所致菌群紊乱、过敏、喂养不当及气候因素也可导致腹泻。

(1) 焦米汤:取适量大米加适量水浸泡 15 分钟,倒出来沥水半小时,待水分控干,在炒锅中用大火炒 3 ~ 5 分钟,无水之后,转小火快速翻炒,中间不要停,炒到金黄色后,关火再翻炒一分钟。把炒好的焦米放入锅中加水煮开,过滤掉米粒,用米汤喂宝宝,可有健脾功效。宝宝可以暂停进乳二三日,以焦米汤代替。

(2) 苹果茶饮:苹果一个,去皮切片煎汤,代茶饮,徐徐喂入,可涩肠止泻。

(3) 山药糊:淮山药粉调水适量煮成糊状食用,可补养脾胃。

(4) 山药莲子粥:新鲜山药 15g,莲子 5g 碾碎,加入粳米适量,煲粥后食用,可温胃健脾。

吐泻严重的宝宝可以暂时禁食,待病情好转,再逐渐增加饮食量,但是仍然需要忌食油腻、生冷及不易消化的食物。

三、小儿脾胃疾病的中医特色调理

1.宝宝厌食、疳积的疗法 四缝穴位于双手食指、中指、无名指和小指,掌面第一指关节与第二指关节之间的横纹中央。 先用 75% 酒精棉球消毒手指后,用一次性采血针刺穴位, 1 ~ 2mm 深,挤出清液或稠质黏液,直至见血;再用干消毒棉球拭擦后压穴止血。 每周针刺 1 ~ 2 次,4 ~ 6 次为一个疗程。 点刺四缝穴可通畅百脉,调和脏腑,可使肠中胰蛋白酶、胰淀粉酶、胰脂肪酶含量增加,从而增强宝宝的消化功能。

此疗法中,针刺有感染的风险,须由医师操作。

2.宝宝食欲低下的推拿疗法 每天操作 1 ~ 2 遍,宜在空腹时进行。

(1) 补脾经:宝宝的拇指螺纹面即为脾经所在位置,爸爸妈妈可以固定宝宝的拇指后,在拇指桡侧(拇指外侧) 边缘旋推 100 ~ 500 次。 可以推完宝宝的一只手后再推另一只手。

(2) 顺时针摩腹:爸爸妈妈的手掌面附在宝宝腹部,以神阙(肚脐) 为中心顺时针按摩,不宜过重,速度宜快,频率大约为每分钟 120 ~ 160 次,按摩 2 ~ 5 分钟。

(3) 按揉足三里:足三里穴在外膝眼下 3 寸,胫骨外侧约一横指处。 爸爸妈妈用双手拇指分别按揉宝宝双侧足三里穴 1 分钟(约 100 次) 。

(4) 捏脊 3 ~ 9 次:爸爸妈妈两手半握拳,两食指抵于宝宝的背脊上,再以两手拇指伸向食指前方,合力夹住肌肉提起,双手交替捻动向前,自长强穴起,一直捏到大椎穴。 完成后按揉背部半分钟。 一般来说,宝宝年龄越小,捏的次数越少。

3.宝宝腹泻的推拿疗法 每天操作 1 ~ 2 遍,宜在空腹时进行。

(1) 揉外劳宫:外劳宫位于第三、第四掌骨岐缝间,正对掌心内劳宫。 爸爸妈妈每天用拇指或中指指端给宝宝按揉双手外劳宫各 100 ~ 300 次,可以起到健脾胃、祛寒邪的作用。

(2) 运内八卦:内八卦在手掌面,以掌心为圆心,以掌心到中指掌指关节(即掌骨与指骨之间形成的关节) 横纹处距离的 2 / 3 为半径所画的圆周。 爸爸妈妈可以用拇指螺纹面着力,在宝宝内八卦作顺时针环形推运。 双手各推运 100 ~ 200 次,可以起到宽胸利膈、理气化痰、行滞消食的作用。

(3) 揉板门:板门(大鱼际) 位于手掌正面拇指根部至掌根,伸开手掌时明显突起的部位。 爸爸妈妈可以均匀协调地揉宝宝的手掌板门。 1 岁以下的宝宝揉半分钟(约 50 次),1 岁以上的宝宝可以双手各揉 1 分钟。

(4) 逆时针摩腹:爸爸妈妈的手掌面附在宝宝腹部,以神阙(肚脐) 为中心逆时针按摩,按摩的时间不宜过长,一般微微感觉到腹部发热为宜,宜控制在 5 分钟左右。

(5) 推上七节:七节骨指腰骶部第二腰椎至尾椎之间。 明朝时,高武在《 针灸聚英》 中指出,“ 七节自尾骶数上” 。 爸爸妈妈用拇指或食指和中指指面由下向上推即“ 推上七节”,一般推 100 ~ 300 次,有止泻、补肾的作用。

(6) 按揉足三里:足三里穴在外膝眼下 3 寸,胫骨外侧约一横指处。 爸爸妈妈用双手拇指分别按揉宝宝双侧足三里穴 1 分钟(约 100 次) 。

(7) 捏脊 3 ~ 9 次:爸爸妈妈两手半握拳,两食指抵于宝宝的背脊上,再以两手拇指伸向食指前方,合力夹住肌肉提起,双手交替捻动向前,自长强穴起,一直捏到大椎穴。 完成后按揉背部半分钟。 一般来说,宝宝年龄越小,捏的次数越少。

4.宝宝腹泻的耳穴贴压疗法　先将耳郭皮肤用 75% 酒精棉球常规消毒,将胶布剪成 0.5mm×0.5mm 方块或 0.5mm×0.8mm 长方形块,取王不留行籽 1 ~ 3 粒,粘于胶布中央,再贴于选好的穴位(脾、胃、大肠等) 上,用手指紧捏压实。 每天按压 2 次,每次按压 3 下,7 天换贴 1 次,两耳交替贴压,4 次为一个疗程,有调理脾胃的作用。

此法认穴需要准确,须由医师认穴贴籽。

5.腹泻宝宝的养护 用丁香 2g,吴茱萸 30g,胡椒 30 粒,共研粉末。 每次取 1 ~ 3g,用醋调成糊状,敷贴在宝宝脐部 4 ~ 6 小时(婴幼儿一般为 2 ~ 4 小时),每日 1 次,可用于风寒泻、脾虚泻。 但是要密切观察宝宝的脐部皮肤是否有过敏症状,如有红疹、水疱等过敏症状应立即停用。

四、小儿脾胃疾病的家庭护理建议

每个宝宝是不同的个体,对营养的需求、摄入能力、消化能力各不相同,爸爸妈妈要细心观察宝宝的情况,制订个体化的喂养方法,不能刻板地定时定量喂养。

1.寒性体质的宝宝 这类宝宝身体和手脚容易冰凉,面色苍白,不爱活动,吃饭不香,食生冷食物容易腹泻,大便溏稀。 这些宝宝宜食辛甘温的食物,如羊肉、鸽肉、牛肉、鸡肉、核桃、龙眼等,忌食冰激凌、冰冻饮料、西瓜、冬瓜等。

日常中医保健要点:捏脊 5 次,揉内劳宫 100 次,一日一次。

2.热性体质的宝宝 这类宝宝形体壮实,面赤唇红,不喜欢热的东西,喜欢凉的东西,口渴时爱喝凉水,烦躁易怒,贪吃,大便秘结,易患咽喉炎、扁桃体炎、感冒后易高热。 这些宝宝宜食偏寒性的食物,如苦瓜、冬瓜、萝卜、绿豆、芹菜、鸭肉、梨、西瓜等,忌食辛温的食物,如羊肉、牛肉、鸡肉、核桃、龙眼等。

日常中医保健要点:清天河水,每次推 200 下,一日一次。

3.虚性体质的宝宝 这类宝宝面色萎黄,少气懒言,神疲乏力,不爱活动,汗多,饭量少,大便溏软,容易呼吸道反复感染,经常伴有贫血。 这些宝宝需要气血双补,可以多食用羊肉、鸡肉、牛肉、海参、虾蟹、木耳、核桃、桂圆等,忌食苦寒生冷食物,如苦瓜、绿豆等。

4.湿性体质的宝宝 这类宝宝喜欢吃肥甘厚腻的食物,多形体肥胖,动作迟缓,大便溏烂。 这些宝宝需要少吃油腻食品和各种甜食。

宝宝不宜多吃特别凉、特别热的食物。 冰激凌是很多宝宝喜爱的,但从中医角度来说,冰激凌属“ 寒热间夹”,吃起来是凉的,奶制品却是热性的。 寒热间夹会使宝宝脾胃功能下降的同时却内火旺盛,所以宝宝应少吃或者不吃冰激凌。宝宝不宜多吃甜食,因为甜食是酿痰生热的。

生鱼片等食物有寄生虫感染的风险,即使现在的食物处理措施足够安全,也尽量不要给宝宝吃。

滋补食品过量摄入,会给宝宝的脾胃带来负担,过犹不及。

虽然很多高汤很鲜美,但是汤里含有大量的盐分、油脂,营养价值并不高,蛋白质、钙质等大部分营养还是在炖汤用的肉类中,所以只喝汤不吃肉的做法并不好。

在宝宝食欲缺乏时,他少吃一顿并无妨碍,反而可借此让已疲劳的消化腺有一个休整机会。多数宝宝饿了自然会产生食欲,爸爸妈妈不必强迫宝宝多吃。

每个家庭都应有就餐的固定房间、餐桌,每人有固定的座位,养成良好的用餐习惯。切忌宝宝捧着饭碗,边走边吃边玩。

古代医学书籍《幼科推拿秘书》中记载:“要得小儿安,常带饥与寒,肉多必滞气,生冷定成疳。胎前防辛热,乳后忌风参。保养常如法,灾病自无干。”这首保生歌为我们现代父母如何养护宝宝提供了十分经典的警示与参考。

第四节 小儿过敏中医保健

一、小儿过敏概述

每到季节转换的时候,不少宝宝会出现鼻痒、喷嚏、鼻流清涕、反复咳喘、皮肤瘙痒、湿疹等过敏症状。这些宝宝小时候的皮肤容易长湿疹,身上经常发痒,出现疙瘩;经常会揉眼睛、抠鼻子、流鼻涕、打喷嚏,有青眼圈;哭的时候眉毛发红;多汗、多动、夜惊、易感冒;跑步或者大笑以后会咳嗽;晚上刚睡下半小时到两小时容易出汗;玩的时候精力很充沛,但是走路或上楼梯的时候容易疲劳,不愿意走,老想让人抱;长期气喘,经常到医院输液、雾化……这些宝宝都是过敏体质。

中医认为,过敏现象的发生多与先天遗传和脏腑功能失调有关。人体的肺、脾、肾等脏腑功能紊乱,阴阳失衡,就会使人体免疫功能下降,外邪(即过敏原)侵入体内而发生过敏反应。

常见的过敏性疾病包括过敏性咳嗽、过敏性哮喘、过敏性鼻炎、过敏性皮炎等。

一方面,过敏原在自然界中普遍存在,种类繁多,多数过敏体质的宝宝对多种物质过敏,因而完全屏蔽过敏原往往是不现实的;另一方面,单纯的抗过敏治疗能暂时解决过敏症状,但停药后仍然会反复发作,而且很多抗过敏药本身也可能导致过敏,加上许多抗过敏药含有激素成分,长期使用会影响宝宝的生长发育。因此,在控制宝宝的过敏症状后,比较适合的做法是调理宝宝的体质:根据宝宝的体质辨证用药,改善宝宝对过敏原的敏感性,最终达到即使暴露于过敏环境中,过敏症状也能明显减轻甚至不发病的目的。

1.宝宝过敏的原因

(1) 生活环境因素。现在,大气污染和汽车尾气使得空气中氮化物、二氧化硫等物质增多,悬浮颗粒也大大增加,这时时刻刻都在刺激宝宝的呼吸器官。长此以往,容易引起宝宝呼吸道抵抗力的下降,不仅容易出现呼吸道感染,而且增加了呼吸道过敏的风险。在家中,越是讲究干净的家庭,宝宝过敏发生概率就越高,因为长期处于过于卫生的环境,宝宝的身体接触细菌的机会少,免疫能力得不到训练,体质就会越来越敏感。家中经常使用消毒水、空气清新剂,也会增加宝宝发生过敏性疾病的风险。

(2) 家庭遗传因素。现有的研究显示,如果父母双方都有过敏史,宝宝发生过敏的概率是 60% ~ 80%,父母一方有过敏史,宝宝的过敏概率也有 20% ~ 40%。大量调查分析的结果显示:没有过敏家族史的宝宝,过敏风险相对较低,但过敏概率也高达 15%左右。也就是说,所有的婴幼儿都应该预防过敏,而不仅仅是有过敏家族史的宝宝。

(3) 免疫系统发育不成熟。人体的免疫系统存在两个方向,一个方向是免疫保护,一个方向是引发过敏。成熟的免疫系统能自行调节,维持两端的平衡。宝宝的免疫系统发育不成熟,容易往引发过敏的方向倾斜,一旦受到牛奶蛋白、鸡蛋白等大分子异性食物蛋白的刺激,就容易出现过敏。特别是宝宝出生后的头一年里,食用牛奶乳品比较多,容易发生牛奶蛋白过敏症状。

(4) 肠道屏障功能不完善。成人的肠道黏膜上皮细胞排列紧密,就像没有任何缝隙的"墙壁",但宝宝的肠黏膜还未发育完善,肠黏膜上皮细胞排列不紧密,存在间隙,牛奶蛋白分子等就很容易通过这一屏障,从肠道进入血液,从而导致过敏。

2.宝宝过敏的症状

(1) 皮肤症状:湿疹(也称特应性皮炎),通常表现为红斑、丘疹、水疱、渗出、结痂和奇痒。

(2) 胃肠道症状:腹痛、呕吐(如吐奶)、腹泻、肠绞痛等。

(3) 呼吸道症状:反复咽炎、鼻炎、哮喘等。过敏性鼻炎以鼻痒、打喷嚏、流涕为主要症状,过敏性哮喘表现为发作性咳嗽和带哮鸣音的呼气性呼吸困难等。

(4) 其他症状:如不明原因的哭闹、烦躁等。

3.不同年龄宝宝的过敏表现

(1) 0~3 岁的宝宝一般最早出现的过敏是食物过敏,而牛奶蛋白过敏又首当其冲,因为宝宝一出生就有可能接触牛奶乳品。随着宝宝年龄逐渐增大,接触的食物种类越来越多,鸡蛋、虾、鱼等都是较常见的过敏原。如果宝宝对某种食物过敏,食用后会出现腹泻、呕吐、湿疹等反应。此外,空气中的一些过敏原,也有可能引起宝宝湿疹。

(2) 3~7 岁的宝宝的过敏反应通常表现为哮喘,哮喘发病年龄大多在 3 岁以后,病情发作时以阵发性咳嗽、气喘、胸闷为主,不一定会发热。过敏原通常有花粉、粉尘、虫螨、羽毛、塑料、牛奶、鸡蛋、鱼虾、药物等,突然接触冷空气或剧烈运动,也是诱发因素。

(3) 7 岁以上的宝宝,过敏性鼻炎的发病率比较高。过敏性鼻炎最主要的表现就是鼻痒、鼻塞、流鼻涕、连续不断打喷嚏。有些宝宝的过敏性鼻炎多发于春天,发病时间具有规律性,与花粉播撒密切相关,发病时包括眼部、腭部和耳部都有剧烈的痒感。还有的宝宝对虫螨、粉尘、冷空气等过敏,常年都可能有鼻炎。

4.过敏的危害 事实上,人的一生都在遭受过敏的威胁,婴幼儿的过敏更会为宝宝今后的健康埋下隐患。

患过敏性湿疹、食物过敏的宝宝,日后患哮喘和过敏性鼻炎的风险是一般宝宝的 3~8 倍。婴幼儿期的过敏不仅影响宝宝的生长发育,还可能会影响心智发育。婴儿期发生湿疹的宝宝,10 岁时有心理健康问题的风险也会大大增加。最重要的是,过敏会影响宝宝的生活质量。

二、小儿过敏的饮食调理

1.平和体质的宝宝大多体形健壮,面色润泽,目光有神,精力充沛,睡眠食欲良好,大小便正常,平时患病少。这类宝宝不易患病,即使患病也易恢复。平时饮食应有节制,勿过饥过饱,不吃生冷食物、油腻食物、辛辣食物。

2.气虚体质的宝宝肌肉松软,讲话声音低弱,出汗多,易疲劳,易感冒。这类宝宝容易患感冒、支气管炎、肺炎、厌食、呕吐、腹泻等。平时可以多吃白扁豆、香菇、山药、大枣,少吃薄荷、萝卜、大蒜等辛辣、耗气散气的食物。

3.阴虚体质的宝宝体形瘦长,手足心热,面颊潮红,皮肤干燥,大便干结,性情急躁,舌质偏红、苔少或舌苔斑驳。这类宝宝易患湿疹、口腔溃疡、哮喘、肺炎、支气管炎等。平时可以多吃鸭肉、绿豆、冬瓜、百合等甘凉滋润的食物,少吃羊肉、辣椒等温燥的食物。

4.阳虚体质的宝宝肌肉松弛,手脚发凉,大便稀溏,小便色清量多。这类宝宝易患腹泻、厌食、肾病、哮喘等疾病。平时可以多吃羊肉、虾、栗子、韭菜、橘子等食物,少吃苦瓜、黄瓜、螃蟹、鸭肉、冷饮等寒性和生冷食物。

5.湿热体质的宝宝容易长湿疹,口臭,厌食腹胀,大便黏滞,小便赤短。这类宝宝容易患口腔溃疡、哮喘、湿疹、荨麻疹、腹泻等。平时饮食应以清淡为主,多吃绿豆、冬瓜、藕等甘寒的食物,少吃羊肉、韭菜等性温的食物。

6.痰湿体质的宝宝体形肥胖,汗多黏腻,喉中痰多,舌苔较厚。这类宝宝易患感冒、支气管炎、肺炎、哮喘、湿疹、荨麻疹、腹泻等。和湿热体质的宝宝一样,平时饮食应以清淡为主,多吃绿豆、冬瓜、藕等甘寒的食物,少吃羊肉、韭菜等性温的食物。

三、小儿过敏的中医特色调理

中医治疗过敏性疾病,主要从屏蔽过敏原和改善幼儿过敏体质两方面着手。首先要让宝宝避免接触过敏原,然后坚持一段时间的内服中药来“辨证调理”,同时结合“伏九穴位敷贴”、膏方等来改善宝宝的过敏体质。

1.中药调理 宝宝过敏发作期宜对症处理,缓解症状。中医治疗以散风止痒、解痉平喘、通窍活血等为主。

单纯抗过敏,只是暂时解决过敏症状,停药后容易复发。况且任何一种抗过敏药都存在耐药性,刚开始服药时效果明显,不久就不再有效。因此,抗过敏药物应尽量短期使用,症状控制后应逐步停药,并迅速转向体质调理。

针对宝宝的不同体质,有不同的中药调理方案。对吸入性过敏原敏感的宝宝,大多肺卫气虚,治疗以补益肺卫为主,常用黄芪、党参、太子参、白术、茯苓等;对食物性过敏原敏感的宝宝,大多脾虚湿盛,治疗以健脾化湿为主,常用陈皮、半夏、茯苓、砂仁、藿香、鸡内金等;病程较久的宝宝,常合并肾气不足,治疗时还要健脾补肾,常用熟地、山药、山萸肉等。

2.伏九穴位敷贴 穴位敷贴是根据传统中医理论和冬病夏治原理而创设的特色中医疗法,在人体的穴位上进行药物敷贴,以鼓舞正气,激活经络气血,增加抗病能力,从而达到防治疾病的目的。

敷贴治疗一般以 3 ~ 5 年为一个疗程,一年中的夏季三伏和冬季三九是一个小的周期。夏季敷贴时,以三伏天敷贴为最好。中医认为,夏季气温高、机体阳气充沛,皮肤腠理完全开放,趁着病情相对处于稳定期的有利时机,将中药外敷在人体相应穴位,通过药物的渗透吸收,能起到疏通经络、健脾益肺、温化痰湿的作用,从而改善体质,提高人体免疫力。冬季天气寒冷,进行穴位敷贴能扶正祛邪,调补阴阳,不仅能够帮助人体抵抗外邪,而且能对夏季三伏贴的疗效起到加强和巩固的作用。

3.小儿过敏推拿疗法

(1) 按揉迎香穴:迎香穴位于鼻翼外缘中点旁的鼻唇沟中,按揉迎香穴可以疏通经脉,使气机通畅,缓解过敏性鼻炎引起的各种症状。可每日按揉 20 ~ 30 下,一日一次。

(2) 按揉风池穴:风池穴在头额后面大筋的两旁与耳垂平行处,点按风池穴可以让人体阳气得到提升,经络得到疏通,使呼吸道保持通畅。可每日按揉 5 ~ 10 下,一日一次。

(3) 按揉肺俞穴:肺俞穴位于第三胸椎棘突旁开 1.5 寸处,点按肺俞穴能缓解咳嗽、气喘、喷嚏、流涕,鼻痒等症状。可每日按揉 50 ~ 100 下,一日一次。

(4) 按揉脾俞穴:脾俞穴在背部第十一胸椎棘突下旁开 1.5 寸处,按揉脾俞穴可健脾开胃,能治疗厌食、呕吐、消化不良等。可每日按揉 50 ~ 100 下,一日一次。

(5) 按揉肾俞穴:肾俞穴位于第二腰椎棘突旁开 1.5 寸处,“肾主纳气”,肾虚则“纳气”功能失常,就会影响呼吸功能,点按肾俞穴有强肾平喘止咳的作用。可每日按揉 50 ~ 100 下,一日一次。

(6) 按揉足三里:足三里穴位于外膝眼下 3 寸,胫骨外侧约一横指处,按揉足三里可以补益胃气,增加食欲,强身健体,使得胃气向上升至头面部的经络,开通鼻窍,有效缓解过敏性鼻炎的症状。可每日按揉 20 ~ 100 下,一日一次。

(7) 按揉三阴交:三阴交穴位于小腿三阴交内侧,踝关节上 3 寸,经常按揉此穴对肝、脾、肾有保健作用。可每日按揉 20 ~ 50 下,一日一次。

(8) 避免宝宝接触过敏原。尽量查明宝宝对哪些物质过敏,让宝宝避免或减少与该物质接触。如果每次发作都与某一固定物质和环境有关,可能过敏原就是这种物质或这个环境;如果更换生活居住地发生过敏症状,那么地域环境是导致过敏的因素;如果睡觉时打喷嚏、流清水涕,那么过敏原可能是床上用品。

(9) 坚持母乳喂养。有过湿疹和食物过敏史的宝宝,将来患哮喘、鼻炎的风险显著增加,因此早期预防非常重要。而母乳喂养是预防过敏的最佳方法。

(10) 饮食要均衡合理。培养宝宝按时进餐、不挑食、不偏食的饮食习惯,饭菜要荤素搭配,补充足够的维生素及微量元素。忌食油腻食物、甜食、饮料、辛辣食物、生冷食物、海鲜等。

(11) 及时调整衣物,做到“三暖二凉”。确保宝宝背暖,但是不可过热,否则背部出汗多,反而容易因背湿凉而患病。确保宝宝肚暖,宝宝睡觉时也围上肚兜,是不错的方法。确保宝宝足暖,脚部是对外界最为敏感的地方,宝宝手脚保持温暖,才能保证身体较好地适应外界的气候变化。“二凉”则是指头凉和心胸凉。中医认为,头部最容易“上火”,宝宝患病更是头先热。如宝宝保持头凉、足暖,则必定神清气爽,气血循环顺畅。心胸凉主要指宝宝不能穿得过于厚重臃肿,这会压迫到胸部,影响正常的呼吸与心脏功能。

(12) 保证充足睡眠。若宝宝睡眠不足,可导致生长激素分泌减少,既影响健康发育,又会使抵抗力下降。因此,父母要培养宝宝良好的睡眠习惯。

(13) 合理服用药物。如果常给宝宝服用清热解毒的中药,或随意服用抗生素,易伤宝宝的脾胃,损耗人体正气。应在医师的指导下正确用药。

(14) 适当的户外运动。经常带宝宝去户外慢跑、踢球、做操、游戏等。还可以让宝宝用凉水洗手洗脸,可增强宝宝的适应能力和抵抗能力。

第五节 小儿意外伤害中医保健

一、小儿烫伤的急救处理

1.家庭中发生烫伤的高危区域 灶台、热水瓶放置处、裸露的热水管道(如淋浴热水龙头的侧面)、取暖器的加热面等都是危险所在。热锅、热碗、热水袋都应放置在宝宝碰不到的地方,注意洗脸洗澡时先倒冷水,再倒热水。

2.宝宝被热水烫伤该如何处理

(1) 应立即用冷水冲洗。等冷却后才可小心地将贴身衣服脱去,以免弄破烫伤后形成的水疱。冷水冲洗的目的是止痛,减少渗出和肿胀,从而避免或减少水疱形成。冲洗时间约半小时以上,一直到停止冲洗时不感到疼痛为止。一般水温 20℃ 左右即可。切忌用冰水,以免冻伤。冷水处理后把创面拭干,然后薄薄地涂些蓝油烃、绿药膏等油膏类药物。大面积或严重的烫伤经家庭一般紧急护理后应立即送医院。

(2) 皮肤烫伤要注意创面清洁和干燥,冷水冲洗后避免再浸水。2~3 天后创面即可干燥。此时就不必涂药。10 天左右就可脱痂愈合。届时若不愈合,则应请医师看看是否因烫伤较深或有感染。烫伤后一般不用抗生素,如创面 1~2 天后还是红肿、疼痛加剧,则有感染之嫌,可在医师指导下进行治疗。

平时给宝宝洗澡时,洗澡水不能过烫。适宜宝宝的水温是 38 摄氏度至 42 摄氏度,虽然大人感知较冷,但比较符合宝宝的需要。若天气寒冷,可用取暖设备加热洗澡房间的温度。

二、小儿误食和窒息的急救处理

宝宝年龄小,发生误食和呛食的情况非常多。误食和呛食容易堵塞消化道和呼吸道,进而引起窒息,十分危险。

1.宝宝喉咙被食物堵塞 食物呛入呼吸道会引起窒息,有生命危险,应立刻就地施救,可采用海姆立克急救法。

(1) 婴儿:将婴儿脸朝下放在你的前臂上,用手托着婴儿的下巴和头。用另一只手的手掌后根部,在婴儿肩胛骨之间用力快速地拍打 5 次。

如果梗塞物没有被吐出来,可以让婴儿面朝上躺在你的手臂或大腿上。把食指和中指放在婴儿胸骨下半端,大约是距离乳头下方 1.6cm 的位置,用力快速地压挤胸部 5 次,然后再叩背 5 次,轮流交替着做,直到梗塞物被吐出来为止。

假如婴儿变得没有反应,赶快打 120 急救电话,并立即开始做心肺复苏术,直到医师到达。

(2) 超过 1 岁的幼儿:若家中有超过 1 岁的幼儿发生窒息,首先要问孩子“你能说话吗”,假如孩子可以说话、咳嗽或呼吸,就让孩子自己把梗塞物咳出来;假如孩子没办法呼吸、咳嗽或说话,就必须马上进行急救。

站或跪在幼儿的后方,用手臂圈住幼儿的腹部。一只手握拳,然后把拳头的拇指侧靠向幼儿腹部的中间、肚脐眼的上方。

用你的另一只手抓住拳头,然后用快速、向上的推挤动作压向幼儿的腹部,直到幼儿咳出梗塞物。

假如幼儿已经无意识、无反应,也没有呼吸,赶快打 120 急救电话,并开始做心肺复苏术,直至医师到达。

心肺复苏术:在黄金 8 分钟内及时抢救,挽回生命的可能性最大。 儿童的胸外按压与人工呼吸频率为:30 次胸外按压加 2 次人工呼吸。 按压的频率为每分钟 100 次,人工呼吸每次吹气的时间要持续一秒以上。

胸外按压的手势也与成年人不同,一般成人是双手上下十指相扣,手掌用力按压,但对 8 岁以内的儿童,就不能用两条胳膊同时用力,只能用一只手掌下压,而对 1 周岁内的婴儿,由于骨头还很脆嫩,只能用食指与中指相叠或者双手环抱婴儿的身体,用拇指按压。

按压的部位也有讲究,乱压起不到抢救的效果,患者的受力点应该在胸腔两乳头连线的中间位置。

在人工呼吸之前,首先要开放气道,即让患者保持气道畅通。 方法为让孩子平躺,将头向后仰,不同年龄段的人,头仰的角度各有不同,一周岁以内的婴儿,头稍向后仰 30°角即可,儿童向后仰 60°,成年人后仰 90°。 判断人工呼吸是否成功,主要观察向患者的口或鼻吹气后,胸腔是否有明显高起。

2.宝宝喉咙被鱼刺卡住 宝宝卡鱼刺,有些家长会让孩子吞咽饭团、喝醋,但是这两种处理方法是不正确的。 饭团、馒头的吞咽会将露在外面的鱼刺推入组织的深部,增加发现及取出的难度。 醋不但不能软化鱼刺,相反,醋的酸度会刺激并灼伤食管的黏膜,使受伤的部位扩大和加深。 如果只是小鱼刺,或者卡得不深,家长可以尝试自己处理。 首先要镇定,然后在光线明亮的条件下,让孩子尽量张大嘴巴,找来手电筒照亮孩子的咽喉部,观察鱼刺的大小及位置。 如果能够看到鱼刺且所处位置较容易接触到,父母可以找把小镊子,用酒精棉擦拭干净,直接夹出鱼刺。 往外夹鱼刺的时候,父母要配合完成,一人固定孩子的头部并用手电筒照明,另一人负责夹出鱼刺。 如果根本看不到孩子咽喉中有鱼刺,但孩子出现吞咽困难及疼痛,或是能看到鱼刺,但位置较深、不易夹出时,一定要尽快带孩子去医院,请医师做处理。 鱼刺夹出后的两三天内也要注意观察,如孩子还有咽喉痛、进食不正常或流口水等表现,一定要带孩子到正规医院的耳鼻喉科做检查,看是否有残留异物。

3.其他吞服异物的情况

(1) 宝宝玩珍珠项链的时候把项链扯断了,还把两颗小珠子放进了鼻孔,请问这怎么办呀?

即刻压住宝宝的鼻根处,防止他吸入珠子,同时向鼻孔方向推出珠子,若较深不能推出,应让宝宝不要说话和哭闹,用嘴呼吸,并尽快去医院。

(2) 如果宝宝误服腐蚀性药物,如碘酒类,发现后该怎么办?

治疗碘中毒可以立即口服大量淀粉(如米汤、面、粥、山芋、面包等),使之吸收碘并与之反应,然后催吐排出,可以看到蓝色呕吐物。 因而在送医过程中就可以开始吃面包等食物了。 洗胃可用 1% ~ 10%的淀粉液(米汤也可) 或 1%硫代硫酸钠溶液,一直到洗出液无蓝色为止。 洗胃后用硫酸钠导泻,内服生蛋清、牛奶、食用植物油以保护胃黏膜。 喉头水肿严重时可致呼吸道梗阻而窒息,必须立即做气管切开手术。 碘过敏反应引起的血管神经性水肿也可以导致喉部阻塞,应把气管切开加用肾上腺皮质激素。

(3) 宝宝吃糖果时把糖果包装纸吞下去了,请问会有伤害吗?

糖纸一般能被包括胃酸在内的消化液逐步消化,但要关注孩子有无腹胀、便秘、呕吐或发热,如果有上述情况需及时就医。

(4) 宝宝把硬币吞下去了,该如何处理呢?

先去医院摄片,确定硬币的位置,如果硬币较小,一般会使用甘露醇等导泻的药物,促使硬币随大便排出。 若两三天后硬币仍未排出,可再摄片,以确定是否需要在内窥镜下取出。

三、小儿跌落的急救处理

如果宝宝跌落,头部受到撞击,该如何判断宝宝是否受伤?

首先判断意识状态,呼唤孩子,如有应答或哭闹,证明意识清醒,不急于搬动,注意询问颈部有无疼痛,以防颈椎有损伤,如颈椎有损伤,需等专业人员搬动。 如只有头皮局部肿胀,可予压迫,但不要揉搓,同时就医,排除颅内损伤。 一般 48 小时内需要观察孩子的精神状态和呕吐情况,以防脑震荡或颅内出血。

四、小儿溺水的急救处理

首先使孩子头朝下,立刻撬开其牙齿,用手指清除口腔和鼻腔内杂物,再用手掌迅速连续击打其肩后背部,让其呼吸道畅通,并确保舌头不会向后堵住呼吸通道。 然后抢救者单腿跪地,另一腿屈起,将溺水孩子俯卧置于屈起的大腿上,使其头足下垂;颤动大腿或压迫其背部,使其呼吸道内积水倾出。

积水吐出后,对心跳呼吸停止的孩子立即进行心肺复苏术(同窒息处理) 。

18 个月以下的宝宝,不要让他单独一人留在浴缸里,即使只是接个电话的时间也不行,以防溺水。 无论是浴缸还是水桶,都不要存水,以免宝宝玩水时不慎跌进水中,发生溺水事故。 宝宝大一些,要教育他不要私自到江河、湖塘岸边和水井四周玩耍或行走,不单独去水流湍急或水域情况不明处游泳。

第六节 小儿推拿的适用范围和常用手法

一、小儿推拿疗法的对象和要点

小儿推拿的对象一般是 6 岁以内的宝宝,尤其适用于 3 岁以内的小宝宝。 推拿疗法是中医独特的疗法,使用时要遵从一定的要点。

1.治疗需及时、正确、审慎。 在病势萌芽阶段,早发现早治疗,能防止疾病转急转重。比如,宝宝饮食过于肥腻或者过量时,可以及时给予消食导滞的治疗,这样后续可以减缓嗳气吞酸、腹痛腹胀、夜寐不安甚至发热等症状。

2.治疗时,病退即止。 比如,宝宝发热时,如果对退热的穴位进行推拿,只可在实热证、热盛时用,而且热退即止,不可常用,多用会伤及阳气。

3.一般情况下,推拿疗法按头面、上肢(一般选一侧) 、胸腹、下肢(一般双侧) 、腰背这样的顺序展开,如果宝宝一开始拒绝头面触碰,可将此部位放在最后进行。 推拿时,应先主穴,后配穴;先轻刺激,后强刺激;或者根据病情轻重缓急,灵活运用,决定顺序。

二、小儿推拿疗法的禁忌证

特别要提醒的是,并不是所有的病情都适用于推拿。 推拿有很多禁忌证,出现以下情况不适合推拿。

宝宝有皮肤损伤的地方,不适合推拿。

宝宝有明显感染,如骨髓炎、丹毒等,不适合推拿。

出现急性传染性疾病,如猩红热、病毒性肝炎、肺结核等,不适合推拿。

患有出血倾向的疾病时,不适合推拿。

患有骨关节结核、化脓性关节炎或骨折时,不适合推拿。

如果有严重的脏器疾病,也不适合推拿。

宝宝症状严重且诊断尚不明确时,不适合推拿。

三、小儿推拿疗法的注意事项

宝宝过饥或过饱时,不宜推拿,一般安排在饭后一小时左右。

尽量让宝宝处于清醒且安宁的情况下进行推拿,哭闹或睡眠状态下都不利于发挥疗效。

推拿时,宜选择避大风、避强光、噪声小的室内,且温度适宜。

推拿后注意避风保暖,忌食生冷食物。

推拿的时间一般根据宝宝的年龄、病情、体质情况而定,一般不超过 20 分钟,根据情况灵活调整。 一般每日 1 次,高热等急症可以两次以上。

推拿时应配合介质使用,如滑石粉、婴儿油等,防止擦破宝宝的皮肤。

操作者应双手保持温暖,指甲不宜过长或毛糙不平;操作时,不佩戴戒指等会影响操作的饰品;应态度和蔼,耐心仔细,随时根据宝宝的反应调整手法。

操作者如果不熟悉手法操作力度,不清楚穴位性质,就应谨慎使用推拿疗法,防止发生意外。

四、小儿推拿疗法的常用手法

小儿推拿的基本要领是:轻快柔和,平稳着实。“虚者补之,实者泻之”是推拿疗法的基本法则。 一般情况下,轻手法用于补,重手法用于泻;频率慢用于补,频率快用于泻;操作次数多、时间长用于补,次数少、时间短用于泻;不虚不实就平补平泻。

1.推法

(1) 直推:以拇指桡侧或指面,也可以是食指、中指的指面在穴位上作直线推动。 频率为每分钟 250 次。 注意操作时动作轻快,如鸡毛掸拂过,以推后皮肤不发红为佳。 在“清天河水”“推脊”时,常用这种手法。

(2) 旋推:以拇指指面着力在穴位上,作顺时针或逆时针方向的旋转推法。 频率为每分钟 200 次。 注意仅在皮肤表面推动,不得带动皮下组织。 在“补脾经”时,常用这种手法。

(3) 分推:又称分法,用两手拇指指面,自穴位向两旁作分向推动。 一般连续分推 20 ~ 50 次。 在“分腕阴阳”时,常用这种手法。

(4) 合推:用两拇指螺纹面自穴位两旁向穴中推动合拢,与分推相反。 注意不要使皮肤向中间起皱。 一般连续推 20 ~ 50 次。

2.揉法 揉法就是操作者以拇指,或食指、中指两指的螺纹面,或用掌、鱼际吸定于穴位或施术部位做缓和的顺时针或逆时针环旋运动,并带动该处的皮下组织一起揉动。 按照施术部位不同,可分为指揉法、掌揉法、鱼际揉法。 操作时注意不能与宝宝的皮肤发生摩擦运动。

3.摩法 操作者把指腹或掌面放置在穴位上,以腕关节旋转、前臂屈伸作环旋动作。 操

作时注意肩肘腕关节要放松。在"摩腹"时,常用这种手法。一般连续摩 2 ~ 5 分钟。4.捏法

(1) 三指捏:操作者用拇指指端或桡侧顶住宝宝的皮肤,食指和中指二指前按,三指同时用力捏拿皮肤,双手交替捻动向前,将宝宝的皮肤用力提起,作连续不断的灵活动作。一般可连续捏 5 ~ 9 次。大年龄宝宝"捏脊"时常用此手法。

(2) 二指捏:操作者食指屈曲,用食指中节桡侧顶住皮肤,拇指前按,两指同时用力提拿皮肤,双手交替捻动向前将宝宝的皮肤用力提起,作连续不断的灵活动作。一般可连续捏 5 ~ 9 次。小年龄宝宝"捏脊"时常用此手法。

注意拿捏皮肤不宜过多,否则容易动作呆滞,不易推动向前。拿捏皮肤过少或动作过轻,容易脱手,没有疗效。

5.擦法 用手掌面、鱼际或者食指、中指、无名指的指面同时着力于一定部位上,进行直线来回摩擦。注意不要用蛮力,以免将皮肤搓破。

五、小儿推拿常用穴位及操作介绍

1.用于清热的推拿疗法 以下手法可以在宝宝发热时使用,不影响宝宝同时服用退热药物。

(1) 清天河水。前臂掌侧,腕横纹中点至肘横纹中点间的直线即为天河水。用食指和中指指腹在宝宝的腕部至肘部间直推,推 100 ~ 500 下。一日一次,或者根据病情轻重缓急,灵活运用。

(2) 退六腑。前臂尺侧,腕部至肘部间的直线为六腑。用拇指指腹或食中两指从宝宝的肘部直推向腕部,推 100 ~ 500 下。一日一次,或者根据病情轻重缓急,灵活运用。

(3) 推脊。用食指和中指两指,从宝宝的项部第一胸椎棘突直推向尾椎,推 100 ~ 300 下。一日一次,或者根据病情轻重缓急,灵活运用。

2.用于解表的推拿疗法 如果宝宝恶风无汗、鼻塞、流清涕,有上呼吸道感染初期症状时,可以用以下手法。

(1) 开天门。天门即眉心至前发际正中的一条直线,操作者双手拇指自下而上交替直推,推 30 ~ 50 下。一日一次,或者根据病情轻重缓急,灵活运用。

(2) 推坎宫。坎宫即从眉心起沿眉向眉梢成一横线,操作者双手拇指自眉心分别向两侧眉梢做分推,推 30 ~ 50 下。一日一次,或者根据病情轻重缓急,灵活运用。

(3) 揉太阳穴。太阳穴位于眉后凹陷处,操作者用双手中指端做揉法,揉 30 ~ 50 下。一日一次,或者根据病情轻重缓急,灵活运用。

(4) 揉耳后高骨。高骨位于耳后入发际,乳突后缘下凹陷中,操作者用双手拇指或中指端按揉,按揉 30 ~ 50 下。一日一次,或者根据病情轻重缓急,灵活运用。

3.用于消导的推拿疗法 如果宝宝饮食不节制、过多,可以试试运用以下手法。

(1) 清胃经。胃经位于拇指近掌面第一节,操作者可以用拇指在宝宝的胃经,由掌根内至外方向直推,推 100 ~ 500 下。一日一次或者根据病情轻重缓急,灵活运用。

(2) 清大肠经。食指桡侧缘,自食指尖至虎口成一直线即为大肠经,操作者可以从宝宝的食指根直推向指尖,推 100 ~ 500 下。一日一次,或者根据病情轻重缓急,灵活运用。

(3) 揉板门板门位于手掌大鱼际,操作者用大拇指按揉宝宝的大鱼际,按揉 50 ~ 100 下。

一日一次,或者根据病情轻重缓急,灵活运用。

(4) 揉中脘穴。中脘穴位于脐上 4 寸,也就是胸骨下端和肚脐的 1 / 2 处,操作者可以用大拇指或者食指、中指两指一起按揉,按揉 100 ~ 300 下。一日一次,或者根据病情轻重缓急,灵活运用。

(5) 揉天枢穴。天枢穴位于脐旁 2 寸,操作者可以用双手拇指或者食中两指按揉,按揉 50 ~ 100 下。一日一次,或者根据病情轻重缓急,灵活运用。

(6) 捏脊。捏脊需要沿宝宝的第一胸椎棘突至尾椎的一条直线,一般自下而上做捏法,捏 3 ~ 9 次(年龄越小次数越少) 。一日一次,或者根据病情轻重缓急,灵活运用。

(李娜)

下篇 儿科诊疗

第十章 营养性疾病

儿童生长发育是指小儿从胚胎起到成人期的体格、神经系统的形态与功能的发展过程。通过正确测量,能尽早发现儿童营养的相关问题,从而做到早预防,早干预。营养不良不仅包括蛋白质、脂类、碳水化合物等产能营养素的缺乏,也包括由营养过剩引起的儿童肥胖,并常常合并引起微量元素及维生素的缺乏。

食物不耐受属非免疫介导的食物不良反应,又被称为“非过敏性食物变态反应”,常表现为反应迟缓、吸收不良等,在幼儿中呈高发态势。

微量元素过量可造成机体严重损害,但多数可通过日常生活照护加以避免,在幼儿园中要注意有相关症状的儿童。

第一节 营养缺乏

一、产能营养素的缺乏表现和预防

(一)蛋白质能量营养不良

1.定义“营养不良”一词的传统意义指营养低下(消瘦、生长迟缓或微量营养素缺乏),营养不良性消瘦(消瘦)和恶性营养不良病(水肿性营养不良)是其主要形式,往往伴随生长迟缓;最新的研究将营养过剩,如肥胖也囊括入营养不良的范畴内。按照发病的急缓,营养不良又分为急性营养不良和慢性营养不良。前者多表现为消瘦或上臂中部臂围(mid-upper arm circumference,简称 MUAC)、身长别体重和(或)BMI 减小。而后者的临床表现通常为年龄别身高不足(生长迟缓)、体重增加不良以及去脂体重和脂肪组织不足;其他特征包括体力活动减少、情感淡漠、精神发育迟滞;同时儿童面临感染的风险也增加了。

2.临床表现 最常见的蛋白质能量营养不良类型为消瘦,其特征是身高别体重低和上臂中部臂围减小,反映了肌肉萎缩和体脂储备消耗。还包括头部相对于身体显得较大,双眼凝视;外表消瘦虚弱;情绪焦躁易怒;心动过缓、低血压和低体温;皮肤变薄且干燥;手臂、大腿和臀部萎缩,并且因皮下脂肪丢失而导致多余的皮肤褶皱;头发细而稀疏,容易扯落。

3.诊断方法 根据小儿年龄及喂养史,体重下降、皮下脂肪减少、全身各系统功能紊乱及其他营养素缺乏的临床症状和体征,典型病例的诊断并不困难。诊断营养不良的基本测量指标为身高(长)、体重及上臂中部臂围。Z 分法可用于确定消瘦或生长迟缓的严重程度,其方法是将儿童的体重和身高(长)的测量值与人群参考标准进行比较。5 岁以下儿童营养不良的分型和分度如下。

(1) 体重低下(underweight):体重低于同年龄、同性别参照人群 X −2SD 及以下为体重低下。如低于同年龄、同性别参照人群 X -(2 ~ 3SD) 为中度;低于 X -3SD 则为重度。

(2) 生长迟缓(stunting):身高(长)低于同年龄、同性别参照人群均值减 2SD 为生长迟缓。如低于同年龄、同性别参照人群均值减 2～3SD 为中度;低于均值减 3SD 则为重度。此指标主要反映慢性长期营养不良。

(3) 消瘦(wasting):体重低于同性别、同身高(长)参照人群 $\bar{X}$ -2SD 为消瘦。如低于同性别、同身高(长)参照人群 $\bar{X}$ -(2～3SD)为中度;低于 $\bar{X}$ -3SD 则为重度。此项指标主要反映近期、急性营养不良。

(4) 上臂中部臂围测量:上臂中部臂围测量作为一种准确高效的营养不良筛查方式,与性别无关,相比身(高)长别体重的 Z 分法,其优势是更易于测量、不受脱水的影响,对中重度营养不良有较好的评估效果。6～59 月龄儿童中/重度营养不良的诊断标准是:①重度急性营养不良:MUAC<115mm;身长别体重< $\bar{X}$ - 3SD;双侧凹陷性水肿;②中度急性营养不良:MUAC 为 115～124mm;身长别体重为 $\bar{X}$ -3SD ～ $\bar{X}$ -2SD;③生长迟缓(提示慢性营养不良):中度生长迟缓,身高或身长评分为 $\bar{X}$ -3SD～ $\bar{X}$ -2SD;重度生长迟缓,身高或身长评分为< $\bar{X}$ -3SD。

有新闻报道称,全球约 1/4 的儿童营养不良。2020 年的数据显示,在世界各地的幼儿中,营养不良是死亡和发病的关键因素之一,全世界 45%的 5 岁以下儿童的死亡与营养不良有关。约有 5200 万儿童(占全世界 5 岁以下儿童的 7.7%)存在消瘦。1/3 的儿童存在重度急性营养不良,约 23%的儿童存在慢性营养不良的表现,即生长迟缓。营养不良的病因包括:摄入不足(多见于喂养不当)、消化吸收不良(如消化系统异常)、腹泻、肠吸收不良综合征(过敏性肠炎等)、消耗量或需要量增加(如急慢性传染病恢复期、生长发育快速阶段、糖尿病、甲状腺功能亢进、恶性疾病、大量蛋白尿、早产、双胎等)。因此,避免儿童营养不良的发生是各国政府、组织的首要任务之一。

(二) 蛋白质缺乏的临床表现及预防

1.蛋白质缺乏的临床表现 蛋白质主要构成人体肌肉等组织,婴儿的肌肉蛋白约占人体蛋白总量的 75%。婴幼儿正处于生长发育时期,保证充足的蛋白质摄入是其正常生长发育的关键。蛋白质与碳水化合物、脂肪一样,可以供给热能。热能供应充足是蛋白质发挥有效作用的前提。人体摄入各种氨基酸后合成的蛋白质与机体代谢消耗丢失的蛋白质之间的动态平衡为氮平衡。近年来,人们逐渐认识到膳食蛋白质除了作为氨基酸的来源外,还有其他生物功能,如促进矿物质和微量元素的生物利用。另外,蛋白质降解后的生物活性肽作用更广泛,包括镇静、降血压、抗血栓、免疫调节、抗菌、促进肠蠕动、合成激素和神经递质等。

2.蛋白质缺乏的预防 膳食蛋白质提供了儿童生长发育和维持机体代谢平衡所需要的必需和非必需氨基酸。

乳类蛋白质可提供全部必需氨基酸,能很好地满足机体需要,属于营养价值较高的蛋白质。

植物性蛋白质的消化吸收率往往低于动物性蛋白质,所以牛奶、鸡蛋、牛肉等动物性蛋白质优于小麦、蚕豆、玉米、大豆等植物性蛋白质,同时植物性蛋白质中必需氨基酸的比例与人体蛋白质中必需氨基酸的比例差异较大,而动物性蛋白质中必需氨基酸的模式与人体蛋白质较接近。但植物性蛋白质的经济效益高,比如豆类蛋白质生产成本低廉,经济效益高,因此是发展中国家解决蛋白质不足的有效途径。我国种植最多的豆类作物除大豆外,还有蚕豆和豌豆。其蛋白质含量约为 20% ~ 40%,比谷类高 1 ~ 3 倍,比薯类高 3 ~ 5 倍,甚至比某些动物性食物中的蛋白质含量都高。例如,瘦猪肉蛋白质含量为 16.7%,牛肉为 17.7%,鸡蛋为 14.7%,牛奶为 3.3%。豆类还富含谷类作物所缺乏的赖氨酸,含量为每克氮 110 ~ 141mg;谷类作物每克氮仅含 37 ~ 43mg。豆类蛋白质中的天冬氨酸、谷氨酸、精氨酸和赖氨酸的含量较高,而含硫氨基酸如胱氨酸和蛋氨酸的含量则偏低。豆类蛋白质除含有少量可溶于水的白蛋白外,大多数蛋白质都是盐溶性球蛋白。

花生是一种高脂高蛋白作物,含脂 50%左右。花生中的蛋白质含量高达 24% ~ 36%,相当于牛奶的 8 ~ 10 倍、牛肉和猪肉的 1 ~ 2 倍、稻米的 3 ~ 4 倍,在所有农作物中,仅次于大豆。但花生的蛋白质消化率高于大豆,是较理想的食用蛋白资源,它含有人体所必需的 8 种必需氨基酸,除蛋氨酸含量较低外,赖氨酸、色氨酸、苏氨酸接近联合国粮农组织(FAO) 标准,其构成比例适中。其中,赖氨酸含量比大米、小麦、玉米粉高 3 ~ 8 倍,其有效利用率达 98.96%,比大豆高 20%。花生的蛋白质中还含有较多的谷氨酸和天冬氨酸,这两种氨基酸对脑细胞发育和增强记忆力有良好的促进作用,因此是非常好的蛋白质补充来源。

研究发现,将动物性食物与植物性食物中不同种类的蛋白质混合食用,其中的氨基酸含量相加,获得的必需氨基酸模式更接近人体蛋白质,这被称为蛋白质互补作用。因此,混合食物食用是预防蛋白质缺乏的有效手段。

(三) 脂类缺乏的临床表现及预防

1.脂类缺乏的临床表现 脂肪在三大供能营养素中能值最高,每克脂肪约提供 9kcal 的热能。脂肪氧化后释放能量供机体利用。机体多余的能量将以脂肪的形式储存在白色脂肪组织中,遍布全身各器官组织。白色脂肪组织的作用主要是产热。婴儿和消瘦人群棕色脂肪组织更多。脂肪在消化道中可协助脂溶性维生素和胡萝卜素的吸收。脂肪有御寒作用,可防止散热,维持体温恒定。膳食脂肪味美,在胃内有饱腹作用。

营养不良的小儿可能缺乏两种主要的必需脂肪酸,即亚油酸和亚麻酸。必需脂肪酸的水平可能因膳食、疾病或早熟而改变。测定血液中三烯/ 四烯的比值即可诊断必需脂肪酸缺乏,即比值>0.2 提示必需脂肪酸缺乏。这种生化改变会在任何躯体变化之前就表现出来。亚油酸和亚麻酸对于皮肤完整性以及表皮屏障功能很关键,缺乏则会导致湿疹样皮炎、伤口愈合缓慢等情况。此外,omega-6 多不饱和脂肪酸的缺乏会导致生长发育受阻、上皮细胞功能异常、湿疹样皮炎等症状。omega-3 多不饱和脂肪酸,主要见于视网膜、睾丸和中枢神经系统中,若缺乏主要导致脑功能、学习能力以及视觉发育迟缓和功能减退。

磷脂是含有磷和高度不饱和脂肪酸结构的复合物。人体除三酰甘油外,最多的脂类就是磷脂了。磷脂维持着生物膜的流动性和特殊通透性,保证细胞与外界进行选择性物质交换,摄入营养素,及时排出废物。磷脂可促进细胞生长,例如增强肝细胞再生,防治肝硬化。神经组织中脂类占 50%以上,其中半数以上是磷脂,磷脂与神经兴奋以及功能关系密切。磷脂可能影响细胞器及细胞膜上的激素水平、信号传递和酶的活性。磷脂是血浆脂蛋白的重要成分,影响脂肪、胆固醇代谢,可防止肝细胞脂质堆积。磷脂还可改善肺泡张力和弹性,改善肺通气换气功能。适当补充磷脂有增强耐力和抗疲劳的作用。

糖脂广泛分布于细胞表面,是生物膜必需的结构物质。糖脂参与细胞识别和调控增生,可能与肿瘤发生有关。固醇类为固态醇,具有相同环状结构,可与脂肪酸结合成酯。胆固醇是细胞的重要成分,主要位于生物膜中。胆固醇是固醇类激素和维生素 D 等重要生物活性物质的前体,也是胆汁酸的前体。胆汁酸具有乳化脂肪作用,有助于脂肪的消化吸收。植物固醇分为 β 谷醇和麦角固醇。前者可干扰胆固醇吸收,用于降血脂;后者在紫外线照射下,转变成维生素 D_2,即麦角钙化醇。

2.脂类缺乏的预防 在婴幼儿阶段,母乳喂养是预防脂类缺乏的良好途径。乳汁中的脂肪含量很高,大约每升含有 42g 脂肪,其受母亲膳食或营养状况影响,占母乳供能量的 45% ~ 50%,且含有 0.5%的 omega-3 多不饱和脂肪酸和 1%的 omega-6 多不饱和脂肪酸,适于婴幼儿生长发育,尤其可帮助大脑和视觉发育。成熟母乳的脂肪含量稳定,母乳中脂肪的主要成分是三酰甘油,占 99%;还有少量磷脂、胆固醇和游离脂肪酸等。母乳中脂肪酸的类型大多反映了膳食脂肪酸的结构,包括来自膳食的长链脂酸和乳腺内合成的中链脂肪酸。

其他如乳类、蛋黄、猪油、肉类、奶油、肝脏类、鱼类、鱼肝油、植物油等,都是膳食脂肪的重要来源。亚麻仁油、大豆油和鱼油中富含亚麻酸、EPA 和 DHA。红花油、棉籽油、大豆油、小麦胚芽油、玉米油、芝麻油、米糠油、菜籽油、禽肉、动物内脏中,亚油酸含量较高。猪脑、肥肉、鸡蛋、小虾米、奶油等食物的胆固醇含量很高。

植物脂肪主要存在于植物种子、坚果以及豆类中。植物种子中的不饱和脂肪酸含量很高,以油酸(18 : 1) 和棕榈酸(16 : 0) 为主,有些还有丰富的亚油酸。花生油、棕油、米胚油、橄榄油等含有丰富的油酸(单不饱和脂肪酸);大豆油、葵花籽油、棉籽油、玉米油中亚油酸的含量颇丰;亚麻仁油中亚油酸的含量可达 50.6%。

动物食物中含脂最多的部位是肥肉、骨髓以及脑组织。奶油与动物脂肪的不同之处在于其含有少量 C_4 ~ C_2 短链和中链脂肪酸,更易于吸收,尤其适合婴幼儿。油酸含量亦较高,达 29.5%。淡水动植物中含有较多不饱和脂肪酸,碳链长度常为 16、18、20 和 22 等。海洋动植物中富含多不饱和脂肪酸,其不饱和键可高达 6 个,碳链长度为 20 和 22 等。鱼类含脂量在 0.7%到 17%之间,差异很大。牛羊等陆生食草动物的脂肪酸以硬脂酸(18 : 0) 为主,陆生其他哺乳类动物的脂肪多为棕榈酸(16 : 0) 和油酸为主。多食用含脂丰富的食物能有效预防脂类的缺乏。

(四) 碳水化合物缺乏的临床表现及预防

1.碳水化合物缺乏的临床表现 碳水化合物缺乏最常见的临床表现是大家熟悉的低血糖,它的非特异表现为烦躁不安、震颤、惊慌、肌肉无力、呼吸暂停和惊厥。较大儿童有苍白无力、出汗、恶心、心动过速、头痛、视力障碍、神志不清和惊厥等表现。在早期阶段,低血糖者可能出现出汗或颤抖,感觉饥饿和焦虑。若不治疗低血糖则可发生严重症状,包括:行走困难或感觉虚弱,视物不清,意识模糊或行为怪异,失去意识或抽搐。

同时,碳水化合物、蛋白质及脂肪之间有着千丝万缕的相互作用。

若饮食中的碳水化合物能提供足够的能量,可使蛋白质发挥其特异的代谢作用,而不被作为能量被消耗掉,从而得以节约蛋白质。若葡萄糖(或任何其他还原性糖) 与蛋白质一起加热,则发生棕色反应(maillard 反应),降低了一些氨基酸(特别是赖氨酸) 的可用性,有损蛋白质的生物价值。肠道对某些氨基酸的吸收,会协同氨基酸对一同摄入的单糖产生影响。

血清胰岛素含量提高时(例如服用大量葡萄糖后),可使色氨酸通透血脑屏障,从而提高脑内 5 羟色氨酸的含量,引起行为异常。这种反应也可影响中枢神经系统对某些药物的吸收。

摄取高碳水化合物者,需要补充适量的维生素 B_1,这对碳水化合物的代谢极为重要。饮食中加乳糖还能促进钙的吸收,强健骨骼。同时,摄入碳水化合物,往往伴有钠的滞留,表现为人体水肿。

2.碳水化合物缺乏的预防 此处主要阐述生活中常见的低血糖的预防。低血糖是指血液中葡萄糖水平过低,其轻微症状是出汗和饥饿感,严重症状是失去意识。当出现低血糖症状时,需要进食快速升血糖的食品(葡萄糖电解质泡腾片,半杯橙汁或苏打饼干,2 勺葡萄干,4 或 5 块苏打饼干,1 勺糖,1 勺蜂蜜或玉米糖浆,6 到 8 颗硬糖),而我们通常认为的巧克力或乳酪等含脂肪的食物治疗低血糖的速度往往没有以下食物起效快。

二、非产能营养素的缺乏表现及预防

(一) 微量元素缺乏的临床表现及预防

从发展中国家的视角来看,婴儿和儿童是微量营养素缺乏的高风险人群。微量元素缺乏(如铁和锌)不仅影响出生体重,导致出生缺陷,也会影响儿童的生长、日后的认知能力等的发展。微量营养素缺乏还直接和(或)间接影响学习及成人的生产力。

从胎儿期到孩子 2 岁时,是关注微量元素缺乏的重要时期。这个阶段是营养积累和健康生长的关键时期。

1.锌缺乏的临床表现及预防 锌缺乏症是婴幼儿期常见的微量元素缺乏性疾病,常见的病因包括腹泻、快速生长、组织修复过程、营养不良恢复期、大面积烧伤、慢性肾病、长期透析、蛋白尿、使用金属合剂等。

由于锌与多种酶的活性相关,故其缺乏可引起多种临床表现,包括消化功能减退(如畏食、异食等)、生长发育落后、免疫功能降低(如易患呼吸道、消化道感染等)、智能发育延迟,以及脱发、地图舌、皮肤粗糙、反复口腔溃疡等。儿童轻至中度的锌缺乏还可表现为:生长缓慢、反复感染、轻微皮疹、食欲缺乏等,但上述症状均缺乏特异性,临床识别困难。除疾病因素所致外,儿童严重锌缺乏较少见。

(1) 锌缺乏的临床表现

1) 生长发育减慢:1959—1960 年,伊朗的乡村地区有 11 例 18 ~ 21 岁的男性患者,他们体格矮小,均未出现性发育且伴有明显的异食癖(食土癖)。补锌后生长速度明显加快,用药 3 个月内全部出现了性发育,复查血浆锌的浓度也有明显提高。进一步的研究表明,导致缺锌的主要原因是这些患者平时以由未发酵的黑面粉制成的烘饼为生,很少吃动物性食物,由于食物中含锌少且含有大量的植酸和纤维素,使锌的摄入不足;而且这些患者经常出汗,导致锌的流失增加。因此,锌缺乏可导致生长发育及性发育的迟缓。

2) 创伤愈合延迟:1953 年,两位美国科学家在研究给大鼠饲料中额外添加某些氨基酸是否能加快实验性伤口愈合的问题。当他们发现添加氨基酸的大鼠伤口愈合速度大大加快时并不感到奇怪,但是在几乎完全相同的条件下重复试验后,却得出了完全相反的结果,使他们感到十分惊讶,并猜想前一批氨基酸中可能含有某种能加速伤口愈合的未知物质。经过多次探索,他们终于发现这种神奇的未知物是锌。1965 年,他们把这一发现用于人类,给两组做外科手术的军人进行试验。结果证明,补充锌的那组患者,其伤口愈合比另一组患者明显加快。

3) 脑发育受损:缺锌可使大鼠脑部 DNA、RNA 合成减少,游离谷氨酸浓度降低,γ-氨基丁酸增多,从而影响大鼠的学习能力。

4) 降低免疫功能:缺锌会导致细胞免疫功能明显降低,淋巴细胞转化率低下。 曾有研究显示,8 例营养不良儿童于恢复期补给锌剂治疗后,胸腺明显增大,即免疫力得到相应提高。

(2) 锌缺乏的预防:通过饮食补充是提高人体锌含量的主要途径。 不同的食物含锌量相差很大,吸收利用率也各不相同。 植物性食物一般含锌量不多(约 1mg / 100g),且因植物性食物中常含较多的植酸、草酸和纤维素,可阻碍锌的吸收,故其吸收率一般仅为 10% 左右。水果的含锌量极微,吸收率也差。 食物加工过细可导致锌的丢失,如将小麦加工成精白粉,大约会损失 80%的锌,罐头黄豆比新鲜黄豆减少 60%左右的锌。 常用的含锌丰富的食品如表 10-1 所示。

表 10-1 含锌丰富的常用食物(单位:mg / 100g)

食物	含锌量	食物	含锌量	食物	含锌量
生蚝	71.2	山核桃	12.59	蝎子	26.7
海蛎肉	47.5	猪肝	11.25	马肉	12.26
鲜赤贝	11.58	口蘑	9.04	螺蛳	10.27
牡蛎	9.39	乌梅	7.65	香菇	8.57
蚌肉	8.5	芝麻	6.13	奶酪	6.97
小麦胚粉	23.4	黄菇	5.26	地衣	5.00

2.铁元素缺乏与贫血的临床表现及预防 缺铁是儿童中最常见的微量营养素缺乏,临床上常表现为贫血。 亚洲和非洲国家儿童的铁缺乏问题尤其严重,铁元素的缺乏可对健康和发育会产生重要影响。

贫血通常定义为:血红蛋白浓度比同年龄同性别健康人群的平均值低至少 2 个标准差。世界卫生组织使用以下血红蛋白阈值来定义贫血:6 ~ 59 个月的儿童:110g / L;5 ~ 11 岁的儿童:115g / L;12 ~ 14 岁的儿童:120g / L。

儿童缺铁性贫血(iron deficiency anemia,简称 IDA) 可定义为:

6 ~ 59 个月的儿童:铁蛋白<12μg / L,同时血红蛋白<110g / L。

5 ~ 11 岁的儿童:铁蛋白<15μg / L 同时血红蛋白<115g / L。

(1) 铁元素缺乏与贫血的临床表现:缺铁性贫血是一种小细胞低色素低性疾病。 从正常铁稳态到铁缺乏,再到铁限制红细胞生成,最终到缺铁性贫血的进展过程是一个系列过程。铁缺乏时,储备铁消耗殆尽,但由于每日红细胞更新,“ 可变” 铁池中仍有充足的铁可用于正常的血红蛋白合成,直到铁元素进一步流失。 铁缺乏发展到最后阶段才进展为贫血。 相反,开始补充铁剂后,贫血会首先得到纠正,而铁储备则最后恢复正常。

缺铁性贫血最常见的表现是无症状且营养状态良好的婴儿或儿童出现轻至中度小细胞低色素性贫血。 重度贫血婴儿会出现嗜睡、苍白、易激惹、心脏扩大、喂养困难和呼吸过速,但这种情况比较少见。 然而,其中一些症状可能要到患者接受铁剂治疗并改善病情后才会被识别,例如活力减少、皮肤轻度苍白或发黄(非黄疸) 、异食癖。

1) 神经发育。 缺铁性贫血会损伤儿童的神经认知发育,包括减慢视觉和听觉处理速度。中美洲和南美洲的纵向队列研究已证实,即使在经铁剂治疗纠正贫血后,发育评估指标的改变仍持续存在。 更严重和慢性的缺铁性贫血患儿神经认知结局更差。 幼儿补铁有益于精神运动发育。 铁剂治疗在一定程度上有益于改善幼儿其他的一些神经系统疾病,包括屏气发作、不安腿综合征和周期性肢体运动障碍等。

2) 热性惊厥。 研究证实,热性惊厥与铁缺乏或缺铁性贫血之间存在关联。 热性惊厥儿童的血清铁蛋白水平显著低于单纯发热的患儿。 因此,有热性惊厥病史的幼儿往往需要筛查有无铁缺乏。

3) 免疫和感染。 一方面,铁缺乏与白细胞和淋巴细胞功能的轻至中度受损相关,包括 IL-2 和 IL-6 生成减少;另一方面,铁缺乏可能增加细菌感染的风险,因为转铁蛋白和乳铁蛋白这两种铁结合蛋白具有抑菌作用。

4) 运动耐力。 中重度缺铁性贫血患者的工作能力下降,部分原因在于铁是酶驱动有氧代谢的一种必要辅助因子。 即使没有贫血,储备铁减少也与实验动物的运动能力下降有关。因此在儿童中,铁缺乏可影响儿童的运动功能。

5) 异食癖。 异食癖是指特别想吃非食用物品。 已发现多种异食癖与铁缺乏相关,包括嗜食黏土或泥土、岩石、淀粉浆、粉笔、肥皂、纸张、纸板或生米。 食冰癖(嗜食冰) 是铁缺乏的一个常见特异性表现。 它可见于尚未发生贫血的儿童,对铁剂治疗反应迅速,常在补铁后起效。 异食癖也可见于有发育障碍,包括孤独症和智力障碍(精神发育迟滞) 的 2 ~ 3 岁儿童身上,以及因脑损伤影响发育的儿童身上。

(2) 铁元素缺乏与贫血的预防:铁的推荐膳食摄入量取决于已吸收铁的需要量、膳食铁的吸收比例和预计铁丢失量。 在婴儿和儿童身上,铁需要量的很大一部分源自生长带来的血红蛋白量和组织铁的增加。 不同年龄儿童的推荐摄入量不同:足月婴儿每日 1mg / kg(最多 15mg);早产儿每日 2 ~ 4mg / kg(最多 15mg);1 ~ 3 岁儿童每日 7mg;4 ~ 8 岁儿童每日 10mg;9 ~ 13 岁儿童每日 8mg。

由于只有部分膳食铁可被吸收,因此膳食铁的需要量远高于已吸收铁的净需要量,后者取决于食物中铁的生物利用度。 例如,母乳的铁含量仅为 0.3 ~ 1.0mg / L,但其生物利用度很高(50%)。 相反,含铁的配方奶粉的铁含量通常是 12mg / L,但其生物利用度很低(4% ~ 6%) 。

因此,鼓励对 4 ~ 6 月龄以内的婴儿进行纯母乳喂养。 对于足月儿和早产儿,若有一半以上的营养来自母乳,则应分别从 4 月龄和 2 周龄开始补充铁剂,直到其能从辅食或配方奶粉中获取足够的铁为止。 对于 12 月龄以下的婴儿,若采用配方奶粉喂养或不足一半的营养来自母乳,则应使用强化铁配方奶粉,而不应使用铁含量低(即,铁含量少于 6.7mg / L) 的配方奶粉。 强化铁配方奶粉对预防铁缺乏是必需的,且不会引起不良反应。 6 月龄时,鼓励每日喂养 1 次富含维生素 C 的食物以增强铁的吸收,例如柑橘类水果、哈密瓜、草莓、番茄和深绿色蔬菜。 6 月龄后,或当婴儿的消化能力发育充分后,可考虑添加肉泥。 肉类中的血红素铁比非血红素铁的生物利用度高,同时还会促进后者的吸收。 对于所有 12 月龄以下的婴儿,应避免喂食未经改良的(非配方) 牛奶或羊奶。

对于 1 ~ 5 岁的儿童来说,应将牛奶摄入量限制为每日不超过 600mL,因为幼儿每日饮用超过该摄入量,会增加铁缺乏的风险。 鼓励每日喂养至少 3 种富含铁的食物,如强化早餐麦片、肉类或豆腐等。

缺铁性贫血是最常见的营养性贫血,约占全球贫血病例的一半,其他微量营养素(维生素A、锌、钙、维生素 B_2 和维生素 B_{12})的不足也会导致贫血,因而单纯补铁可能不见得能有效纠正营养性贫血,补充多种微量元素会更好地解决贫血问题。

3.碘缺乏的临床表现及预防

(1) 碘缺乏的临床表现:全球估计约有19亿人缺碘。其中很大一部分只是轻度缺乏,但即使是亚临床碘缺乏也可使儿童的运动和智力发育受损,严重缺乏可导致克汀病,表现为精神发育迟滞、体格生长落后。且往往会造成甲状腺肿大,可表现为弥漫性肿大或甲状腺结节等。

(2) 碘缺乏的预防:补碘是全球范围内降低碘缺乏患病率最具成本效益的措施。中国营养学会公布儿童碘的推荐摄入量为85~120μg/d。世界卫生组织建议2岁以内的婴幼儿每年单次碘补充为200mg,并从公共卫生角度增加饮用水的含碘量或控制饮用水中干扰碘吸收的元素,如钙、氟、镁、锰等元素的含量,以增加碘的吸收量。

增加富碘食物的摄入,如海产品(海带、紫菜、鲜带鱼、海参、海蜇等)的含碘量是陆地植物的几倍甚至几十倍,海带的含碘量为10mg/kg,每月吃1~2次即可满足人体对碘的需要。此外,蛋类、瘦肉、奶制品的含碘量也相对较高。预防缺碘的有效途径是补充碘,其中含碘盐是预防碘缺乏的最有效措施。家长购买食盐时应识别碘盐的标志,我国食盐中加入的碘剂为碘酸钾,含量为35±15mg/kg,按目标摄入盐6g/d计算,从碘盐中摄入的碘完全能满足每日需要。

据估计,全球有大量儿童存在生长发育迟缓或消瘦的情况。其中,多种微量元素(multiple micronutrient,简称MMN)缺乏作为一种因素,导致全球大量孕产妇及儿童死亡、低出生体重、营养不良、消瘦、生长迟缓和发育障碍。全球5岁以下死亡儿童中,12%的死亡儿童伴有4种常见微量元素单独或混合缺乏。在资源匮乏的情况下,除缺铁可导致贫血外,锌、钙的缺乏也可导致贫血。若为1~4岁儿童补锌,可使全因死亡率降低9%~18%。在资源匮乏的情况下,补充多种微量元素有助于儿童的生长发育及运动功能发育,减少贫血。

(二)维生素缺乏的临床表现及预防

1.维生素D缺乏的表现及预防 营养性维生素D缺乏性佝偻病(rickets with nutritional vitamin D deficiency),是儿童体内维生素D不足使钙、磷代谢紊乱,产生的以骨骼病变为特征的全身慢性营养性疾病。典型的临床表现是生长着的长骨干骺端生长板和骨组织矿化不全。即维生素D不足使成熟骨矿化不全,表现为骨质软化症,可造成长骨与生长板同时受损。

(1) 发病率:营养性维生素D缺乏性佝偻病多发生在户外活动少的纯母乳喂养婴儿与深色皮肤的幼儿身上。其早期临床表现特异性较差,不容易被发现。

我国儿童营养性维生素D缺乏性佝偻病发病的趋势是北方发病率高于南方,主要原因是北方冬季较长,日照短。随着生活水平的改善,维生素D强化食品应用越来越广泛,重症维生素D缺乏性佝偻病的发病率显著下降。但近年来,各国儿童维生素D缺乏的情况有增加的趋势,可能与使用防晒霜及电视、电子游戏使儿童户外活动减少有关。维生素D缺乏无明显性别差异,但儿童年龄越小,维生素D缺乏的发病率越高。

(2) 发病机制:维生素D主要由人体自身合成,部分来源于动物性食物。幼儿体内维生素D的来源有三个途径。

1) 母体-胎儿转运:母亲血中的 25-羟维生素 D 可经胎盘转至胎儿体内,以满足其出生后一段时间的生长需要。

2) 皮肤的光照合成是人类维生素 D 的主要来源,日光中含有的中波紫外线在夏天和午后较强,它能帮助人体合成所需的活性维生素 D。 因此,人体获得的维生素 D 的有效含量受日光照射的影响。

3) 食物中的维生素 D 是婴幼儿维生素 D 的外源性来源。 它主要存在于海鱼的肝脏、蛋黄、瘦肉、牛奶、鱼肝油、奶酪和坚果中。 母乳中维生素 D 的含量较低(12 ~ 60IU / L),谷物、蔬菜、水果中几乎不含维生素 D。 研究证实,我国儿童可从食物中获得的维生素 D 约为 3.75g / d (150IU / d) 。 随着强化食物的普及,婴幼儿可从强化食物中获得充足的维生素 D,如 1000mL 维生素 AD 强化牛奶中含维生素 D600IU,100g 婴儿配方奶粉中含维生素 D 300IU,100g 婴儿配方米粉中含维生素 D 250 ~ 300IU,这些能满足我国儿童日常对维生素 D 的需要。

(3) 高危因素:维生素 D 缺乏的高危因素包括食物摄入不足、吸收利用障碍、需要量增加或排出增加。 维生素 D 缺乏可发生在长期摄入量低于推荐量、户外活动受限、消化道疾病影响维生素 D 吸收的人群中。

同时,高危人群包括所有户外活动少、缺乏皮肤光照合成的人群:婴幼儿,特别是小婴儿(只能被动进行户外活动);双胎、早产儿(体内维生素 D 含量不足,因生长追赶需要增加);素食者(过多植酸摄入影响小肠中钙、磷的吸收) 。

疾病因素包括慢性胃肠道疾病、肝病、肾病晚期;牛奶过敏、乳糖不耐受。

(4) 临床表现:营养性维生素 D 缺乏性佝偻病主要表现为生长最快部位的骨骼改变,随年龄不同,临床表现不同。 佝偻病的骨骼改变常在维生素 D 缺乏后数月出现,重症佝偻病患儿也可有肌肉发育及神经兴奋性的改变,并可出现消化和心肺功能障碍,甚至影响行为发育和免疫功能。

非特异性的神经精神症状或体征有:全身微汗(与季节、睡眠无关) 、易激惹、夜惊、夜啼等,患儿常以睡眠不安、多汗就诊。 这些非特异性的神经精神症状或体征易于与其他病理或生理性原因所致的夜啼、激惹、多汗混淆,判断又多为主观性。 因此,非特异性的神经精神症状或体征只能作为早期诊断的参考依据。

骨骼改变有:维生素 D 缺乏主要影响生长最快部位的骨骼,不同年龄婴幼儿骨骼生长最快的部位不同,临床表现也不同。

例如,小于 6 月龄:颅骨软化(乒乓头);大于 6 月龄:随月龄增加会逐渐出现方颅、手(足) 镯、肋串珠、肋膈沟、鸡胸、漏斗胸、“X” 或“O” 形腿等。

其他组织器官病变:运动发育延迟,如肌肉松弛、肌力(肌张力) 降低;免疫功能下降致反复感染;儿童维生素 D 缺乏还可能与某些成人期慢性疾病有关,如糖尿病、哮喘、多发性硬化等。

(5) 营养性维生素 D 缺乏性佝偻病的预防:维生素 D 缺乏在临床上强调以预防为主。维生素 D 缺乏的主要原因是户外活动少,皮肤的日光作用不足。 故预防的主要措施是强调适当户外活动与口服补充生理剂量的维生素 D。 建议出生后至 12 月龄常规补充维生素 D400IU / d,1 岁以后常规补充维生素 D600IU / d。

在户外活动时,10:00 ~ 15:00 的紫外线波长适宜,是儿童户外活动的最佳时间。 日光浴不是阳光下暴晒,因日光可以折射,故树荫、屋檐下同样有日光暴露效果。

维生素 D 补充与强化的目标是个体,同时涉及家长与儿童的依从性。目前国际上多推荐通过操作性强、成本效益更好的强化食物项目补充维生素 D(表 10-2、表 10-3),使儿童达到较理想的营养状态。

表 10-2 主要食物中维生素 D 的每日营养价值

食物	摄入量	IU	DV(%)
剑鱼(烹调后)	30ZD	566	142
红鲑鱼(烹调后)	3oz	447	112
无水金枪鱼罐头	3oz	154	39
强化维生素 D 橙汁	1 杯(需了解食物标示的量)	137	34
强化维生素 D 牛奶	1 杯(无脂、低脂、全脂)	115~124	29~31
酸奶,强化 20% DV 维生素 D	6oz(可强化更多维生素 D)	80	20
强化维生素 D 人造黄油	1 勺	60	15
除油沙丁鱼罐头	2 条沙丁鱼	46	12
牛肝(烹调后)	3oz	42	11
鸡蛋	1 只大鸡蛋(蛋黄富含维生素 D)	41	10
奶酪	1oz	6	2

①1 盎司(oz)= 28.35g

②DV(daily value)为每日营养价值(百分含量),是美国食品药品监督管理局(Food and Drug Administration,简称 FDA)帮助消费者比较营养素在一日膳食中的含量的指标。食物提供 20%及以上的 DV 则被认为是较高的营养素来源,但提供较低 DV 的食物仍然为健康食物。除强化食物外,一般食物成分表中很少列出维生素 D 的含量。

表 10-3 食物中维生素 D 的含量(IU / 100g)

食物	含量	食物	含量
黄油	35	鳗鱼	1100
干酪	12~15	大比目鱼	44
鸡蛋	50~60	鲱鱼	315
奶油	50	鲑鱼	154~550
蛋黄	150~400	沙丁鱼(罐头)	1150~1570
鸡肝	50~67	牛肝	9~42
人奶	0~10	小牛肝	0~15
小虾	150	羊肝	17~20
鱼肝油	8000~30000	猪肝	44~45

2.维生素 A 缺乏的临床表现及预防 维生素 A 缺乏症(Vitamin A deficiency disorder,简

称 VAD) 常表现为特异的皮肤角化过度、眼干燥症、反复呼吸道感染、腹泻和贫血等。这些临床表现都可增加儿童其他疾病的发生率和死亡率。

(1) 维生素 A 缺乏的临床表现:维生素 A 缺乏的临床表现与其缺乏阶段和程度有密切关系,可疑和亚临床缺乏阶段主要表现为非特异的临床表现,如感染增加和贫血等,重度缺乏则表现为维生素 A 缺乏的特异表现———干眼症。

1) 临床型维生素 A 缺乏

眼部:眼部的症状是维生素 A 缺乏症最早可被识别的症状。 夜盲或暗光中视物不清最早出现,持续数周后开始出现干眼症的表现,外观眼结膜、角膜干燥,失去光泽,有痒感,泪减少,眼部检查可见结膜近角膜边缘处干燥起皱褶,角化上皮堆积形成泡沫状白斑,为结膜干燥斑或毕脱斑(Bitot't spots) 。 继而角膜发生干燥、混浊、软化畏光、眼痛,可继发眼部感染;严重时可发生角膜溃疡、坏死,引起穿孔、虹膜脱出,导致失明。

皮肤:早期仅感到皮肤干燥、易脱屑,有痒感,渐至上皮角化增生,汗液减少,角化物充塞毛囊形成毛囊丘疹。 检查触摸皮肤时有粗砂样感觉,以四肢伸面、肩部为多,可发展至背部甚至面部毛囊角化,引起毛发干燥,失去光泽,易脱落,指甲变脆易折、多纹等。

2) 亚临床型维生素 A 缺乏和可疑亚临床型维生素 A 缺乏:维生素 A 摄入不足导致体内维生素 A 含量下降或基本耗竭。 血浆或组织中的维生素 A 水平处于正常低值水平或略低于正常水平时,表现为与维生素 A 有关的其他非特异症状,如反复上呼吸道、消化道感染,缺铁样贫血等。

感染发病率和死亡率增高:在亚临床型和可疑亚临床型维生素 A 缺乏阶段,免疫功能低下就已存在,主要表现为反复呼吸道和消化道感染,且易迁延不愈,增加疾病发病率和死亡率。

贫血:亚临床型和可疑亚临床型维生素 A 缺乏可出现铁含量增加、外周血血清铁降低,与缺铁性贫血的小细胞低色素性轻度贫血类似。

(2) 维生素 A 缺乏的预防:儿童体内的维生素 A 储量有限,并且因处于快速生长发育阶段,对维生素 A 的需要量相对比大年龄的儿童和成人更多,小年龄儿童是预防维生素 A 缺乏的主要对象,应坚持母乳喂养,孕妇和乳母多食富含维生素 A 的食物,或补充多种微量营养素。 无法母乳喂养的婴儿采用婴儿配方奶粉喂养,其中大多添加了相应的微量元素。

家长应注意儿童膳食的营养平衡,让儿童经常食用富含维生素 A 的动物性食物,如乳制品、蛋黄、鱼肝油、肝泥等食物都是维生素 A 的良好来源,不同胡萝卜素的生物利用率不同,深绿和红黄色蔬菜是 β-胡萝卜素的良好来源。 煮沸并不会减弱食物中维生素 A 及 β-胡萝卜素的活力,但煮沸过久或加醋可能会有一部分损失。 罐头或冷藏食品与新鲜的相差无几,但食物晒干后维生素 A 会有所减少。

3.水溶性维生素缺乏的临床表现及预防

(1) 维生素 B_9 缺乏的临床表现及预防:维生素 B_9 缺乏的特征包括中性粒细胞分叶过多、巨幼样变和贫血。 锌和维生素 B_{12} 缺乏的患儿也可出现血清维生素 B_9 水平低,诸如服用苯巴比妥等抗癫痫药物也会增加对维生素 B_9 的需求。

预防:对于存在急性营养不良的儿童,使用世界卫生组织推荐的治疗性食物,可以经验性地补充叶酸。 同时给予足量的锌也很重要(治疗性食物中也包括锌),因为维生素 B_9 会抑制锌吸收。

(2) 维生素 B_1 缺乏的临床表现及预防:维生素 B_1 缺乏通常会引起脚气病,特征为高输出性心肌病和多神经炎。 婴儿脚气病多发生于小儿正在接受未添加维生素 B_1 的高营养液或煮沸奶喂养,或由存在维生素 B_1 缺乏的母亲进行母乳喂养。 脚气病婴儿存在特征性的声音嘶哑或无声性哭泣,由喉麻痹引起。

预防:维生素 B_1 主要存在于酵母、豆类、猪肉、糙米、全谷类等食物中,而在白米("抛光"大米)或小麦粉等经过精加工的白色谷物中含量很低,因为加工过程会导致维生素 B_1 损失。维生素 B_1 分子在高 pH 和高温环境下会变性,因此,烹煮、烘焙和罐装某些食物以及巴氏消毒均会破坏维生素 B_1。 奶制品、水果和蔬菜中维生素 B_1 的含量较少。 维生素 B_1 缺乏最常见于以精米("抛光"大米)或精加工的谷物为主要膳食来源的人群中。

(3) 维生素 B_2 缺乏的临床表现及预防:维生素 B_2 缺乏的典型特征为咽痛、咽黏膜充血、黏膜水肿、唇炎、口炎、口角炎、舌炎(也称洋红舌)、角膜血管形成、正细胞正色素性贫血以及脂溢性皮炎等。

预防:维生素 B_2 存在于许多食物中,包括奶制品、蛋类、肉类、鱼类、绿色蔬菜、酵母和强化食品(强化谷物和面包)中。

(4) 维生素 B_3 缺乏的临床表现及预防:维生素 B_3 缺乏可导致糙皮病伴皮炎、腹泻、痴呆和无力。 皮炎局限于身体的日光暴露区域,表现为皮肤干燥、开裂、过度角化和色素沉着过度。 同时存在水样腹泻及结肠炎,也可能发生呕吐。 神经系统表现包括周围神经病变、易激惹、头痛、失眠、失忆、情绪不稳定、伴谵妄和紧张症的中毒性精神病、癫痫发作及昏迷。 口腔表现包括唇干裂、口角裂、舌萎缩、菌状乳头肥大,以及口腔疼痛性炎症,明显地表现为小儿拒绝进食。

预防:维生素 B_3 广泛分布于植物性和动物性食品中。 优质来源包括酵母、肉类(尤其是肝脏)、谷物、豆类、经碱处理的玉米(如玉米饼中使用的玉米)和种子类食物。 高蛋白膳食(如蛋白质摄入量为 100g / d)可以维持足够的维生素 B_3 水平,因为色氨酸可以在肝脏内转换为维生素 B_3 衍生物。

(5) 维生素 B_6 缺乏的临床表现及预防:维生素 B_6 缺乏表现为非特异性口炎、舌炎、唇干裂、易激惹、意识模糊、体重减轻和抑郁。

青少年缺乏维生素 B_6 时会发生周围性神经病变,而较年幼儿童会发生脑病伴癫痫发作。预防:吡哆醇和吡哆胺主要存在于植物性食物中;吡哆醛主要来自动物性食物。 肉类、谷类、蔬菜和坚果是维生素 B_6 的最佳来源。 烹煮、食品加工和存储会导致维生素 B_6 利用度降低 10% ~ 50%。

(6) 维生素 B_{12} 缺乏的临床表现及预防:维生素 B_{12} 缺乏在儿童中较为罕见,但可发生于由严格素食母亲进行纯母乳喂养的婴儿身上,或胃肠手术后、恶性贫血所致维生素 B_{12} 吸收不良的小儿身上。 对于营养不良的儿童,亚临床型维生素 B_{12} 缺乏会导致身高和体重增加不良。 明显的维生素 B_{12} 缺乏还可导致巨幼红细胞性贫血、萎缩性舌炎、神经病变和中枢神经系统脱髓鞘。 小儿还可以出现无力、生长迟滞、发育迟缓、无热性惊厥、不自主运动、眼球震颤和易激惹。 严重者可出现认知障碍。

预防:饮食多样的人群大多无须采取具体的干预措施来预防维生素 B_{12} 缺乏。 然而,下述情况会增加维生素 B_{12} 缺乏的发生风险:①严格素食或素食。 维生素 B_{12} 存在于多种动物性食物中,但不存在于植物性食物中。 虽从沾染到植物上的土壤或者奶、蛋中有可能获得一些,但严格素食者一般需补充维生素 B_{12} 以确保充足;②胃部手术或减肥手术。许多接受过减肥手术或其他胃部手术的小儿(例如胃次全切除治疗溃疡疾病)会发生维生素 B_{12} 缺乏,这是因为胃壁细胞分泌的内因子不足;③小肠疾病。维生素 B_{12} 内因子复合物在回肠末端吸收,所以小肠疾病可能导致维生素 B_{12} 缺乏,这些小儿需要定期监测体内维生素 B_{12} 的含量,必要时补充。

7.维生素 C 缺乏的临床表现及预防 维生素 C 缺乏可导致坏血病。明显的坏血病表现为出血(瘀点、瘀斑和牙龈出血)、毛囊角化过度症、溶血性贫血、疑病症、癔症、抑郁和乏力。婴幼儿坏血病通常表现为易激惹、四肢疼痛所致的假性瘫痪、生长迟滞和牙龈出血。维生素 C 缺乏的特异性表现包括大腿和臀部的毛囊突出,长出有特征性螺旋形外观的卷曲碎断毛发,皮肤上的瘀点有围绕中央红斑的特征性白色晕环。

预防:维生素 C 的重要食物来源有柑橘类水果、番茄、土豆、甘蓝、花椰菜、西兰花、草莓、卷心菜和菠菜。膳食中维生素 C 的供应量高度取决于食物加工过程,因为氧化条件下食物中的活性维生素 C 会被破坏。

(三)膳食纤维缺乏的临床表现及预防

1.膳食纤维缺乏的临床表现 膳食纤维存在于果蔬和谷类中,大多未经消化即排出体外,但可影响其他食物的消化,并改善排便。膳食纤维有两类:一类是可溶性纤维,存在于水果、燕麦、大麦和豆类中;另一类是不可溶性纤维,存在于小麦、黑麦和其他谷类中。摄入膳食纤维可帮助改善便秘、痔疮和腹泻等问题,对排便困难者还有助于防止大便失禁。

足量摄入膳食纤维还可帮助降低心脏疾病、脑卒中和 2 型糖尿病的风险,因为其有助于降低胆固醇和控制血糖。

2.膳食纤维缺乏的预防 膳食纤维的目标摄入量为至少 25g / 2000kcal。针对儿童,可通过年龄来计算膳食纤维的目标摄入量:儿童的年龄加上 5 作为每日推荐摄入克数。大多数水果或蔬菜 1 份的量(如 1 个苹果或梨,或半杯蔬菜)能提供约 3g 膳食纤维。应鼓励儿童摄入膳食纤维,因为高膳食纤维摄入可减少儿童的内脏脂肪和炎性标志物,并降低成年后心血管疾病、糖尿病等的患病风险。推荐儿童摄入的高膳食纤维食物有西梅、苹果、橙子、香蕉、豌豆、青豆、四季豆、麦片、杏仁、花生和全谷物面包等。

如果无法从食物中摄入足量膳食纤维,可在饮食中加入小麦麸或服用纤维补充剂,后者有粉剂、片剂或纤维饼干等形式,如车前子(商品名:Metamucil、Konsyl)、甲基纤维素(商品名:Citrucel)和小麦糊精(商品名:Benefiber)。增加膳食纤维摄入之初可能有腹胀感,也可能发生胃肠气胀或绞痛,可通过缓慢增加膳食纤维食用量来避免。

三、儿童单纯性肥胖

1.定义 从 20 世纪开始,肥胖已成为最重要的公共卫生问题之一。随着肥胖患病率的增加,其相关合并症的患病率也逐步增加。计算 BMI 是临床上评估儿童超重和肥胖的实用工具。BMI 等于体重(以千克计)除以身高(以米计)的平方,其与肥胖状态及儿童超重的并发症相关。2 ~ 20 岁人群的超重、肥胖体重状态分类如下:

超重:BMI≥同年龄同性别人群的第 85 百分位数,但<第 95 百分位数。

肥胖:BMI≥同年龄同性别人群的第 95 百分位数。

重度肥胖:BMI≥第 95 百分位数对应值的 120%,或 BMI≥35kg / m^2(取较低值),这大致对应 BMI 的第 99 百分位数。 一些研究者还划分了另一个更肥胖的亚组,即 BMI≥第 95 百分位数对应值的 140%,或 BMI≥40kg / m^2 ,这相当于成人Ⅲ级肥胖。

2.临床表现 分析过多脂肪的分布情况可能有助于鉴别肥胖的病因。 在由过度进食或过度喂养造成的肥胖者中,过多的脂肪常分布在躯干和外周。 而生理性肥胖或库欣综合征的肥胖往往呈“ 水牛型”,其体脂分布集中于肩胛间区、面部、颈部和躯干上。 肥胖患者需要检测血压。 高血压会增加超重或肥胖儿童的远期心血管疾病风险。 另外,高血压也提示可能是库欣综合征的肥胖。

评估身高增长速度是肥胖儿童监测的一个重要方面,外源性肥胖会促进身高增长,因此大多数肥胖儿童高于其同龄人。 相较而言,由内分泌和遗传因素引起的肥胖大多伴有身材矮小。 内分泌性肥胖儿童(包括下丘脑垂体病变) 的身高生长速度可能较慢;某些特殊类型的综合征,如普拉德-威利综合征患儿的身高常低于其遗传预测值,且/ 或没有青春期生长突增。

肥胖小儿往往伴有头、眼、耳、鼻、喉的异常,如:肥胖和小头畸形可能是科恩综合征的特征;肥胖和视盘边界模糊可能提示假性脑瘤,它和肥胖相关的原因不明但并不少见;肥胖和眼球震颤或视觉问题提示可能存在下丘脑-垂体病变;肥胖和周围视网膜的色素斑块可能提示视网膜色素变性,如巴德-毕德氏综合征;肥胖和扁桃体增大可能提示阻塞性睡眠呼吸暂停;肥胖和牙釉质腐蚀可能提示小儿为进食障碍患者,有自我催吐现象。

检查肥胖小儿的皮肤和毛发有助于评估内分泌性病因或并发症的征象:肥胖和甲状腺功能减退症患者可能出现毛发干枯、粗糙或易脆;肥胖和皮肤条纹及瘀斑是库欣综合征的表现;肥胖和黑棘皮病可能提示 2 型糖尿病或胰岛素抵抗;肥胖和多毛症可能是多囊卵巢综合征和库欣综合征。

同时,肥胖小儿出现腹部压痛要当心胆囊疾病的发生,肥胖小儿还是脂肪肝的高危人群。 肥胖小儿容易出现股骨头骨骺滑脱(髋部活动度受限、步态异常) 或 O 形腿;另外,扁平足(平足症) 在肥胖小儿中较常见。

肥胖小儿容易出现泌尿生殖系统和发育问题,如隐睾、小阴茎和阴囊发育不全,青春期延迟、缺失或性早熟等。 近年来,肥胖儿童的心理问题也成为大家关注的重点,学校适应不良、人际交往障碍、自卑等问题的发生率呈逐年上升趋势。

3.预防 监测儿童体格发育能于早期发现有肥胖趋势的小儿,因此正确进行体格测量对小儿来说非常重要。

BMI 呈增加趋势时需要评估儿童的年龄和家庭生长模式。 对于婴儿和学龄前儿童,体重或身高百分位数发生改变较为常见,这通常反映了追赶生长,即个体脱离宫内环境后生长情况发生调整,朝其遗传学潜能发展。 相对而言,4 岁以后则很少出现生长曲线的较大改变,例如 BMI 生长曲线上移两条主要的百分位数线。 如果某儿童 BMI 低于第 85 百分位数,但每年增加超过 3 ~ 4 个单位(kg / m^2),并在 4 岁以后开始上移跨越百分位数线(对于年龄更小的儿童,BMI 曲线呈陡峭上升趋势),那么该儿童有超重或肥胖的风险,所以若 4 岁以后出现生长曲线的较大改变,则需要高度警惕肥胖的发生可能性。

第二节 食物不耐受

食物不良反应包括食物过敏、食物不耐受和食物中毒,出现的临床症状与食物或食物添加剂有关。本节中将主要介绍食物不耐受。

一、定义

欧洲临床免疫与过敏学会基于不同发病机制提出“食物不良反应”,食物不耐受是其中一种,属非免疫介导的反应,是对某一物质的异常的生理性应答,临床症状可累及胃肠道、呼吸道及皮肤等器官。食物不耐受曾又被称为“非过敏性食物变态反应”(non -allergic food hypersensitivity)。因反应迟发、呈剂量依赖、许多食物存在等因素,要确定机体对某一食物成分的非免疫性异常反应并不容易。

二、流行病学资料

食物不耐受的发生率,在人群为 15% ~ 20%(表 10-4)。

表 10-4 常见食物的食物不耐受发生率

食物种类	食物	报告的症状发生率(%)
谷物	小麦面包	4.8~ 34.8
	卷心菜	9.6~ 57
蔬菜	洋葱	8.9~ 36
	豆类	21.4~ 46
奶制品	牛奶	4.4~ 41.7
其他	辛辣调料	25.9~ 45
	脂肪/油炸食品	13.3~ 44
饮料	咖啡	26.2~ 39

对于不同年龄、不同性别的人群,食物不耐受的发生存在个体差异,对于某些高敏感体质的人来说,体内天然的或人工合成的物质积累到一定程度可导致不耐受反应。它可发生于任何年龄,病情进展可快可慢。诱发因素可是病毒感染、疾病状态或某种化学物质暴露。女性多于男性,这可能与食物中化合物及类似激素的结构成分有关。

三、临床表现

临床表现往往无特异性,主要为消化道的表现,如腹胀、腹泻、腹痛、肠易激综合征;也可涉及皮肤、呼吸系统。发生食物不耐受时,症状的严重程度往往更多与食物的摄入量直接相关,而对于免疫性食物过敏,即使是微量的食物也可引起严重的反应。例如,患者吃一两个草莓不会出现任何症状,但吃一整碗草莓后口周会出现红斑和刺激表现,那么这很可能是对草莓不耐受,而不是免疫球蛋白介导的免疫反应。其原因可能是一些浆果(如草莓和蓝莓)中含有天然的类组胺物质或能够释放组胺的化合物,可在部分儿童和成人中引起轻微的皮疹、瘙痒或荨麻疹。其他天然含有相对较多“生物胺”的食物还有巧克力、番茄和香蕉,所以这些食物容易引起食物不耐受反应。

较为明确的食物不耐受包括:①乳糖酶缺乏症(也称乳糖不耐受)。表现为摄入乳制品中的乳糖后出现腹胀、胃肠胀气、腹绞痛和(或)腹泻等症状;②果糖吸收不良(也称果糖不耐受)。表现为摄入水果或水果甜味剂(包括高果糖玉米糖浆)后出现腹胀、胃肠胀气或腹泻;③乙醇脱氢酶缺乏。表现为酒后皮肤潮红,常见于亚裔人群;④葡萄糖-6-磷酸脱氢酶(glucose-6-phosphate dehydrogenase,简称 G6PD)缺乏症。表现为摄入蚕豆、红酒、豆科植物、蓝莓或某些药物(呋喃妥因、氨胺砜)后出现溶血反应,多见于男性;⑤短链可发酵碳水化合物不耐受。摄入含有可发酵寡糖、双糖、单糖和多元醇的食物后出现胃肠气胀、腹痛、腹胀或腹泻等症状,统称为碳水化合物不耐受,在肠易激综合征患者中更常见;⑥如果某些食物在特定的患者中诱发了偏头痛,则可将其视为食物不耐受的表现,该类食物通常生物胺含量较高。生物胺含量随食物的成熟、老化和变质而增加;⑦肥大细胞活化。肥大细胞活化综合征患者可在不存在免疫球蛋白介导的食物过敏时出现肥大细胞活化的表现,包括摄入辛辣或陈年食物以及酒精后出现皮肤潮红、瘙痒、荨麻疹、腹泻或腹部绞痛。其患病率尚不明确,但应该比较罕见;⑧亚硫酸盐敏感。亚硝酸盐敏感多见于重度哮喘患者,这些患者从饮食中摄入亚硫酸盐后可出现哮鸣。真正的亚硝酸盐过敏反应较为罕见。

四、预防

高危人群食物不耐受与遗传因素有关。父母双方或一方有食物不耐受的幼儿,食物不耐受的患病率高于双亲正常的婴幼儿。

应教育家长了解相关科普知识,学会正确阅读食品标签,选择安全的食物。加强个人食物不耐受的观念,预防食物不耐受发生。

第三节 微量元素异常

一、铅中毒

铅(Pb)是一种稳定的金属元素,原子序数为 82,原子量为 207.2。公元前 4000 年左右,铅在冶炼银的过程中作为副产品第一次被提炼出来。人们在数千年前就已认识到铅中毒的后果。尽管如此,20 世纪 20 年代的汽油中仍有铅成分,并且在一些发达国家,含铅涂料持续用到了 20 世纪 70 年代。在许多低收入国家,汽油中的铅和工业用铅(如冶炼厂、矿井或精炼厂)仍然是铅暴露的主要来源。世界上约 50%的铅中毒发生在东南亚地区。在 2004 年,估计全世界儿童中有 16%的血铅水平(blood lead level,简称 BLL)大于 10μg / dL(0.48μmol / L),而血铅水平升高的儿童中有 90%生活在低收入地区。

1.儿童铅中毒的危险因素 6 岁以下(尤其是 36 月龄以下)的儿童比成人更易出现铅中毒,因为他们的血脑屏障功能不完全,铅可以进入到发育的神经系统中,且儿童身上更普遍地存在铁缺乏,铁缺乏可由铅中毒引起,也可通过胃肠道对铅的吸收增加而引起铅中毒。此外,爬行、呼吸频率快和"手-口"行为使他们暴露于铅尘中的风险更大。

儿童一般通过摄入或吸入的方式接触环境中的铅。常见的铅来源包括:涂料屑或含铅涂层表面的铅尘,购买、贮藏或使用铅焊罐头及铅釉陶器盛放的食物和饮料,铅焊管中的水,汽车尾气或使用铅的工业。虽然美国在 20 世纪 80 年代就逐步停止了使用铅焊食品罐头,但进口的罐头商品仍可能含铅。较少见的铅暴露来源包括:草药和民间药物、进口蜡笔和其他玩具、迷你百叶窗、化妆品、珠宝首饰及进口厨具。

2.临床表现 铅易累及三大器官系统:中枢神经系统和周围神经系统;血红素生物合成途径;肾脏系统,对肾脏系统和与之密切相关的心血管系统易造成损伤。

对于儿童,最严重的症状发生在中枢神经系统,在较低水平时可出现轻微影响(如,智商下降和认知功能受损),而在较高水平时可产生严重影响(如,癫痫发作、脑病)。大多数血铅浓度升高的儿童不存在铅中毒显性临床表现的相关症状,症状根据铅暴露的急慢性以及暴露个体的年龄而不同。

儿童铅中毒的神经系统表现包括:神经行为缺陷,如不可逆的神经认知功能缺陷,虽然许多血铅浓度检测得出的结果都低于美国疾病预防控制中心设定的参考水平,即 5μg / dL (0.24μmol / L),但实际上,不存在安全的铅水平,任何铅水平都不应被视为"正常"。对于幼童来说,低水平的铅中毒可能导致永久性中枢神经系统损伤。针对不同人群的研究一致显示,血铅浓度高于 10μg / dL(0.48μmol / L) 会影响儿童的认知和行为发育。又有研究表明:儿童处于血铅浓度小于 7.5μg / dL(0.36μmol / L) 的环境中,铅暴露也可引起认知缺陷。而且铅中毒对神经行为的影响似乎持续存在,至少部分会持续到青春期和成人期。有研究显示,铅暴露与 38 岁时智商更低和社会经济地位更低呈剂量依赖性关联。周围神经病变常见于合并有镰状细胞贫血的高血铅儿童身上,可出现神经传导速度下降。

当血铅浓度超过 100 ~ 150μg / dL(4.8 ~ 7.2μmol / L) 时可发生急性脑病,表现为持续性呕吐、意识状态改变或波动、共济失调、癫痫发作或昏迷。脑水肿的出现因人而异,年龄较小的儿童相比年龄较大的儿童更易出现脑水肿。铅中毒性脑病的儿童可能出现抗利尿激素分泌不当、部分性心脏传导阻滞和明显的肾功能下降。

铅中毒还可造成听力损失,其主要发生在高频段,可能造成学习障碍和行为问题。

在儿童中,血铅浓度即便低于 10μg / dL(0.48μmol / L) 也可能对肾功能产生影响。长时间的铅暴露,则更甚。患儿可出现肾小管功能轻微异常,伴氨基酸尿、糖尿和低分子量蛋白排泄增加。铅性肾病是长时间高水平铅暴露的一个潜在并发症,组织学上以慢性间质性肾炎为特征。

高血铅儿童可能出现腹部铅绞痛,包括偶发性呕吐、间歇性腹痛和便秘。

血铅和维生素 D 水平呈负相关,因为铅会干扰活性维生素 D 形成,而活性维生素 D 对钙代谢有重要影响。钙在所有细胞中均处于严格的稳态控制下。当血铅水平为 30μg / dL (1.45μmol / L) 时,维生素 D 的代谢下降。铅对细胞生长和成熟、牙齿和骨骼发育的毒性作用,可能通过对维生素 D 的作用来介导。同时,由于铅和钙的生化性质相近,在肠内是一种竞争性抑制,可能出现铅吸收增加,影响儿童的骨骼生长,尤其是在钙摄入减少的儿童身上很常见。

儿童铅中毒在罕见情况下会导致贫血。长时间高水平的铅暴露会使红细胞寿命缩短。急性高水平铅中毒,即血铅浓度大于 70μg / dL(3.4μmol / L) 可导致溶血性贫血。红细胞破坏增多在成人身上比在儿童身上更显著,可能观察到红细胞脆性增加和渗透阻力下降。铅中毒儿童的贫血也可能是由铁缺乏引起的。

3.铅中毒的预防 去除铅暴露的常见来源已使儿童铅中毒的发生率有所下降。例如,美国在汽油和涂料无铅化后,1991 年儿童的平均血铅浓度已从 16μg / dL(0.77μmol / L) 降至 3μg / dL(0.14μmol / L) 以下。由于元素铅无法降解,来自汽油和涂料及其他产品中的残留铅仍存在于环境中。在世界上很多贫穷地区,铅仍用于汽油、色素(如,涂料、化妆品和蜡笔)、陶瓷上釉、焊接、烹饪器皿、珠宝首饰、玩具,甚至药品中。虽然铅中毒的发病率和严重程度在下降,但每年仍有许多儿童的血铅浓度超过了参考值 5μg / dL(0.24μmol / L)。因此,要避免孩子暴露于含有高铅水平物品的环境中,鼓励孩子饭前便后勤洗手,避免手口接触造成铅中毒。

二、汞中毒

汞(Hg)是一种重金属,呈银白色,常温下呈液态,俗称水银。常温下汞能蒸发,蒸发量与温度、汞的表面积有关。汞能溶解很多金属,如金、银、锡、镉、铅等,形成合金,称为汞齐。汞在生活中的用途十分广泛,如提取金银、镀金、医疗器械、仪器、灯具、颜料、药物、鞣革、农药等。汞中毒(mercury poisoning)是因接触汞而导致人体内汞的负荷超过一定限度并引发的疾病。汞通常有一价汞(Hg^{+})、二价汞(Hg^{2+})和元素汞(Hg)三种价态形式,任何形式的汞都可引起中毒。

汞是一种蓄积的重金属,长期低剂量暴露可致慢性中毒。汞有脂溶性,易通过细胞膜,储存于含脂量高的组织中,产生毒性作用。症状及预后与汞中毒的类型有

关。1.临床表现

(1) 急性汞中毒

1) 呼吸道:因短期高浓度汞蒸气吸入(1 ~ 3mg / m^3),数小时即可出现急性汞中毒症状,如急性气管炎、细支气管炎,或化学性间质性肺炎,表现为咳嗽、发绀、呼吸困难,可伴有发热、寒战、胸痛、头痛、视力障碍、全身乏力等症状;肺部可听到湿啰音,白细胞计数增加。X 线胸片可见一叶或两肺下部大片云雾状阴影,轻度可逐步缓解,重者可致气胸或肺水肿,引起呼吸衰竭和死亡。

2) 消化道:因口服无机汞盐致口腔、咽喉灼痛,可出现黏膜坏死,严重者有喉头水肿;强烈刺激肠道黏膜,可出现剧烈恶心、呕吐、上腹痛,2 ~ 3 日后出现腹泻,排出黏液便或脓血便等,严重者可致胃肠道穿孔。中毒后 4 ~ 10 日出现汞中毒性肾炎,重者 1 ~ 2 日即可发生,出现腰痛、少尿、管型和蛋白尿,可因急性肾衰竭而致死。

3) 肾脏损伤:急性汞中毒时患者肾脏中的汞含量可高达 70mg / kg。肾脏损伤主要在近曲小管,表现为细胞变性,坏死管腔内有蛋白样物质及脱落细胞,曲管细胞刷毛缘缺损,核糖体弥散,细胞质内空泡及无定形致密团块增加等。

(2) 慢性汞中毒:多因长期低浓度吸入汞蒸气,可引起慢性中毒。慢性汞中毒症状隐匿,可出现两个综合征。

1) 肢痛病:或称红皮病(pink disease)。多为元素汞或无机汞慢性暴露所致,表现为四肢皮肤发红、脱皮,主要发生于婴幼儿中,症状复杂。特异性表现是出汗、高血压、心跳加快、瘙痒、虚弱、肌张力减退、失眠、厌食;手掌足底出现典型粉红色斑块、皮丘、脱皮、瘙痒;口腔检查可发现口腔黏膜发红、牙水肿、口腔黏膜溃疡或牙齿脱落等。

2) 过敏症:慢性汞中毒可发生特征性的人格变化,如神经精神症状,表现为记忆力减退、头痛、健忘、嗜睡、害羞退缩、压抑、沮丧、易激惹、情绪不稳、失眠等;动作不协调,表现为双手意向性肌肉震颤,以眼睑、舌、手指细微震颤为主等。严重时可出现全身性运动失调、步态不稳、吞咽及言语障碍;手指、腕、臂和下肢动作困难,向心性视野缩小;心律失常、心悸、心前区

痛、Q-T 间期延长等。 部分重症患者可出现严重或完全性瘫痪,甚至死亡。

2.预防 近几年来,人们更加注重汞暴露的最小化,因此汞暴露显著减少。 美国职业安全卫生管理局(Occupational Health and Safety Administration,简称 OSHA) 规定,8 小时工作期间汞空气浓度的允许暴露限值(permissible exposure limit,简称 PEL) 为 100μg / m^2 。 但在以前,金银矿工和氯碱业工人的工作环境经常超过该限值,一些采矿操作中的空气汞浓度甚至高达 500μg / m^3 。 这种水平的暴露常会对健康产生有临床意义的影响,包括神经心理异常、肺毒性和肾功能不全。 大多数国家的职业阈限值(threshold limit value,简称 TLV) 已经降至 50μg / m^3 或更低。 测量血液和尿液的汞水平有助于量化汞暴露程度。

多数情况下,空气汞浓度与尿液汞浓度呈线性关系。 尿液汞浓度(μg / L) 相当于空气汞浓度(μg / m^3) 的 1 ~ 2 倍。 牙科的汞蒸气暴露水平也已下降。 对于牙科银汞合金中汞暴露引起的健康问题,只在因工作场所通风不良而持续高水平暴露的牙科工作者中有过报道,表现为疲劳、全身无力和厌食。

避免汞暴露,需要对家长进行汞污染的有关知识教育,如被汞污染的草药制剂、水银温度计、含汞高的鱼类是日常生活汞的来源。 因鱼类是含高蛋白质、高 omega-3 多不饱和脂肪酸的食物,很多家长都会为孩子选择,但要注意选择含汞量低的鱼类食物(表 10-5) 。

表 10-5 鱼类食物含汞状况

汞污染水平	鱼类
低汞污染	凤尾鱼、鲶鱼*、鳕鱼、黑线鳕、鲱鱼*、鲈鱼、鱼(野生)、沙丁油鱼*、贝类(太平洋牡蛎*、虾、蛤、贻贝、扇贝)、罗非鱼、金枪鱼、鳟鱼*
中-高汞污染	黑鲈鱼、石斑鱼、左口鱼、龙虾、各种栖于礁石中的鱼类
高汞污染	竹荚鱼、黄花鱼、鳗鱼、鳍鱼、金枪鱼(大眼)、鲨鱼、旗鱼、方头鱼(墨西哥湾)、海鳞

*高 omega-3 多不饱和脂肪酸

正确进行体格测量是评价儿童营养状态的最基本方法。 充足的微量元素和维生素有助于儿童生长及运动功能发育,减少贫血,改善婴幼儿期、学龄前期和学龄期儿童的功能状态。幼儿园提供多样丰富的活动可减少儿童超重和肥胖的发生。 注意肥胖儿童的营养及运动小贴士,在幼儿园活动中尽量给予支持。 鼓励食物不耐受的儿童家庭做好不耐受食物的笔记,在幼儿园准备餐食时要告诉食物准备人员,避免这些可疑食物。 避免儿童接触高铅及高汞物品。 鼓励孩子饭前便后勤洗手,避免手口接触造成的重金属中毒。

(陈梅)

第十一章 过敏性疾病

第一节 支气管哮喘

支气管哮喘是一种以慢性气道炎症和气道高反应性为特征的异质性疾病,以反复发作的喘息、咳嗽、气促、胸闷为主要临床表现,常在夜间和(或)凌晨发作或加剧。呼吸道症状的具体表现形式和严重程度具有随时间而变化的特点,并常伴有可变的呼气气流受限。支气管哮喘(以下简称"哮喘")是近年来十分引人关注的全球公共健康问题,也是儿童时期最常见的慢性气道疾病。二十余年来我国儿童哮喘的患病率呈明显上升趋势。1990 年全国城市 14 岁以下儿童哮喘的累积患病率为 1.09%,2000 年为 1.97%,而 2010 年为 3.02%,比十年前上升了 52.53%。哮喘严重影响儿童的身心健康,也给家庭和社会带来沉重的精神和经济负担。儿童哮喘的早期识别、干预和规范化管理有利于疾病的防治及预后。

一、哮喘病因及相关危险因素

目前哮喘的病因尚未完全清楚,许多研究者普遍认为儿童支气管哮喘是一种有明显家族聚集倾向的多基因遗传病,受遗传和环境等多种因素影响。因此,哮喘相关危险因素包括宿主因素和环境因素两方面。

1.宿主因素

(1) 遗传因素:研究表明,支气管哮喘是由位于不同染色体上多对致病基因共同作用所引起的多基因遗传病,遗传度越高则遗传因素在发病中的作用越大。国际哮喘遗传学协作研究组的研究结果显示,哮喘候选基因大多定位于 5p15、5q23 ~ 31、6p23、11p15、12q12 ~ 24、13q23.1、14q11.2 ~ 13、17p11.1、19q1.3、21q21、2q33。这些遗传性特征不仅是哮喘发病机制的危险因素,还决定哮喘的治疗效果。例如呼吸道高反应性与染色体 5q 具有连锁关系,编码 Th2 类细胞因子的基因多位于染色体 5q31 ~ 33 区域。

(2) 性别:流行病学调查显示,男孩存在易感性,我国 1990 年和 2000 年 0 ~ 14 岁儿童调查显示,男女患病率比分别为 1.67 ∶ 1.0 和 1.74 ∶ 1.0。随着年龄增长,在性别中的差异随之减少,但最近研究显示成人女性患病率可能超过男性。欧洲呼吸健康调查和瑞士空气污染和肺疾病的队列研究对 9552 例成人调查对象进行了随访,调查结果也发现哮喘更容易在女性发生,尤其是肥胖女性。

(3) 肥胖:多项流行病学研究证实肥胖和超体质量可增加哮喘发生的危险性。肥胖患者潮式呼吸时小气道关闭,导致肺泡与支气管的黏附破坏,气道狭窄加重。而且这种小气道的关闭还能导致局部低氧性肺血管收缩,引起肺间质水肿,继而增加支气管周围的压力。肥胖和哮喘之间关联的基础可能与慢性全身性炎症以及能量调节激素等有关。

2.环境因素 哮喘发病率逐年上升与环境因素的改变密不可分。影响哮喘的环境因素和致病机制较复杂,一些重要因素与哮喘的关系有待进一步探讨。

(1) 变应原:包括引起哮喘发生和发展的各种特异性和非特异性物质。特异性变应原如尘螨、花粉、真菌、动物毛屑等。而非特异性吸入物(硫酸、二氧化硫、氯氨、甲醛、甲酸等)可刺激和腐蚀呼吸道黏膜,使支气管黏膜受损,通透性增高,引起微血管渗漏,炎性介质释放,迷走神经末梢暴露,胆碱能神经M受体兴奋,诱发支气管哮喘。

(2) 感染:感染对哮喘的发病具有两方面的作用。一方面,在婴儿期接触一些病毒和非典型病原体,如呼吸道合胞病毒、流感病毒和支原体等,可诱发哮喘的发生。其机制可能是感染引发气道末梢感觉神经炎症,刺激神经末梢过度释放合成肽、缓激肽、降钙素等基因相关肽,参与气道过敏反应。另一方面,婴幼儿早期接触一些特定的呼吸道感染,可以避免哮喘的发生,这就是“哮喘卫生假说”。哮喘卫生假说认为儿童早期接触感染会促进儿童免疫系统的发展,通过非变应性途径降低哮喘和其他变应性疾病的危险性。

(3) 空气污染:大气污染、汽车尾气、烟草烟雾和电磁烟雾等空气污染使哮喘患者呼出气中一氧化氮水平增加,降低一秒钟用力呼气容积(forced expiratory volume in first second, FEV_1),增加哮喘的急性发作。烟草烟雾是重要的哮喘发病因素之一,烟草相关刺激物不仅能够直接诱发气道炎症和哮喘,而且能够促进慢性呼吸系统感染,间接增加哮喘的危险性。研究显示,8%的成人哮喘与近年烟草接触有关,而出生前后接触烟雾与儿童早期的哮喘症状有明显的相关性,出生第1年母亲吸烟使儿童患喘息性疾病的可能性增加4倍。

(4) 饮食和药物:饮食在哮喘发展中的作用已经被广泛研究,如抗氧化剂和n-3多不饱和脂肪酸摄入减少,n-6多不饱和脂肪酸增加可使哮喘和过敏反应性疾病增加;盐、冷饮、巧克力等食物尽管不作为一种变应原起作用,但摄入量增加也可增强呼吸道高反应,从而引发或加重哮喘。另外,母乳喂养儿童喘息疾病的患病率明显低于完全替代喂养儿童。有些药物也可引起哮喘发作,最重要的药物是阿司匹林,2.3%~20%哮喘患者因服用阿司匹林类药物而诱发哮喘,称为“阿司匹林哮喘”。其机制是阿司匹林类药物影响了花生四烯酸的代谢,抑制前列腺素的合成,使 PGE_2 / PGF_{2a} 失调,白细胞三烯生成量增多,导致支气管平滑肌强而持久的收缩。此外,服用普萘洛尔等β受体阻滞剂,可因阻断β肾上腺素受体而引起哮喘。

(5) 其他:除了以上因素,运动、过度通气、气候变化、情绪波动等因素均可诱发哮喘,而社会经济地位、年龄等也可以影响哮喘的发病率。

二、发病机制

该病的发病机制非常复杂,至今尚未完全阐明。目前发病机制主要可概括为以下几点。①气道炎症机制:参与炎症的细胞包括抗原提呈细胞、淋巴细胞、肥大细胞、嗜酸性粒细胞、嗜碱性粒细胞、中性粒细胞、气道上皮细胞等;参与气道炎症的介质和细胞因子有血小板活化因子、白三烯、前列腺素、活性神经肽等介质,白介素(IL-4、IL-5、IL-12、IL-13等)、粒-单系集落刺激因子及干扰素等细胞因子;②免疫及变态反应机制:血清中总IgE和特异性IgE增高是哮喘患者和特应性体质人群的重要免疫学特征;③气道的神经-受体调节机制:肾上腺素能神经、胆碱能神经等神经系统与哮喘发病密切相关;④Th1 / Th2细胞的失衡机制:Th细胞称为辅助性T细胞,分为Th1细胞、Th2细胞等,哮喘患者体内Th2细胞占优势,正常人Th1细胞占优势,Th1 / Th2细胞失衡是哮喘的病理基础;⑤第二信使(cAMP / cGMP)失衡机制:cAMP可使支气管平滑肌松弛,支气管扩张;而cGMP则使支气管平滑肌收缩,支气管痉挛。当支气管平滑肌细胞内cAMP / cGMP增大时可诱发哮喘病;⑥其他有关哮喘发病的机制:基因遗传因素、气道重塑在哮喘发病中的诱导作用等。

三、临床表现

起病或急或缓,婴幼儿哮喘发病前往往有 1～2 天的上呼吸道过敏的症状,包括鼻痒、打喷嚏、流清涕、揉鼻子等表现并逐渐出现咳嗽、喘息。年长儿起病往往较突然,常以阵咳开始,继而出现喘息、呼吸困难等。

1.急性发作期症状与体征 哮喘急性发作时的主要症状有咳嗽、喘息、呼吸困难、胸闷等。典型的表现是发作性伴有哮鸣音的呼气性呼吸困难。轻度发作时多数以发作性咳嗽和胸闷为主要表现。严重发作时患儿烦躁不安、端坐呼吸、耸肩喘息、面色苍白、鼻翼翕动、口唇及指甲青紫、全身冒冷汗、说话时字词不能连续。哮喘急性发作症状可持续数小时至数天,用支气管舒张剂治疗缓解或自行缓解。典型哮喘的呼吸道症状具有以下特征。①诱因的多样性:常有上呼吸道感染、变应原暴露、剧烈运动、大笑、哭闹、气候变化等诱因;②反复发作性:当遇到诱发因素时突然发作或呈发作性加重;③时间节律性:常在夜间及凌晨发作或加重;④季节性:常在秋冬季节或换季时发作或加重;⑤可逆性:平喘药通常能够缓解症状,可有明显的缓解期。认识这些特征,有利于哮喘的诊断与鉴别诊断。

体格检查可见"三凹征"明显、胸腹反常运动、胸廓膨隆、叩诊呈过清音、呼气延长,多数有广泛的呼气相为主的哮鸣音。如重症哮喘急性发作时,若气道阻塞严重,呼吸音可明显减弱,哮鸣音反而减弱甚至消失("沉默肺")。心率增快,可出现颈静脉怒张、奇脉等体征,严重病例可并发心力衰竭,从而出现肺底广泛中、小水泡音,肝脏肿大及水肿等体征。

2.慢性持续期和临床缓解期症状与体征 多数患儿症状和体征全部消失。部分患儿自觉胸闷,肺部听诊呼吸音减弱,但常无哮鸣音。

四、诊断

儿童处于生长发育过程。各年龄段哮喘儿童由于呼吸系统解剖、生理、免疫、病理等特点不同,哮喘的临床表型不同,哮喘的诊断思路及其具体检测方法也有所差异。

1.诊断标准 哮喘诊断主要依据呼吸道症状体征及肺功能检查,证实存在可变的呼气气流受限,并排除可引起相关症状的其他疾病。

(1) 反复发作的喘息、咳嗽、气促、胸闷,多与接触变应原、受到物理及化学性刺激、呼吸道感染、运动以及过度通气(如大笑和哭闹)等有关,常在夜间和(或)凌晨发作或加剧。

(2) 发作时双肺可闻及散在或弥漫性,以呼气相为主的哮鸣音,呼气相延长。

(3) 上述症状和体征经抗哮喘治疗有效或自行缓解。

(4) 排除其他疾病所引起的喘息、咳嗽、气促和胸闷。

(5) 临床表现不典型者(如无明显喘息或哮鸣音),应至少具备以下 1 项。

1) 证实存在可逆性气流受限。①支气管舒张试验阳性:吸入速效 β_2 受体激动剂(SABA)(如沙丁胺醇压力定量气雾剂 200～400μg)后 15 分钟 FEV_1 增加≥12%;②抗感染治疗后肺通气功能改善;给予吸入糖皮质激素和(或)抗白三烯治疗 4～8 周,FEV_1 增加≥12%。

2) 支气管激发试验阳性。

3) 最大呼气流量(peak expiratory flow,PEF)日间变异率(连续监测 2 周)≥13%。

符合 1～4 条或 4、5 条者,可以诊断为哮喘。

2.<6 岁儿童哮喘的诊断线索 儿童哮喘多始于 3 岁前。具有肺功能损害的持续性哮喘患者,其肺功能损害往往开始于学龄前。因此从喘息的学龄前儿童中识别出可能发展为持

续性哮喘的患儿,并进行有效早期干预是必要的。但是目前尚无特异性的检测方法和指标,可作为学龄前喘息儿童哮喘诊断的确诊依据。

喘息儿童如具有以下临床症状特点时高度提示哮喘:①多于每月 1 次的频繁发作性喘息;②活动诱发的咳嗽或喘息;③非病毒感染导致的间歇性夜间咳嗽;④喘息症状持续至 3 岁以后;⑤抗哮喘治疗有效,但停药后又复发。

如怀疑哮喘,可尽早参照哮喘治疗方案开始试验性治疗,并定期评估治疗反应,如治疗 4 ~ 8 周无明显疗效,建议停药并做进一步诊断评估。另外,大部分学龄前喘息儿童预后良好,其哮喘样症状随年龄增长可能自然缓解,对这些患儿必须定期(3 ~ 6 个月) 重新评估,以判断是否需要继续抗哮喘治疗。

3.临床实践中也可以通过哮喘预测指数(modified Asthma Predictive Index,mAPI) 和哮喘预测工具(Asthma Prediction Tool,APT) 等评估工具,对幼龄儿童喘息发展为持续哮喘的危险度做出评估。

哮喘预测指数(mAPI) 阳性的定义:具有 1 项主要危险因素或 2 项次要危险因素。

(1) 主要危险因素有:① 父母有哮喘家族史;② 经医师诊断的特应性皮炎(湿疹等); ③吸入变应原检测阳性。

(2) 次要危险因素有:①有食物变应原致敏的依据;②外周血嗜酸性粒细胞≥4%;③感冒无关的喘息。

mAPI 适用于一年内≥4 次喘息发作的≤5 岁儿童。

五、实验室检查

1.肺通气功能检测 是诊断哮喘的重要手段,也是评估哮喘病情严重程度和控制水平的重要依据。哮喘患者主要表现为阻塞性通气功能障碍,且为可逆性。多数患者,尤其在哮喘发作期间或有临床症状或体征时,常出现 FEV_1 (正常≥80% 预计值) 和一秒率(正常≥80%) 等参数的降低。对疑诊哮喘儿童,如出现肺通气功能降低,可考虑进行支气管舒张试验,评估气流受限的可逆性;如果肺通气功能未见异常,则可考虑进行支气管激发试验,评估其气道反应性;或建议患儿使用峰流量仪每日 2 次测定最大呼气流量,连续监测 2 周。如患儿支气管舒张试验阳性、支气管激发试验阳性,或 PEF 日间变异率≥13%均有助于确诊。

2.过敏状态检测 对于所有反复喘息怀疑哮喘的儿童,均推荐进行变应原皮肤点刺试验或血清变应原特异性 IgE 测定,以了解患儿的过敏状态,协助哮喘诊断。也有利于了解导致哮喘发生和加重的个体危险因素,有助于制定环境干预措施和确定变应原特异性免疫治疗方案。但必须强调过敏状态检测阴性不能作为排除哮喘诊断的依据。外周血嗜酸性粒细胞分类计数对过敏状态的评估有一定价值。

3.气道炎症指标检测

(1) 诱导痰嗜酸性粒细胞分类计数:学龄期儿童通常能配合进行诱导痰检查操作。诱导痰嗜酸性粒细胞水平增高程度与气道阻塞程度及其可逆程度、哮喘严重程度以及过敏状态相关。

(2) FeNO 检测:FeNO 水平与过敏状态密切相关,但不能有效区分不同种类过敏性疾病人群(如过敏性哮喘、变应性鼻炎、变应性皮炎),且哮喘与非哮喘儿童的 FeNO 水平有一定程度重叠,因此 FeNO 是非特异性的哮喘诊断指标。目前有研究显示,反复喘息和咳嗽的学龄前儿童,上呼吸道感染后如 FeNO 水平持续升高 4 周以上,可作为学龄期哮喘的预测指标。另外,也有研究显示,具有非特异性呼吸道症状的患者,FeNO>50×10^{-9} 提示吸入性糖皮质激素(ICS) 短期治疗反应良好。 由于目前缺乏低 FeNO 水平的患者停用吸入性糖皮质激素(ICS) 治疗后长期转归的研究,不推荐单纯以 FeNO 水平高低作为决定哮喘患者是否使用吸入性糖皮质激素(ICS) 治疗,或吸入性糖皮质激素(ICS) 升/ 降级治疗的依据。

4.胸部影像学检查 哮喘诊断评估时,在没有相关临床指征的情况下,不建议进行常规胸部影像学检查。 反复喘息或咳嗽儿童,怀疑哮喘以外其他疾病,如气道异物、结构性异常(如血管环、先天性气道狭窄等) 、慢性感染(如结核) 以及其他有影像学检查指征的疾病时,依据临床线索所提示的疾病选择进行胸部 X 线平片或 CT 检查。

5.支气管镜检查 反复喘息或咳嗽的儿童,经规范哮喘治疗无效,怀疑其他疾病,或哮喘合并其他疾病,如气道异物、气道局灶性病变(如气道内膜结核、气道内肿物等) 和先天性结构异常(如先天性气道狭窄、食管-气管瘘) 等,应考虑予以支气管镜检查以进一步明确诊断。

6.哮喘临床评估工具 此类评估工具主要基于临床表现进行哮喘控制状况的评估。 临床常用的哮喘评估工具有:哮喘控制测试(Asthma Control Test,ACT) 、儿童哮喘控制测试(Childhood Asthma Control Test, C - ACT, 适用于 4 ~ 11 岁儿童) 、 哮喘控制问卷(Asthma Control Questionnaire,ACQ) 和儿童呼吸和哮喘控制测试(Test for Respiratory and Asthma Con-trol in Kids,TRACK) 等,应根据患者年龄和就诊条件,选用合适的评估工具,定期评估。

六、哮喘分期和分级

1.分期 根据临床表现,哮喘可分为急性发作期、慢性持续期和临床缓解期。 急性发作期是指突然发生喘息、咳嗽、气促、胸闷等症状,或原有症状急剧加重。 慢性持续期是指近 3 个月内不同频度和(或) 不同程度地出现过喘息、咳嗽、气促、胸闷等症状。 临床缓解期是指经过治疗或未经治疗症状、体征消失,肺功能恢复到急性发作前水平,并维持 3 个月以上。

2.分级 哮喘的分级包括哮喘控制水平分级、病情严重程度分级和急性发作严重度分级。

(1) 控制水平分级:依据哮喘症状控制水平,分为良好控制、部分控制和未控制,见表 11-1 和表 11-2。

表 11-1 儿童哮喘症状控制水平分级(≥6 岁)

评估项目	哮喘症状控制水平		
在过去的 4 周	良好控制	部分控制	未控制
日间症状>2 次/ 周 夜间因哮喘憋醒 周 应急缓解药使用 次 >2 / 因哮喘而出现活动受限	无	存在 1~ 2 项	存在 3~ 4 项

表 11-2　儿童哮喘症状控制水平分级(<6 岁)

评估项目	哮喘症状控制水平		
在过去的 4 周	良好控制	部分控制	未控制
持续至少数分钟的日间症状>1 次/ 周 夜间因哮喘憋醒或咳嗽 应急缓解药使用>1 次/ 周 因哮喘而出现活动受限(较其他儿童跑步/ 玩耍减少,步行/ 玩耍时容易疲劳)	无	存在 1~ 2 项	存在 3~ 4 项

(2) 病情严重程度分级:哮喘严重程度应依据达到哮喘控制所需的治疗级别进行回顾性评估分级,因此通常在控制药物规范治疗数月后进行评估。 一般而言,轻度持续哮喘:第 1 级或第 2 级阶梯治疗方案治疗能达到良好控制的哮喘。 中度持续哮喘:使用第 3 级阶梯治疗方案治疗能达到良好控制的哮喘。 重度持续哮喘:需要第 4 级或第 5 级阶梯治疗方案治疗的哮喘。 哮喘的严重程度并不是固定不变的,会随着治疗时间而变化。

(3) 哮喘急性发作严重度分级:哮喘急性发作常表现为进行性加重的过程,以呼气流量降低为其特征,常因接触变应原、刺激物或呼吸道感染诱发。 其起病缓急和病情轻重不一,可在数小时或数天内出现,偶尔可在数分钟内即危及生命,故应及时对病情做出正确评估,以便即刻给予有效的紧急治疗。 根据哮喘急性发作时的症状、体征、肺功能及血氧饱和度等情况,进行严重度分型,≥6 岁见表 11-3,<6 岁见表 11-4。

表 11-3　哮喘急性发作严重度分级(≥6 岁)

临床特点	轻度	中度	重度	危重度
气短	走路时	说话时	休息时	
体位	可平卧	喜坐位	前弓位	
讲话方式	能成句	成短句	说单字	难以说话
精神意识	可有焦虑、烦躁	常焦虑、烦躁	常焦虑、烦躁	嗜睡、意识模糊
辅助呼吸肌活动及三凹征	常无	可有	通常有	胸腹反常运动
哮鸣音	散在,呼气末期	响亮、弥漫	响亮、弥漫、双相	减弱乃至消失
脉率	略增加	增加	明显增加	减慢或不规则
PEF 占正常预计值或本人最佳值的百分数/ %	SABA 治疗后:>80	SABA 治疗前:>50~ 80 SABA 治疗后:>60~ 80	SABA 治疗前:≤50 SABA 治疗后:≤60	无法完成检查
血氧饱和度(吸空气)	90% ~ 94%	90% ~ 94%	90%	<90%

注:①幼龄儿童较年长儿和成人更易发生高碳酸血症(低通气);②判断急性发作严重度时,只要存在某项严重程度的指标,即可归入该严重度等级。

表 11-4　哮喘急性发作严重度分级(<6 岁)

症状	轻度	重度*
精神意识改变	无	焦虑、烦躁、嗜睡或意识不清
血氧饱和度(治疗前)**	>0.94	<0.92
讲话方式***	能成句	说单字
脉率	<100 次/ 分	>200 次/ 分(0~ 3 岁)>180 次/ 分(4~ 5 岁)
发绀	无	可能存在
哮鸣音	存在	减弱,甚至消失

注:*判断重度发作时,只要存在一项就可归入该等级;**血氧饱和度是指在吸氧和支气管舒张剂治疗前的测得值;***需要考虑儿童的正常语言发育过程。

七、治疗

1.治疗的目标 达到良好或完全的临床控制,维持正常生活水平,维持肺功能水平并尽量接近正常,预防哮喘急性发作,避免药物不良反应,预防哮喘导致的死亡。

2.防治原则 哮喘控制治疗应尽早开始,要坚持长期、持续、规范、个体化治疗原则。

治疗包括:①急性发作期。 快速缓解症状,如平喘、抗感染治疗;②慢性持续期和临床缓

解期。 防止症状加重和预防复发,如避免触发因素、抗感染、降低气道高反应性、防止气道重塑,并做好自我管理。

强调基于症状控制的哮喘管理模式,避免治疗不足和治疗过度,治疗过程中遵循“ 监测—评估—调整治疗” 的管理循环,直至停药观察。

3.长期治疗方案　根据年龄分为≥6 岁儿童哮喘的长期治疗方案和<6 岁儿童哮喘的长期治疗方案,分别分为 5 级和 4 级。 对以往未经规范治疗的初诊哮喘患儿,参照哮喘控制水平(≥6 岁参考图 11-1,<6 岁参考图 11-2),选择第 2 级、第 3 级或第 4 级治疗方案。 在各级治疗中,每 1 ~ 3 个月审核一次治疗方案。 如哮喘控制,并维持至少 3 个月,治疗方案可考虑降级,直至确定维持哮喘控制的最小剂量。

在儿童哮喘的长期治疗方案中,除每日规则地使用控制治疗药物外,根据病情按需使用缓解药物。 吸入型速效 β2 受体激动剂是目前最有效的缓解药物。 在吸入型速效 β_2 受体激动剂单药治疗效果不佳时,可选择联合吸入抗胆碱能药物作为缓解药物,以增强疗效。

干预措施		第 1 级	第 2 级	第 3 级	第 4 级	第 5 级
非药物干预		哮喘防治教育、环境控制				
缓解药物		按需使用速效 β2 受体激动剂				
控制药物	优选方案	一般不需要	低剂量 ICS	低剂量 ICS/LABA	中高剂量 ICS/LABA	中高剂量 ICS/LABA ＋LTRA 和/(或)缓释茶碱＋口服最低剂量糖皮质激素
	其他方案		LTRA 间歇(高)剂量 ICS	低剂量 ICS ＋LTRA；中高剂量 ICS；低剂量 ICS ＋缓释茶碱	中高剂量 ICS ＋LTRA；中高剂量 ICS 加 LTRA 或缓释茶碱；中高剂量 ICS/LABA＋LTRA (或)缓释茶碱	中高剂量 ICS/LABA ＋LTRA 和/(或)缓释茶碱＋抗 IgE 治疗[a]

降级　治疗级别　升级

干预措施		第1级	第2级	第3级	第4级	第5级
非药物干预		哮喘防治教育、环境控制				
缓解药物		按需使用速效β2受体激动剂				
控制药物	优选方案	一般不需要	低剂量ICS	低剂量ICS/LABA	中高剂量ICS/LABA	中高剂量ICS/LABA+LTRA和（或）缓释茶碱+口服最低剂量糖皮质激素
	其他方案		· LTRA · 间歇（高）剂量ICS	· 低剂量ICS+LTRA · 中高剂量ICS · 低剂量ICS+缓释茶碱	· 中高剂量ICS+LTRA · 中高剂量ICS+缓释茶碱 · 中高剂量1CS/LABA+LTRA或缓释茶碱	· 中高剂量ICS/LABA+LTRA和（或）缓释茶碱+抗IgE治疗

图 11-1 ≥6 岁儿童哮喘的长期治疗方案

注:ICS—吸入性糖皮质激素; LTRA—白三烯受体拮抗剂; LABA—长效 β_2 受体激动剂; ICS / LABA—吸入性糖皮质激素与长效 β_2 受体激动剂联合制剂;a 抗 IgE 治疗适用于≥6 岁儿童

干预措施		第1级	第2级	第3级	第4级
非药物干预		哮喘防治教育、环境控制			
缓解药物		按需使用速效β2受体激动剂			
控制药物	优选方案	一般不需要	低剂量ICS	中剂量ICS	中高剂量ICS+LTRA**
	其他方案		LTRA 间歇(高)剂量ICS	低剂量ICS+LTRA	中高剂量ICS+缓释茶碱 中高剂量ICS/LABA** 中高剂量ICS+LTRA(或LABA)与口服最低剂量糖皮质激素

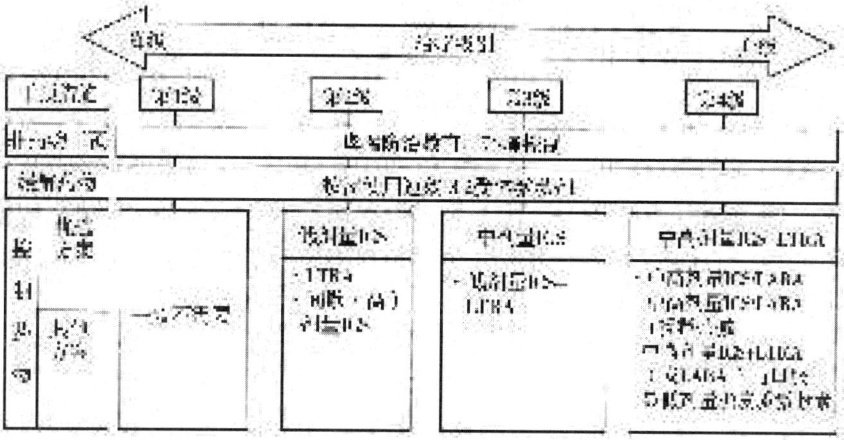

图 11-2 <6 岁儿童哮喘的长期治疗方案

注:ICS—吸入性糖皮质激素; LTRA—白三烯受体拮抗剂; LABA—长效 β_2 受体激动剂; ICS / LABA—吸入性糖皮质激素与长效 β_2 受体激动剂联合制剂

4.临床缓解期的处理 为了巩固疗效,维持患儿病情长期稳定,提高其生命质量,应加强临床缓解期的处理。

(1) 鼓励患儿坚持每日定时测量 MEF、监测病情变化、记录哮喘日记。

(2) 注意有无哮喘发作先兆,如咳嗽、气促、胸闷等,一旦出现应及时使用应急药物以减轻哮喘发作症状。

(3) 坚持规范治疗:病情缓解后应继续使用长期控制药物规范治疗,定期评估哮喘控制水平,适时调整治疗方案,直至停药观察。

(4) 控制治疗的剂量调整和疗程:单用中高剂量 ICS 者,尝试在达到并维持哮喘控制 3 个月后剂量减少 25% ~ 50%。 单用低剂量 ICS 能达到控制时,可改用每天 1 次给药。 联合使用 ICS 和 LABA 者,先减少 ICS 约 50%,直至达到低剂量 ICS 才考虑停用 LABA。 如使用 2 级治疗方案患儿的哮喘能维持控制,并且 6 个月至 1 年内无症状反复,可考虑停药。

有相当比例的<6 岁儿童哮喘的症状会自然缓解,因此对此年龄段儿童的控制治疗方案,每年至少要进行 2 次评估以决定是否需要继续治疗。 经过 3 ~ 6 个月的控制治疗后病情稳定,可以考虑停药观察,但是要重视停药后的管理和随访。 应选择合适的时机调整控制药物的剂量和疗程,避免在气候变化、呼吸道感染、旅行等情况下进行调整。

5.并存疾病治疗 半数以上哮喘儿童同时患有过敏性鼻炎,有的患儿并存鼻窦炎、阻塞性睡眠呼吸障碍、胃食管反流和肥胖等。 这些共存疾病可影响哮喘的控制,需同时进行相应的治疗。 对于肥胖的哮喘儿童,建议适当增加体育锻炼,减轻体重。

6.急性发作期治疗 哮喘急性发作需在第一时间内予以及时恰当的治疗,以迅速缓解气道阻塞症状。 应正确指导哮喘患儿和家长在出现哮喘发作征象时及时使用吸入性速效 β_2 受体激动剂,建议使用压力型定量气雾剂经储雾罐(单剂给药,连用 3 剂) 或雾化吸入方法给药。 如治疗后喘息症状未能有效缓解或症状缓解维持时间短于 4 小时,应即刻前往医院就诊。

哮喘急性发作经合理应用支气管舒张剂和糖皮质激素等哮喘缓解药物治疗后,仍有严重或进行性呼吸困难加重者,称为哮喘持续状态。

(1) 氧疗:有低氧血症者,采用鼻导管或面罩吸氧,以维持血氧饱和度>94%。

(2) 速效 β_2 受体激动剂:是治疗儿童哮喘急性发作的一线药物。 如具备雾化给药条件,。雾化吸入应为首选

药物及剂量:雾化吸入沙丁胺醇或特布他林,体重≤20kg,每次 2.5mg;体重>20kg,每次 5mg。 第 1 小时可每 20 分钟 1 次,以后根据治疗反应逐渐延长给药间隔,根据病情每 1 ~ 4 小时重复吸入治疗。 如不具备雾化吸入条件时,可使用压力型定量气雾剂经储雾罐给药,每次单剂喷药,连用 4 ~ 10 喷(<6 岁,3 ~ 6 喷) 。

经吸入速效 β_2 受体激动剂及其他治疗无效的哮喘重度发作患儿,可静脉应用 β_2 受体激动剂。

药物及剂量:沙丁胺醇 15μg / kg 缓慢静脉注射,持续 10 分钟以上;病情严重需静脉维持时剂量为 1 ~ 2μg / (kg·min)[≤5μg / (kg·min)] 。 静脉应用 β_2 受体激动剂时容易出现心律失常和低钾血症等严重不良反应,使用时要严格掌握指征及剂量,并必要时做心电图、血气及电解质等检查。

(3) 糖皮质激素:是治疗儿童哮喘重度发作的一线药物,早期使用可以减轻疾病的严重度,给药后 3 ~ 4 小时即可显示明显的疗效。 可根据病情选择口服或静脉途径给药。

药物及剂量:①口服。 泼尼松或泼尼松龙 1 ~ 2mg / (kg·d),疗程 3 ~ 5 天。 口服给药效果良好,不良反应较小,但对于依从性差、不能口服给药或危重患儿,可采用静脉途径给药; ②静脉。 注射甲基泼尼松龙 1 ~ 2mg / (kg·次) 或琥珀酸氢化可的松 5 ~ 10mg / (kg·次),根据病情可间隔 4 ~ 8 小时重复使用。 若疗程不超过 1 周,可无须减量直接停药;③吸入。 早期应用大剂量 ICS 可能有助于哮喘急性发作的控制,可选用雾化吸入布地奈德悬液 1mg / 次,或丙酸倍氯米松混悬液 0.8mg / 次,6 ~ 8 小时 1 次。 但病情严重时不能以吸入治疗替代全身糖皮质激素治疗。

(4) 抗胆碱能药物:短效抗胆碱能药物是儿童哮喘急性发作联合治疗的组成部分,可以增加支气管舒张效应,尤其是对 β_2 受体激动剂治疗反应不佳的中重度患者应尽早联合使用。

药物及剂量:体重≤20kg,异丙托溴铵每次 250μg;体重>20kg,异丙托溴铵每次 500μg。

加入 β_2 受体激动剂溶液做雾化吸入,间隔时间同吸入 β_2 受体激动剂。

(5) 硫酸镁:有助于危重哮喘症状的缓解,安全性良好。

药物及剂量:硫酸镁 25 ~ 40mg / (kg·d) (≤2g / d),分 1 ~ 2 次,加入 10% 葡萄糖溶液 20mL 缓慢静脉滴注(20 分钟以上),酌情使用 1 ~ 3 天。不良反应包括一过性面色潮红、恶心等,通常在药物输注时发生。如过量可静脉注射 10%葡萄糖酸钙拮抗。

(6) 茶碱:由于氨茶碱平喘效应弱于 SABA,而且治疗窗窄,从有效性和安全性角度考虑,在哮喘急性发作的治疗中,一般不推荐静脉使用茶碱。如哮喘发作经上述药物治疗后仍不能有效控制时,可酌情考虑使用,但治疗时需密切观察,并监测心电图、血药浓度。

药物及剂量:氨茶碱负荷量 4 ~ 6mg / kg(≤250mg),缓慢静脉滴注 20 ~ 30 分钟,继之根据年龄持续滴注,并维持剂量 0.7 ~ 1mg / (kg·h) 。如已用口服氨茶碱者,可直接使用维持剂量持续静脉滴注。也可采用间歇给药方法,每 6 ~ 8 小时缓慢静脉滴注 4 ~ 6mg / kg。

(7) 经合理联合治疗,但症状持续加重,出现呼吸衰竭征象时,应及时给予辅助机械通气治疗。

八、哮喘管理与防治教育

哮喘对患儿、患儿家庭及社会有很大的影响。虽然目前哮喘尚不能根治,但通过有效的哮喘防治教育与管理,建立医患之间的伙伴关系,可以实现哮喘临床控制。做好哮喘管理与防治教育是达到哮喘良好控制目标最基本的环节。

1.哮喘管理 目标:有效控制哮喘症状,维持正常的活动能力;减少哮喘发作的风险,减少肺损伤及药物不良反应。

(1) 建立医师与患儿及家属间的伙伴关系。

(2) 确定并减少与危险因素接触。

(3) 建立哮喘专科病历。建立哮喘患儿档案、制订长期防治计划,定期(1 ~ 3 个月) 随访。随访内容包括检查哮喘日记、检查吸药技术是否正确、监测肺功能、评估哮喘控制情况、维持用药情况、指导治疗。

(4) 评估、治疗和监测哮喘:哮喘控制评估的客观手段是肺通气功能测定,尽可能在哮喘诊断、长期控制治疗前、治疗后 1 ~ 3 个月进行肺通气功能测定。每天进行简易 PEF 测定,并记录在哮喘日记中,有利于日常症状的评估。但是 PEF 测定的临床价值并不完全等同于肺通气功能。

2.哮喘防治教育

(1) 哮喘早期预防:①母亲怀孕及婴儿出生后避免接触香烟环境;②提倡自然阴道分娩;③鼓励母乳喂养;④出生一年内婴儿尽量避免滥用广谱抗生素。

(2) 教育内容:①哮喘的本质、发病机制;②避免触发、诱发哮喘发作的各种因素的方法; ③哮喘加重的先兆、发作规律及相应家庭自我处理方法,制定哮喘行动计划;④自我监测,掌握 PEF 的测定方法,记哮喘日记;⑤了解各种长期控制及快速缓解药物的作用特点、药物吸入装置使用方法(特别是吸入技术) 及不良反应的预防和处理对策;⑥哮喘发作的征象、应急措施和急诊指征;⑦心理因素在儿童哮喘发病中的作用。

第二节 咳嗽变异性哮喘

咳嗽变异性哮喘(cough variant asthma,CVA) 是一种以咳嗽为主要临床表现的特殊类型的哮喘。 1970 年 Stanescu 首次提出,1972 年 Glauser 等将其命名为变异型哮喘,1981 年 Irwin 等正式提出 CVA 的名称。 此类哮喘在儿童尤为常见,有研究表明 75% 的慢性咳嗽患儿为 CVA,其中 54%的 CVA 患儿最终会发展为典型哮喘。 在我国,因慢性咳嗽而就诊的患儿中有 40%最终诊断为 CVA。

CVA 的临床表现为持续性或慢性咳嗽,无感染表现,或经较长时间抗生素治疗无效,而支气管扩张剂可使咳嗽发作缓解。

一、病因及发病机制

CVA 的发病机制目前尚不完全清楚,研究表明,CVA 存在与典型哮喘相似的呼吸道炎症和呼吸道重构,伴呼吸道反应性增高,受遗传因素和环境因素的双重影响。 但是 CVA 的确切病因和发病机制有待进一步阐明,可从遗传学、免疫学、神经反射等多方面研究。

1.变应原致敏 IgE 介导的 I 型超敏反应在 CVA 的病理方面起重要作用,与典型哮喘的相似,CVA 的呼吸道改变表现为炎性细胞浸润,小血管充血、渗出,支气管黏膜下肥大细胞活化,引起嗜酸性粒细胞聚集和支气管黏膜上皮损伤,上皮损伤后上皮细胞脱落,部分基膜增厚。 CVA 咳嗽症状的季节性变化十分常见。 CVA 患者中变应原皮试或特异性 IgE 阳性的发生率高达 40% ~ 80%,其中大部分为狗皮毛、螨虫和真菌过敏。

2.气道炎症机制 研究表明,CVA 患者呼吸道炎症与典型哮喘的相似,均为多种炎性细胞和炎性介质参与的慢性呼吸道炎症性疾病,其中炎性细胞(嗜酸性粒细胞、嗜碱性粒细胞、肥大细胞等) 释放炎性介质引起呼吸道慢性非特异性炎症,且半胱氨酸白三烯(leukotriene, LTs) 在气道炎症发生时起重要作用。

3.呼吸道重构 在 CVA 中同样存在与典型哮喘相似的呼吸道重构,包括基底膜增厚、黏液腺和杯状细胞增生、血管增生、平滑肌增生和肥厚、黏膜水肿和炎性细胞浸润,从而导致上皮下层增厚。

4.神经-受体机制有研究发现引起咳嗽的反射弧与支气管收缩的反射弧之间具有类似的组成,呼吸道反应性增高和咳嗽次数的增加均是由同一感受器受刺激所致。 CVA 主要是大呼吸道狭窄,而大呼吸道的咳嗽受体极丰富。 气道炎症使呼吸道上皮水肿刺激黏膜下咳嗽受体而引起反射性咳嗽。 P 物质(substonce P,SP) 是一种呼吸道平滑肌的强力刺激剂,在 CVA 发病中也发挥着重要作用。

5.遗传因素 患儿本身可有较明确的过敏性病史,如过敏性鼻炎、皮疹等。 据报道有家族史者占 56.2%,伴有其他过敏病史者占 52.1%。 CVA 在遗传学上亦属多基因遗传,经研究推测存在数种哮喘遗传基因,其遗传度为 80%。

二、临床表现

主要临床表现为刺激性干咳,通常咳嗽比较剧烈,夜间咳嗽为其主要特征;感冒、冷空气、灰尘、油烟等容易诱发或加重咳嗽;常持续或反复发作>1 个月,或经长期抗生素治疗无效;气管舒张剂治疗能够缓解咳嗽症状;呼吸道呈高反应性特征,支气管激发试验阳性;有个人过敏史或家族过敏史等。

三、诊断标准

1.咳嗽持续>4 周,常在运动、夜间和(或)凌晨发作或加重,以干咳为主,不伴有喘息。

2.临床上无感染征象,或经较长时间抗生素治疗无效。

3.抗哮喘药物诊断性治疗有效。

4.排除其他原因引起的慢性咳嗽。

5.支气管激发试验阳性和(或)PEF 日间变异率(连续监测 2 周)≥13%。

6.个人或一、二级亲属有过敏性疾病史,或变应原检测阳性。

以上 1 ~ 4 项为诊断基本条件。

四、实验室检查

1.血液系统 CVA 患儿部分可见血清中总 IgE 含量和特异性 IgE 含量增高,痰标本和血液标本中嗜酸性粒细胞计数增多。

2.影像学 胸部 X 线多无明显异常,部分患儿可有肺纹理增粗。CT 表现可与肺间质病变及支气管扩张等相鉴别。

3.肺功能 ①支气管激发试验:肺通气功能在正常预计值 70% 以上的患儿支气管激发试验后 FEV_1 / FVC 下降≥20%,为激发试验阳性;②支气管舒张试验:200μg 沙丁胺醇可以充分发挥其舒张支气管的良好效能,以 FEV_1 / FVC 增加≥12%,绝对值增加>200mL 为阳性;③PEF 变异率:连续 3 天监测患儿的 PEF 昼夜变化,若 PEF 变异率≥20%,提示存在可逆的气道阻塞。

4.试验性治疗 对主诉顽固性阵发性咳嗽,夜间为甚,常规抗生素治疗无效者,可试验性给予支气管舒张剂治疗,如 β_2 受体激动剂、茶碱类、白三烯受体拮抗剂等,若咳嗽症状减轻,则支持 CVA 的诊断。若效果欠佳,可给予吸入糖皮质激素治疗,多数 CVA 患儿可在 1 ~ 2 周内缓解。若无效者应及时到有条件的医院进行检查确诊。

5.痰诱导试验。

6.呼出气中 NO 水平 CVA 及哮喘患儿的 FeNO 水平明显高于其他原因引起的慢性咳嗽。

7.呼出气冷凝液检测 它是近年来发展起来的一种无创检测呼吸道疾病炎症状态的方法,是评价气道炎症和氧化应激程度的一种无创手段,具有简便、易行、重复性好等优点,但由于缺乏合适的评价标准,目前呼出气冷凝液检测仅被用于研究领域而缺乏临床实践。

五、治疗

1.教育和管理 CVA 是一种特殊类型的哮喘,因其可能会进展为典型哮喘,故应同对待哮喘患儿一样,对 CVA 患儿进行早期教育和管理,内容包括 CVA 的本质、对有效控制 CVA 的认识、避免 CVA 的诱发因素(如戒烟,避免接触花粉、粉尘、动物毛发、皮屑、鱼虾、油漆等)、常用药物的吸入方法、先兆发作的征象、何时就医及相应自我处理方法等,并指导患儿进行自我监测,记录哮喘日记,根据结果判定控制水平并调整相应的治疗,增加患儿的依从性和自信心。

2.药物治疗

(1) β_2 受体激动剂:是一种支气管舒张剂,主要兴奋 β_2 受体。一般首选气雾剂吸入。有研究发现单用长效 β_2 受体激动剂(LABA) 对于 CVA 的治疗效果不如白三烯受体拮抗剂好。关于其不良反应,有学者通过检测心率及心率变异性来反映福莫特罗对自主神经系统的影响发现,单一剂量的福莫特罗可增加心率但降低心率变异性。因此为减少 LABA 的用量,目前临床常将 LABA 与吸入性糖皮质激素(ICS) 联合使用。

(2) 糖皮质激素:糖皮质激素是最有效的控制气道炎症的药物,可抑制炎症因子的生成和释放,减少微血管渗漏,提高气道 β_2 受体的反应性进而预防气道重塑。可经静脉、口服及吸入给药,临床常用的是 ICS,临床通常将 ICS 与 LABA 联合使用。而且 ICS 作为 CVA 治疗药物的最重要一点是它可减轻咳嗽和降低发展为典型哮喘的风险。剂量及方法见哮喘章节。

(3) 白三烯受体拮抗剂(LTRAs):研究显示,LTRAs 对于嗜酸性粒细胞所致的咳嗽有很好的镇咳作用,可替代 ICS,产生倍量激素的效应,与 β_2 受体激动剂联用优于单独应用 LTRAs。

(4) 磷酸二酯酶抑制剂:非选择性磷酸二酯酶抑制剂即茶碱类药物,低浓度的茶碱有一定的抗感染作用。目前临床上常用的茶碱缓释片、多索茶碱等具有血药浓度平稳、不良反应少等特点,尤其适用于有夜间症状的 CVA 患儿,但其作为控制药物疗效有限,可作为单独应用 ICS 未达到控制时的附加药物。近年来,选择性磷酸二酯酶抑制剂如 ASP3258、罗氟司特和西洛司特等已被用于治疗哮喘,并证实有很好的抗感染效果,但其远期疗效及安全性仍需进一步研究。

(5) 其他药物抗胆碱药物:如异丙托溴铵可有效地阻断大气道 M 受体,提高咳嗽反射阈值,减轻咳嗽症状,用法见哮喘章节。抗组胺药和稳定肥大细胞膜类药物如氯雷他定、色甘酸钠、酮替芬等对 CVA 的治疗也有一定的临床价值。

(6) 免疫治疗:由于 CVA 的主要病理生理学变化为 IgE 介导的 I 型超敏反应,故可从特异性的抗 IgE 的单克隆抗体类药物方面研究。

第三节 过敏性胃肠炎

过敏性胃肠炎也称为食物变态反应或消化系统变态反应等,是某种食物或食品添加剂等引起的 IgE 介导和非 IgE 介导的免疫反应,导致消化系统乃至全身性的变态反应。

一、流行病学

儿童食物过敏反应的患病率 6% ~ 8%,而牛乳是最常见的过敏食物,占其中的 3% ~ 7.5%,以 1 岁以内的婴幼儿多见。随着年龄的增长,食物过敏症的发病率明显下降。对食物过敏的患儿常伴有支气管哮喘,发病率 6.8% ~ 17%,而对牛奶过敏的儿童,哮喘的发病率则可高达 26%。

二、相关因素

1.食物诱发小儿过敏的途径有 5 种:胃肠道食入、呼吸道吸入、皮肤接触、注射、通过人乳和胎盘进入。

2.食物变应原指的是能引起免疫反应的食物抗原分子。几乎所有食物变应原都是蛋白质,大多数为水溶性糖蛋白,分子量 10 万~ 60 万。每种食物蛋白质可能含几种不同的变应原。食物变应原有如下几个特点。

(1) 任何食物都可诱发变态反应:但小儿常见的食物变应原为牛奶、鸡蛋、大豆,其中牛奶和鸡蛋是幼儿最常见的强变应原。致敏食物也因各地区饮食习惯不同而异。花生既是小儿也是成人常见的变应原,海味食物不是小儿的主要变应原,坚果诱发的过敏在小儿中比较少见。虽然任何食物都可致敏,但约 90%的过敏反应是由少数食物引起的,如牛奶、鸡蛋、花生和小麦。

(2) 食物中仅部分成分具有变应原性:以牛奶和鸡蛋为例,牛奶中至少有 5 种具变应原性的成分。其中以酪蛋白、乙种乳球蛋白变应原性最强;鸡蛋中的蛋黄具相当少的变应原,蛋清中的卵白蛋白和卵类黏蛋白为鸡蛋中最常见的变应原。

(3) 食物变应原性的可变性:加热可使大多数食物的变应原性减低。胃的酸度增加和消化酶的存在可减少食物的变应原性。

(4) 食物间存在交叉反应性:不同的蛋白质可有共同的抗原决定簇,使变应原具有交叉反应性。如至少 50%的牛奶过敏者也对山羊奶过敏。对鸡蛋过敏者可能对其他鸟类的蛋也过敏。交叉反应不存在于牛奶和牛肉之间,也不存在于鸡蛋和鸡肉之间。植物的交叉反应性比动物明显,如对大豆过敏者也可能对豆科植物的其他成员如扁豆、苜蓿等过敏。患儿对花粉过敏也会对水果和蔬菜有反应,如对桦树花粉过敏者也对苹果、榛子、桃、杏、樱桃、胡萝卜等有反应。对艾蒿过敏者也对伞形酮类蔬菜如芹菜、茴香和胡萝卜有反应。

3.遗传因素 食物变态反应与遗传基因有关。父母中一方有食物过敏史,其子女的患病率为 30%。若双亲均患本病,则其子女患病率高达 60%。

4.解剖因素 人体胃肠道的非特异性和特异性黏膜屏障系统可以限制完整的蛋白质抗原侵入,而进入肠道的食物抗原与分泌型 IgA 结合,形成抗原抗体复合物,限制了肠道对食物抗原的吸收,从而直接或间接地减轻对食物蛋白的免疫反应。小儿消化道黏膜柔嫩,血管通透性高,消化道屏障功能差,各种食物过敏原易通过肠黏膜入血,引起变态反应。3 个月以下的婴儿 IgA 水平较低,黏膜固有层中产生并分泌 IgA 的浆细胞数较少。消化吸收过程及黏膜免疫异常,均造成各种食物的过敏原易通过肠黏膜入血,从而发生过敏性胃肠炎。

5.其他因素 消化道炎症是肠道过敏症发病率增高的原因之一。这是由于消化道炎症致胃肠黏膜损伤,增加了胃肠黏膜的通透性,使过多的食物抗原被吸收,从而发生变态反应。

三、发病机制

致敏抗原激活肠固有膜中的浆细胞,从而产生大量的 IgE 抗体,并与肥大细胞结合,固定在这些细胞的表面。当食物中的致敏原再次进入体内时,与胃肠黏膜肥大细胞表面的 IgE 相结合,使肥大细胞激活,脱颗粒释放一系列参与过敏反应的炎症介质,使血管通透性增加,引起Ⅰ型超敏反应。部分抗原物质也可选择性地与 IgG、IgM、IgA 或 T 细胞结合,形成免疫复合物,从而引起局部或(和)全身性的Ⅲ型超敏反应或Ⅳ型超敏反应。而年龄、食物的消化过程、胃肠道的通透性、食物抗原的结构、遗传因素等可影响食物过敏反应的发生。食物变态反应在出生后最初几年最常见大多数患儿到了 2 ~ 3 岁就对该食物产生耐受,症状随之消失。IgE 介导者可能持续时间较长。开始的严重性与以后临床症状消失与否无关。

四、临床表现

临床表现的严重程度与食物中变应原性的强弱和宿主的易感性有关。①IgE 介导的食物变态反应临床症状出现较快,可在进食后几分钟就出现。有时极微量就可引起十分严重的过敏症状。就症状出现的次序而言,最早出现的常是皮肤、黏膜症状。呼吸道症状如哮喘出现较晚或不出现,但严重者常伴呼吸道症状。食物诱发的哮喘在婴儿比较多见,除吸入所致者外,一般均合并其他过敏症状。年长儿和成人的食物虽可诱发多种过敏症状,包括休克在内,但诱发哮喘的不多见。食物一般不诱发变应性鼻炎。变应性鼻炎作为食物变态反应的唯一症状更是罕见;②非 IgE 介导的食物变态反应可涉及Ⅱ型超敏反应、Ⅲ型超敏反应、Ⅳ型超敏反应,但直接的证据很少,人们认为有些食物的不良反应涉及非 IgE 的免疫机制。涉及Ⅱ型超敏反应者如牛奶诱发的血小板减少;涉及Ⅲ型超敏反应和Ⅳ型超敏反应者,如疱疹性皮炎、牛奶诱发的肠出血、食物诱发的小肠结肠炎综合征、食物诱发的吸收不良综合征等,还可引起过敏性肺炎、支气管哮喘、过敏性皮炎等。

五、并发症

肠道外症状表现最常见的为血管神经性水肿和各种皮疹、湿疹。此外尚可引起鼻炎、结膜炎、复发性口腔溃疡、支气管哮喘、过敏性紫癜、心律失常、头痛眩晕等,甚至可引起过敏性休克。婴儿期食物过敏尚有发生猝死综合征的报道,应予重视。

六、诊断

食物变态反应的诊断,首先根据详细的病史、皮肤试验或放射变应原吸附实验(radioallergosorbent test,RAST) 的结果判定。根据病史和(或) 皮肤试验疑为 IgE 介导的疾病或食物诱发的小肠结肠炎时,应排除可疑食物 1 ~ 2 周。其他胃肠变态反应疾病排除可疑食物可长达 12 周。如果症状未改善,则不大可能是食物变态反应,不能仅根据皮肤试验或 RAST 做出 I 型超敏反应的诊断。许多患儿据此被误诊为某种食物所致的食物变态反应,而避免了他们不需禁食的食物。因此病史和食物的盲攻击对病因的诊断很重要。临床还注意到,IgE 型和非 IgE 型可同时存在或相互转化,以及患儿随时可能对新的食物变应原过敏。

七、鉴别诊断

食物过敏引起的症状具有多样性和非特异性,应与非变态反应所引起的消化道疾病和全身性疾病鉴别,如各种原因引起的消化不良、胆石症、炎症性肠病、乳糜泻等。进食某些食物后引起的不良反应,不能都认为是食物过敏。

食物异常反应是一个总的概念,适用于由摄入的食物和(或) 食物添加剂引起的所有异常反应,包括食物成分或添加剂引起的免疫反应(IgE 介导的和非 IgE 介导的免疫反应),非免疫性反应如食物不耐受、 食物中毒、 药理样食物反应以及精神心理因素引起的异常反应等。

1.食物不耐受 食物不耐受是指食物和(或) 添加剂引起的异常生理反应。它与食物过敏的主要区别是不涉及免疫反应,但可有非免疫因素引起的肥大细胞释放炎症介质参与。

2.食物中毒 食物中毒是由于进食被毒物污染或本身具有毒性的食物和(或) 食物添加剂,在效应部位积累到一定量而产生的全身性疾病,可分为细菌性食物中毒和非细菌性食物中毒两大类。毒物可来自污染的微生物与食物本身(如河豚、生鱼胆等),也可源于其他化学物质(如砷、汞、有机磷农药等)。此异常反应一般无免疫因素参与。

3.药理样食物反应 药理样食物反应指食物及其衍生物和(或)食物添加剂中含有内源性药理作用样物质(如咖啡因、组胺等),于机体内达到一定量后,产生某种药物所具有的药理作用及表现。

4.假性食物过敏 假性食物过敏多指由于精神及心理因素引起的食物异常反应。其临床表现类似食物过敏,但不涉及免疫机制介导的化学递质的释放。

5.食物过敏 食物过敏是指部分人群由食物或食物添加剂引起的免疫反应。进食少量有关食物即可诱发,与食物和(或)食物添加剂的生理作用无关,涉及免疫机制引起的化学递质的释放。

八、治疗

1.避免接触变应原 一旦确定了变应原,应严格避免再进食,这是最有效的防治手段。但"避"应有的放矢,如鸡蛋最容易过敏的部分为蛋清,可食蛋黄部分。一般 6 ~ 12 个月后小儿对大部分食物抗原的敏感性消失。此外,烹调或加热使大多数食物抗原失去变应原性。

2.药物 一般不主张长期用酮替芬、皮质类固醇预防。口服色甘酸的效果不肯定。在食物诱发症状时,应对症处理。

九、预后

一般预后良好,多随年龄增长而逐渐缓解。若处理不当,病情迁徙发展,常致营养不良、生长障碍。

第四节 过敏性结肠炎

过敏性结肠炎是一种胃肠功能紊乱疾病,其特征为腹痛、腹胀、便秘或腹泻。它是一个全球性的问题,随着近年来人们生活节奏的加快、饮食结构的改变,神经、精神、感染因素所致的过敏性结肠炎发病率有上升趋势。它对生活质量和工作造成一定的困扰。一般来说,中青年是高发人群,其中女性发病率高于男性,脑力劳动者发病率高于体力劳动者,儿童中也不少见。

一、病因和发病机制

1.病因 过敏性结肠炎的病因尚不明确,找不到任何解剖学的原因。情绪因素、饮食、药物或激素均可促发或加重这种高张力的胃肠道运动。有些患者有焦虑症、成年抑郁症和躯体症状化障碍。然而,应激和情绪困扰并不总伴有症状的发作和反复。有些患者表现有一种获得性的异常病理行为,比如,他们倾向于将精神上的困扰表达为消化道的主诉,通常是腹痛。因此,医师在评估时,应了解其是否有无法解决的心理问题,包括性虐待和躯体恶习。

2.发病机制

(1) 胃肠动力学异常。

(2) 内脏感知异常。

(3) 精神因素。

(4) 其他:对某些食物不耐受、肠结膜的低度炎症等。

二、病理生理

1.患儿的小肠和乙状结肠的环形肌和纵行肌对动力异常特别敏感,近端小肠似乎对食物和拟副交感神经药物具有高度反应性。

2.患儿常常发生黏液过度分泌,这与黏膜损伤无关,其原因不明,但与胆碱能神经活动性过高有关。

三、临床表现

长期反复发作的腹痛、腹胀,以左髂窝、左中下腹区疼痛最为多见,呈持续性钝痛,可持续数分钟到数日不等。 在排便、排气后可暂时得到缓解,除去腹痛与腹泻,有时还有便秘伴随发生。 有的患儿大便次数增多,每日 2 ~ 6 次或更多,多为糊状便或稀便,但不带血;还有一些患儿 4 ~ 7 天排便一次,大便干结,排便困难。 同时,上腹不适、嗳气、反酸、胃灼热等上消化道症状出现。 许多患儿还有乏力、身体消瘦、失眠、焦虑、头昏、头痛等自主神经功能紊乱的症状。 体检除可触及痉挛的结肠外,无其他阳性发现。 临床上,将过敏性结肠炎分为 4 个主要类型:腹泻型、腹痛型、腹泻便秘交替型和黏液便型。

四、影像学表现

1.钡餐检查 由于肠管痉挛收缩,排空迅速,肠管显得很细,服钡 6 小时后,钡剂即可到达乙状结肠、直肠,甚至大量钡剂被排除。“线样征”是由于肠管内有大量黏液存留,少量钡剂附着于黏稠的黏液上。

2.钡剂灌肠检查 表现为肠管痉挛收缩,紧张力增强,并有局部肠壁的频繁激惹。 即使在同一病例检查中,在充盈相,黏膜皱襞所见的表现各异,故黏膜皱襞易变性为其特征。

五、诊断

诊断要点:有肠道功能性疾病的症状,在排除各种可能的器质性病变后,可诊断为肠功能性疾病。

1.以腹痛、腹胀、腹泻或便秘为主诉,伴有全身性神经症状(症状持续或反复超过 3 个月) 。

2.多次粪常规及培养(至少 3 次) 均阴性,粪隐血试验阴性。

3.X 线钡剂灌肠检查无阳性发现,或结肠有激惹征象。

4.结肠镜显示部分患儿肠管运动亢进,无明显黏膜异常,组织学检查基本正常。

5.无痢疾,无血吸虫等寄生虫病史,试验性治疗无效(注:指甲硝唑试验治疗和停用乳制品) 。

符合上述标准者,一般可做出临床诊断。 但要注意与一些表现隐匿或症状不典型的其他疾病鉴别,对诊断有怀疑者可选择有关的进一步检查。

六、鉴别诊断

主要需与下列疾病鉴别。

1.吸收不良综合征 本征常有腹泻,但大便常规可见脂肪和未消化食物。

2.慢性结肠炎 也常有腹痛、腹泻,但以黏液血便为主。 结肠镜检查见结肠黏膜充血水肿、糜烂或溃疡。

3.慢性痢疾 腹泻以脓血便为主,粪常规可见大量脓血细胞,或见痢疾杆菌,大便培养可见痢疾杆菌生长。

4.克罗恩病 常有贫血、发热、虚弱等全身症状。 肠镜检查见"线性溃疡"或肠黏膜呈"铺路石样"改变。

5.肠结核 有腹痛,腹泻,粪便中可见脓血并有全身中毒症状,如消瘦、低热等,或有其他结核病灶。

6.肠肿瘤 可有腹泻,但以陈旧性血便为主,肠镜及 X 线钡灌肠及直肠指诊可有阳性体征。

七、治疗

由于该症不属感染性腹泻,因此不宜轻易反复用抗生素。 滥用抗生素容易导致肠道菌群紊乱,甚至二重感染,反而会加重腹泻。

1.一般治疗 建立良好的生活习惯。 饮食上避免诱发症状的食物,因人而异,一般而言宜避免产气的食物,如乳制品、大豆等。 高纤维食物有助改善便秘。 对于失眠、焦虑者,可适当给予镇静药。

2.药物治疗

(1) 胃肠解痉药:抗胆碱药物可作为症状重的腹痛的短期治疗用药;钙通道阻滞剂如硝苯地平对腹痛、腹泻有一定疗效;匹维溴铵为选择性作用于胃肠道平滑肌的钙通道阻滞剂,故不良反应少,用法为 50mg,3 次/ 天。

(2) 止泻药:洛哌丁胺或复方地芬诺酯止泻效果好,适用于腹泻症状较重者,但不宜长期使用。 一般的腹泻宜使用吸附止泻药,如蒙脱石散、药用炭等。

(3) 泻药:便秘型患儿可酌情使用泻药,但不宜长期使用。 半纤维素或亲水胶体在肠内不被消化和吸收,且具强大亲水性,在肠腔内吸水膨胀,增加肠内容物水分及容积,起到促进肠蠕动、软化大便的作用,被认为是治疗过敏性结肠炎便秘比较理想的药物。

(4) 抗抑郁药:腹痛、腹泻症状重而上述治疗无效且精神症状无明显者可试用。

(5) 肠道菌群调节药:如双歧杆菌、乳酸杆菌等制剂,可改善肠道菌群失调,对腹胀、腹泻有效。 促胃肠动力药如西沙必利有助便秘改善。

(6) 胃肠动力双向调节剂:通过作用于外周肠神经系统阿片受体、直接作用于胃肠道平滑肌、影响胃肠肽类的释放三种途径调节胃肠动力紊乱。

3.心理和行为疗法 包括心理治疗、催眠术、生物反馈疗法等。

第五节 湿疹或特应性皮炎

湿疹是由多种复杂的内、外因素引起的一种具有多形性皮损和易有渗出倾向的皮肤炎症反应。 病因复杂。 瘙痒剧烈,易反复,可迁延多年不愈。

一、病因与发病机制

湿疹的病因目前尚不明确。 机体内因包括免疫功能异常(如免疫失衡、免疫缺陷等) 、系统性疾病(如内分泌疾病、营养障碍、慢性感染、肿瘤等)以及遗传性或获得性皮肤屏障功能障碍。外因如,环境或食品中的过敏原、刺激原、微生物、环境温度或湿度变化、日晒等均可以引发或加重湿疹。社会心理因素如紧张、焦虑也可诱发或加重本病。

本病的发病机制尚不明确。目前多认为是在机体内部因素如免疫功能异常、皮肤屏障功能障碍等基础上,由多种内外因素综合作用的结果。免疫性机制如变态反应和非免疫性机制如皮肤刺激均可参与发病过程。微生物可以通过直接侵袭、超抗原作用或诱导免疫反应引发或加重湿疹。

二、临床表现

1.自觉瘙痒剧烈,病程慢性,易反复发作。

2.皮损多形性,按皮损表现特点分为急性湿疹、亚急性湿疹及慢性湿疹三种。

(1) 急性湿疹:表现为红斑、丘疹、丘疱疹或水疱、可伴糜烂、渗出、脓疱和结痂。

(2) 亚急性湿疹:表现为小丘疹、鳞屑或结痂,也可有轻度浸润。

(3) 慢性湿疹:表现为皮肤肥厚、干燥、苔藓样变及皲裂。

3.皮损分布 可发生于任何部位,以外露部位及躯体屈侧多见,对称性分布。其中耳、手、肛周和阴囊为好发部位。

三、实验室检查

1.血常规 可有嗜酸性粒细胞增多。

2.血清 IgE 可有增高,有助于寻找可疑致敏原。

3.斑贴试验 用于鉴别诊断接触性皮炎。

4.组织病理学检查 ①急性期:浅层血管周围淋巴细胞浸润,可见数量不等的嗜酸性粒细胞;表皮海绵水肿至表皮内水疱形成;真皮乳头水肿,偶可见血管外红细胞;表皮厚度大致正常;②亚急性期:浅层血管周围中度致密混合类型细胞浸润;真皮乳头水肿;表皮棘层轻度增生,灶性角化不全;灶性海绵水肿;真皮乳头中胶原纤维增粗、红染;③慢性期:浅层血管丛周围中度淋巴细胞浸润,表皮呈银屑病样增生,棘层肥厚,角化不全及角化亢进,真皮乳头层不同程度增厚,可见与表皮垂直走行的红染胶原。

四、诊断

湿疹的诊断主要根据临床表现,结合必要的实验室检查或组织病理学检查。特殊类型的湿疹根据临床特点进行诊断,如干燥性湿疹、自身敏感性皮炎、钱币状湿疹等;非特异者可根据临床部位进行诊断,如手湿疹、小腿湿疹、肛周湿疹、阴囊湿疹、耳湿疹、眼睑湿疹等;泛发性湿疹指多部位同时发生的湿疹。湿疹严重程度可根据其面积和皮疹的特点进行评分。

五、鉴别诊断

1.变态反应性接触性皮炎 本病接触史明显,病变多局限于接触部位,皮疹多为单一形态,境界清楚,病程多是急性经过。去除接触性病因后易治愈或自愈。

2.特应性皮炎 本病具有典型的年龄分布特点,患者本人及其家族中多有遗传过敏史(哮喘、过敏性鼻炎、特应性皮炎等)、嗜酸性粒细胞增高和血清 IgE 升高等特点。

3.疥疮 由疥螨感染引起,表现为手指缝、手腕屈侧、小腹、腋窝等皱褶部位小丘疹伴抓痕,阴部可见绿豆至花生米大小红色瘙痒性结节,瘙痒剧烈。家族中或集体中多数人同时发病。 皮屑显微镜检查可找到疥螨或虫卵。

4.手足癣 应与手足湿疹相鉴别。 本病皮损界限清楚,于单侧手掌、足趾或趾间发病,皮损部位真菌镜检阳性。

六、治疗

主要目的是控制症状、减少复发。 治疗应从整体考虑,兼顾近期疗效和远期疗效。

1.基础治疗 包括患者教育、避免诱发或加重因素、使用润肤剂保护皮肤屏障功能。

2.局部治疗

(1) 外用糖皮质激素制剂:轻度湿疹可选用弱效糖皮质激素,如氢化可的松、地塞米松乳膏及地奈德乳膏;中度湿疹可选择中效激素,如曲安奈德、糠酸莫米松及丙酸氟替卡松乳膏等;重度肥厚性皮损可选用强效激素,如哈西奈德和卤米松乳膏等。 此外,小婴儿、面部及皮肤皱褶部位一般选用弱效或中效激素。

(2) 钙调神经磷酸酶抑制剂:如 0.03%他克莫司软膏、0.1%的吡美莫司乳膏,适用于 2 岁以上的湿疹患儿。

(3) 继发感染:局部外用抗生素。

第六节 荨麻疹

荨麻疹是由于皮肤、黏膜小血管扩张及渗透性增加出现的一种局限性水肿反应,临床上特征性表现为大小不等的风团伴瘙痒,可伴有血管性水肿。

一、病因

多数急性荨麻疹可找到病因,但慢性荨麻疹的病因多难以明确,通常将病因分为外源性和内源性。 外源性因素多为暂时性,包括物理刺激(摩擦、压力、冷、热、日光照射等) 、食物(动物蛋白如鱼、虾、蟹、贝壳类、蛋类等,植物或水果类如柠檬、芒果、李子、杏子、草莓、胡桃、可可、大蒜、番茄等,腐败食物和食品添加剂等) 、药物(免疫介导的如青霉素、磺胺类药、血清制剂、各种疫苗等,或非免疫介导的肥大细胞释放剂如吗啡、可待因、阿司匹林等) 、植入物(人工关节、吻合器、心脏瓣膜、骨科的钢板及钢钉等) 以及运动等。 内源性因素多为持续性,包括肥大细胞对 IgE 高敏感性、慢性隐匿性感染(细菌、真菌、病毒、寄生虫等感染) 、精神紧张、针对 IgE 或高亲和力 IgE 受体的自身免疫以及慢性疾病如风湿热、系统性红斑狼疮、甲状腺疾病、淋巴瘤、 白血病、 炎症性肠病等。 特别指出, 慢性荨麻疹很少是由变应原介导所致的。

二、发病机制

荨麻疹的发病机制至今尚不十分清楚,可能涉及感染、变态反应、假变态反应和自身反应性等。 肥大细胞在发病中起中心作用,其活化并脱颗粒,导致组胺、白三烯、前列腺素等释放,是影响荨麻疹发生、发展、预后和治疗反应的关键。 诱导肥大细胞活化并脱颗粒的机制包括免疫性、非免疫性和特发性。 免疫机制包括针对 IgE 或高亲和力 IgE 受体的自身免疫、 IgE 依赖的以及抗原抗体复合物和补体系统介导等途径;非免疫性机制包括肥大细胞释放剂直接诱导、食物中小分子化合物诱导的假变态反应,或非甾体抗感染药改变花生烯酸代谢等;对于少数荨麻疹患者,目前尚无法阐明其发病机制,甚至可能不依赖肥大细胞活化。

三、临床表现

1.自觉剧烈瘙痒。

2.如果消化道受累,可出现恶心、呕吐、腹痛及腹泻等症状。

3.支气管及喉头受累,则出现咽喉发堵、胸闷、气促、呼吸困难,甚至窒息。

4.可分为急性荨麻疹和慢性荨麻疹,急性荨麻疹,发病急骤,一般病程在 6 周以内;慢性荨麻疹,风团反复发作,病程≥6 周。

5.皮疹为复发性的皮肤黏膜潮红或风团,风团呈淡红色、鲜红色或苍白色,大小不等,形态不规则,有时可以融合成大片,时起时消,单个风团常持续不超过 36 小时,消退后不留痕迹。

6.特殊类型的荨麻疹包括皮肤划痕症、寒冷性荨麻疹、胆碱能性荨麻疹、日光荨麻疹、压力性荨麻疹、血管性水肿等。

7.可合并手足、眼睑,甚至整个面部水肿。

四、实验室检查

通常荨麻疹不需要做更多的检查。 急性患者可以检查血常规,了解发病是否与感染或过敏相关。 慢性患者如果病情严重、病程较长或对常规剂量的抗组胺药治疗反应差时,可行相关的检查,如血常规、便虫卵、肝肾功能、免疫球蛋白、红细胞沉降率、C-反应蛋白、补体和各种自身抗体等。 必要时可以开展变应原筛查、食物日记、自体血清皮肤试验,以排除和确定相关因素在发病中的作用。 IgE 介导的食物变应原在荨麻疹发病中的作用是有限的,对变应原检测结果应正确分析。 有条件的单位可酌情开展双盲、安慰剂对照的食物激发试验。

五、鉴别诊断

1.丘疹样荨麻疹　多由虫咬所致,皮损常群集分布,为 1 ~ 2cm 大小的淡红色风团样丘疹,中心可有水疱,持续数天后消退。

2.荨麻疹性血管炎　皮损瘙痒不明显,持续数天,消退后常遗留紫癜、鳞屑和色素沉着。

病理表现为血管炎,可有补体降低。

六、治疗

1.停止接触可能的致敏物质。

2.抗过敏治疗口服抗组胺药,如苯海拉明、马来酸氯苯那敏片、赛庚啶、氯雷他定或西替利嗪。

3.水肿严重,合并腹痛、关节痛等全身症状者,可酌情应用糖皮质激素:地塞米松 0.3 ~ 0.5mg / (kg·d) 或氢化可的松 6 ~ 10mg / (kg·d),宜短期给药。

4.抗感染治疗。 由于儿童急性荨麻疹多与上呼吸道的球菌感染有关,如有咽痛、白细胞升高等感染指征应给予抗感染治疗。

5.出现喉水肿、呼吸困难症状,给予肾上腺素。 必要时行气管切开术。

6.外用炉甘石洗剂止痒。

(刘渝)

第十二章 支气管疾病

第一节 急性支气管炎

急性支气管炎是指由各种致病原引起的支气管黏膜炎症,因同时累及气管,故又称为急性气管支气管炎。常继发于上呼吸道感染或为麻疹、百日咳、伤寒等急性传染病的一种表现,是儿童时期常见的呼吸道疾病,婴幼儿多见。

一、病因和发病机制

1.病因 主要为感染,病原为各种病毒、细菌、真菌及不典型病原体(支原体、衣原体等),或为混合感染。能引起上呼吸道感染的病原体都可引起支气管炎,免疫功能低下、特应性体质、胃食管反流、营养不良、佝偻病、气道内异物和支气管结构异常等均为本病的危险因素。环境污染、空气污浊或经常接触有毒气体也可刺激气管支气管黏膜,引起炎症。

2.发病机制 儿童期易发急性支气管炎,可能与其呼吸道的解剖生理特点有关。儿童的气管、支气管管径较成人短且狭窄,管径与年龄成正比,年龄越小则气管、支气管管径越狭小;软骨柔软,管壁因缺乏弹性组织而支撑作用差;黏膜柔嫩,血管丰富;因纤毛运动功能较差、黏液腺分泌不足,故黏液纤毛转运系统功能不足。一旦感染,则容易出现气管、支气管充血水肿,导致气道阻塞。

细菌感染一般不易直接侵犯气管、支气管,常在病毒感染基础上,黏膜纤毛受损时继发细菌感染。胃食管反流可使食物或胃内容物反流后吸入而引起支气管炎。

3.病理改变 急性支气管炎早期表现为气管及支气管黏膜充血、肿胀,无渗出物,之后气道纤毛上皮细胞脱落、水肿、黏液腺肥大,黏膜下层炎症细胞浸润,并分泌浆液性、黏液性或脓性渗出物;出现支气管壁受损、平滑肌痉挛,管腔渗出物增多。重症时支气管各层受损,发展为支气管周围炎。但炎症消退后,支气管黏膜形态和功能一般均能完全恢复正常。

二、临床表现

多先有上呼吸道感染症状,之后以咳嗽为主要症状,开始为干咳,之后有痰。咳嗽可持续7~10天,或反复发作,部分发展为肺炎。一般无全身症状。婴幼儿症状较重,常有发热、呕吐及腹泻等。双肺呼吸音粗糙,可有不固定的散在干啰音和(或)中等至粗大的湿啰音。婴幼儿不会吐痰,痰液咳出声门后多经咽喉咽下,故可在咽喉部或肺部闻及痰鸣音。

营养不良、免疫功能低下、先天性呼吸道畸形、佝偻病等患儿易并发肺炎、中耳炎、喉炎、鼻窦炎等疾病。婴幼儿期伴有喘息支气管炎,如伴有湿疹或其他过敏史者,少数可发展为支气管哮喘。

三、辅助检查

1.实验室检查 外周血白细胞计数及分类多在正常范围;白细胞计数或中性粒细胞计数明显升高者,提示可能继发细菌感染。

2.影像学检查 胸部 X 线检查可正常,也可见肺门阴影增浓或肺纹理增粗。

3.病原学检查 可采集痰液、鼻咽拭子或鼻咽分泌物,运用细菌培养、免疫荧光技术、分子生物学技术等协助病原学诊断。

四、诊断与鉴别诊断

1.诊断要点

(1) 主要临床表现为咳嗽,可伴有痰鸣。 双肺呼吸音粗,或闻及不固定的散在干啰音和粗、中湿啰音,体位改变或咳嗽后啰音减少或消失是该病特征。

(2) 全身症状较轻,无气促、发绀。

(3) 胸部 X 线检查:见肺门阴影或肺纹理增粗,可诊断急性支气管炎。

2.鉴别诊断

(1) 肺炎:重症支气管炎与肺炎早期不易鉴别,但肺炎可有气促表现;肺部体征一般为固定的中小湿啰音,咳嗽后啰音无明显减少,胸部 X 线检查可作鉴别。

(2) 支气管异物:可表现为咳嗽、发热,但多有异物呛咳史,肺部闻及双相哮鸣音或呼吸音减弱;胸部 X 线片表现为单侧肺气肿或肺不张, 气管镜检查或胸部 CT 三维重建可作鉴别。

(3) 百日咳早期:百日咳的卡他期表现与急性支气管炎相似,但卡他症状减轻后出现咳嗽加重,表现为痉挛性咳嗽伴咳末鸡鸣样回声,可有百日咳接触史;体征可发现部分患儿有舌系带溃疡,肺部啰音多不明显,实验室检查白细胞计数升高,以淋巴细胞比例为主(一般>60%) ;鼻咽拭子培养或核酸检测阳性等均可鉴别。

五、治疗

1.一般治疗 注意休息,居室通风;经常变换体位,多饮水,给予易消化饮食;保持室内适当湿度,使呼吸道分泌物易于咳出,防止交叉感染及并发症。

2.抗感染治疗 由于病原体多为病毒,且普通病毒感染多属于自限性疾病,一般不采用抗菌药物。 若为流感病毒感染,可使用磷酸奥司他韦口服,每次 2mg / kg,2 次/ 日。 怀疑有细菌感染者(如病程≥7 天、咳嗽明显加重伴脓痰增多、合并免疫缺陷病等基础疾病或外周白细胞计数升高),则应用抗菌药物;常选用青霉素类和头孢菌素类,并根据痰培养及药敏结果调整抗菌药物使用,疗程 7 ~ 10 天。 如系支原体或衣原体感染,则应予以大环内酯类药物,平均疗程 2 周。

3.对症治疗 一般不用镇咳药,因其不但会抑制咳嗽,还会影响纤毛运动,使痰液难以咳出,造成支气管阻塞而增加细菌感染的机会。 痰液黏稠时可用祛痰药物,如氨溴索、N-乙酰半胱氨酸等。 喘憋严重时可应用支气管舒张药,如雾化吸入沙丁胺醇、硫酸特布他林或异丙托溴铵;也可酌情吸入糖皮质激素,如布地奈德混悬液抗炎。

第二节 迁延性细菌性支气管炎

迁延性细菌性支气管炎(protracted bacterial bronchitis,PBB) 是一种慢性支气管内膜感染性疾病,曾被称为化脓性支气管炎、迁延性支气管炎和支气管扩张症(bronchiectasis,BE) 前期等。 2006 年,新西兰和澳大利亚胸科协会首次提出 PBB。 主要临床特点为湿咳,经口服抗菌药物治疗 2 周有效。

PBB 是引起儿童慢性湿咳的主要病因。 年幼儿中多见,尤其好发于 3 岁以下儿童。 国内研究发现 80%以上 PBB 患儿在 6 岁以内,国外报道 PBB 患儿的平均年龄为 1.8 ~ 4.8 岁。PBB 在男性中更常见,可与鼻窦炎、气道狭窄、气管支气管软化合并存在,部分患儿合并支气管哮喘。 报道显示,PBB 的危险因素包括入托、 年龄小于 2 岁、 既往有慢性咳嗽病史等。PBB 也是 BE 的危险因素。 在一项澳大利亚的研究中,161 例 PBB 患儿随访 2 年期间发生支气管扩张 13 例(8.1%) 。 英国一项 194 例 PBB 患儿随访 5 年的研究发现,67.5%患儿仍持续存在症状,9.6%发展为 BE,其中 PBB 后 1 年内复发和肺泡灌洗液中未分型流感嗜血杆菌 (nontypeable Haemophilus influenzae,NTHi) 阳性是发展为 BE 的危险因素。

一、病因和发病机制

1.病因　PBB 的致病菌包括流感嗜血杆菌、肺炎链球菌和卡他莫拉菌 3 类,其中 NTHi 最常见。 研究表明,下呼吸道 NTHi 是进展为 BE 的独立危险因素。 有报道部分病毒也参与 PBB 的发病。

2.发病机制 PBB 的发生与细菌在气道中形成生物被膜、呼吸道黏液纤毛清除功能障碍、呼吸道畸形(如气道软化或狭窄) 或免疫炎症因素等密切相关。

(1) 生物被膜:是由某些细菌分泌的基质组成,可增强细菌附着,减少抗菌药物渗入,从而保护细菌并使细菌难以被常规疗程的抗菌药物所清除。 体外研究表明,NTHi、肺炎链球菌和卡他莫拉菌均可产生生物被膜。 生物被膜一旦形成,则对机体免疫防御机制及抗菌药物均有天然的抵抗能力,抗菌药物难以彻底清除细菌感染。 持续的细菌感染将导致气道上皮纤毛功能受损,引起气道慢性细菌感染。 另外,PBB 患儿的呼吸道微生态紊乱,菌群多样性下降,也可能是 PBB 的发病机制之一。

(2) 呼吸道黏液纤毛清除功能障碍:当存在纤毛功能障碍时,患儿黏膜纤毛清除功能降低,从而导致慢性细菌感染。 持续细菌感染可形成生物被膜,增强了细菌附着在气道上的能力,降低了抗菌药物的渗透,从而引起慢性支气管炎,两者互为影响,导致咳嗽迁延难愈。

(3) 呼吸道畸形:气管支气管软化易导致分泌物积聚、咳嗽和呼吸道感染,更容易引起 PBB。 研究表明,PBB 患儿也更常发生气管支气管软化。 其中一项研究显示,约 74%PBB 的患儿合并气管和(或) 支气管软化,PBB 伴气管支气管软化患儿的年龄较小,但气道软化并不加重病情。 尽管气管支气管软化在 PBB 患儿中多见,但其发病机制尚不明确。

(4) 免疫炎症因素:患儿免疫功能紊乱可能与 PBB 有关,但研究表明,PBB 患儿不存在免疫功能缺陷。 研究显示,PBB 患儿血清 IgA、IgM、IgG、IgE 水平正常,但存在细胞免疫紊乱,PBB 组中 $CD3^+$ 和 $CD4^+$ 细胞明显降低,而 $CD19^+$ 、$CD16^+$ 、$CD56^+$ 细胞和 $CD23^+$ 细胞的百分比则明显升高。

PBB 患儿气道炎症由白细胞介素-1β(IL-1β) 信号通路介导,以中性粒细胞浸润为主。肺泡灌洗液细胞计数显示中性粒细胞比例显著升高,相关炎症因子水平也明显升高,如白细胞介素-8、基质金属蛋白酶-9(matrix metalloproteinase-9,MMP -9) 等。 有研究发现,PBB 患儿中与细菌感染相关的 Toll 样受体亦升高。

二、临床表现

PBB 患儿常见的症状是湿咳,无明显昼夜差别,持续 4 ~ 8 周,如果不给予治疗则持续数月,部分伴喘息。但通常无发热、气促、呼吸困难等急性下呼吸道感染症状,也无杵状指、桶状胸等其他慢性呼吸系统疾病的体征。部分 PBB 患儿的肺部听诊可闻及痰鸣音和(或)哮鸣音。

三、辅助检查

1.实验室检查 白细胞或 C-反应蛋白一般正常;免疫球蛋白系列,如血清 IgA、IgM、IgG 水平多为正常;T 淋巴细胞亚群检查可发现 $CD16^+$、$CD56^+$ 细胞和 $CD23^+$ 细胞的百分比升高,$CD3^+$ 和 $CD4^+$ 细胞降低。肺泡灌洗液中性粒细胞比值升高。

2.病原学检查 痰培养或肺泡灌洗液培养可提高 PBB 的确诊率,应在治疗开始之前进行采样。

3.影像学检查 胸部 X 线片可见肺纹理增多、增粗;高分辨率胸部 CT 可见支气管壁增厚等改变。影像学检查缺乏特异性,但有助于与其他慢性特异性咳嗽(如肺结核等)相鉴别。

4.支气管镜检查 内镜下可见气道分泌物增多,部分呈化脓性炎症改变;支气管镜可以明确 PBB 患儿的部分病因(如气道软化或狭窄),同时有助于鉴别其他引起慢性咳嗽的病因(如异物吸入等)。

四、诊断与鉴别诊断

1.诊断要点

(1) 基于临床的诊断标准:①慢性湿咳(>4 周);②合适的抗菌药物(推荐使用阿莫西林克拉维酸钾)治疗 2~4 周症状好转;③缺乏提示其他湿咳病因的可能体征。

(2) 基于病原学的确诊标准:①湿性(有痰)咳嗽持续>4 周;②有下呼吸道感染证据,痰或肺泡灌洗液细菌培养阳性,菌落计数 $\geq 10^4$ cfu / mL;③抗菌药物治疗 2 周以上咳嗽可明显好转。

(3) 反复 PBB:每年发作 3 次及以上。

(4) 难治性 PBB:是指明确诊断 PBB,抗菌药物治疗需要 4 周以上,咳嗽才能明显缓解。难治性 PBB 若迁延不愈,将发展为慢性化脓性肺疾病(chronic suppurative lung disease, CSLD),而后者可进一步发展为 BE。目前认为 PBB、CSLD 和 BE 有相似的微生物、病理生理基础,三者之间存在一定重叠,为一个疾病的动态发展过程。

2.鉴别诊断

(1) 上气道咳嗽综合征:也可表现为湿咳,但以晨起、夜间或体位变化时为主,常伴有鼻塞、鼻涕,或夜间打鼾、张口呼吸等表现,咽后壁可见黏性分泌物附着。要详细询问儿童的病史并进行仔细的体格检查,必要时给予鼻内镜检查或鼻咽侧位 X 线片或诊断性治疗进行鉴别。

(2) 支气管哮喘合并感染:伴有气道分泌物明显增多的哮喘,可表现为慢性湿咳。哮喘反复发作常与呼吸道感染有关,其中 RSV、鼻病毒、肺炎支原体(MP)等是常见病原体。此时使用抗菌药物无效,而对糖皮质激素或速效 β_2 受体激动药治疗敏感。

(3) 迁延性肺炎或慢性肺炎:与 PBB 相似,有病程迁延、病因多样的特点。但迁延性肺炎或慢性肺炎患儿常合并有基础疾病,如免疫功能缺陷、先天性心脏病、气道发育畸形、胃食管反流等。胸部 X 线或 CT 检查发现肺部实变影可鉴别。

(4) 气管支气管结核:表现为慢性咳嗽、咳痰,但多有开放性肺结核密切接触史,伴有结核中毒症状。PPD 试验或气管镜检查可予鉴别。

五、治疗

1.抗感染治疗 PBB 治疗的目的是根除病原感染,恢复气道上皮完整性。建议优先选择 7∶1 阿莫西林克拉维酸制剂或第二代以上头孢菌素或阿奇霉素等口服,一般疗程为 2～4 周。对于年龄 14 岁及以下存在慢性湿咳的患儿,且没有发现明确的病因,建议给予 2 周抗菌药物治疗;经过 2 周抗菌药物治疗后,如果咳嗽症状缓解,则可临床诊断为 PBB;如果 PBB 复发,应重复阿莫西林克拉维酸治疗 2 周。对于抗菌药物治疗 4 周无效或频繁复发的病例,需进一步完善相关检查,如免疫球蛋白、HRCT、支气管镜、纤毛功能或结构、CF 基因检测等,以明确有无免疫功能缺陷、支气管扩张症、气道发育异常、PCD、CF 等疾病。

2.对症治疗 辅以药物祛痰、机械辅助排痰等措施促进气道分泌物排出,如口服氨溴索或 N-乙酰半胱氨酸,或雾化吸入乙酰半胱氨酸,每次 0.3g,每日 1～2 次。

第三节 塑型性支气管炎

塑型性支气管炎(plastic bronchitis,PB) 又称管型支气管炎(cast bronchitis),是由不同原因所致的内源性大型“胶冻状”或硬质支气管管型,导致不同范围及程度的支气管阻塞、通气功能障碍,以呼吸困难、喘息、胸痛及发热为主要表现,可引起严重呼吸窘迫,严重者可发生危及生命的呼吸循环衰竭,常见于 2～12 岁儿童。PB 为少见病,但合并疾病多样且危害严重,临床常易漏诊误诊。

一、病因和发病机制

1.病因 呼吸道感染、变应性疾病及发绀型先天性心脏病(CHD) 是导致 PB 的主要病因;PB 也可继发于 CF、淋巴管畸形、支气管扩张症等。有报道 PB 的基础病中 40%为心脏疾病,31%为支气管哮喘或变应性疾病。

(1) 感染:最常见的病原体为肺炎支原体(MP),其次为流感病毒和人腺病毒(human adenovirus,HAdV),以 HAdV7 型感染为主,也有 HAdV1 型感染的报道。单独由细菌感染引起的 PB 非常少,可能与细菌感染不易引起支气管管型有关。此外,真菌感染也可能引起 PB。近年国内报道的 PB 患儿,多与 MP 或呼吸道病毒感染相关。

(2) CHD:心脏疾病相关 PB 患儿占所有 PB 患儿的 40%。发绀型 CHD 是合并 PB 的常见原因,尤其是单心室心脏病(single ventricle heart disease,SVHD)。合并 PB 的 CHD 患儿中,有 40%～70%存在 SVHD。绝大多数 PB 发生于 CHD 姑息治疗术后,如 Fontan 手术后。

(3) 支气管哮喘:多见于流感、肺炎诱发的哮喘急性发作,也有全身麻醉诱发支气管哮喘急性发作引起 PB 的报道。

(4) 淋巴管异常:胸部淋巴管畸形,如淋巴管扩张,尤其是淋巴液从胸导管向肺实质的逆行性流动,是导致本病发生的重要原因。淋巴管异常也是发绀型 CHD 并发 PB 的主要原因之一。

(5) 镰状细胞贫血:又称镰状细胞病(sickle cell disease,SCD),是一种主要见于黑种人的慢性溶血性贫血。其特征是红细胞呈镰刀(新月) 形,镰刀形红细胞可引起血管闭塞,且易造成溶血、器官缺血和其他系统并发症。Moser 等研究表明,SCD 病例中行支气管镜检查时发现 72%(21 / 29) 合并 PB。

2.发病机制 炎症刺激导致气道产生大量黏稠分泌物、淋巴管异常导致淋巴液渗漏至气道、气道清理能力下降是 PB 形成的主要机制。

(1) 炎症:PB 合并的呼吸系统疾病常存在气道炎症和黏液高分泌,如哮喘、CF、肺炎等。呼吸道黏液由杯状细胞及黏液腺产生,以一种受调控的形式分泌。已知的黏液分泌调控因子包括自主神经激肽、神经肽、细胞外 ATP 和炎症介质等。呼吸道感染导致 PB 有 3 个方面的机制:①大量炎症细胞浸润及炎症介质释放,造成支气管黏膜充血水肿、上皮细胞破坏脱落而阻塞气道;②炎症介质(如 IL-13 或 IL-1) 使呼吸道上皮细胞内的黏蛋白产生速度增加 10 ~ 100 倍,而细胞外高水平的刺激物(如 ATP、乙酰胆碱或组胺) 可使呼吸道黏液分泌增加几百倍,且不能被有效清除;③气道炎症可能会增加淋巴管通透性,并促使管型的形成。

MP 和呼吸道病毒感染后炎症损伤可造成更严重的上皮细胞损伤坏死和纤毛运动障碍。MP 感染后炎症介质释放明显增多,而 HAdV 感染所致的炎症风暴有大量炎症介质释放,会造成严重的气道黏液分泌和管腔炎症性狭窄。

(2) 遗传易感性。管型形成可能分成两步:第一,患儿本身存在遗传易感性;第二,在炎症损伤后,气道中黏蛋白、纤维蛋白或乳糜异常积聚。在 CHD 相关 PB 中,以 Fontan 手术、Blalock-Taussing 分流术后最为常见,可能与 CHD 姑息性手术后全身静脉压升高有关;另外,黏液高分泌可能是气道黏蛋白异常积聚的主要原因,CHD 相关的黏液异常分泌过多的原因仍有待阐明,可能存在潜在宿主因素。Fontan 手术后 PB 的形成也与个体因素有关,如继发
PB 的患儿多有乳糜胸,而且胸腔引流管置管时间延长、腹腔积液的形成及过敏都是 PB 形成的危险因素。

(3) 哮喘及特应性。PB 的发生与特应性有关,哮喘可引起 PB。特应性体质儿童在呼吸道感染后更易发生 PB。特应性体质相关 PB 的管型常为"炎症性",这类管型与哮喘患儿的黏液栓不同。PB 患者在咳嗽或经支气管镜治疗后症状迅速改善,较少存在持续支气管收缩的证据。特应性体质或哮喘急性发作时并发 PB 的可能机制包括:①气道炎症或变应原刺激促使呼吸道黏稠分泌物增多,在组织凝血酶及气管内酸碱度改变等作用下使蛋白沉积、黏液栓形成;②在哮喘持续状态时,痰液黏稠形成黏液栓;③气道上皮纤毛破坏及运动能力下降、气道痉挛等因素导致管腔变小,以及哮喘急性发作期间使用镇静药、肌松药等不利于分泌物排出。

(4) 淋巴管异常:Ⅱ型 PB 的形成可能与淋巴管畸形或术后淋巴管异常导致淋巴液渗出有关。胸导管淋巴液富含三酰甘油、乳糜微粒和胆固醇。创伤或恶性肿瘤引起的胸导管梗阻可导致乳糜积聚于胸膜间隙,引起乳糜胸和乳糜痰。乳糜可通过支气管胸膜瘘进入气管支气管树,乳糜性黏液在气道内短时间内凝固,形成乳糜性支气管管型。

(5) SCD:该病合并 PB 的机制与多种因素有关。由于肺血管阻塞、支气管树缺血导致呼吸道上皮纤毛运动功能障碍,部分病例因为肺微血管阻塞、缺氧性收缩而出现肺血管压力或容量增加,加重淋巴管负担,从而促使支气管管型的形成。

3.病理改变 1997 年,Seear 等提出根据支气管管型病理特点将 PB 分为Ⅰ型和Ⅱ型。Ⅰ型为炎症型,气管管型内可见纤维蛋白及大量炎症细胞浸润,主要由呼吸系统感染性疾病所致,也可见于哮喘急性发作及 CF 等;Ⅱ型为无细胞型,气管管型主要由黏蛋白组成,无或少量细胞浸润,肺泡内可见大量的淋巴液,主要继发于 CHD 或 CHD 手术后,尤其是 Fontan

手术后。SCD 相关 PB 的支气管管型病理改变是纤维素性管型被稀薄且亮黄色的液体包围,外观似胆红素,液体中有色素沉着的组织细胞。细胞染色发现,大部分细胞为充满脂质的肺泡巨噬细胞,此时多提示存在吸入性炎症或气道阻塞;少部分为充满铁质的肺泡巨噬细胞。

二、临床表现

PB 多见于 2 ~ 12 岁儿童,临床表现缺乏特异性,轻重不一,可从轻症到危及生命的重症。临床常见症状包括咳嗽、喘息、呼吸困难。感染所致 PB 多有发热,部分伴胸痛。合并心脏畸形矫正者可有生长受限、心功能不全等表现。PB 的体征包括患侧呼吸动度减弱、叩诊呈浊音、呼吸音减低、气促、鼻翼翕动、三凹征、发绀、呼吸困难等。严重缺氧患儿可出现脑病,甚至多脏器功能不全。

三、辅助检查

1.影像学检查 胸部 X 线检查的典型改变为肺不张及同侧肺浸润影,常因气道阻塞严重程度不同而表现不一,可累及局部肺段或肺叶,也可为广泛堵塞。部分患儿通过胸部 CT 三维重建可发现特征性表现,可见局部大气道内阻塞管型及间质性肺炎改变同时存在,病变支气管内腔按分级成比例变窄。当支气管管型被取出后,气管和肺部异常迅速改善。

2.支气管镜检查 可发现胶冻状物阻塞气管或段支气管开口,从支气管镜取出的管型常呈黄色、白色、浅红色,有韧性,常卷曲成团,放入水中迅速展开呈树枝状;管型大小不一,由淋巴系统异常所致 PB 的支气管塑型通常较大(可长达 30cm),呈多角形;而支气管哮喘或肺部感染性疾病所致 PB 的支气管塑型较小,且结构简单。支气管镜检查可减少临床误诊漏诊,从而提高儿童 PB 诊疗水平(图 12-1) 。

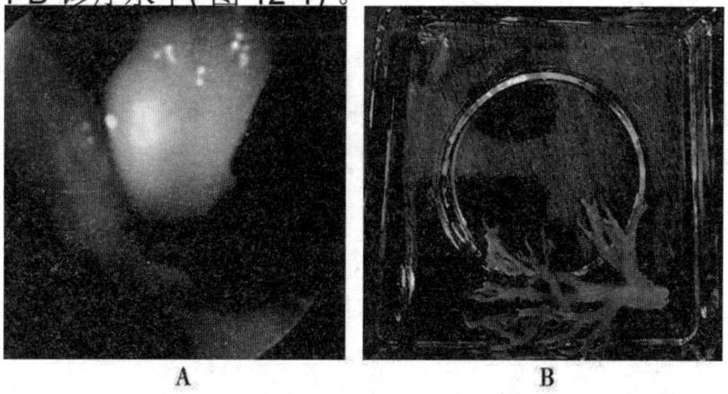

图 12-1 塑型性支气管炎支气管镜检查

患儿,女,3 岁。因“ 咳嗽 6 天,发热伴气促半天”入院

A.支气管镜检查,可见黏液栓完全阻塞右侧支气管;B. 支气管镜取出黏液栓,放入水中呈树枝状展开

四、诊断与鉴别诊断

1.诊断要点

(1) 临床可疑诊断:①短时间内出现严重呼吸道阻塞、通气功能障碍及顽固性低氧血症; ②咳痰时可见痰栓样碎片或条索样物;③无明显异物吸入史,但两肺呼吸音降低,部分听诊可闻及扇风样呼吸音;④经气管插管呼吸机常规通气、加强护理或吸痰不能改善通气;⑤患儿持续顽固性呼吸窘迫, 常规治疗效果较差, 难以用急性呼吸窘迫综合征和急性肺损伤

解释。

(2) 临床确诊标准:经气管镜取出支气管树样管型可明确诊

断。2.鉴别诊断

(1) 急性纤维蛋白性喉气管支气管炎:又称急性假膜性坏死性喉气管支气管炎,临床表现为喉梗阻明显,可迅速进展为混合性呼吸困难,出现呼吸衰竭和心力衰竭等严重并发症。该病与 PB 不同,病初为突发声嘶、气促、吸气性呼吸困难。喉镜检查发现声带、室带充血、水肿,可见黄白色或白色假膜堵塞声门及声门下。CT 检查可见声门水平、气管和(或)叶段支气管条索状软组织密度影。该病的病理特点与 PB 不同,前者主要为气管黏膜、大量纤维素及中性粒细胞浸润。

(2) 支气管异物:也可表现为咳嗽、喘息,严重者可出现呼吸困难;体征可见气管移位,患侧呼吸音降低。但该病由外源性异物引起,常有异物吸入史,好发于 1 ~ 3 岁幼儿。胸部 X 线片提示局限性肺不张或肺气肿,胸部 CT 三维重建或支气管镜可予鉴别。

(3) 外源性压迫所致气道狭窄:临床表现与气道狭窄部位、程度有关,严重者可引起呼吸困难等。病因以先天性因素多见,常起病隐匿。多常见于管腔外良性肿瘤和(或)其他病变,如由肿大淋巴结、甲状腺、大血管或其他纵隔组织(如胸腺等)压迫导致。胸部 CT 三维重建可发现管腔外压迫导致气道狭窄,必要时血管造影、支气管镜检查等可作鉴别。

五、治疗

1.支气管镜治疗 支气管镜灌洗出或钳出塑型物或管型,解除支气管阻塞,改善肺泡通气。经支气管镜取出管型后患儿呼吸窘迫常很快缓解,但 PB 患儿行支气管镜治疗效果并不完全一致,与 PB 类型及时机可能有关。关于支气管镜治疗的时机有不同报道,可能与 PB 患儿的病情发展、临床特征或临床对 PB 的认知有关。腺病毒感染所致 PB 在病程 6 ~ 20 天行支气管镜治疗,取出管型后能获得临床治愈;MP 感染所致 PB 在病程 4 ~ 10 天行支气管镜治疗,能取得较好临床效果。但支气管镜早期介入,如在入院 12 小时内行支气管镜治疗可减少肺炎支原体感染 PB 患儿出现呼吸困难。有学者指出,流感病毒感染所致危重症 PB 患儿,对机械通气治疗反应差时,尽管无相关影像学适应证也可行支气管镜治疗。对临床高度

怀疑或不能除外 PB 引起的急性呼吸窘迫或呼吸衰竭,可尽早行支气管镜检查以明确诊断及治疗。

2.抗感染治疗 针对不同病原体进行相应治疗,合并细菌感染时联合使用抗菌药物治疗。

3.其他治疗 如胸部物理疗法、糖皮质激素或高渗盐水雾化吸入等。重症患儿需使用全身性糖皮质激素抑制免疫反应,减轻全身中毒症状,以及静脉应用免疫球蛋白支持治疗等。美国波士顿儿童医院研究的 24 例心脏疾病相关 PB 患儿,主要依靠综合治疗缓解病情,仅 25%的患儿行支气管镜取出管型。

第四节 感染性细支气管炎

感染性细支气管炎(bronchiolitis),既往称毛细支气管炎,是一种婴幼儿较常见的急性下呼吸道感染,以喘息(wheezing)、三凹征和气促为主要临床特点。临床上较难发现未累及肺

泡与肺泡间壁的单纯细支气管炎,故国内认为是一种特殊类型的肺炎,曾被命名为喘憋性肺炎。WHO 建议将该病与肺炎按照下呼吸道感染统一管理。该病也是 2 岁以下儿童急性呼吸衰竭的常见原因。

本病主要见于 2 岁以下儿童,以 2 ~ 6 个月为多,发病率男女相似。发病季节因地域特点而不同,北方多于冬、春两季发病,南方则在夏、秋两季流行。流行期可持续 1 ~ 3 个月。部分患儿发病前有呼吸道感染接触史,传播途径为飞沫传播。

一、病因和发病机制

1.病因 主要由 RSV 引起,鼻病毒(rhinovirus,RV)、人副流感病毒(human parainfluenza virus,HPIV)、HAdV、人偏肺病毒(human metapneumovirus,hMPV)、人博卡病毒(human bocavirus)、MP 也可引起本病。研究显示,在<2 岁感染性细支气管炎住院患儿中,病毒检出率在 75.0% ~ 93.5%,检出率最高的病毒为 RSV(占 40.1% ~ 63.6%),第 2 位为 HRV(占 12.4% ~ 39.0%)。国内近期的研究报告显示,RSV(44.4%)、MP(15.6%)和 HRV(14.4%)是 2 岁以下感染性细支气管炎的主要病原体。有报道急性病毒性细支气管炎是儿童急性呼吸窘迫综合征(ARDS)的重要原因,病毒合并细菌感染是 ARDS 的重要危险因素。

2.发病机制 除病毒感染的直接损伤外,免疫学机制目前研究较多。以最常见的 RSV 为例,感染性细支气管炎中存在免疫损害的诸多证据:①恢复期细支气管炎患儿的分泌物中发现抗 RSV-IgE 抗体;②对感染 RSV 患儿与动物模型的研究均表明,RSV 感染时有大量的可溶性因子释放(包括白三烯、白介素、趋化因子),导致炎症与组织破坏;③经胃肠道外获得高抗原性、非活化 RSV 疫苗的儿童,在接触野毒株 RSV 时比对照组更容易发生严重细支气管炎。近年研究提示,宿主的基因多态性与 RSV 细支气管炎的发生发展密切相关。

具有特应性(atopy)者发生 RSV 或其他病毒感染时,更易发展成为细支气管炎。部分细支气管炎患儿日后可出现反复喘息发作,甚至发展为哮喘,具体机制尚不完全清楚。

3.病理改变 病变主要侵犯直径为 75 ~ 300μm 的细支气管,表现为气道上皮细胞坏死和周围淋巴细胞浸润,黏膜下充血、水肿和腺体增生、黏液分泌增多。病变会造成细支气管管腔狭窄甚至堵塞,导致肺气肿和肺不张。炎症还可累及肺泡、肺泡壁及肺间质,出现通气和换气功能障碍。病变以肺下叶和肺底部多见。

二、临床表现

本病主要发生于 2 岁以下婴幼儿,多数年龄在 6 个月以内,常为首次发作。喘息、呼气相延长及肺部哮鸣音为其突出表现。主要表现为下呼吸道阻塞症状,如呼气性呼吸困难、呼气相延长伴喘息;喘息或呼吸困难可呈阵发性,间歇期消失。严重发作时,可见面色苍白、口唇发绀、烦躁不安。全身中毒症状较轻,高热少见。

体格检查发现呼吸浅而快,呼吸频率可达 60 ~ 80 次/分,甚至 100 次/分,伴有鼻翼翕动和三凹征;心率加快,可达 150 ~ 200 次/分。肺部体征主要为呼气相延长和呼气相哮鸣音,也可闻及中细湿啰音,叩诊呈过清音。肝、脾可由于肺过度充气而推向肋缘下,所以在肋缘下可触及肝和脾。本病高峰期在呼吸困难发生后 48 ~ 72 小时,病程一般为 1 ~ 2 周。

三、辅助检查

1.经皮血氧饱和度监测 建议在疾病早期(最初 72 小时内)或有重症危险因素的患儿

中进行经皮血氧饱和度监测,以评估病情。

2.病原学检查 采集鼻咽拭子或鼻咽抽吸物,使用免疫荧光技术或分子生物学技术等可协助诊断病原。

3.影像学检查 胸部 X 线检查可见不同程度的肺过度充气或斑片状浸润影、局部肺不张,也可见到支气管周围炎和肺纹理增粗。

4.其他检查 外周血白细胞总数及分类大多在正常范围内。 血气分析可了解患儿缺氧和二氧化碳潴留程度,重度喘憋者可有 PaO_2 降低、$PaCO_2$ 升高。

四、诊断与鉴别诊断

1.诊断要点

(1) 主要见于 2 岁以下儿童,且具有典型的喘息和哮鸣音,常为首次发作。

(2) 胸部 X 线检查可见肺过度充气、斑片状浸润影、局部肺不张、支气管周围炎或肺纹理增粗等征象。

(3) 对疾病严重程度进行分级(表 12-1),严重细支气管炎的高危因素包括年龄<12 周、 RSV 感染、早产、合并心肺基础疾病或存在免疫缺陷状态。

表 12-1 感染性细支气管炎病情严重度分级

分级	临床表现					
	进食情况	呼吸频率	胸壁吸气性三凹征	鼻翼翕动或呻吟	血氧饱和度	精神状况
轻度	正常	正常或稍增快	轻度(无)	无	>92%	正常
中度	下降至正常的 50%	>60 次/分	中度(肋间隙凹陷较明显)	无	88%~92%	轻微或间断烦躁、易激惹
重度	下降至正常的 50% 或以上	>70 次/分	重度(肋间隙凹陷极明显)	有	<88%	极度烦躁不安、嗜睡、昏迷

注:中、重度感染性细支气管炎的评估标准为符合任何 1 项即可判定。

2.鉴别诊断

(1) 支气管哮喘:临床表现与感染性细支气管炎相似,表现为喘息和肺部哮鸣音,但婴儿第 1 次感染后喘息发作一般为细支气管炎。 如有反复多次喘息发作,个人为特应性体质,一级亲属有哮喘病史则有哮喘可能。

(2) 肺结核:血行播散型肺结核有时呈发作性喘息,但一般听不到啰音;支气管淋巴结结核患儿的肿大淋巴结压迫气道,可出现喘息。 根据结核接触史、结核中毒症状、结核菌素试验和胸部 X 线改变可予鉴别。

(3) 其他疾病:如异物吸入、先天性气管支气管畸形、纵隔占位及心源性喘息等均可发生喘息,可结合病史和体征做出鉴别。

五、治疗

本病有自限性,主要治疗包括氧疗、雾化吸入、抗感染治疗等。

1.氧疗 海平面、呼吸空气条件下经皮血氧饱和度低于 92% 者应给予吸氧支持。给氧前先清理气道分泌物,以保证气道通畅。可采用不同方式吸氧,如鼻前庭导管、面罩或头罩等。近年研究显示,高流量鼻导管吸氧是治疗对常规氧疗无反应的轻、中度细支气管炎患儿安全有效的方法,但仍需多中心研究证实。

2.雾化吸入治疗

(1) 支气管舒张药:可酌情选用雾化吸入 β_2 受体激动药或联合应用 M 受体阻滞药,尤其是存在特应性体质或有哮喘家族史时。注意观察疗效,有效可继续使用,疗效不佳或有不良反应及时停用。

(2) 糖皮质激素:可选用雾化吸入糖皮质激素。不推荐常规使用全身性糖皮质激素治疗;对于严重喘憋者,可酌情应用甲泼尼龙 1 ~ 2mg / (kg·d) 。

(3) 高渗盐水:住院患儿可试用 3% 高渗盐水雾化吸入,使用前可雾化吸入支气管舒张药;使用中若患儿咳喘加重需立即停用,并注意吸痰,以保持气道通畅。

3.抗感染治疗 感染性细支气管炎多为病毒感染所致。利巴韦林(ribavirin,病毒唑) 为广谱抗病毒药物,但疗效并不确切,考虑到可能的不良反应,临床上不推荐应用。明确 MP 感染者,可应用大环内酯类药物;考虑继发细菌感染者,可应用抗菌药物。

保持呼吸道通畅,保证液体摄入量,纠正酸中毒,并及时发现和处理呼吸衰竭及其他生命体征危象。

第五节 闭塞性细支气管炎

闭塞性细支气管炎(bronchiolitis obliterans,BO) 是一种细支气管炎症性损伤所致的慢性气流受限(又称气流阻塞) 的临床综合征。1901 年,德国病理学家 Lange 首次报道并命名了 BO,病变部位累及直径小于 2mm 的细支气管和肺泡小管,肺实质几乎不受累。临床表现主要为重症肺炎或其他原因引起的气道损伤后持续咳嗽、喘息、呼吸困难,对支气管舒张药无反应。儿童 BO 最常见的病因是感染,即感染后 BO,其中以腺病毒感染和 MP 感染为主。

一、病因和发病机制

1.病因 一项我国香港地区的 BO 患儿回顾性研究显示,感染后 BO 最常见(64.3%),其中腺病毒感染占 63.2%;其次为造血干细胞移植(21.4%) 。荟萃分析指出,除外移植后 BO,成人 BO 由结缔组织病、吸入有毒气体引起的更为多见,分别占 31%和 15%。

(1) 感染:儿童 BO 的首位病因是感染。最常见病原体为腺病毒(3、7、11、21 血清型),研究显示,严重腺病毒性肺炎发生感染后 BO 占 15.8% ~ 30.3%。肺炎支原体、麻疹病毒感染所致 BO 也较多见;其他病原感染,如呼吸道合胞病毒、单纯疱疹病毒、流感病毒、副流感病毒、百日咳鲍特菌、B 族链球菌和流感嗜血杆菌等也可引起 BO 发生。

(2) 结缔组织病:Stevens-Johnson 综合征,又称为重症渗出性多形性红斑,是儿童 BO 的常见原因之一。其他风湿性疾病,如类风湿关节炎、系统性红斑狼疮、硬皮病、干燥综合征等也可发生 BO。

(3) 吸入因素:胃食管反流或吸入有毒气体(包括氨、氯、氟化氢、硫化氢、二氧化硫等)等可损伤气道黏膜导致慢性气道损伤,可发展成 BO。

(4) 移植后:骨髓或造血干细胞移植后急性移植物抗宿主反应,以及实体移植后慢性排异反应均是 BO 发生的高危因素。此外,移植前的状态、移植相关的疾病,尤其是病毒性肺炎、免疫抑制药的应用等也是 BO 的危险因素。

(5) 其他:如药物因素等。少数患儿找不到明确诱因。

2.发病机制 BO 可由多种因素引起,造成支气管黏膜上皮细胞损伤,导致支气管周围、上皮内及间质炎症细胞浸润,介导免疫反应,致使免疫活性细胞和细胞因子对黏膜上皮细胞产生非特异性损害。由于免疫反应介导,上皮细胞在修复过程中发生过度炎症反应和纤维化,从而引起细支气管炎、管腔狭窄和闭塞。

麻疹病毒感染后 BO 患儿的 BALF 中性粒细胞和 IL-8 水平明显升高,提示可能在 BO 发生发展过程中有关键作用。BO 的发生也可能与病毒感染类型、宿主免疫反应、遗传易感性及环境因素有关。研究显示,腺病毒感染、需机械通气支持的严重急性肺损伤是发展为 BO 的独立危险因素。

3.病理改变 BO 是一种病理学诊断,其病理表现主要为细支气管的部分或完全闭塞。BO 在疾病的不同阶段,组织学表现的阻塞程度不等,可从轻度的细支气管炎到细支气管被纤维化组织完全阻塞。早期细支气管上皮坏死,黏膜、黏膜下、细支气管管腔及周围炎性渗出,进一步发展为黏膜下纤维化,细支气管管腔缩小,最终闭塞,不可逆。

Myers 和 Colby 根据组织学特点将 BO 的病理改变分为狭窄性细支气管炎和增生性细支气管炎两种类型。狭窄性细支气管炎表现为细支气管周围纤维化,压迫管腔导致管腔狭窄闭塞,这种损伤是不可逆的,为 BO 特征性改变,也是感染后 BO 的常见病理类型。增生性细支气管炎,又称为闭塞性细支气管炎伴机化性肺炎,是以管腔内肉芽组织增生为特征,常累及呼吸性细支气管肺泡管和肺泡,具有潜在可逆性。以上两种类型的病理改变可同时存在,并伴有支气管扩张、肺不张、血管容积和(或)数量的减少。

二、临床表现

一般为亚急性或慢性起病,进展迅速。根据细支气管及肺的损伤范围、严重程度和病程而表现各异,临床症状和体征一般为非特异性。多有感染或其他原因引起肺损伤的前驱病史。临床症状轻重不一,多数表现为持续咳嗽、喘息、呼吸急促、呼吸困难,运动耐受力差。病程多持续 6 周以上,易患呼吸道感染而使症状进一步加重。移植后 BO 早期症状可能不明显,但出现呼吸困难时提示肺功能已严重下降。体征包括呼吸增快,有鼻翼翕动、三凹征;肺部哮鸣音和湿啰音是最常见体征,湿啰音可持续存在,杵状指/趾少见。

三、辅助检查

1.影像学检查

(1) 胸部 X 线检查:约 40%患儿胸片未见异常,也可表现为两肺过度充气、支气管充气征;合并感染时,可出现斑片状浸润影。因此,X 线的敏感性和特异性不高。

(2) HRCT:清楚地显示小气道病变,表现为马赛克灌注、支气管管壁增厚、支气管扩张、气体滞留和肺不张等征象,有助于诊断(图 12-2)。马赛克灌注是指肺密度减低区与增高区夹杂相间,呈不规则的补丁状或地图状分布的表现,通常边界不清。肺密度减低区是 BO 的病变区域,反映了由于狭窄性细支气管炎和增生性细支气管炎造成的局部气体滞留和由局部缺氧、血管痉挛造成的血流灌注减少。 相对密度增高区反映的是代偿性的灌注增加。 呼气相 CT 较吸气相 CT 对诊断小气道病变更敏感,马赛克灌注阳性率更高。 5 岁以上能配合的患儿尽量行呼气相 CT。 部分合并单侧透明肺,又称斯威伊尔-詹姆斯(Swyer-James) 综合征,是幼年时患腺病毒性肺炎、麻疹肺炎或百日咳后形成 BO,伴有血管炎改变,阻止肺泡囊正常发育所致。 影像学表现为单侧肺部分或全部透亮度增强、纹理减少、体积减小。

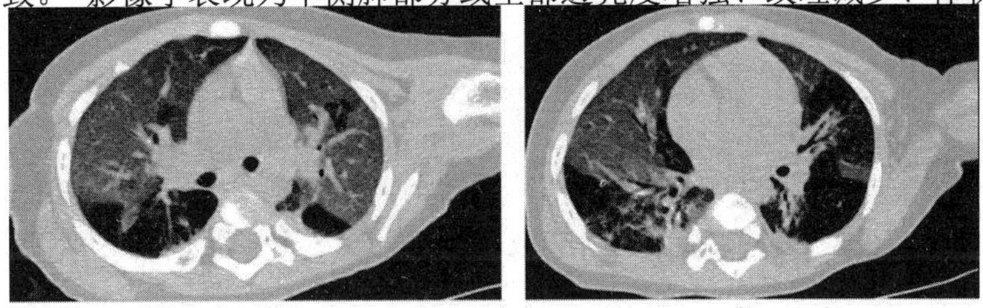

A　　B

图 12-2 闭塞性细支气管炎 CT 表现

患儿,男,11 个月。 因"反复咳嗽伴喘息 2 个月、气促 4 天"入院

A.两肺透亮度不均匀,可见马赛克灌注;B.支气管管壁增厚伴少许支气管扩张

2.肺功能检查 支气管扩张试验为阴性,不可逆的阻塞性通气功能障碍是 BO 的特征性表现,即呼气流量明显降低。 婴幼儿肺功能可提示严重气流受阻、顺应性下降,肺功能体描仪显示达峰容积比、达峰时间比均有不同程度下降,可作为评价小气道阻塞的指标。 年长儿常表现为阻塞性通气功能障碍,第 1 秒用力呼气容积(FEV1) 及用力呼出 25% ~ 75%肺活量时的平均呼气流速(FEF 25 ~ 75) 是诊断 BO 的敏感指标,FEV_1 、FEV_1 / FVC 下降,尤其可见 FEF25、FEF75 显著下降。 随着病情进展,肺功能可由阻塞性通气功能障碍进展为限制性或混合性通气功能障碍。 有报道显示,移植后 BO 患者的肺功能显著低于感染后 BO。

部分患儿支气管扩张试验阳性,要考虑合并支气管哮喘可能。

3.支气管镜检查 支气管镜检查主要用来排除支气管结核、气道发育畸形、气道异物等其他喘息疾病。 急性期可见黏液分泌增多,管腔狭窄等表现;病情严重者可见局部支气管闭塞的征象,要注意闭塞性支气管炎可能。

4.血气分析 血气分析用于评估疾病的严重程度,约 40% 的患儿存在不同程度的低氧血症,伴二氧化碳潴留。

5.肺活检 肺活检是 BO 诊断的金标准。 但由于肺活检有创且病变呈局灶性分布,不一定能取到病变部位,所以临床应用受限。 对于临床及 HRCT 表现不典型或病情进展迅速者,可行肺活检确诊。

四、诊断与鉴别诊断

1.诊断要点

(1) 确诊:BO 确诊需要病理证实。 既符合 BO 的临床诊断标准,又有 BO 的典型病理改变者可确诊。 但肺活检不一定能取到病变部位,目前 BO 诊断主要为临床诊断。

(2) 临床诊断标准

1) 前驱病史:发病之前往往有感染或其他原因所致的细支气管损伤病史。

2) 临床表现:持续或反复喘息或咳嗽、呼吸急促、呼吸困难、运动不耐受。 双肺可闻及广泛哮鸣音、湿啰音,并持续 6 周以上,对支气管舒张剂反应差。

3) 辅助检查:胸部 HRCT 显示马赛克灌注、支气管壁增厚、支气管扩张。 肺功能显示小气道阻塞性通气功能障碍或混合性通气功能障碍,支气管扩张试验为阴性。

4) 排除其他阻塞性肺疾病:如呼吸道感染、支气管哮喘、支气管肺发育畸形、肺结核、PCD、弥漫性泛细支气管炎等。

2.鉴别诊断

(1) 下呼吸道感染:各种免疫缺陷病所致反复肺炎,也可表现为咳嗽、喘息症状反复或持续。 但 BO 一般无发热等急性感染征象,临床和影像学表现持续存在。

(2) 支气管哮喘:均有喘息表现且胸部 X 线片多无明显异常,易误诊为哮喘。 通过对支气管舒张剂的治疗反应、变应性疾病病史或家族史及支气管扩张试验等可作鉴别。 但要注意两者有合并存在的可能。

(3) 先天性气管、支气管、肺及心血管发育畸形:可表现为持续咳嗽、喘息,但在小年龄儿童中多见。 通过肺部 CT 增强扫描、气道和血管三维重建、心脏彩超、心血管造影及支气管镜检查可协助鉴别。

(4) 肺结核:特别是支气管淋巴结结核和支气管结核均可出现持续咳喘。 结核接触史、结核中毒症状、影像学见典型结核病灶、PPD 试验或结核感染 T 细胞试验阳性等有助于鉴别。

(5) 弥漫性泛细支气管炎:临床表现与 BO 相似,但多有鼻窦炎,胸部 HRCT 为双肺弥漫分布小叶中心结节和支气管扩张,而非马赛克灌注。 前者小剂量红霉素治疗有效。

(6) 气管内异物伴感染:一般可有突然呛咳的病史、局限性的哮鸣音、胸部影像学显示单侧肺气肿或局部肺不张等。 BO 多有急性肺部感染或急性肺损伤前驱史,肺部可闻及广泛哮鸣音和湿啰音。

五、治疗及预后

目前尚无公认的 BO 治疗方案。 早期诊断及治疗能阻断 BO 进程,但不可逆的气道阻塞一旦形成,则无特效治疗。

1.对症支持治疗

(1) 氧疗及呼吸支持:对持续存在低氧血症的患儿给予氧疗;病情危重者可予持续呼气末正压通气或使用呼吸机进行呼吸支持。

(2) 支气管舒张药:BO 患儿对支气管舒张药反应差,如支气管扩张试验阳性者可以使用支气管舒张药,短效 β_2 受体激动药短期吸入可能部分改善喘息症状。 有报道称 25%的患儿对支气管舒张药治疗有效。

(3) 营养支持:BO 患儿的能量消耗增加,需给予足够热量和能量支持,以保证机体正常的生长发育及免疫功能,减少反复感染。

2.抗感染治疗

(1) 大环内酯类药:如阿奇霉素可以减轻气道炎症,改善肺功能。 红霉素也有抗炎特性。建议儿童口服阿奇霉素 5mg / (kg·d),每周连服 3 天;或红霉素 3 ~ 5mg / (kg·d),每日口服。 需定期检查肝肾功能,疗程数月。

(2) 糖皮质激素:可抑制炎症反应,抑制纤维细胞聚集。

1) 吸入治疗:对吸入支气管舒张药有一定效果且临床症状较轻的患儿可直接吸入糖皮质激素,或作为全身性糖皮质激素的维持治疗,如布地奈德雾化液、丙酸氟替卡松气雾剂等。疗程 6 个月至 1 年。

2)全身应用:病情较重者可在疾病早期(1~3 个月)内应用。如泼尼松片 1~2mg / (kg·d) 口服或甲泼尼龙 2 ~ 4mg / (kg·d) 静脉注射,病情平稳后改为口服,1 个月后逐渐减量,总疗程不超过 3 个月。为减少长期口服全身激素的不良反应,有文献报道甲泼尼龙冲击治疗感染后 BO,每月 1 次,每次 30mg / kg,连用 3 天,疗程至少 6 个月,可改善临床症状及血氧饱和度。

(3) 孟鲁司特:白三烯受体拮抗药有抑制气道炎症、改善肺功能的作用。儿童可按常规剂量使用。研究报道联合使用布地奈德吸入、阿奇霉素口服、孟鲁司特和乙酰半胱氨酸可以改善感染后 BO 患儿的临床症状及体征,改善肺功能及胸部 HRCT 表现,减少全身性糖皮质激素使用。

3.抗感染治疗 BO 患儿易反复发生呼吸道感染。当患儿有感染征象,如出现发热、喘息症状加重、痰量增多时建议使用抗菌药物。最常见病原体是肺炎链球菌、流感嗜血杆菌等或混合感染。抗菌药物一般疗程为 2 ~ 3 周。未合并感染时抗感染治疗不能使症状缓解。

4.其他治疗 有报道英夫利昔单抗治疗可有效改善激素治疗失败的骨髓移植后 BO 患儿。肺移植为 BO 终末期患儿,即药物治疗无效、持续存在严重气流受限、伴有肺功能进行性降低的患儿提供了再次存活的机会,尽管肺移植本身有引起 BO 的风险。多用于移植后 BO 和史-约综合征(Stevens-Johnson syndrome,SJS) 后 BO。现有的证据表明,BO 患儿接受规范的呼吸康复治疗,有助于改善肺功能和生活质量。

5.预后 BO 的预后与病因及病情发展速度有关。感染后 BO 的预后相对较好,多数于感染后 1 年临床症状明显改善,但肺功能和 HRCT 改变仍持续存在。有学者认为,BO 的临床好转可能是儿童处于不断的生长发育中,而并非细支气管病变的消失。其他原因所致 BO 预后差,死亡率高,严重影响儿童的身体健康和生活质量。研究发现,44.6%的患儿无症状恢复,14.3%依赖氧气或呼吸机。

第六节 弥漫性泛细支气管炎

弥漫性泛细支气管炎(diffusepanbroncholitis,DPB) 是指主要累及呼吸性细支气管的弥漫性进展性小气道疾病。DPB 以弥漫存在于两肺呼吸性细支气管及其周围区域的慢性炎症为特征。“弥漫性”(diffuse) 是指病变在双侧肺部广泛分布,“泛” (pan) 表示炎症累及呼吸性细支气管壁全层。DPB 主要临床表现为慢性咳嗽、咳痰、活动后呼吸困难和反复顽固性肺部感染,晚期常继发肺源性心脏病和呼吸衰竭。我国 1996 年首次报道明确诊断的 DPB 病例。儿童的 DPB 报道不多,一般于 10 岁以后发病。家族性 DPB 罕见,随着对 DPB 认识加深,可能会发现更多病例。

一、病因和发病机制

1.病因 DPB 的病因至今不明,可能与遗传、感染、全身免疫反应及环境因素有关。

(1) 遗传:非亚洲人种的发病报道极少,有学者认为本病具有一定的人种特异性及遗传性。中国南方与北方 DPB 患者对不同基因的易感性有显著差异,南方患者与 HLA-A11 有较大相关性,北方患者与 HLA-B54 相关。提示本病的易感基因可能位于 6 号染色体短臂抗原 HLA-A 与 HLA-B。

(2) 感染:发病早期合并的感染多为流感嗜血杆菌、肺炎链球菌、金黄色葡萄球菌,晚期常继发铜绿假单胞菌感染。

(3) 全身免疫反应:DPB 患者的呼吸性细支气管区域有淋巴细胞、浆细胞、巨噬细胞浸润和聚集及支气管组织中树突状细胞异常,以及支气管肺泡灌洗液 $CD4^+$ / $CD8^+$ 细胞比值增高、血冷凝集试验效价持续升高、IgA 增高等,表明 DPB 发病可能与免疫功能紊乱有关。DPB 患者中性粒细胞 IL-1β、IL-1 Rα、TNF-α 明显增加,且与中性粒细胞的聚集明显相关。

(4) 环境:本病罕见于出生和生长在西方的亚裔人,表明生活环境也是一个重要因素,但目前缺乏确切证据。

2.发病机制 在 DPB 进展期,铜绿假单胞菌感染、中性粒细胞在气管内停留,加速了本病的破坏性,继发细支气管扩张,晚期可导致弥漫性支气管扩张。铜绿假单胞菌能分泌内毒素和酶,导致炎症和坏死,并且诱发不可逆的肺损伤。

气道黏液高分泌是 DPB 的主要特征之一,但机制至今尚不清楚。研究发现,DPB 患者 MUC5AC 基因和蛋白表达增加,且伴有气道内黏液量增多。DPB 患者黏蛋白基因 MUC5B 基因多态性导致黏蛋白转录活性改变、MUC5B 在气道组织分布异常也可造成黏液高分泌。同时,黏液高分泌还与气道铜绿假单胞菌感染、中性粒细胞炎症及炎症介质水平升高有关。

常规抗感染治疗不能显著改善临床症状和肺功能,除非存在明显的感染征象。大环内酯类药物如红霉素治疗后症状改善明显,且红霉素治疗剂量及血液和痰液中的最高浓度远低于有效抗菌浓度。同时,长期小剂量红霉素治疗后,患者中性粒细胞数和部分细胞因子均降至正常,表明这些细胞因子在 DPB 患者慢性气道炎症中起重要作用。因此,红霉素治疗 DPB 的机制与其抗菌作用无关,可能与抑制全身免疫反应有关。

3.病理改变 DPB 的病理特征为弥漫性分布以呼吸性细支气管为中心的细支气管炎及细支气管周围炎,炎症累及呼吸性细支气管壁全层。病理改变局限于呼吸性细支气管和肺泡管,是区别于其他疾病的特征表现。

(1) 肉眼观:双肺表面弥漫分布灰白色结节,结节较均匀一致;切面可见广泛细支气管为中心的结节、细支气管扩张。

(2) 镜下:病变围绕呼吸性细支气管和终末细支气管,管壁增厚,管腔内见单核细胞及少量中性粒细胞,细支气管壁全层有淋巴细胞、浆细胞及单核细胞浸润,肺泡壁有淋巴细胞浸润,细支气管及肺间质见慢性炎症细胞浸润,可见泡沫细胞(含大量脂肪滴的巨噬细胞)。部分患儿见呼吸性细支气管腔内息肉样肉芽组织,导致管腔狭窄或闭塞及肺间质纤维化。无坏死性血管炎、肉芽肿形成和明显的嗜酸性粒细胞浸润。病变晚期见末梢细支气管扩张,远端肺泡过度充气而形成肺气肿,疾病终末期发展为肺源性心脏病。

二、临床表现

本病的症状和体征无特异性。多数患者缓慢发病,儿童 DPB 多于 10 岁以后发病。常见的三大主要症状为持续咳嗽、咳痰和活动后气促。疾病早期起病隐匿,咳嗽伴少量无色痰或白痰,咯血少见;并发感染时痰呈黄色或绿色,痰量增多,日痰量可至 100mL 以上。 病情反复,症状逐年加重,出现进行性活动后呼吸困难。 病程较长者可继发支气管扩张、肺源性心脏病、呼吸衰竭以致死亡。 大多伴有慢性鼻窦炎,鼻部症状常早于肺部症状。 有些病例几乎没有症状,偶尔确诊为慢性鼻窦炎时被早期发现,但活动后呼吸困难较一般人明显。

体征可闻及双肺干、湿啰音,以两下肺为著。 病程长者可见桶状胸,肋间隙增宽,肺部叩诊呈过清音,呼吸音减弱。 约 1 / 3 患儿可见杵状指。

三、辅助检查

1.影像学检查

(1) 胸部 X 线检查:70%的患者在初诊可见双肺散在结节影,其典型表现为两肺弥漫散在颗粒结节影,直径为 2 ~ 5mm,边缘不清,以双下肺为主,常伴有肺过度充气,病情进展时可有结节影增大和支气管扩张。 右中叶和左舌段可出现不张及轻度支气管扩张,部分可见"双轨征"。 疾病晚期下肺可出现环状或囊泡阴影。 肺过度膨胀时,结节状阴影不易在胸部 X 线上被发现。

(2) 胸部 HRCT:显示弥漫性分布的小叶中央型小结节影、线状阴影及外周支气管扩张更为清晰。 其特征性表现:①弥漫性小叶中心结节影,大小 2 ~ 5mm,分布广泛,不均匀,以某一段、叶或两下肺为主,无融合趋势,结节与胸膜存在小间隙;②"树芽征",为小叶中心分支状阴影或短线状影,边界欠清。"树芽征"由呼吸性细支气管近端增厚的细支气管壁及充满分泌物的扩张细支气管组成,肺动脉也参与组成;③支气管壁增厚,细支气管扩张("双轨征"),病程长者可累及近端支气管。 可有空洞及肺间质纤维化表现,表现为条索影、不规则网格影,无特异性。 晚期可出现全肺支气管扩张。 DPB 治疗后结节、"树芽征"、黏液栓减少甚至消失,表现为可逆性改变;而小支气管扩张及肺间质纤维化不可逆转,故应早期诊断及治疗,控制病情进展恶化。

(3) 鼻窦 CT:多数患者合并慢性鼻窦炎,最常累及上颌窦。 鼻窦炎病史是诊断本病的重要依据。 怀疑本病时,须行鼻旁窦 CT 检查和仔细询问病史。

2.血清学检查 若出现血清冷凝集试验(CHA) 效价≥1 ∶ 64 则有较高诊断价值。 外周血白细胞总数、CRP 升高,ESR 增快,RF 阳性;血清 IgA、IgG 和 γ 球蛋白等可增高,但均为非特异表现。

3.病原学检查 多数 DPB 患者呼吸道感染持续存在,多为继发感染。 初期多为流感嗜血杆菌和肺炎链球菌,其次是克雷伯菌和金黄色葡萄球菌,晚期多为铜绿假单胞菌。 当痰培养出现铜绿假单胞菌时,病程多已进入进展期;若出现顽固感染,可引起呼吸衰竭。

4.肺功能 表现为进行性气流受限,以重度阻塞性通气功能障碍及轻、中度限制性通气功能障碍为特征,或混合性通气功能障碍。 FEV_1 / FVC<70%,VC%<80%。 RV%>150%,RV / TLC>45%,气道阻力增大;但肺顺应性通常在正常范围内,弥散功能可正常。

5.肺组织活检 若有典型 DPB 病理改变即可确诊。 开胸或胸腔镜肺活检可获取较满意的组织标本,经支气管镜肺活检术(TBLB) 和 B 超或 CT 引导下经皮穿刺肺活检术获取标本进行病理检查,创伤小,操作相对简单,但阳性率较开胸肺活检低。

6.支气管肺泡灌洗液 肺泡灌洗液中淋巴细胞、中性粒细胞、巨噬细胞的计数、比例、形态及其他检查一般未见异常。 也有中性粒细胞及 $CD8^+$ 淋巴细胞升高。

四、诊断与鉴别诊断

1.诊断要点　DPB 在国际上尚无统一的诊断标准。 引用较多的 DPB 诊断标准如下。

(1) 必需项目:①持续咳嗽、咳痰及活动后呼吸困难(2 年以上);②合并慢性鼻窦炎或既往史;③胸部 X 线见两肺弥漫结节影,胸部 CT 或 HRCT 见两肺弥漫小叶中心结节影和“ 树芽征” 。

(2) 参考项目:①听诊闻及肺部间断性湿啰音;②FEV_1 / FVC<70%,PaO_2 <80mmHg(非吸氧条件下);③CHA 增高(>1 : 64) 。

(3) 临床确诊:符合必需项目,以及参考项目 2 项以上。

(4) 一般诊断:符合必需项目。

(5) 可疑诊断:符合必需项目,病理诊断有助于确诊。 典型病例经临床结合 HRCT 即可诊断;临床和影像学改变不典型者,才需要取肺活检。

2.鉴别诊断

(1) 血行播散型肺结核:DPB 影像学表现为弥漫性小叶中心性结节,需与血行播散型肺结核鉴别。 但后者肺内结节影为均匀分布,无“ 树芽征” 及细支气管壁增厚、扩张等表现。而 DPB 的结节影主要分布在下肺。

(2) PCD:影像学常可见支气管扩张征象,无弥漫性小叶中心性结节。 透射电子显微镜或扫描电镜见呼吸上皮细胞纤毛超微结构异常、纤毛运动功能检查及基因检测结果可作鉴别。

(3) 支气管扩张症:DPB 患者咳嗽、咳痰和呼吸困难几乎同时出现,而支气管扩张症患者呼吸困难出现较晚,且影像学上无弥漫性小叶中心性结节。 晚期 DPB 可产生弥漫性支气管扩张,DPB 可能是弥漫性支气管扩张的原因之一。 支气管扩张症病理改变主要在传导气道,肺间质少有泡沫细胞聚集,可与 DPB 作鉴别。

(4) 免疫缺陷病引起的反复下呼吸道感染:反复严重肺部感染可继发支气管扩张,表现与 DPB 类似。 但免疫缺陷病患儿可有肺外感染病灶,体液免疫及细胞免疫等免疫学检查异常,且影像学上无弥漫性小叶中心性结节改变。

(5) 裸淋巴细胞综合征Ⅰ型(bare lymphocyte syndrome typeⅠ,BLSⅠ):是一种少见的原发性免疫缺陷病,为 HLA-Ⅰ类分子缺陷引起抗原提呈细胞表面 HLA-Ⅰ类分子的表达明显减少。 BLS 除 HLA-Ⅰ类分子检测呈阴性外,其临床特征与 DPB 极其相似,临床上很难鉴别。 所以 HLA-Ⅰ类分子缺陷本身是否为 DPB 的病因之一,有待进一步研究证实。

(6) 非特异性间质肺疾病:该病随病程进展可出现细结节样或网状结节影,易与 DPB 混淆。 但非特异性间质肺疾病患者影像学上无弥漫性小叶中心性结节及“ 树芽征”,其肺弥散功能减低,病理改变与 DPB 不同,可鉴别。

五、治疗及预后

以往 DPB 的治疗主要包括早期使用糖皮质激素、抗菌药物、祛痰药和支气管舒张药等,但这些治疗不能有效地改善气流受限和炎症反应。 在疾病晚期,对于慢性呼吸衰竭只能依赖于吸氧和呼吸支持。

1.大环内酯类药物治疗　目前已确立长程大环内酯类药物(早期主要为红霉素) 能有效地改善患者症状、体征、肺功能及肺部 CT 表现,提高存活率。 红霉素类药物对 DPB 的治疗作用并非通过其抗菌作用机制,可能与其固有的多位点抗炎和免疫调节作用有关。临床上可使用 14 元环的红霉素和 15 元环的阿奇霉素等大环内酯类药物,长程治疗的药物剂量为常规抗菌剂量的 50%,但具体疗程尚未完全确定。

停药适应证:临床症状、体征消失,氧分压、肺功能正常,胸部 HRCT 检查提示小叶中心结节影消失。过早停药或不遵医嘱用药均易复发,因此,患者依从性很重要。停药后需长期定时临床和 CT 随访,警惕复发。

2.抗感染治疗　抗菌药物使用适应证如下。

(1) 以感冒或流感为诱因引起 DPB 患者病情急性恶化。继上呼吸道感染症状后有发热、咳脓痰、CRP 升高、ESR 加快及白细胞增多等急性感染表现,病原菌多为流感嗜血杆菌或肺炎链球菌。

(2) 持续感染状态的慢性恶化。CRP、ESR 等升高提示病原菌多为流感嗜血杆菌和铜绿假单胞菌,可用头孢菌素、青霉素类等治疗。

3.鼻窦手术　研究表明,80%的 DPB 患者术后不出现下呼吸道症状,但下呼吸道症状一旦出现,手术治疗也不能改善。因此,当鼻窦炎不能通过内科治疗治愈,且未出现下呼吸道症状时,可行鼻窦手术。

4.预后 1983 年,DPB 的 5 年和 10 年生存率分别为 62.1%和 33.2%。随着红霉素长疗程法应用于临床,DPB 的 5 年生存率达 91%,死亡率也从 10%降至 2%,患者预后明显改善。但有铜绿假单胞菌感染者的预后仍较差,10 年生存率仅为 12%。

(范彧)

第十三章 肺部感染

第一节 呼吸道合胞病毒肺炎

RSV 肺炎是一种儿童常见的间质性肺炎,多见于婴幼儿。 由于母源抗体不能预防感染的发生,因而出生不久的小婴儿即可发病,新生儿病毒性肺炎中 RSV 感染可占 10% ~ 15%。国外偶有医院感染导致新生儿病房 RSV 感染暴发流行的报道。

一、病因和发病机制

1.病因及病原学 RSV 属副黏病毒科,肺炎病毒属,为中等大小有包膜的 RNA 病毒,在感染细胞内复制,成熟后以出芽的形式穿出细胞膜。 RSV 只有一个血清型,但有 A、B 两个亚型。 A 和 B 亚型之间的抗原相关性为 25%。 RSV 基因由非阶段性单链 RNA 组成,约包含 15000 个核苷酸,编码 11 个蛋白,其中有 2 个编码蛋白是主要保护性抗原,即介导吸附的 G 蛋白和介导包膜的 F 蛋白。 RSV 在许多组织培养中均能生长,其典型变化是出现细胞融合病变及胞质中嗜酸性包涵体。

2.流行病学 RSV 病毒对热不稳定,病毒在无蛋白溶液中,4℃ 或室温放置 2 ~ 4 小时其感染力可丢失 90% ~ 99%,在-25 ~ -15℃ 环境下数天即灭活;冰冻融化也易灭活。 在酸性或碱性溶液中均易被破坏,在中性溶液中较稳定;对乙醚敏感。

(1) RSV 的初次感染:大量研究证明,RSV 是人出生后早期严重,甚至致命性下呼吸道感染的主要病原之一。 一项有 1179 名新生儿参与的前瞻性研究中发现,143 人(12.1%) 在 1 岁前发生了 RSV 引起的下呼吸道感染,其中 5 人还发生了再次感染;在 143 例初次感染的婴儿中,有 123 人(86%) 临床表现为感染性细支气管炎。 血清流行病学研究表明,2 岁以下婴幼儿血清中 RSV 抗体阳性率为 48%,到 3 岁时抗体阳性率达到 77%。 血清学监测表明,血清抗体阴性(从未受过感染) 儿童受 RSV 感染的危险性很高。 集体住宿的人群,如幼儿园、住宿学校的学生,RSV 感染率或再次感染率也很高。 再次感染也都是有症状的。

(2) RSV 的医院感染:RSV 是造成院内交叉感染的主要病原之一。 对早产儿、有先天性心肺疾病、免疫功能不全和骨髓移植者尤其有害。 医院内的工作人员,包括医师、护士、护工等,不管是否有呼吸道症状,都有可能在医院感染中起到传播病毒的作用。

(3) RSV 的流行规律:在温带地区,RSV 在晚秋、冬季和春季流行,夏季一般较少有 RSV 感染。 RSV 感染在我国具有显著的地域特征,在北方 RSV 的流行通常为冬季,而在南方,包括香港地区的高峰季节则在春季。 RSV 感染不但有散发流行,而且每隔几年还可引起大规模的爆发流行。 在我国,婴幼儿的 RSV 感染以 A 亚型和 B 亚型交替流行,其中以 A 亚型更为常见。 与流感病毒一样,RSV 也是人群呼吸道感染死亡率增加的主要病原之一。

(4) 免疫系统对 RSV 感染的保护作用:RSV 感染的恢复及获得对 RSV 感染的保护,很大程度依靠机体的免疫系统,包括特异性的局部分泌型抗体、血清抗体、细胞免疫;小婴儿则主要靠血清中的母源抗体。 如果因先天性免疫缺陷病、获得性免疫缺陷综合征(AIDS) 或使用免疫抑制药等原因使免疫系统受损,患儿 RSV 感染往往难以终止,可长时间持续排毒。RSV 感染后刺激机体产生血清和局部分泌型抗体,即使小婴儿也不例外。但是,与大年龄儿童比较,1～8 个月的婴儿感染后抗体水平仅为大龄儿童的 15%～25%,这可能是因为小婴儿的免疫系统尚不成熟,或者被动获得的血清母源抗体的免疫作用,或者两者兼有。从 RSV 感染的流行病学资料来看,免疫系统的保护作用是不完全的。表现为:①血清中有中等水平的抗 RSV 母源抗体的小婴儿仍可发生 RSV 感染;②所有年龄组 RSV 的再次感染都很常见,有些小婴儿初次感染恢复后仅数周又发生 RSV 再次感染。

3.发病机制及病理 一般认为 RSV 肺炎发病机制是 RSV 对肺的直接损害,引起间质性炎症,而非变态反应所致,这与 RSV 细支气管炎不同。RSV 感染的潜伏期为 2～8 天(多为 4～6 天)。RSV 肺炎的典型所见是单核细胞的间质浸润。主要表现为肺泡间隔增宽和以单核细胞为主的间质渗出,其中包括淋巴细胞、浆细胞和巨噬细胞。此外肺泡腔可见肺透明膜形成。在一些病例,也可见细支气管壁的淋巴细胞浸润。在肺实质出现伴有坏死区的水肿,导致肺泡填塞、实变和萎陷。少数病例在肺泡腔内可见多核融合细胞,形态与麻疹巨细胞相仿,但找不到核内包涵体。

二、临床表现

本病多见于婴幼儿,其中半数以上为 1 岁以内婴儿,男性多于女性,其比例为(1.5~2)∶1。潜伏期为 4～6 天。初期可见咳嗽、鼻塞伴或不伴流涕,1～3 天后出现进行性呼吸急促和呼吸困难,咳嗽加剧,伴有喘息。临床上轻症患儿发热、呼吸困难等症状不重;中、重症患儿有较明显的呼吸困难、喘憋、口唇发绀、鼻翼翕动及三凹征,发热可为低、中度热和高热。肺部听诊多有中、细湿啰音,呼气相哮鸣音,叩诊一般无浊音,少数有过清音。少数重症病例可有呼吸、心率突然增快及心音低钝、面色苍白或发灰、肝脏迅速增大等心力衰竭表现。早产儿、有基础疾病患儿发生 RSV 肺炎时常为重症,易发生混合感染,且多有并发症。

三、辅助检查

1.胸部 X 线检查 多数有小点片状阴影,支气管周围增厚或间质性肺炎,喘憋明显者可有不同程度的肺气肿表现;少数患儿可有节段性实变或肺不张,胸腔积液极少见。

2.实验室检查

(1) 血常规:白细胞总数一般在$(5\sim12)\times10^9/L$之间,多数在 $10\times10^9/L$ 以下,中性粒细胞比例多在 70%以下。

(2) 血气分析:大多数病例存在低氧血症,且较以临床体征为基础的预测更为严重。严重低氧血症多伴有高二氧化碳血症和酸中毒。

(3) 病原学检测:主要包括病毒分离、抗原检测和核酸扩增。利用免疫荧光法和胶体金法检测鼻咽分泌物中 RSV 抗原,能达到快速诊断的目的。病毒分离较为耗时,主要用于分子流行病学研究。核酸扩增技术逐渐得到广泛应用,但技术要求较高。

四、诊断与鉴别诊断

1.诊断要点

(1) 典型临床表现为呼吸困难、喘憋、低热或无热、鼻翼翕动及三凹征等。

(2) 鼻咽分泌物病原学检测结果阳性,结合临床表现可做出病原学诊断。

2.鉴别诊断

(1) 其他病毒所致肺炎:如感染性细支气管炎、副流感病毒肺炎、腺病毒性肺炎,多见于年幼儿,喘息较明显,两肺可闻及哮鸣音,湿啰音可不明显,结合发病流行季节,进一步做鼻咽分泌物病原学检测可鉴别。

(2) 喘息相关呼吸道疾病:支气管异物需警惕异物吸入史或呛咳史,支气管镜检查可明确;支气管哮喘需注意反复喘息史及过敏体质,年长儿童支气管激发试验或支气管扩张试验可确诊;纵隔淋巴结结核需警惕结核接触史,结核菌素皮肤试验(TST) 或 IGRA 检测可鉴别。

五、治疗及预后

1.一般治疗 要特别重视一般治疗,包括氧疗、补液、保持气道通畅等。注意隔离,努力防止继发细菌或其他病毒感染。如无继发细菌感染,只用对症治疗即可。一般治疗参阅支气管肺炎章节。雾化吸入、适当叩背吸痰是简单易行的呼吸治疗手段,不仅有助于气道湿化和炎性分泌物的清除,而且由于梗阻解除和通气改善,使重症病例的呼吸性酸中毒乃至Ⅱ型呼吸衰竭较快得到纠正,避免误用、滥用碱性药物。

2.抗病毒治疗 目前有肯定疗效的抗病毒药物很少,加之不良反应大,使抗病毒治疗受到制约。

(1) 利巴韦林(病毒唑):对 RSV 有体外活性,但吸入利巴韦林治疗的有效性仍存在争议,考虑到药物疗效与安全性问题,不推荐用于 RSV 肺炎治疗。

(2) α 干扰素(IFN-α):5 ~ 7 天为 1 个疗程,也可雾化吸入,但存在争议。

3.预后 对免疫系统功能正常人群,本病一般较轻,单纯病例 6 ~ 10 天临床恢复,X 线肺部阴影多在 2 ~ 3 周消失;如隔离措施不力,易有继发感染,可再度发热;单纯 RSV 肺炎极少死亡。严重免疫功能损害的患儿不论年龄大小,RSV 感染后病情均很严重,骨髓或实质性脏器移植后几周内,RSV 感染的致死率可高达 50%。

六、预防

1.免疫球蛋白

(1) RSV 特异性免疫球蛋白(RSV-IVIG)

1) 高危儿中预防性用药:在 RSV 流行季节(美国定为每年 11 月至次年 4 月),每个月经静脉注射大剂量 RSV-IVIG 750mg / (kg·次)[即 15mL / (kg·次)],3 ~ 5 次。

2) RSV-IVIG 应用于治疗:高危患儿 RSV-IVIG 每次 1500mg / kg,静脉滴注;另有一种吸入疗法:在住院第一天,RSV-IVIG 吸入 2 次,每次 50mg / kg(即每次 1mL / kg),吸入时间约 20 分钟,间隔时间 30 ~ 60 分钟。

(2) RSV 单克隆抗体(帕利珠单抗,palivizumab):可特异性抑制 RSV 的 F 蛋白 A 抗原位点上的抗原决定簇,通过抑制病毒的复制并直接中和病毒而发挥作用。用法:整个 RSV 流行季节,每月肌内注射一次,每次 15mg / kg,在 RSV 感染开始的季节提前应用则效果更佳。

(3) 尼塞韦单克隆抗体(nirsevimab):是一种长效 RSV 抗体,已获 FDA 批准上市,可用于预防婴幼儿 RSV 引起的下呼吸道疾病(LRTD)。该药物适用于新生儿和在第一个 RSV 季节出生或进入第一个 RSV 季节的婴儿,以及在第二个 RSV 季节仍易患严重 RSV 疾病的 24 个月以下儿童。尼塞韦单克隆抗体是首个且唯一可广泛应用于婴儿的单剂次被动免疫制剂,包括足月或早产的健康婴儿,或健康状况特殊的婴儿。

2.疫苗　2023年5月3日,RSV疫苗Arexvy(RSVPreF3 OA / GSK3844766A)获FDA批准上市,用于老年人群体预防RSV感染导致的下呼吸道疾病(RSV-LRTD)。该产品是全球首款获批上市的RSV疫苗。同年5月31日,RSV疫苗ABRYSVO(RSVpreF,PF-06928316)获FDA批准上市,用于60岁及以上人群预防RSV-LRTD。目前尚无能够应用于临床的儿童RSV疫苗。

3.非特异性预防　加强营养,增强免疫力;规律作息,避免过度疲劳;保持室内通风,保持空气新鲜;尽量避免到人群密集的地方;勤洗手,注意咳嗽礼仪等。

第二节 腺病毒性肺炎

人腺病毒(human adenovirus,HAdV)感染是儿童较常见的疾病之一,可引起咽-结膜热、肺炎、脑炎、膀胱炎、肠炎等,其中HAdV性肺炎是婴幼儿中较严重类型之一,多见于6个月至2岁婴幼儿,北方较南方多。HAdV感染致死病例虽罕见,但死亡病例多与某种血清型(尤其7型)感染有关,严重免疫功能损害人群感染HAdV后,死亡率增加。

一、病因和发病机制

1.病因及病原学　HAdV是一群分布十分广泛的双链DNA病毒,没有包膜,直径为70～100nm,一般通过呼吸道传播,能引起人类呼吸道、胃肠道、泌尿道及眼的疾病。少数对动物有致癌作用。从咽拭子、粪便或死后肺组织中可以分离出HAdV,恢复期血清抗体滴度较早期(发病5～10天或更早)上升4倍以上。自20世纪50年代发现并成功分离HAdV以来,已陆续发现了100余个血清型,其中人类HAdV根据物理、化学、生物学性质分为A～G 7个亚群,每一群包括若干血清型,共42型。与呼吸道感染相关的HAdV主要有B亚群(3、7、11、14、16、21、50、55型)、C亚群(1、2、5、6、57型)和E亚群(4型)。HAdV性肺炎约占社区获得性肺炎的4%～10%,重症肺炎以3型及7型多见,7B型是2019年我国南方发病地区的主要流行株。

HAdV主要在细胞核内繁殖,耐温、耐酸、耐脂溶剂的能力较强,除了咽-结膜及淋巴组织外,还在肠道繁殖。可根据其对特殊动物红细胞的凝集能力分为3组,容易引起婴幼儿肺炎的3、7、11、14、21型这一组,均能凝集猴红细胞。

2.流行病学　人类HAdV是一种高度传染性的病原体,感染潜伏期一般为2～21天,平均为3～8天,潜伏期末至发病急性期传染性最强。传播途径:①飞沫传播,是呼吸道感染腺病毒的主要传播方式;②接触传播,手接触被HAdV污染的物体或表面后,未经洗手而触摸口、鼻或眼睛;③粪-口传播,接触HAdV感染者的粪便。空气不流通的环境,如托幼机构、学校易导致HAdV传播,可发生急性上呼吸道感染或肺炎。出生后最初数月常存留从母体传递的HAdV特异性抗体,此后一直到2岁时抗体缺乏,2岁以后才逐渐增加,因此HAdV性肺炎多发生在6～24个月婴幼儿,2～5岁也可发病。值得注意的是,HAdV也可引起新生儿病毒性肺炎。患基础疾病或免疫功能受损者(如移植后、HIV感染、原发性免疫缺陷等)更易发生重症。我国北方HAdV性肺炎多见于冬、春两季,夏、秋季仅偶见;而在我国南方广州的高流行年,HAdV性肺炎则多见于秋季。HAdV性肺炎曾是我国儿童患病率和死亡率最高的病毒性肺炎,占20世纪70年代前病毒性肺炎的首位,死亡率最高曾达33%。1970年以后

HAdV 性肺炎明显减少,逐渐被 RSV 肺炎取代,但 2012 年冬季北方地区、2019 年全国各地 HAdV 性肺炎又有流行。人类 7 型 HAdV 是最重要的呼吸道 HAdV 之一,占世界卫生组织报告的所有人类 HAdV 的近 20%,且与严重的呼吸道疾病有关。7 型 HAdV 有 15 个基因型,其中 7b 所致肺炎的临床表现典型而严重。从 20 世纪 80 年代后期至今,HAdV 的 7b 型已渐被 7d 型取代,而 7d 型引起的肺炎相对较轻且不典型。

3.发病机制及病理 目前发病机制尚未完全明确,认为与 HAdV 本身及诱发机体的炎症反应有关,其引起的肺部和全身炎症反应较其他病毒更重,可发展为多器官功能衰竭。HAdV 和炎性介质可引起支气管和细支气管黏膜水肿、充血、坏死、脱落,坏死物阻塞管腔;同时引起黏液分泌增加,阻塞管腔。支气管和细支气管周围以及管壁、肺泡壁、肺泡间隔和肺泡腔内有中性粒细胞、淋巴细胞等炎症细胞浸润。严重者可破坏弹性纤维、软骨和平滑肌,使气道失去正常结构。

局灶性或融合性坏死性肺浸润和支气管炎为本病主要病变。肺炎实变可占据一叶的全部,以左肺下叶最多见。肺切面上从实变区可挤压出黄白色坏死物构成的管型样物,实变以外的肺组织多有明显的气肿。镜检所见病变,以支气管炎及支气管周围炎为中心,炎症常进展成坏死,渗出物充满整个管腔,支气管周围的肺泡腔内也常有渗出物,大多为淋巴细胞、单核细胞、浆液、纤维素,有时伴有出血,而中性粒细胞则很少,肺泡壁也常见坏死。炎症区域的边缘可见支气管或肺泡上皮增生,在增生而肿大的上皮细胞核内常可见核内包涵体,其大小近似正常红细胞,境界清晰,染色偏嗜酸性或嗜两色性,其周围有一透明圈;核膜清楚,在核膜内面有少量的染色质堆积;但细胞质内无包涵体,也无多核巨细胞形成,因此,在形态学上可与麻疹病毒肺炎及肺巨细胞病毒感染区别。此外,全身各脏器,如中枢神经系统及心脏均有间质性炎症及小血管壁细胞增生反应。

二、临床表现

1.起病 潜伏期 3 ~ 8 天。一般急骤发热,往往自第 1 ~ 2 天起即发生 39℃ 以上的高热,至第 3 ~ 4 天多呈稽留热或不规则的高热;3 / 5 以上的病例最高体温超过 40℃ 。

2.呼吸系统症状和体征 大多数患儿自起病时即有咳嗽,常表现为频繁咳嗽或轻度阵咳,同时可见咽部充血,但卡他症状不明显。呼吸困难及发绀多数开始于第 3 ~ 6 天,逐渐加重;重症者出现鼻翼翕动、三凹征、喘憋(具有喘息和憋气的梗阻性呼吸困难)及口唇、甲床发绀。叩诊多呈浊音,浊音部位伴有呼吸音减低,有时可听到管状呼吸音。初期听诊大多先有呼吸音粗或干啰音,湿啰音于发病第 3 ~ 4 天后出现,日渐加多,并经常有肺气肿征象。重症患儿可有胸膜反应或胸腔积液(多见于第 2 周),无继发感染者渗出液为草黄色,不浑浊;有继发感染时则为浑浊液,其白细胞数多超过 10×10^9 / L。

3.神经系统症状 随病情进展可出现嗜睡、萎靡等,有时烦躁与萎靡相交替。在严重病例的中、晚期可出现浅昏迷及惊厥;部分患儿头向后仰,颈部强直。除中毒性脑病外,尚有一部分为病毒性脑炎,故有时需做腰椎穿刺(简称腰穿)鉴别。

4.循环系统症状 面色苍白较为常见,重者面色发灰。心率加快,轻症一般不超过 160 次 / 分,重症多在 160 ~ 180 次/ 分,有时可达 200 次/ 分以上。心电图一般表现为窦性心动过速,重症病例有右心负荷增加及 T 波、ST 段的改变及低电压,个别有一度至二度房室传导阻滞,偶尔出现肺型 P 波。部分重症病例可于发病第 6 ~ 14 天出现心力衰竭表现,肝脏逐渐肿大,可达肋下 3～6cm,质地较硬,少数也有脾大。

5.消化系统症状 半数以上有轻度腹泻、呕吐,严重者常有腹胀。腹泻可能与 HAdV 在肠道内繁殖有关,但部分病例也可能由于病情重、高热、低氧血症而影响消化功能。

6.其他症状 可有卡他性结膜炎、红色丘疹、斑丘疹、猩红热样皮疹,扁桃体上石灰样小白点的出现率虽不高,也是本病早期比较特殊的体征。

7.病程 根据呼吸系统症状和中毒症状分为轻症和重症。HAdV 性肺炎热型不一致,多数稽留于 39～40℃ 及以上不退;其次为不规则发热,弛张热较少见。轻症一般在 7～11 天体温骤降,其他症状也随之消失,肺部阴影需 2～6 周才能完全吸收。重症病例于病程第 5～6 天后出现嗜睡、面色苍白发灰,肝脏显著肿大,喘憋明显,肺有大片实变,部分患儿有心力衰竭、惊厥、意识改变。恢复者于病程第 10～15 天热退,可以骤退或渐退,有时骤退后尚有发热余波,经 1～2 天后再降至正常。重症病例肺部病变的恢复期更长,需 1～4 个月之久,3～4 个月后仍不吸收者多有肺不张。部分 HAdV 性肺炎可发展为闭塞性细支气管炎,导致反复咳嗽、喘息。

8.并发症

(1) 呼吸衰竭:表现为气促、鼻翼翕动、三凹征、喘憋及口唇发绀, 血氧饱和度<92%, PaO_2 <60mmHg,$PaCO_2$ >50mmHg。

(2) 急性呼吸窘迫综合征(ARDS):以顽固性低氧血症为特征,缺氧症状用鼻导管或面罩吸氧等常规氧疗方法无法缓解;影像学为双肺弥漫性渗出,肺部有细湿啰音;血气分析早期多为不同程度的低氧血症和呼吸性碱中毒,随着病情加重,PaO_2 / FiO_2 值进行性下降,由于 ARDS 晚期无效腔通气增加,出现 CO_2 潴留,表现为呼吸性酸中毒。

(3) 纵隔气肿或皮下积气:易发生于黏液栓形成塑型及坏死物阻塞气道的患儿或合并哮喘的患儿,呼吸困难加重或存在顽固性低氧血症者也应考虑。

(4) 胃肠功能障碍:可出现腹泻、呕吐、严重时出现中毒性肠麻痹和胃肠衰竭。可并发消化道出血,出血量一般不大。

(5) 中毒性脑病或脑炎:表现为一般情况差,精神萎靡,或嗜睡、易激惹,有时烦躁与萎靡相交替,严重者出现惊厥及昏迷。

(6) 脓毒症:AdV 可引起病毒性脓毒症,除引起肺部严重感染和损伤外,还可引起肺外器官损伤和功能障碍。当循环、神经、血液、消化等肺外系统功能障碍时需考虑合并脓毒症的可能,病死率可显著增加。

(7) 噬血细胞性淋巴组织细胞增多症(HLH):又称噬血细胞综合征。符合 8 条指标中的 5 条或以上可诊断:①发热>7 天,体温>38.5℃ ;②脾大;③外周血二系或三系细胞减少;④高甘油三酯(TG) 血症(TG≥3mmol / L) 和(或) 低纤维蛋白原血症(纤维蛋白原≤1.5g / L);⑤骨髓、脾或淋巴结活检可见噬血细胞;⑥NK 细胞活性降低或缺乏;⑦血清铁蛋白升高(≥500μg / L);⑧血浆可溶性 CD25(可溶性 IL-2 受体) 升高。

三、辅助检查

1.实验室检查

(1) 血常规及 CRP、PCT:轻型 HAdV 性肺炎的白细胞计数正常或降低,以淋巴细胞分类为主,CRP 正常;而重症肺炎在病程中常见白细胞计数升高,并以中性粒细胞为主,CRP 和

PCT 升高,但起病初期 3 天内,一般白细胞计数和 CRP 正常,而 PCT 可升高。

(2) 其他:HAdV-7 型易出现贫血、血小板减少和肝肾功能受损;合并心肌损伤者肌酸激酶同工酶、肌钙蛋白或肌红蛋白升高,危重患儿更明显。

2.病原学检查

(1) 病毒分离和血清学鉴定:传统的病毒分离和血清分型方法虽然是诊断 HAdV 的金标准,但不适于临床诊断。

(2) 抗原检测:针对腺病毒衣壳六邻体抗原进行检测,多采用免疫荧光方法,标本为鼻咽抽吸物、鼻咽拭子、痰液及肺泡灌洗液,发病 3～5 天内检出率最高,重症病例 2～3 周仍可阳性。

(3) PCR 检测:比传统的病毒培养和病毒抗原检测敏感性更高,标本为鼻咽拭子、痰液或支气管肺泡灌洗液等。实时定量 PCR 可对病毒进行定量分析,帮助预测病情严重程度。

(4) 其他方法:宏基因组测序在诊断腺病毒感染及分型方面具有优势,但价格昂贵,结果需要专业人员判定,不推荐常规开展;该方法主要用于特殊人群,如合并基础疾病、免疫缺陷病、其他方法检测阴性,或病情危重,以及混合感染,需要尽早明确病原的患儿,结果判断必须结合临床。

3.影像学检查

(1) 胸部 X 线检查:早期两肺纹理增多、毛糙,双肺中内带明显,于病程 3～7 天出现片状影,以小片状融合多见,进一步进展可表现为大片病变、肺门致密影增宽,多为双侧或以肺实变侧较重,部分患儿合并胸腔积液、气胸、纵隔气肿和皮下气肿。少数心影轻度增大。由于胸部 X 线改变较肺部啰音出现早,故强调早期摄片。与大叶肺炎不同之处是,本病的病变不局限于某个肺叶。病灶吸收较慢,需数周或数月。有时若病变继续增多、病情加重,应疑有混合感染。

(2) 胸部 CT:当胸部 X 线改变与呼吸困难等表现不平行时,应当及时行 CT 检查。以肺气肿和多肺叶受累的肺实变为主要特征,急性期肺实变多以双肺团簇状影为主,向心性分布,实变密度较高,多数实变影中可见支气管充气征,增强后强化较均匀。部分患儿以肺不张为主,也有一些患儿主要表现为大、小气道或细支气管的炎症,包括充气不均匀、磨玻璃影、马赛克征、小叶中心性结节、树芽征、支气管壁增厚、支气管扩张、支气管分支增多等。可合并气胸、纵隔气肿和皮下气肿。

四、诊断与鉴别诊断

1.诊断要点

(1) 典型临床表现:①持续高热,经抗菌药物治疗无效;②自病程第 3～6 天出现嗜睡、萎靡等精神症状,易见心力衰竭、惊厥等并发症;③肺部体征出现较迟,在病程第 3～5 天后方出现湿啰音;④白细胞总数较低;⑤胸部 X 线检查肺部可有较大片状阴影。

(2) 临床诊断:在此病流行季节遇有婴幼儿发生较严重的肺炎,且胸部 X 线检查和血常规也比较符合时,即可做出初步诊断。病毒学检测可协助明确病原。

2.鉴别诊断

(1) 肺炎支原体肺炎(MPP):学龄前及学龄期儿童 HAdV 性肺炎与 MPP 的临床表现、胸部 X 线片改变相似,都有高热、胸片大片实变,呼吸困难及嗜睡等症状均不太明显,临床需要鉴别。一般 HAdV 性肺炎均有体征,而 MPP 有时只有 X 线阴影而无啰音可协助鉴别,但需要注意的是,可存在 HAdV 和支原体合并感染,最终只能依靠实验室检查辅助病原诊断。

(2) RSV 或副流感病毒所致肺炎:5 个月以下小婴儿 HAdV 性肺炎临床表现较婴幼儿 HAdV 性肺炎明显轻,与 RSV、副流感病毒所致肺炎无法鉴别,快速病原学检测可作鉴别。

五、治疗及预后

1.隔离 对 HAdV 性肺炎患儿,应进行早期隔离,避免交叉感染。

2.抗病毒治疗 目前的抗病毒药物,如利巴韦林、阿昔洛韦、更昔洛韦对 HAdV 疗效不确切,不推荐使用。西多福韦(cidofovir,CDV) 通过抑制病毒的 DNA 聚合酶,使病毒 DNA 失去稳定性,抑制病毒的复制。针对免疫低下儿童的 HAdV 性肺炎有个案报道,但其疗效和安全性尚未确定。

3.对症治疗 吸氧、镇静、解痉、平喘、化痰、退热、补液等,必要时可应用丙种球蛋白等进行支持治疗。

4.混合感染的治疗 HAdV 性肺炎可以混合其他病毒、细菌、支原体、真菌等感染。混合感染加重病情,增加死亡风险,更易导致后遗症。混合感染多见于发病 7 天以后,因在发病的初期阶段少见,即使有白细胞和 CRP 轻度升高,不推荐在肺炎初期及时使用高级广谱抗菌药物。在治疗过程中,应注意定期复查血常规、痰培养、血培养、CRP 和 PCT 等,必要时查 β-1,3-D-葡聚糖试验(G 试验)、半乳甘露聚糖试验(GM 试验) 以早期发现继发感染。根据继发感染或真菌感染的种类和药敏试验,合理选用对应的抗感染药物。

5.糖皮质激素 频咳、刺激性呛咳者,可使用吸入糖皮质激素局部雾化。严重喘憋者或呼吸衰竭、全身中毒症状明显者,可短期应用全身激素,可用甲泼尼龙 1 ~ 2mg / (kg·d)、琥珀酸氢化可的松 5 ~ 10mg / (kg·d),或用地塞米松 0.1 ~ 0.3mg / (kg·d) 加入瓶中静脉滴注,疗程 3 ~ 7 天,或根据病情,静脉滴注后再应用口服制剂序贯治疗 1 周至 1 个月减停。

6.静脉用丙种球蛋白 可通过抑制炎症因子及中和病毒,提高机体免疫功能发挥作用,对于重症腺病毒性肺炎,推荐每日 1g / kg,连用 2 天。

7.支气管镜检查和治疗 可直接在镜下观察病变、获取肺泡灌洗液进行病原检测,也可通过支气管镜进行钳夹坏死组织和(或) 刷取、灌洗黏液栓,以畅通气道。因重症 HAdV 性肺炎患儿病情重,对支气管镜操作的耐受性差,故支气管镜检查并不适于所有患儿以及病程的所有时段,应当慎重选择患儿及恰当的治疗时机。推荐用于以下情况。

(1) 有明显气道阻塞者:临床有喘息、呼吸增快、呼吸困难和低氧血症、呼吸音降低或固定喘鸣音、影像学检查提示肺不张或肺实变伴肺不张,以及有黏液栓、肺气肿、纵隔气肿、细支气管炎病变等;呼吸机治疗出现峰压明显升高,潮气量下降,氧合不好。

(2) 不除外并存异物、支气管畸形者:肺炎控制后,怀疑发生继发性支气管软化或支气管管腔闭塞者。

(3) 并发症治疗:密切观察生命体征及意识,监测重要脏器的功能变化,及时治疗呼吸衰竭、心力衰竭、弥散性血管内凝血(DIC) 及神经系统并发症。

8.预后 HAdV 性肺炎病情轻重差异较大,预后不同。严重喘憋型由于小气道广泛阻塞,PO_2 下降,PCO_2 急剧上升,病死率较高。危重症经抢救存活者,约 60%留有慢性肺损害,严重者发展成支气管扩张症。HAdV 可直接或间接损害支气管上皮,造成毛细支气管闭塞,损害肺功能,约有 50%的重症病例可发展成 BO,导致反复喘息。

六、预防

3、4、7 型 HAdV 口服减毒活疫苗,经国外小规模应用已证明有预防效果,国内尚未有疫苗应用的报道。流行期间,尤其在病房,应尽量隔离,以预防交叉感染。据报道,HAdV 交叉感染发生率达 60% ~ 85%,接触时间短者,20 分钟即可致病,潜伏期为 4 ~ 6 天。

第三节 流感病毒肺炎

流行性感冒(influenza) 简称流感,是由流感病毒(influenza virus) 引起的常见急性呼吸道传染病,经呼吸道飞沫传播,传播力强,在世界范围内流行,流感大流行常与流感病毒变异有关。人群对流感病毒普遍易感,在儿童,小于 2 岁的婴幼儿尤其易感。在流感流行时,流感病毒肺炎的发生概率较高,尤其婴幼儿、老年人和存在心肺基础疾病的患者更容易发生流感病毒肺炎,防治工作不容忽视。

一、病因和发病机制

1.病因及病原学 流感病毒属正黏病毒科(orthomyxoviridae),为有包膜病毒。根据病毒内部的核衣壳蛋白(nucleocapside protein,NP) 和基质蛋白(matrix protein,MP) 抗原性的不同分为 A(甲)、B(乙)、C(丙)、D(丁)4 型。A 型流感病毒宿主范围广,能感染包括人、猪、马、狗、禽类和海豹等多种动物,并多次引起世界性的人流感大流行;B 型流感病毒分为 Victoria 系和 Yamagata 系,在人和海豹中发现,可引起季节性流行和暴发,但不会引起世界性的大流行;C 型流感病毒能在人和猪中分离到,但多以散发病例形式出现,一般不引起流行,且感染后症状较轻;D 型流感病毒主要感染猪、牛等,尚未发现感染人。

目前,已知 A 型流感病毒表面的血凝素(hemagglutinin,HA) 有 18 种亚型(H1 ~ H18),神经氨酸酶(neuraminidase,NA) 有 11 种亚型(N1 ~ N11),除 H17N10 和 H18N11 两种亚型仅在蝙蝠中发现,其余所有亚型均能在鸟类中检测到。目前,引起流感季节性流行的病毒是 A 型中的 H1N1、H3N2 亚型及 B 型病毒的 Victoria 系和 Yamagata 系。

HA 是流感病毒的主要抗原之一,能与宿主细胞表面的唾液酸受体结合,介导病毒颗粒进入细胞,能诱导宿主产生保护性中和抗体;NA 参与子代病毒从细胞表面的释放,也是主要的抗流感药物———神经氨酸酶抑制药的靶蛋白。基质蛋白 2(M2 蛋白) 为离子通道蛋白,参与病毒进入细胞后的脱壳,是烷胺类药物的靶蛋白。流感病毒 RNA 的合成依赖于 RNA 聚合酶(RdRP),RdRP 由异三聚的 PA、PB1、PB2 三个亚基构成,其中 Cap 依赖型核酸内切酶(CEN),属于流感病毒聚合酶 PA 亚基;PB1 作为 RNA 依赖型 RNA 聚合酶发挥作用。巴洛沙韦是一种 Cap 依赖型核酸内切酶抑制药,已在国内上市。

流感病毒对热、酸碱和紫外线均敏感,通常 56℃ 下 30 分钟即可被灭活。病毒在 pH3.0 以下或 10.0 以上环境时,感染力很快被破坏。此外,流感病毒外层有包膜,对消毒剂和乙醚、氯仿、丙酮等有机溶剂均敏感,75%乙醇或 1%碘伏作用 30 分钟,均可灭活流感病毒。

2.流行病学 流感一年四季均可发生,一般在温带和寒温带地区流感都在冬季、春初流行,热带和亚热带地区任何季节都可流行,但以雨季为多,大流行可发生在任何季节。我国北方地区流行高峰一般发生在冬、春季,而南方地区全年流行,高峰多发生在夏季和冬季。

流感在流行病学上最显著的特点为:突然暴发,迅速扩散,从而造成不同程度的流行。全球每年有 5% ~ 15%的人发生流感,有 300 万~500 万人发病,20 万~ 50 万人死于流感。每年流

感流行季节,儿童流感罹患率为 20% ~ 30%,某些高流行季节年感染率可高达 50%。5 岁以下儿童感染流感病毒后出现重症和住院的风险较高,全球每年约有数万名 5 岁以下儿童死于流感。流感的高死亡率在很大程度上归因于呼吸系统并发症的发生,尤其是流感病毒肺炎。流感相关性肺炎是重症流感的主要类型之一,占据 20% ~ 50%流感相关的住院治疗。

(1) 传染源、传播途径和潜伏期:流感患者和隐性感染者是流感的主要传染源。流感主要通过空气飞沫在人与人之间直接传播,在咳嗽、打喷嚏、谈话时喷射出来的直径小于 10μm 的小雾粒传染性最强;也可通过口腔、鼻腔、眼睛等处黏膜直接或间接接触传播;接触患者的呼吸道分泌物、体液和污染病毒的物品也可能引起感染。潜伏期为 1 ~ 4 天(平均 2 天),从潜伏期末到发病的急性期都有传染性,其中病初 2 ~ 3 天传染性最强。流感病毒在呼吸道分泌物中一般持续排毒 6 ~ 8 天。重症流感患者、免疫抑制的流感患者和婴幼儿流感患者排毒时间可长达 2 周。低龄儿童发病时的排毒量与成人无显著差异,但排毒时间更长。儿童在流感的流行和传播中具有重要作用,流感流行季节儿童的感染率和发病率通常最高,经常将流感病毒传给家庭成员,或作为传染源带入学校和社区。

(2) 易感人群:人群普遍易感,感染后有一定的免疫力,不同流感病毒的型别和亚型之间无交叉免疫,人群可反复感染发病。每年流感的发病率在学龄前儿童和学龄儿童是最高的。在流感流行初期,大多数流感病例发生于学龄儿童。婴幼儿、老年人和慢性病患者是流感高危人群,患流感后出现严重疾病和死亡的风险较高。流感所致儿童死亡多见于存在基础疾病的儿童,包括神经系统疾病(如神经发育异常、神经肌肉疾病) 、呼吸系统疾病(如哮喘) 、心血管疾病(如先天性心脏病) 、染色体病或基因缺陷病、肿瘤、糖尿病等;部分死亡病例无基础疾病,这部分儿童多<5 岁,尤其是<2 岁儿童。存在慢性呼吸系统疾病,如支气管哮喘、支气管扩张症等,是发生流感病毒肺炎的高危因素。

3.发病机制及病理 感染人类流感病毒的靶细胞主要是呼吸道黏膜上皮细胞。流感病毒首先通过病毒表面的 HA 与宿主上、下呼吸道或肺泡上皮细胞的唾液酸结合,然后病毒体进入宿主细胞内质网系统,与内质网解离后释放病毒核糖核蛋白复合体,通过细胞质运输到宿主细胞核。病毒 RNA 通过宿主细胞翻译系统合成流感病毒蛋白和 RNA,在宿主细胞膜组装成新的病毒体,通过出芽、剪切、释放等过程,形成新的病毒体。

流感病毒感染呼吸道上皮细胞后,最初的致病机制包括病毒感染直接引起肺组织的炎症和免疫系统处理流感病毒感染时继发的炎症反应。这种炎症反应如果进一步加重,可导致肺组织的严重损伤,甚至引起 ARDS。儿童重症流感出现比例较高,可能与以下机制有关:

婴幼儿天然免疫系统发育不成熟,婴儿和儿童鼻部的促炎细胞因子水平显著高于成人,机体免疫功能异常,如过度活化的 Toll 受体 3(TLR3) 或肺巨噬细胞功能异常等,可导致过度的炎症反应,合并细菌感染和宿主细胞能量代谢衰竭。流感病毒肺炎以间质性肺炎为主要病变,严重者有广泛出血性、坏死性支气管炎和肺炎。包涵体仅见于细胞质而不见于细胞核。

二、临床表现

肺炎是流感患儿最常见的并发症,多见于 2 岁以下婴幼儿。起病急,多于 48h 内持续高热或起病 2 ~ 3 天后体温逐渐升高,少数患儿经过中等度发热 2 ~ 3 天后才逐渐升高。常有咳

嗽、气促、喘息、发绀、呼吸困难,可有四肢肌肉酸痛、倦怠疲乏,可伴有呕吐、腹泻等症状,少数可见呕血。肺部体征可叩诊呈浊音,呼吸音变化、细小湿啰音、哮鸣音或捻发音,均于起病后不久发生;胸腔可见积液,多为黄色微浑浊液,数十至数百毫升不等。胸部X线片早期双肺呈点状或絮状不规则影,后期融合为小片或大片状阴影,可见肋膈角变钝消失、气漏综合征,可有塑型性支气管炎表现。部分病例可同时有神经系统症状,出现头痛、呕吐、惊厥等。少数病例可发生多脏器功能损害,如心肌炎、肝损害、横纹肌溶解综合征等。流感病毒肺炎可使哮喘等呼吸系统基础疾病加重。流感病毒肺炎可同时合并其他病毒、支原体等不同病原感染,合并细菌感染是病情严重和死亡的主要原因之一。

三、辅助检查

1.血常规 白细胞总数正常或减少,CRP可正常或轻度增高;合并细菌感染时,白细胞和中性粒细胞总数增高。重症病例淋巴细胞计数明显降低;危重症病例可出现噬血细胞综合征,血常规显示外周血二系或三系细胞明显下降。

2.血生化、电解质 肝酶、乳酸脱氢酶、肌酸激酶、肌酸激酶同工酶可升高。重症病例可出现肌酐水平增高、低钾血症等电解质紊乱。

3.脑脊液 流感病毒肺炎同时合并中枢神经系统受累时,脑脊液细胞数和蛋白质含量可正常或升高。急性坏死性脑病典型表现为细胞数大致正常、蛋白质含量升高。

4.免疫功能检查 流感病毒感染后可引起免疫功能紊乱,$CD4^+$ / $CD8^+$ 比例下降,尤以 $CD4^+$ T淋巴细胞数降低明显。

5.影像学检查 表现为肺内斑片影、磨玻璃影、双侧或多叶段渗出性病灶或实变,少数病例可见胸腔积液。

6.病原学检测 流感的病原学检测方法主要包括抗原检测和核酸检测、病毒分离与鉴定,标本类型包括鼻(咽)拭子、鼻咽吸取物及肺泡灌洗液等呼吸道标本。高质量的合格呼吸道标本是病原学诊断的基础。

(1)流感病毒抗原和核酸检测:是临床上主要的实验室诊断方法。抗原检测敏感性较低,其阴性不能除外病毒感染。在流感流行季节,流感病毒抗原检测阴性的呼吸道感染住院患儿,有条件情况下均建议核酸检测。病毒分离虽是流感病例确诊的金标准,但此检测费时费力,不适合临床中流感病毒感染的实验室诊断。

(2)血清免疫学检测:血清免疫学检测方法用于检测血清中的抗流感病毒抗体,包括红细胞凝集抑制试验、微量中和法和酶联免疫吸附试验(ELISA)等,血清抗体检测主要用于流感的回顾性诊断和流行病学调查。单份血清流感病毒特异性IgM抗体阳性不能作为流感的实验室诊断标准,当患儿恢复期血清较急性期血清的特异性抗体滴度有4倍或4倍以上升高时具有诊断价值。

四、诊断与鉴别诊断

1.诊断要点

(1)在流感流行季节,患儿持续高热不退并有肺炎症状,血常规白细胞及CRP正常或轻度升高,抗菌药物治疗无效,应考虑流感病毒肺炎。

(2)确诊需要进行病毒学检查,做鼻咽分泌物或鼻咽拭子抗原和(或)核酸检测,其中1项阳性可确诊流感病毒感染。急性期和恢复期双份血清流感病毒特异性IgG抗体水平呈4

倍或 4 倍以上升高,也可确诊流感病毒感染。病毒分离培养阳性虽为金标准,但不适合临床诊断。

2.鉴别诊断

(1) 细菌性肺炎:起病急,突发高热,高热时寒战、剧烈咳嗽、有黏脓痰,年长儿可有胸痛。查体肺部常有固定细湿啰音。外周血白细胞计数明显增多且以中性粒细胞为主,CRP、PCT 等急性炎症反应蛋白明显升高;胸部 X 线片可见点斑片影,或大片阴影,病原学检查可鉴别。

(2) MPP:起病可急可缓,中高度发热多见,阵发性干咳,可出现百日咳样痉挛性咳嗽;婴幼儿可出现喘息或呼吸困难,年长儿肺部啰音出现相对较晚,可有肺部实变体征,大约 25% 的患儿有其他系统表现。呼吸道分泌物核酸检测阳性,或外周血支原体 IgM 阳性,或 IgG 恢复期较急性期增高或降低 4 倍以上可确诊。

(3) HAdV 肺炎:多见于 6 个月至 2 岁婴幼儿,起病急,持续高热,喘憋明显,可有嗜睡、精神萎靡等症状。相比影像学改变,肺部啰音出现较迟,重症患儿可有胸腔积液,白细胞计数较低,胸部 X 线片可有较大片状阴影。在此病流行季节且 X 线和血常规也比较符合时,需要考虑此病,呼吸道标本病毒学检测可确诊。

(4) 真菌性肺炎:如肺曲霉病、肺隐球菌病等。常有全身性基础疾病,临床可有发热、咳嗽、喘息等症状,肺部听诊可有啰音。血管侵袭性肺曲霉病 CT 可显示晕征;气道侵袭性肺曲霉病则无特异性肺部病变。隐球菌肺炎可引起胸膜下结节、肉芽肿或空洞、支气管和肺浸润影及两肺粟粒性播散。确诊主要依据组织学检查见到典型的菌丝及真菌培养阳性。痰液、支气管肺泡灌洗液菌丝检查和培养以及血清学检查可协助临床诊断。

(5) 肺结核:多数有结核接触史,起病较慢,有结核中毒症状。胸部 X 线片可表现为哑铃状阴影,或肺门淋巴结肿大,或干酪性肺炎,或粟粒样改变,肺部阴影消失缓慢。TST 呈阳性,TGRA 检测阳性有助于鉴别。

(6) 新型冠状病毒感染:感染早期表现为发热、乏力、干咳,多数患儿症状在 1 周内消失。少数患儿发病后 1 周内病情加重,出现呼吸困难、呼吸窘迫、休克等症状;部分儿童、小婴儿及新生儿感染后症状可不典型,表现为呕吐、腹泻等消化道症状或仅表现为反应差、呼吸急促。新型冠状病毒感染流行病学史是早期识别和鉴别诊断的重要依据,病毒核酸和抗体检测可帮助明确诊断。

五、治疗及预后

1.治疗原则 评估患儿的一般状况、疾病的严重程度、症状起始时间及当地流感流行状况等确定流感病毒肺炎患儿的治疗方案。采用综合治疗,原则为改善通气、控制炎症、对症治疗、防止和治疗并发症。

2.对症治疗 室内空气保持流通,以温度 18 ~ 20℃ 、湿度 60%为宜。给予营养丰富的饮食,重症患儿进食困难,可给予肠道外营养。注意水、电解质的补充,纠正酸中毒和电解质紊乱,适当的液体补充还有助于气道的湿化。经常变换体位,以减少肺部淤血,促进炎症吸收。注意隔离,以防交叉感染。及时清除鼻痂、鼻腔分泌物和吸痰,以保持呼吸道通畅,改善通气功能。

低氧血症或呼吸衰竭是重症和危重症流感病毒肺炎患儿的表现,需要密切监护,及时给予相应的治疗,包括常规氧疗、鼻导管高流量氧疗、无创通气或有创机械通气等。对常规治疗和挽救性治疗措施无效的难治性低氧血症患儿,可考虑使用 ECMO。 缺氧引起中毒性肠麻痹时,应禁食和胃肠减压。 低钾血症者,应补充钾盐。 高热者给予药物降温,如口服对乙酰氨基酚或布洛芬。 咳嗽痰多者,给予祛痰药物以助排痰,可以选择静脉、雾化或口服制剂。

3.抗病毒治疗 重症或有重症流感高危因素的患儿,在发病 48 小时内尽早开始抗流感病毒药物治疗,早期治疗可获得更好的临床效果,但是在出现流感样症状 48 小时后的治疗也有一定临床获益。 我国目前获批上市的抗流感病毒药物共有 3 大类,包括神经氨酸酶抑制药奥司他韦、帕拉米韦和扎那米韦;细胞血凝素抑制药阿比多尔(arbidol);M2 离子通道抑制剂金刚烷胺和金刚乙胺。 其中,阿比多尔儿童循证证据不充分,临床使用较少;金刚烷胺和金刚乙胺对目前流行的流感病毒株耐药,已不建议使用。 我国批准临床使用的抗流感药物还有 RNA 聚合酶抑制药法匹拉韦(favipiravir) 和巴洛沙韦(xofluza) 。

4.抗菌药物治疗 抗菌药物使用应遵循儿童社区获得性肺炎(CAP) 抗菌药物治疗的原则。 临床或实验室确诊流感病毒肺炎患儿如出现以下征象,应在抗病毒治疗同时行进一步检查并经验性治疗合并的细菌感染,即出现重症流感的早期征象、早期抗病毒治疗临床好转后病情再次恶化、应用抗病毒治疗 3 ~ 5 天仍无好转。

5.预后 原发性流感病毒肺炎虽较重,热程可长至 10 天左右,但随着磷酸奥司他韦在临床的广泛应用以及流感疫苗接种率不断增高,目前流感病毒肺炎大多预后良好,死亡率明显下降,但严重流感病毒肺炎的远期后遗症可有肺不张、支气管扩张症、闭塞性细支气管炎及肺纤维化等。

六、预防

1.疫苗预防 每年接种流感疫苗是预防流感最有效的手段,可以显著降低接种者罹患流感和发生严重并发症的风险。 全球已上市的流感疫苗分为流感灭活疫苗(inactivated in-fluenza vaccine,IIV) 和流感减毒活疫苗(live attenuated influenza vaccine,LAIV) 。 按照疫苗所含组分,流感疫苗包括三价和四价,三价疫苗含有 A(H3N2) 亚型、A(H1N1) 亚型和 B 型毒株的 1 个系,四价疫苗含 A(H3N2) 亚型、A(H1N1) 亚型和 B 型 Victoria 系、Yamagata 系。 根据生产工艺,又可分为基于鸡胚、基于细胞培养和重组流感疫苗等类型。 IIV 和 LAIV 适用于儿童和成人。 6 个月及以上高危儿童、6 ~ 59 个月的健康儿童、高危儿童的家庭接触者及其家庭外看护者、卫生保健从业人员等均建议每年接受流感病毒疫苗接种。 此外,孕妇接种流感疫苗可通过胎传抗体保护 6 个月以内婴儿。

2.药物预防 尽管疫苗接种是预防流感病毒感染最好的方法,但在流感暴发时,不能采用疫苗预防的人群,如有流感疫苗禁忌证的流感并发症高危儿童,可推荐采用药物预防。 因为安全性和有效性数据有限,化学预防上常规不推荐用于小于 3 个月的婴儿。 预防药物包括奥司他韦,对符合预防性用药适应证者,建议早期(尽量于暴露后 48 小时内) 服用,连续用至末次暴露后 7 ~ 10 天;未能于暴露后 48 小时内用药者,仍建议预防给药。

第四节 副流感病毒肺炎

人副流感病毒(human parainfluenza virus,HPIV) 广泛存在于自然界,全年均可发病,可引起儿童轻重不同的上、下呼吸道感染,如感冒、中耳炎及重症喉、气管、支气管炎,感染性细支气管炎和肺炎。HPIV 肺炎与 RSV 肺炎类似,是婴幼儿肺炎中较常见者。

一、病因和发病机制

HPIV 属副黏病毒科,RNA 病毒,HPIV 分为 4 型。1 型中有两种株别,即血细胞吸附第 2 型病毒(HA2)和仙台病毒(HVJ);2 型为哮吼病毒(CA);3 型为血细胞吸附 1 型病毒(HA1);4 型也有两种株别,A 及 B(M25)。1、2、3 型可引起轻度鼻炎、咽炎及支气管炎;1、2 型可引起重症喉炎,多见于 2~6 岁的儿童;3 型可引起肺炎及感染性细支气管炎,多见于 1 岁以内的婴儿。未见 HPIV 有大的流行,各型均易于在短期内发生再感染。据美国家庭监测,2 岁小儿 92%患过 1 次以上、32%患过 2 次 HPIV 感染。在北京人群中曾证实有 1~4 型各型抗体,并发现仙台病毒、M25 及 3 型在托幼机构中的小流行。本病毒尚有一个特点,即在有特异性抗体的人群中,有一部分仍然可发生呼吸道感染。1、2 型夏秋季发病较明显,有隔年一次流行趋势,3 型以冬末、初春流行。HPIV 感染的季节因地区和年份而不同,但通常呈常年地方性发病状态,于秋、冬形成高峰。HPIV 作为婴幼儿肺炎和感染性细支气管炎的病毒病原,在北方多发生于冬、春季,仅次于 RSV 及鼻病毒,为第 3 位;在南方则以夏、秋季为多,仅次于 RSV,为第 2 位。

近日国内学者报道副流感病毒肺炎患儿合并横纹肌溶解综合征 1 例,表现为咽痛、发热;双下肢进行性疼痛,行走困难;酱油尿,肌酸激酶>1000U/L,血、尿肌红蛋白均明显升高。查体右下肺可闻及湿啰音,胸部 X 线片提示右下肺肺炎,实验室病原学诊断支持 HPIV 感染。目前,HPIV 感染引发的横纹肌溶解综合征仅见个案报道,其发病机制尚不明确,有学者认为与病毒对肌细胞的直接毒性作用和引发免疫反应损伤等机制有关。

二、临床表现

HPIV 引起的肺炎,症状大多轻微,可有发热,热程在 1~8 天,多数为 3~5 天,高热时间很短;咳嗽不剧烈,轻度呼吸困难,肺部可有散在干、湿啰音,绝大多数叩诊无浊音。1 岁以内婴儿的 3 型 HPIV 感染的临床表现与 RSV 感染极其相似。起病时先有感冒症状,流涕、低热、咳嗽,而后出现咳嗽加重,有痰,呼吸加快,喘息表现;肺内闻及中、小湿啰音和(或)哮鸣音。合并细菌感染时,体温可高热,中毒症状重。

三、辅助检查

血常规白细胞一般不高或轻度升高,分类以淋巴细胞为主,C-反应蛋白在正常范围或轻度升高。HPIV 的病原学检查方法主要包括病毒分离、抗原检测和核酸扩增。利用免疫荧光法和胶体金法检测鼻咽分泌物中 HPIV 抗原,能达到快速诊断的目的。病毒分离较为耗时,主要用于分子流行病学研究,不适用于临床诊断。核酸扩增技术灵敏度高,逐渐得到广泛应用。

胸部 X 线检查可显示肺纹理增粗,双下肺可见点状阴影或小片状阴影,肺泡充气过度,合并细菌感染时可见实变征象,大多 1~3 周内吸收。

四、诊断与鉴别诊断

1.诊断要点

(1) 临床表现为无热或低、中度发热,有咳嗽,伴喘息,轻度呼吸费力,全身情况良好,肺部可闻及干、湿啰音。

(2) 结合实验室病原检测结果,可做出 HPIV 肺炎诊断。2.鉴别诊断

(1) RSV 肺炎、流感病毒肺炎及 HAdV 性肺炎:HPIV 肺炎症状与 RSV 肺炎、轻症流感病毒肺炎及轻症 HAdV 性肺炎在临床上几乎无法区别,鉴别需要实验室病原学诊断。

(2) 肺炎链球菌肺炎:有时 HPIV 肺炎与抗菌药物治疗后的肺炎链球菌肺炎也不易区分,CRP 明显增高,白细胞增多,中性粒细胞碱性磷酸酶增高对诊断后者有一定帮助。

五、治疗及预后

参阅 RSV 肺炎,目前无特效抗病毒药物。主要是对症、支持治疗。根据年龄和病情,采取相应处理。本病多数较轻,预后良好。

六、预防

国外有人进行亚单位疫苗的研究,但距实际应用尚需一定时间。已有副流感病毒 3 型活疫苗可作为预防应用。

第五节 肺炎链球菌肺炎

肺炎链球菌(Streptococcus pneumoniae,SP) 肺炎是 5 岁以下儿童最常见的细菌性肺炎。据全球疾病负担研究组估计,2016 年全球 5 岁以下儿童 SP 肺炎的发病率约为 70.7 / 1000,其中近 34 万儿童死亡,死亡率为 54.0 / 100000。支气管肺炎是婴幼儿最常见的肺炎,大叶性肺炎则多见于 3 岁以上的年长儿。本节主要介绍大叶性肺炎。

一、病因和发病机制

1.病因 SP 为革兰氏阳性球菌,链球菌属,是人类上呼吸道寄居的正常菌群,约 40%的正常儿童鼻咽部携带 SP,根据其细胞壁的荚膜多糖抗原分型可分为 90 多种血清型,国内常见的血清型为 19F、19A、23F、6B、6A、14、15、17 型等。无症状携带者在散播感染方面比肺炎患儿意义更大。鼻咽部携带的 SP 可沿呼吸道下行进入肺组织而导致肺炎,也可直接进入血液、脑脊液等无菌部位导致侵袭性感染。SP 肺炎一般为散发,但在集体托幼机构有时也有流行,常由咳嗽、打喷嚏产生的飞沫传播,或经飞沫污染的物品传播,也可在呼吸道自体转移。年长儿由于机体防御能力逐渐成熟,能使病变局限于一个肺叶或一个节段而不致扩散,常见原发性大叶性肺炎,婴幼儿时期偶可发生。气候骤变时机体抵抗力降低发病较多,冬、春季多见,常继发于呼吸道病毒感染。

2.发病机制 SP 肺炎的发病机制不仅取决于细菌荚膜多糖和毒力因子,还取决于宿主对细菌各种成分的免疫反应。细菌黏附在支气管和肺泡上皮细胞,借助荚膜多糖逃避肺泡巨噬细胞的吞噬和清除,并导致大量细胞因子释放。细菌繁殖产生的毒力因子可释放多种毒素,包括溶菌素、透明质酸酶、神经氨酸酶、自溶素等蛋白质和酶,同时中性粒细胞等炎症细胞进入肺组织导致免疫反应和炎症反应,出现肺组织损伤和肺水肿等。细菌和毒素还可进入血液导致脓毒血症和休克。

3.病理变化 以肺泡内纤维素渗出和肺泡炎为主,很少涉及肺泡壁或支气管壁。一般多局限于一个肺叶或其大部分,偶可同时发生于几个肺叶,右上叶或左下叶最为多见。典型

病变可分为充血水肿期、红色肝变期、灰色肝变期及溶解消散期。

二、临床表现

起病急,少数有上呼吸道感染的前驱症状。 典型表现为突发高热、咳嗽和胸痛;体温可高达 40 ~ 41℃ ,大多在发病第 5 ~ 10 天体温骤退,出现大汗淋漓甚至虚脱。 早期应用抗菌药物治疗者,可于 1 ~ 2 天内退热。 最初数日多咳嗽不重,无痰,之后可有痰,呈铁锈色。胸痛可于咳嗽或深呼吸时加剧,故患儿多喜患侧卧位。 部分表现为呼吸急促,达 40 ~ 60 次/分,呼气呻吟,鼻翼翕动;面色发红或发绀,食欲缺乏、疲乏和烦躁不安。 早期多有呕吐,少数患儿有腹痛,幼儿可有腹泻。 可出现头痛、颈强直等脑膜刺激症状;重症时可有惊厥、谵妄及昏迷等中毒性脑病表现。 严重病例可伴发超抗原反应所致的 SP 休克,甚至因脑水肿而发生脑疝。 肺部体征与病程密切相关,早期只有轻度叩诊浊音或呼吸音减弱,病程第 2 ~ 3 天肺实变后可出现叩诊浊音、语颤增强及管性呼吸音等;病变消散期可闻及湿啰音,肺部体征约 1 周消失。 少数病例始终不出现异常肺部体征。 未经适当治疗可发生脓胸、脓气胸、肺脓肿、肺大疱、支气管胸膜瘘、心包炎、败血症、脑膜炎等并发症;败血症患儿可并发感染性休克,近年有 SP 所致坏死性肺炎、溶血性尿毒综合征等的报道。

三、辅助检查

1.影像学检查 早期可见肺纹理增多、增粗,或局限于一个节段的浅薄阴影,以后有大片均匀而致密阴影,常占全肺叶或一个节段,经治疗后逐渐消散(图 13-1) 。 可见肺大疱,少数病例合并胸腔积液。 多数患儿在发病 3 ~ 4 周后肺部阴影完全消失。

2.病原学检查 合格痰标本、BALF、胸腔积液、血液标本培养阳性可明确病原学诊断。宏基因组测序(mNGS) 可以对上述除痰液以外标本内的病原核酸进行快速测定,有助于病原学诊断。

3.其他检查 白细胞及中性粒细胞明显增高,白细胞总数可达 20 × 10^9 / L 以上,偶达 (50 ~ 70) ×10^9 / L;少数患儿白细胞总数低下,常提示病情严重。 C-反应蛋白(CRP) 、降钙素原(PCT) 多明显升高。

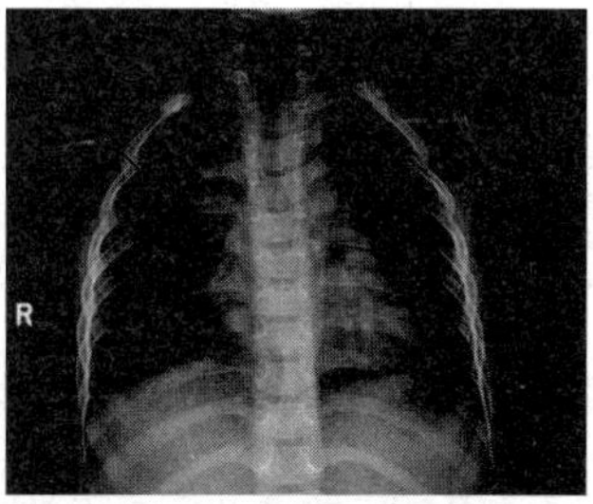

图 13-1 肺炎链球菌肺炎胸片表现

患儿,男,4 岁,因“咳嗽、发热 5 天”入院。 入院后胸部 X 线片显示右肺大片状密度增高影,右上肺为著(箭头所示)。 结合 BALF 培养结果,确诊为肺炎链球菌肺炎

四、诊断与鉴别诊断

1.诊断要点

(1) 典型临床表现为 5 岁以下儿童,突发高热、咳嗽和胸痛,咳铁锈色痰,肺部体征出现

相对较晚。

(2) 多数患儿胸部影像学表现为大叶性肺炎改变;白细胞及中性粒细胞明显增高,CRP、 PCT 明显升高。

(3) 合格痰标本、BALF、胸腔积液、血液细菌培养或 mNGS 检测阳性可明确诊断。

2.鉴别诊断

(1) 金黄色葡萄球菌性肺炎:婴幼儿多见,起病急,高热、频咳、咳黄脓痰或脓血痰、喘憋、气促、呼吸困难、发绀、三凹征、呼吸和心率增快,中毒症状重。 肺部体征出现早,听诊可闻及湿啰音。 病情进展迅速, 可发生肺脓肿、 脓胸或脓气胸; 多数并发败血症。 合格痰标本、BALF、血液、胸腔积液细菌培养或 mNGS 检测阳性可明确诊断。

(2) 革兰阴性菌肺炎:常见病原为肺炎克雷伯菌、大肠埃希菌、流感嗜血杆菌、铜绿假单胞菌等。 多见于婴儿及有基础疾病者。 临床表现多见发热、咳嗽、咳痰,严重者可出现呼吸困难、全身中毒症状。 合格痰标本、BALF、血液、胸腔积液细菌培养或 mNGS 检测阳性可明确诊断。

(3) MPP:以学龄期儿童多见,发热明显,咳嗽剧烈,早期肺部体征不明显。 胸部影像学表现呈多样性,症状及体征与胸部影像学改变不平行。 外周血 WBC 正常或轻度增多,CRP、红细胞沉降率可显著增高。 痰液、BALF 及胸腔积液中分离出肺炎支原体、肺炎支原体抗体及 DNA 检测阳性可确诊。

(4) HAdV 性肺炎:多见于 6 个月至 2 岁小儿,冬、春季高发,起病急,高热、频咳或阵咳、喘憋,全身中毒症状明显。 肺部体征出现得晚,后期出现湿啰音或有管状呼吸音。 胸部 X 线片改变出现得早,肺实变明显,不局限于某个肺叶,病灶吸收较慢。 外周血白细胞大部分正常或减少,PCT 无明显升高。 呼吸道病毒抗原或核酸检测可明确诊断。

(5) 大叶性干酪性肺炎:好发于婴幼儿或未接种卡介苗儿童,常有开放性结核病接触史。起病较急,有高热、盗汗、虚脱等严重结核中毒症状和咳嗽,咳脓痰并咳出干酪样物质,甚至咯血。 血常规可见中性粒细胞明显增高及核左移现象,红细胞沉降率增快。 胸部 X 线片表现为大片浓密阴影,内有空洞。 痰液中找到大量结核分枝杆菌可确诊。 TST 和 IGRA 阳性有助于诊断。

五、治疗

1.治疗目标早期积极治疗,治愈肺炎,避免发生并发症。

2.主要治疗

(1) 一般治疗:保持呼吸道通畅,酌情给予氧疗及其他对症处理;保证营养及水分摄入,维持水电解质和酸碱平衡。

(2) 祛痰治疗:对于排痰困难或体位引流效果不佳者,可长期使用祛痰药物;同时伴有重度气流受限者,祛痰治疗前使用支气管舒张药,祛痰效果更佳。 祛痰药物根据作用机制不同,分为高渗制剂(如生理盐水、甘露醇) 、黏液溶解药(如乙酰半胱氨酸) 、黏液动力药(如氨溴索) 、黏液调节药(如羧甲司坦) 。

(3) 抗感染治疗:青霉素敏感者首选青霉素 G 或阿莫西林;青霉素中介首选大剂量青霉素,或选阿莫西林或第一代或第二代头孢菌素,备选头孢曲松或头孢噻肟或万古霉素。 青霉素耐药首选头孢曲松、头孢噻肟,备选万古霉素或利奈唑胺。 抗菌药物一般用至热退且平稳、全身症状明显改善、呼吸道症状改善 3 ~ 5 天,一般疗程 7 ~ 10 天,出现脓胸、肺脓肿、肺大疱等肺部并发症者延长至 6 ~ 10 周甚至更长。

3.并发症治疗并发脓胸、脓气胸的肺炎链球菌肺炎患儿,应及时进行穿刺引流;如脓液黏稠,经反复抽脓不畅或发生张力性气胸时,需要胸腔闭式引流。

六、预防

注意开窗通风,少到人口密集和通风条件差的场所,避免与呼吸道感染患者密切接触。 SP 疫苗主要为结合疫苗(PCV13) 和多糖疫苗(PPV23),国内仍属于非免疫规划疫苗。 5 岁以下儿童接种后能有效预防疫苗相关血清型感染,但不建议 2 岁以下及无 SP 侵袭感染风险因素的儿童常规接种 PPV23。

第六节　　A 族链球菌肺炎

A 族链球菌(group A Streptococcus,GAS),又称化脓性链球菌,是儿童 CAP 和脓胸的常见病因,约占血培养或胸腔积液培养阳性的肺炎伴脓胸患儿的 20%。 近年来,随着 SP 疫苗的广泛使用,不少国家和地区 SP 肺炎的发病减少,但 GAS 肺炎的相对发病率有所上升。

一、病因和发病机制

1.病因 GAS 为革兰氏阳性、兼性厌氧型细菌,广泛存在于自然界、健康人的咽喉部,以及人和动物的粪便中,通过空气、皮肤接触等方式传播。 GAS 是细菌性咽炎、皮肤软组织感染的常见致病菌,也可致深部组织感染、肺炎、骨髓炎、化脓性关节炎、心内膜炎、脑膜炎、败血症、链球菌中毒性休克综合征(streptococcal toxic shock syndrome,STSS) 等,称为侵袭性 A 族链球菌疾病(invasive group A Streptococcus disease,IGASD) 。 IGASD 好发于 65 岁以上老年人、4 岁以下尤其是 1 岁以下儿童,儿童病死率达 19.7%。 美国 2005—2012 年的大规模流行病学调查结果显示,1 岁以下儿童 IGASD 的发病率为 5.3 / 100000。 近年 IGASD 发病率呈上升趋势,已成为全球性社会公共卫生问题。 肺炎是儿童 IGASD 的常见临床表现之一,研究报道有 6% ~ 25.8%的 IGASD 患儿表现为肺炎。 GAS 肺炎病情比较严重,80% ~ 100% 的患儿并发脓胸。 41% ~ 45% 的患儿需入住 ICU,15% 的患儿接受有创机械通气, 病死率可达 8.3%。

2.发病机制 GAS 具有多种类型的毒力因子,包括黏附毒素、细胞毒素、胞外酶、蛋白酶、DNA 酶、免疫反应性抗原、超抗原等。 M 蛋白是 GAS 最主要的毒力因子,由 emm 基因编码,根据 M 蛋白的抗原特异性可将 GAS 分为 170 多个血清型,不同血清型的致病性不同。链球菌溶血素 O(SLO) 和链球菌溶血素 S(SLS) 是重要的毒素,不仅可以引起溶血,同时也可引起包括淋巴细胞在内的多种细胞膜损伤,影响细胞膜的物质转运过程,使靶细胞释放胞内成分并溶解,在 GAS 致病过程中起着重要作用。 透明质酸酶是一种胞外酶,能破坏人体细胞间质中的透明质酸,为细菌感染的扩散因子,而 hylA 是其编码基因。 半胱氨酸蛋白酶是另一种胞外酶,亦为扩散因子,可广泛破坏人体细胞间质中的纤维蛋白、纤维粘连蛋白、玻璃黏连蛋白、基质蛋白聚糖分子,并可激活宿主基质金属蛋白酶,导致广泛的软组织破坏,还可破坏人体免疫球蛋白,也称为链球菌致热外毒素 B,其编码基因为 speB。 此外,endoS 基因编码的胞外酶也有破坏人体免疫球蛋白的作用。 目前已知与 IGASD 相关的克隆株有 emm1、 emm3、emm4,其中 emm1 和 emm3 与高病死率相关。STSS 急骤起病,疾病早期即出现急性肺损伤、休克、多器官功能障碍综合征(MODS)、弥散性血管内凝血(DIC)、毛细血管渗漏综合征等表现,其发生主要由某些型别的 GAS 产生外毒素和超抗原引发,其中以 M1 蛋白最主要,可导致中性粒细胞和单核细胞的活化,并激发机体释放一系列炎症介质,从而导致全身严重炎症反应。

3.病理改变 GAS 首先侵犯上呼吸道,由淋巴管到达支气管、肺实质和胸膜表面,逆行扩散后,局部的炎症反应可阻塞淋巴管。早期大多数炎症反应发生在间质,与病毒或支原体引起的间质性肺炎相似,表现为细支气管壁增厚、黏膜表层和肺组织坏死及淋巴管化脓性充血、肿胀,以及大量脓性分泌物积聚、局灶性出血、微小脓肿破裂至胸膜。如出现细支气管阻塞,阻塞远端的肺实质通气差,可发生肺脓肿或肺大疱。愈合期肺泡内的水肿液、红细胞、纤维蛋白和其他碎片可融合形成透明膜。

二、临床表现

GAS 肺炎好发于水痘、麻疹、猩红热、百日咳、甲型流感病毒感染及非甾体抗炎药使用后,但约 50%的 IGASD 儿童缺乏已知的基础疾病。有报道甲型 H1N1 暴发流行时,儿童 GAS 肺炎伴脓胸的住院率明显上升,GAS 血流感染的发病率也上升。GAS 肺炎发病急,常有咽痛、声音嘶哑、胸痛、咳嗽、呼吸窘迫;发热,热程长,即使在有效的抗感染治疗后仍可达 10 天至 3 周;当炎症位于肺段或肺叶时叩诊呈浊音,听诊有捻发音,出现脓胸时有相应体征。严重者常并发 STSS,出现急性肺损伤、休克、MODS、DIC 等临床表现。儿童 STSS 发生率总体低于成人,见于 2%~22%的 IGASD 患儿。

三、辅助检查

1.影像学检查 可见节段性肺炎及其他细菌性肺炎征象。细支气管周围弥漫性炎性渗出,与病毒引起的间质性肺炎及化脓性肺炎相似。常伴有肺脓肿、肺大疱、脓胸,可为单侧,也可发生在双侧。较少见的有心包炎、腹膜炎。

2.病原学检查 合格痰标本、BALF、胸腔积液、血液培养到细菌即可确诊;mNGS 可对临床样本中的病原核酸进行快速检测,有助于病原学诊断。

3.其他检查 白细胞增多,中性粒细胞升高,红细胞沉降率、CRP、PCT 升高,抗链球菌溶血素 O 抗体(ASO)可呈阳性。

四、诊断与鉴别诊断

1.诊断要点

(1) 好发于水痘、麻疹、猩红热、百日咳、甲型流感病毒感染及非甾体抗炎药使用后,起病急,常有咽痛、声音嘶哑、胸痛、咳嗽、呼吸困难及长程发热。严重者可并发 STSS、急性肺损伤、休克、MODS、DIC 等。

(2) 外周血白细胞增多,中性粒细胞升高,红细胞沉降率、CRP、PCT 升高。肺部影像学改变以间质性肺炎最常见,也可表现为节段性肺炎,细支气管周围弥漫性渗出,肺实变,常伴有肺脓肿、肺大疱、脓胸。

合格痰标本、血液、胸腔积液、BALF 细菌培养或 mNGS 检测阳性可确诊;ASO＞1∶250 阳性或恢复期 4 倍增高有助于诊断。

2.鉴别诊断

(1) 肺炎链球菌肺炎:常有发热、咳嗽、呼吸困难等症状,但往往较 GAS 肺炎发热时间短,住院天数也短,肺部病灶范围小,胸腔积液量较少;合格痰标本、血液、胸腔积液、BALF 细菌培养或 mNGS 检测阳性可明确诊断。

(2) 金黄色葡萄球菌性肺炎:常见于新生儿、婴幼儿、营养不良及免疫功能低下者。起病急、病情重、进展快;高热,为弛张热或稽留热,中毒症状严重;肺部体征出现早,常并发肺脓肿、脓胸或脓气胸。可有各类皮疹,肝脾大,常有循环、神经及消化系统功能障碍,易发生心包炎、脑膜炎、骨髓炎等迁徙性化脓性病变。合格痰标本、BALF、胸腔积液、血液培养或 mNGS 检测阳性可明确诊断。

五、治疗

1.一般治疗 保持呼吸道通畅,必要时可给予氧疗及其他对症处理。保证室内空气流通,以室内温度 18 ~ 20℃、湿度 60%为宜。需要保证营养及水分摄入,以维持水电解质和酸碱平衡。

2.抗菌药物治疗 以青霉素为代表的 β-内酰胺类抗菌药物仍然是治疗 GAS 感染的首选药物,但体外药敏试验结果并不能完全代表药物的实际疗效,如多数 GAS 对 β-内酰胺类抗菌药物敏感,但由于此类药物作用于细菌细胞壁的合成环节,对脓肿或坏死组织中细菌已存在大量负荷甚至饱和状态的感染疗效欠佳。而以抑制蛋白合成为作用靶点的药物克林霉素则不受制于细菌载量及其繁殖旺盛程度,因其具有良好的组织渗透性以及有效抑制毒素的作用,无论对于敏感株还是耐药株感染均有效,与 β-内酰胺类抗菌药物联合应用有助于改善 IGASD 的预后,降低病死率。目前推荐 β-内酰胺类联合克林霉素治疗 STSS 及其他 IGASD。一项儿童研究显示,克林霉素联合青霉素治疗可使 IGAS 感染的预后改善超过 35%。抗菌药物治疗的疗程目前尚无定论,一般认为至少需 3 周,甚至更长。

3.大剂量 IVIG 可通过提高中和抗体水平,阻断或灭活超抗原从而抑制 T 细胞激活,减少细胞因子释放;还可中和毒素,阻断 Fc 受体介导机制发挥抗炎作用,降低病死率,被认为是 STSS 治疗的有效手段,尤其是联合克林霉素治疗。但一项多中心回顾性研究显示,IVIG 治疗儿童 STSS 的病死率及住院时间与对照组均无显著差异,目前尚缺乏支持其在儿科临床应用的确切证据。

4.糖皮质激素 能够改善血流动力学稳定性及血管活性药物的反应性,为其在 STSS 治疗中的应用提供了可能,但目前尚无证据显示对于改善预后有效。

六、预防

已有报道 GAS 肺炎可发生家庭内聚集性感染,密切接触者感染的风险增加 200 ~ 2000 倍,因此除控制传染源外,主张对于密切接触者给予抗菌药物预防,虽其作用尚有争议。因头孢菌素对定植部位的细菌清除率高于青霉素,所以其预防疗效优于青霉素类,其他可选的药物包括大环内酯类和克林霉素。GAS 医院感染罕见,感染控制措施及对高危人群进行抗菌药物预防是控制 GAS 医院传播的重要环节。尽管以 M 蛋白为主的疫苗一直在研发中,但迄今仍没有安全有效的商用疫苗问世,为减轻全球 GAS 高负担,亟待开发针对大多数菌株有效的 GAS 疫苗。

第七节 金黄色葡萄球菌性肺炎

金黄色葡萄球菌(Staphylococcus aureus,SA) 主要由呼吸道入侵或经血行播散入肺,导致原发性支气管源性肺炎或血源性肺炎,常见于新生儿、婴幼儿、营养不良及免疫功能低下者,年长儿也可发生,以冬、春季多见,是医院感染的常见细菌。 近年来,随着肺炎链球菌和 b 型流感嗜血杆菌(Hib) 疫苗的应用,SA 肺炎相对发病率上升,特别是在中低收入国家。 SA 肺炎病情重,并发症多,预后差。

一、病因和发病机制

1.病因 SA 是临床最常见的化脓性球菌,也是重要的条件致病菌,常定植于人类皮肤及黏膜表面,25% ~ 30%的健康人群鼻前庭可分离出 SA。 依据细菌表面荚膜多糖抗原不同,SA 可分 11 个血清型,与感染相关的主要为 5 型和 7 型。 SA 致病物质有多种,包括荚膜多糖抗原、葡萄球菌 A 蛋白、肽聚糖、磷壁酸,以及能产生多种毒素和酶,如溶血素、凝固酶、透明质酸酶、杀白细胞素、表皮剥脱毒素等。

2.发病机制 SA 产生的毒性因子有助于细菌黏附于宿主组织,在宿主体内增生和逃避宿主免疫系统。 目前已知的致病机制包括溶血素损伤血小板;巨噬细胞和白细胞导致完全性溶血;杀细胞素杀死白细胞和巨噬细胞并破坏其功能,与坏死性肺炎密切相关;肠毒素和红疹毒素可引起胃肠道症状及皮肤改变;血浆凝固酶可使血浆中纤维蛋白原变成纤维蛋白,并覆盖在菌体表面,阻碍吞噬细胞的吞噬作用,有利于感染性血栓的形成及荚膜抗原可增加 SA 的毒力等。 近年来由于抗菌药物的不合理使用,细菌耐药现象越来越严重。 耐甲氧西林金黄色葡萄球菌(methicillin resistant Staphylo-coccus aureus,MRSA) 已成为医院获得性感染的主要病原之一,呈多重耐药,对其他 β-内酰胺类抗菌药物均耐药;MRSA 还可通过改变抗菌药物作用靶位,产生修饰酶、外排泵作用等不同机制,对 β-内酰胺类、氨基糖苷类、大环内酯类、喹诺酮类、磺胺类、利福平等产生不同程度的耐药。 MRSA 感染已成为当今抗感染领域面临的严重挑战。 近年来,社区获得 MRSA(CA-MRSA) 感染的报道逐渐增多,可发生在无易感因素的健康人群,主要是儿童和青年,CA-MRSA 具有克隆多样性,通常携带Ⅳ型和Ⅴ型 SCCmec 及编码杀细胞素的基因。

3.病理变化 以肺组织广泛出血性坏死、多发性小脓肿形成为特点。 脏胸膜覆盖着较厚的纤维素性脓性分泌物,脓肿中有 SA、白细胞、红细胞及坏死的组织碎片;胸膜下小脓肿破裂,形成脓胸或脓气胸;还可侵蚀支气管形成支气管胸膜瘘。 若继发于败血症之后,则除肺脓肿外,其他器官,如皮下组织、骨髓、心包、肝、肾、肾上腺及脑均可发生脓肿。

二、临床表现

在出现 1 ~ 2 天上呼吸道感染或皮肤小脓疱数日至 1 周以后,突然出现寒战、持续高热。年长儿大多高热为弛张热,但新生儿和体质虚弱儿童则可低热或无发热。 病情发展迅速,中毒症状严重,表现为精神萎靡、面色苍白、呻吟、频咳、咳黄脓痰或脓血痰、喘憋、气促、呼吸困难、发绀、三凹征、呼吸和心率增快等;可有各类皮疹,以猩红热样皮疹和荨麻疹多见;肝脾大,常有循环、神经及消化系统功能障碍,如呕吐、腹泻、腹胀、嗜睡、烦躁不安、惊厥等感染中毒症状,甚至呈休克状态。 肺部体征出现较早,早期呼吸音减低,有散在中、细湿啰音。 病程中可迅速出现肺脓肿,常为散在小脓肿。常并发脓胸或脓气胸,叩诊浊音,语颤及呼吸音减弱或消失。病变易扩散,发生心包炎、肝脓肿、脑膜炎、骨髓炎等迁徙性化脓病变。儿童 CA-MRSA 感染以皮肤软组织感染为主,也可引起坏死性肺炎、脓胸,甚至急性呼吸窘迫综合征(ARDS) 等。

三、辅助检查

1.胸部影像学 呈多发、多形、多变特点。早期仅表现为肺纹理增粗、增多,一侧或双侧出现小灶性浸润影。但病变发展迅速,甚至在数小时内就可发展成肺脓肿、脓胸、脓气胸、肺大疱,严重者可并发纵隔气肿、皮下气肿及支气管胸膜瘘等。CA-MRSA 上述表现更加明显。影像学病灶阴影持续时间长,重症病例在 2 个月左右阴影仍不能完全消失(图 13-2) 。

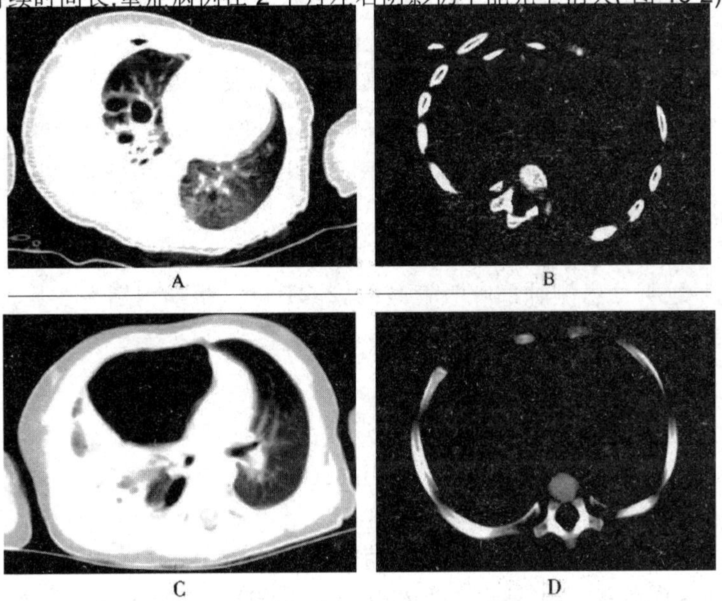

图 13-2 金黄色葡萄球菌性肺炎 CT 表现

患儿,男,8 个月。因"咳嗽、发热 8 天,加重伴气促 1 天"入院。胸部 CT 检查结合胸腔积液培养结果,确诊为金黄色葡萄球菌性肺炎合并肺脓肿、脓胸、脓气胸

A、B.入院时胸部 CT 显示纵隔左移,右肺片状密度增高影伴多发蜂窝样改变,右胸腔可见弧形积液影;C、D.数天后复查胸部 CT 显示右肺感染,右侧液气胸改变

2.病原学检查 合格痰标本、BALF、胸腔积液、血液细菌培养阳性可确诊,药物敏感试验可以协助 MRSA 感染的诊断。mNGS 可以对上述标本内的病原核酸进行快速的测定。

3.其他检查 外周血白细胞一般超过(15 ~ 30) $\times10^9$ / L,以中性粒细胞增多为主,并伴核左移,白细胞内可见中毒颗粒。部分小婴儿白细胞可减少至 5×10^9 / L 以下,但中性粒细胞百分比仍较高。白细胞总数减少多提示病情严重及预后不良。CRP、PCT 明显增高。

四、诊断与鉴别诊断

1.诊断要点

(1) 婴幼儿,起病急、病情重、进展快;频咳、咳黄脓痰或脓血痰;喘憋、气促、呼吸困难、发绀、三凹征、呼吸和心率增快。

(2) 外周血白细胞、CRP、PCT 明显增高,胸部影像学表现为肺脓肿、肺大疱、脓胸或脓气胸等。如近期有上呼吸道感染、皮肤软组织感染病史或哺乳母亲患乳腺炎,有助于诊断。

(3) 合格痰标本、BALF、胸腔积液、血液细菌培养或 mNGS 检测阳性可确诊。

2.鉴别诊断

(1) 肺炎链球菌肺炎:可并发肺脓肿、脓胸、脓气胸等并发症。但 SP 肺炎典型表现为高热、咳嗽和胸痛,咳铁锈色痰,肺部体征出现相对晚。年长儿多表现为大叶性肺炎改变。合格痰标本、BALF、胸腔积液、血液细菌培养或 mNGS 检测阳性可明确诊断。

(2) 革兰阴性菌肺炎:常见病原为肺炎克雷伯菌、大肠埃希菌、流感嗜血杆菌等。也可并发脓胸,但肺脓肿少见。多见于婴儿及有基础疾病者。临床表现多为发热、咳嗽、咳痰,严重者可出现呼吸困难,甚至出现全身中毒症状。合格痰标本、BALF、胸腔积液、血液等细菌培养或 mNGS 检测阳性可明确诊断。

(3) 原发性肺结核伴空洞:好发于有开放性结核病接触史而无卡介苗接种史的儿童。表现为持续性发热,多伴有盗汗、乏力、食欲缺乏、体重下降等结核中毒症状。原发综合征典型胸部 X 线片表现为哑铃状双极影,进展时可出现空洞。结核菌素试验及 γ 干扰素释放试验阳性对诊断有重要意义。

(4) 支气管异物伴感染:也有发热、咳嗽、肺实变等类似表现,部分可继发肺脓肿。但多有异物吸入病史,听诊患侧肺部呼吸音减低。CT 可以帮助识别大多数支气管内异物。支气管镜检查有助于发现近端支气管内异物。

五、治疗

1.一般治疗 注意气道管理,保持呼吸道通畅,必要时可给予氧疗及其他对症处理。保证室内空气流通,以室内温度 18 ~ 20℃ 、湿度 60%为宜。注意水、电解质的补充,纠正酸中毒和电解质紊乱。

2.抗感染治疗 甲氧西林敏感金黄色葡萄球菌(MSSA) 首选苯唑西林、氯唑西林,备选第一代、第二代头孢菌素。国外也有推荐首选头孢唑啉或苯唑西林的报道。MRSA 肺炎推荐首选万古霉素,备选利奈唑胺或替考拉宁。也有推荐联用利福平或氨基糖苷类抗菌药物治疗威胁生命的严重肺炎。MSSA 肺炎抗菌药物疗程在 2 周左右,MRSA 肺炎疗程延长至 3 ~ 4 周。并发脓胸、脓气胸、肺脓肿时,疗程延长至 6 ~ 10 周甚至更长。

3.其他治疗 如脓液量少可采用反复胸腔穿刺抽脓治疗;但多数患儿脓液增长快、黏稠而不易抽出,宜积极施行胸腔闭式引流术。可试用胸腔内注入重组人组织型纤溶酶原激活剂、脱氧核糖核酸酶(deoxyribonuclease,DNase) 、尿激酶等,局部应用抗菌药物的疗效尚不肯定。对于确诊或可疑 SA 严重脓毒症和坏死性肺炎者,可同时应用静脉丙种球蛋白治疗。

并发脑膜炎、心包炎或张力性气胸者预后差,病死率高达 10% ~ 20%。并发脓胸、脓气胸者预后较好,治愈者长期随访多无遗留肺功能障碍。

六、预防

SA 疫苗一直在研发中,但目前尚无可用的有效疫苗。应重视幼托机构居室的卫生清洁,及时检查工作人员鼻咽部或皮肤是否携带 SA,带菌者应及时予以去定植等处理。对于 MRSA 肺炎患儿应进行单间隔离,医护人员应戴一次性口罩和手套并穿隔离衣,物品专用,注意手卫生。

第八节 流感嗜血杆菌肺炎

流感嗜血杆菌(Hemophilus influenzae,Hi)是仅次于 SP 的儿童 CAP 常见病原菌,占 8% ~ 20%。随着 b 型流感嗜血杆菌(Hib) 疫苗的接种,Hib 感染率不断下降。近年大多数 Hi 肺炎由无荚膜的未分型菌株(NTHi) 引起,可为原发感染,也常继发于流感病毒等感染之后,以婴幼儿多见,冬、春季好发。

一、病因和发病机制

1.病因 Hi 依据细菌表面的有无荚膜分为有荚膜可分型菌株(typeable Hi) 和无荚膜未分型菌株(non-typeable Hi,NTHi) 。可分型菌株有 a、b、c、d、e 和 f 6 种荚膜型。Hi 存在于正常人体黏膜,儿童鼻咽部携带率为 20% ~ 40%,主要以 NTHi 为主,不同国家和地区、季节、种族及不同年龄组的携带率有较大差异。

2.发病机制 Hi 的致病物质为荚膜、菌毛、内毒素、IgA1 蛋白酶等,其中荚膜多糖是最重要的致病因子,可抵抗吞噬细胞的吞噬和补体介导的溶解。菌毛是一种黏附素,可使细菌黏附在呼吸道黏膜,从而使血细胞发生凝集;菌毛表面的抗原物质还可刺激机体产生抗体。内毒素的致病作用尚不清楚。IgA1 蛋白酶可水解溶酶体相关膜蛋白 1,增加细菌黏附于黏膜的能力。Hib 因含有核糖-核糖醇-磷酸的多聚结构,毒力最强,是 Hi 结合疫苗应用前儿童细菌性脑膜炎的主要菌株;而 NTHi 已成为 Hib 疫苗应用后的主要侵袭性菌株,虽然其侵袭力不强,但可定植于鼻咽部,通过生物膜特异的胞外蛋白 P2、P5 和 P6 促进生物膜的形成。Hi 的耐药机制主要是通过质粒传递产生 β -内酰胺酶,从而对氨苄西林等抗菌药物耐药。NTHi 菌株 β-内酰胺酶检出率较有荚膜菌株更高。

3.病理变化 肺组织可见多形核白细胞浸润炎性区域,支气管或细支气管上皮细胞破坏,间质水肿常呈出血性。病变多为节段性或大叶性肺炎,也可呈支气管肺炎改变。

二、临床表现

起病较慢,呈亚急性。常有发热、咳嗽,可呈百日咳样痉挛性咳嗽;气促或呼吸困难,可有三凹征,肺部中、细湿啰音。个别表现类似于感染性细支气管炎,表现为咳嗽、喘息、肺部哮鸣音。全身症状较重,中毒症状明显;小婴儿可并发脓胸、肺大疱及心包炎、败血症、脑膜炎、化脓性关节炎等侵袭性感染,易遗留支气管扩张症等。

三、辅助检查

1.胸部影像学 可呈点片状渗出、过度通气及斑片状实变;早期变化与急性感染性细支气管炎相似,但随着间质炎症加重,可出现粟粒状阴影,常于肺底部融合(图 13-3) 。

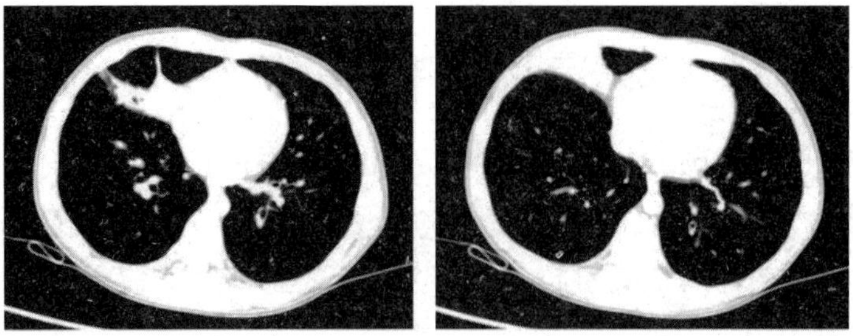

图 13-3 感嗜血杆菌肺炎 CT 表现

A、B.胸部 CT 显示右肺中叶片状密度增高影(箭头所示)

患儿,男,3 岁。主因"咳嗽、发热 10 余天"入院。胸部 CT 结合 BALF 培养结果,确诊为流感嗜血杆菌肺炎

2.病原学检查 合格痰标本、肺泡灌洗液、胸腔积液、血液细菌培养阳性可确诊。mNGS 可以对上述标本中的病原核酸进行快速和准确的测定。

3.其他检查 白细胞增多明显,可达(20 ~ 70) $\times 10^9$ / L,以中性粒细胞增多为主,有时伴有淋巴细胞相对或绝对升高;CRP、PCT 增高。

四、诊断与鉴别诊断

1.诊断要点

(1) 以婴幼儿为主,起病较慢,常继发于流感病毒等感染。常有痉挛性咳嗽,可有喘息,全身症状较重。

(2) 外周血白细胞增多明显,以中性粒细胞增多为主,CRP、PCT 增高。胸部 X 线片呈点片状渗出、过度通气及斑片状实变,可见粟粒状阴影。

(3) 合格痰标本、BALF、胸腔积液、血液培养或 mNGS 检测阳性可明确诊断。

2.鉴别诊断

(1) 肺炎链球菌肺炎:好发于 5 岁以下儿童,临床典型表现为高热、咳嗽和胸痛,咳铁锈色痰,肺部体征出现相对晚。胸部影像学检查年长儿多表现为支气管肺炎改变,年幼儿则多为支气管肺炎改变。合格痰标本、BALF、胸腔积液、血液细菌培养或 mNGS 检测阳性可确定诊断。

(2) 金黄色葡萄球菌性肺炎:婴幼儿多见,起病急,高热、咳嗽、喘憋,中毒症状重,多有黄脓痰或脓血痰;肺部体征出现早,听诊可闻及湿啰音。病情进展迅速,可发生肺脓肿、脓胸或脓气胸;多数并发败血症。合格痰标本、BALF、血液、胸腔积液细菌培养或 mNGS 检测阳性可确诊。

(3) 百日咳:也有痉挛性咳嗽,但病程一般为 6 ~ 12 周,有时更长。典型的病程可分为 3 个阶段,即卡他期、痉咳期和恢复期。好发于未接受免疫的儿童,多有百日咳接触史。外周血可见白细胞明显增多,以淋巴细胞增多为主。呼吸道标本细菌培养、酶联免疫吸附试验检测特异性抗体或 PCR 检测 DNA 有助于鉴别。

(4) 急性血行播散型肺结核:多发生在未接种卡介苗患儿,常有结核接触史。多数起病较急,以高热和急性中毒症状为主,肺部啰音可不明显,常伴发结核性脑膜炎。胸部影像学检查可见粟粒样阴影,但大小、密度、分布一致。外周血中性粒细胞明显增多及核左移,红细胞沉降率增快。结核菌素试验及 γ 干扰素释放试验阳性对诊断有重要意义。

五、治疗

注意气道管理,保持呼吸道通畅,如吸痰通畅气道等。必要时可给予氧疗及其他对症处理。保证室内空气流通,以室内温度 18 ~ 20℃、湿度 60%为宜。注意酸碱平衡失调及电解质紊乱的纠正。

首选阿莫西林克拉维酸、氨苄西林舒巴坦或阿莫西林舒巴坦。近年来,Hi 对氨苄西林的耐药率明显上升,对氨苄西林耐药时建议选用头孢呋辛或头孢曲松等,或新一代大环内酯类抗菌药物,如阿奇霉素、克拉霉素等。疗程 5 ~ 7 天,有脓胸、脓气胸等肺部并发症者疗程延长至 6 ~ 10 周,甚至更长。

六、预防

增强体质,注意营养;室内通风,减少被动吸烟;注意手卫生,避免交叉感染。接种疫苗是预防儿童 Hi 感染的有效手段,目前唯一可接种的为 Hib 结合疫苗,适用于 2 个月以上儿童。

第九节 肺炎克雷伯菌肺炎

肺炎克雷伯菌(Klebsiella pneumoniae,KP) 是重要的条件致病菌,在机体免疫力低下时,会导致呼吸道、泌尿道、血流等部位医院获得性感染,以重症监护病房(ICU) 中最为常见。KP 肺炎多见于新生儿及小婴儿,可继发于支气管扩张症、流感或结核患儿,也可在长时间使用抗菌药物后发生。近年来,由于抗菌药物的广泛应用及免疫抑制药的使用,发病有增多趋势,并且病情重,预后差,病死率高。

一、病因和发病机制

1.病因　KP 广泛分布于自然界的水和土壤中,并可在人类的鼻咽部及肠道中定植。当机体免疫力降低或长期大量使用抗菌药物时可引起感染,为医院获得性肺炎(HAP) 的最常见病原菌。KP 易产生超广谱 β -内酰胺酶(extended -spectrum beta -lactamase,ESBL),从而导致多重耐药(multi-drug re -sistance,MDR) 。耐碳青霉烯类抗菌药物肺炎克雷伯菌(car-bapenem-resistant Klebsiella pneumoniae,CRKP) 是当前对人类构成严重威胁的细菌,呈广泛耐药(XDR),甚至全耐药(PDR) 。全国细菌耐药监测网数据显示,儿童 CRKP 检出率逐年上升,从 2014 年的 5.6% 上升到 2018 年的 9.6%,但检出率及感染导致的总体死亡率低于成人。

2.发病机制 KP 主要通过荚膜多糖、脂多糖、铁载体系统、菌毛黏附蛋白等毒力因子引发感染,其中荚膜多糖是 KP 最重要的毒力因子,在抗吞噬作用、抑制早期炎症反应、抑制抗菌肽、阻碍树突状细胞成熟等方面发挥重要作用。KP 肺炎可为原发或继发,原发感染偶见于婴幼儿,可因奶瓶、吸氧设备及湿化器污染而发生交叉感染。多数系吸入口咽分泌物所致,也可由于吸入 KP 气溶胶诱发。患儿的粪便、感染的泌尿道分泌物等均为细菌定植的重要场所和感染来源;感染的重要传播途径为经医务人员的手。KP 通过质粒和转座子的传播产生 ESBL,主要基因型为 CTX-M 型。KP 耐碳青霉烯类抗菌药物主要的机制为产生碳青霉烯酶,尤其是产 KPC 酶,此外还可以通过孔蛋白丢失、外排泵增加等途径导致耐药。

3.病理变化 广泛肺泡损坏、肺实质坏死出血、肺泡壁塌陷、纤维组织增生;较大血管腔内血栓形成、肺脓肿及空洞形成,肺泡腔可见以中性粒细胞为主的炎症细胞浸润,有大量黏蛋白渗出物。实变常沿大叶或节段性分布,原发性肺炎常呈大叶性分布,也可为小叶性或两者兼有;继发性肺炎多为小叶性分布。病变累及胸膜、心包时,可引起渗出性或化脓性积液。

二、临床表现

起病急,频咳、高热、呼吸困难、发绀,中毒症状明显,精神萎靡,面色苍白;年长儿有大量胶冻样黏稠血性痰,但婴幼儿少见;由于气道被黏液阻塞,肺部体征较少或完全缺乏;病情极为严重,发展迅速,常进展至呼吸衰竭、脓毒症休克和弥散性血管内凝血。

三、辅助检查

1.胸部影像学 表现呈多样性,常见节段性或大叶性致密实变阴影,其边缘往往膨胀凸出。可迅速发展到邻近肺段,以右上叶多见,两肺下叶及上叶也可见。常见并发症为肺脓肿,可呈多房性蜂窝状,日后形成纤维性病变;其次为脓胸及胸膜肥厚。

2.病原学检查 合格痰标本、肺泡灌洗液、血液或胸腔积液中培养阳性可确诊。20%~60%的患儿疾病早期血培养可阳性。mNGS 可以对上述标本中的病原核酸进行快速和准确的测定。

3.其他检查 外周血白细胞及中性粒细胞可轻度增多,白细胞减少者预后差。痰涂片可见大量革兰阴性菌。

四、诊断与鉴别诊断

1.诊断要点

(1) 骤然发病,频咳、高热、呼吸困难、胸痛,咳胶冻样黏稠血性痰。病情严重,进展迅速。

(2) 外周血白细胞及中性粒细胞可轻度增多,白细胞减少者预后差。胸部影像学常见节段性或大叶性致密实变阴影,可并发肺脓肿。

(3) 合格痰标本、BALF、胸腔积液、血液细菌培养或 mNGS 检测阳性可确诊。

2.鉴别诊断

(1) 肺炎链球菌肺炎:好发于 5 岁以下儿童,临床典型表现为高热、咳嗽和胸痛,咳铁锈色痰,肺部体征出现相对晚。年长儿多表现为大叶性肺炎改变,年幼儿则多为支气管肺炎改变。合格痰标本、BALF、血液、胸腔积液细菌培养或 mNGS 阳性可明确诊断。

(2) 金黄色葡萄球菌性肺炎:婴儿多见,起病急,高热、中毒症状重、频咳、喘憋,多有黄脓痰或脓血痰。肺部体征出现早,听诊可闻及湿啰音。病情进展迅速,可发生肺脓肿、脓胸或脓气胸;多数并发败血症。外周血白细胞明显增多,CRP、PCT 明显增高。合格痰标本、BALF、血液、胸腔积液等细菌培养或 mNGS 阳性可明确诊断。

(3) 腺病毒肺炎:多见于 6 个月至 2 岁小儿,冬、春季高发,起病急,高热、频咳或阵咳、喘憋,全身中毒症状明显。肺部体征出现晚,后期出现湿啰音或管状呼吸音。胸部 X 线片改变出现早,阴影不局限于某个肺叶,病灶吸收较慢。外周血白细胞大部分正常或减少,PCT 无明显升高。呼吸道病毒抗原或核酸检测可确诊。

(4) 支原体肺炎:以学龄期儿童多见,发热明显,咳嗽剧烈,早期肺部体征不明显。胸部影像学表现多样性,症状及体征与胸部影像学改变不平行。外周血白细胞(WBC)正常或轻度增多,CRP、红细胞沉降率可显著增高。痰液、BALF 及胸腔积液中分离出 MP,或 MP 抗体及 DNA 阳性有助于确诊。

五、治疗

1.一般治疗 保持呼吸道通畅,必要时可给予氧疗及对症处理。保证室内空气流通,以室内温度 18 ~ 20℃ 、湿度 60% 为宜。经常变换体位以减少肺淤血,促进炎症吸收。注意隔离,避免交叉感染。注意水、电解质的补充,纠正酸中毒和电解质紊乱。

2.抗感染治疗 不产 ESBL 菌株感染可依据药敏结果选药,首选第三代或第四代头孢菌素或哌拉西林等广谱青霉素,备选 β-内酰胺类/ β-内酰胺酶抑制药;产 ESBL 菌株轻中、度感染可结合药敏结果选用哌拉西林他唑巴坦、头孢哌酮舒巴坦,重症感染或其他抗菌药物疗效不佳时选用亚胺培南、美罗培南等碳青霉烯类抗菌药物。对于儿童耐碳青霉烯类肠杆菌科细菌(carbapenem-resistant Enterobac-teriaceae,CRE) 感染,国外学者推荐首选延长输注美罗培南联合阿米卡星或氟喹诺酮类或多黏菌素 E(8 岁以上儿童),备选替加环素或磷霉素。新型 β-内酰胺类复合制剂,如头孢他啶阿维巴坦、美罗培南韦博巴坦、亚胺培南瑞来巴坦对 CRE 有较高的体外抑制活性,为治疗带来新希望,但目前仅在儿科进行临床试验,尚未应用于 CRE 肺炎的治疗。KP 肺炎的疗程为 2 ~ 3 周。

总体预后差,病死率极高,存活者常有肺部后遗症,如残余化脓性病灶、支气管扩张症、肺气肿、纤维化、胸膜增厚等。

六、预防

加强医院感染预防,对 CRKP 患儿实施单间隔离,物品专用,注意手卫生,加强医院环境和器械消毒等。目前已设计出 KP 灭活全菌疫苗、核糖体疫苗、外膜囊泡疫苗、蛋白疫苗和多糖疫苗等多种疫苗,但尚未应用于人类。

第十节 大肠埃希菌肺炎

大肠埃希菌(Escherichia coli,E. coli) 是临床常见的条件致病菌,也是医院获得性肺炎(HAP) 的重要病原菌,近年在儿童 CAP 中的比例也有上升趋势。E.coli 肺炎多见于新生儿和小婴儿,或继发于糖尿病、肾盂肾炎等慢性疾病、腺病毒感染后。起病急、变化快,病情重且易迁延。

一、病因和发病机制

1.病因 E. coli 是临床最常见的和重要的革兰氏阴性分离菌,是人体肠道的正常定植菌。当宿主免疫功能降低或细菌入侵肠道外组织和器官时,可引起肠道外感染,以泌尿道、呼吸道感染和菌血症等最为常见。E.coli 肺炎多见于新生儿或小婴儿,为败血症的一部分;常在腺病毒性肺炎、泌尿道或胃肠道感染、手术、气管插管和使用呼吸机等后继发感染;糖尿病、肾盂肾炎后也可发生。产 ESBL 以及 CRE.coli 的出现给临床抗感染治疗带来严峻挑战。

2.发病机制 E.Coli 的致病物质包括黏附素和外毒素,黏附素可使细菌黏附在人体泌尿道和肠道细胞表面,外毒素包括志贺毒素Ⅰ和Ⅱ、肠毒素、溶血素 A 等;溶血素 A 能破坏红细胞,导致细胞因子的释放和组织炎症。主要耐药机制为产 ESBL,它是由质粒介导,能水解青霉素类、头孢菌素及单环酰胺类,且能被 β-内酰胺酶抑制药所抑制的一类 β-内酰胺酶。此外,也可以通过产生碳青霉烯酶以及改变细胞膜渗透性导致对碳青霉烯类抗菌药物耐药。

3.病理变化 肺泡壁充血、肿胀,肺泡内充满由单核细胞、巨噬细胞和淋巴细胞组成的黏稠渗出物,以单核细胞为主,部分肺泡壁坏死;支气管、细支气管充血、水肿,炎症严重和坏死区域可见支气管破坏、中心区域细小、弥漫性间质纤维化。

二、临床表现

多有发热、寒战、咳嗽、咳痰,痰常为黏稠或脓性,可有腥臭味,胸痛、发绀、呼吸困难等表现。全身症状极重,常并发脓毒症及休克,脉搏增快常与发热不成比例,新生儿体温不升;严重者可有嗜睡、脓毒症休克、循环障碍、DIC 等。常并发脓胸,但肺脓肿少见。

三、辅助检查

1.胸部影像学 多呈两侧支气管肺炎或间质性肺炎,多叶弥漫性斑片状浸润阴影,以两下肺为主。并发脓胸时有相应的表现(图 13-4)。

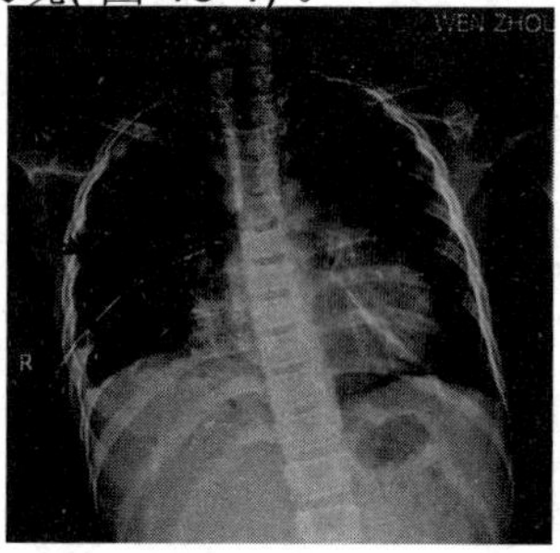

图 13-4 大肠埃希菌肺炎 X 线表现

患儿,女,9 岁。主因"发热 6 天,腹痛伴呼吸困难 2 天"入院。胸部 X 线显示右侧胸壁下弧形透亮影(箭头所示),右侧肋膈角变钝,右下肺见斑片状密度增高影。结合胸腔积液细菌培养结果,确诊为大肠埃希菌肺炎伴脓气胸

2.病原学检查 合格痰标本、BALF、血液或胸腔积液细菌培养阳性可确诊。mNGS 可以对上述标本中的病原核酸进行快速和准确的测定。

3.其他检查 外周血白细胞及中性粒细胞可轻度增多,白细胞减少者预后差。痰涂片可见大量革兰阴性菌。

四、诊断与鉴别诊断

1.诊断要点

(1) 常见于新生儿或小婴儿,多为双侧支气管肺炎;全身症状极重,常并发脓毒症及休克,体温与脉率不成比例,常有脓胸。

(2) 外周血白细胞及中性粒细胞可轻度增多。肺部影像学多呈两侧支气管肺炎或间质性肺炎,多叶弥漫性斑片状浸润阴影,以两下肺为主,可并发脓胸。

(3) 确诊主要依据为合格痰标本、BALF、血液、胸腔积液培养或 mNGS 检测阳性。

2.鉴别诊断 同肺炎克雷伯菌肺炎鉴别诊断。

五、治疗

1.一般治疗 保持呼吸道通畅,必要时可给予氧疗及其他对症处理。保证室内空气流通,以室内温度 18~20℃、湿度 60%为宜。经常变换体位以减少肺淤血,促进炎症吸收。注意水、电解质的补充,纠正酸中毒和电解质紊乱。

2.抗感染治疗 不产 ESBL 菌株感染可依据药敏结果选药,推荐首选第三代或第四代头孢菌素或哌拉西林等广谱青霉素,备选 β-内酰胺酶抑制药;产 ESBL 菌株轻、中度感染首选替卡西林克拉维酸、哌拉西林他唑巴坦,重症感染或其他抗菌药物疗效不佳时选用亚胺培南、美罗培南等碳青霉烯类抗菌药物。国外学者推荐,儿童 CRE 感染,首选延长输注美罗培南,联合阿米卡星或氟喹诺酮类或多黏菌素 E(8 岁以上儿童),备选替加环素或磷霉素。新型 β-内酰胺类复合制剂,如头孢他啶阿维巴坦、美罗培南韦博巴坦、亚胺培南瑞来巴坦对
CRE 有较高的体外抑制活性,为治疗带来新希望,但目前仅在儿科进行临床试验,尚未应用于 CRE 肺炎的治疗。疗程为 2~3 周。

总体预后差,病死率可达 50%,存活者常有肺部后遗症。

六、预防

尚无有效疫苗应用于临床。预防的关键在于加强医院感染防控,对确诊患儿进行隔离,加强医院内环境和物品消毒,加强医务人员手卫生等。

第十一节 肺炎支原体肺炎

肺炎支原体(Mycoplasma pneumoniae,MP) 是学龄期儿童 CAP 的常见病原菌,在 1~5 岁儿童中也不少见。感染 MP 后会出现各种临床症状,表现为隐匿感染或肺炎症状。近年来,重症及难治性肺炎支原体肺炎(refractory Mycoplasma pneumoniae pneumonia,RMPP) 呈增多趋势,部分患儿出现肺外并发症,并可遗留肺不张、支气管扩张症、闭塞性细支气管炎等,是需要引起关注的临床问题。

MP 是儿童呼吸道感染的重要病原体,容易在幼儿园、学校等人员密集的环境中发生。MP 感染可发生在任何季节,不同地区的流行季节有差异。我国北方地区以秋、冬季为多,南方地区则是夏、秋季高发,而国外如韩国儿童 MP 流行高峰发生在秋季或冬季。MP 经飞沫和直接接触传播,潜伏期为 1~3 周,潜伏期内至症状缓解数周均有传染性。每 3~7 年出现地区周期性流行,流行时间可长达 1 年,流行年份的发病率可达到非流行年份的数倍。发病高峰年龄为 5~9 岁,且年龄越大,肺部损害越重,但性别对 MP 感染无明显影响。

一、病因和发病机制

1.病因及病原学 支原体(Mycoplasma) 属于柔膜纲的支原体属,柔膜纲包括 4 目、5 科、8 属,已知有 200 余种,其中从人体中分离的有 16 个种,柔膜纲细菌由 3 层细胞膜包绕,无细胞壁结构,细胞壁的缺陷使其对 β-内酰胺类抗菌药物不敏感,并且阻止了细胞体被革兰氏染色。这些病原体的宿主通常处于免疫抑制状态,因而被认为是暂时性定植者。柔膜纲细菌属直径小于传统意义上的细菌,相应的基因组也小于细菌,是一类已知的能够独立生存的

最小微生物,但是这些生物对环境调节的敏感度,以及苛刻的生长条件有要求,因而需要复杂的培养检测方法,强化的培养基需要添加丰富的核酸前体。支原体属主要有 MP、解脲支原体、人型支原体及生殖支原体(mg) 等。这些病原体在培养基上的生长速度因菌种而异。典型的支原体菌落直径为 15 ~ 300μm,人型支原体可表现为菌落中心生长更深而周边较浅的"荷包蛋样"外观。解脲支原体菌落直径较小,需要在显微镜下才能观察。

MP 是对人类有致病作用的主要支原体。MP 形状如锥形杆,长 1 ~ 2μm,宽 0.1 ~ 0.2μm, 可产生直径约 100μm 的球形菌落,可用肉眼或低倍显微镜观察。MP 感染遍及全球,全年散发。MP 肺炎占住院儿童 CAP 的 10% ~ 40%。学龄前期及学龄期儿童为主要易感人群,近年 MP 感染有小年龄化趋势。MP 经飞沫和直接接触传播,主要侵犯呼吸道,引起呼吸系统感染症状,多数患儿表现为上呼吸道感染综合征,发热、咽痛和咳嗽是最主要的表现,咳嗽多呈刺激性干咳或少痰,部分可有喘息。少许患儿发展为肺炎,MP 肺炎的表现有其年龄特点:婴幼儿发热、咳嗽多不明显,多痰、喘息较多,肺部体征也较多,年长儿则相反,发热、咳嗽症状显著,肺部体征一般较轻。近年来 MP 感染导致大叶性肺炎的病例逐渐增多,而且容易合并胸腔积液、肺不张等并发症,这是重症及 RMPP 增多的表现之一。

MP 感染可累及其他器官系统的病变,如脑炎、心肌炎及哮喘等,大多表现呈非特异性。MP 因缺乏肽聚糖的细胞壁,因此,通常选用干扰 DNA 合成的抗菌药物,如喹诺酮类抗菌药物;或影响蛋白质合成的药物,如大环内酯类和四环素类抗菌药物,来治疗 MP 所致的感染。对于儿童,由于四环素类和喹诺酮类抗菌药物存在潜在的严重不良反应,首选大环内酯类抗菌药物。但是,随着抗菌药物的广泛应用,出现耐大环内酯类抗菌药物(macrolide resistant) MP(MRMP) 的流行,这对 MP 肺炎的治疗带来了极大挑战。虽然目前对 MRMP 的监测已经被纳入美国感染性疾病协会指南及 ERS 指南等, 但目前尚无详细的关于 MRMP 的治疗方案。

2.发病机制 MP 感染致病机制复杂,可能与以下因素有关,即 MP 侵入呼吸道后,借滑行运动定位于纤毛之间,通过黏附细胞器上的 P1 黏附素等黏附于上皮细胞表面,抵抗黏膜纤毛的清除和吞噬细胞的吞噬。MP 黏附于宿主细胞后,其合成的过氧化氢可引起呼吸道上皮细胞的氧化应激反应,并分泌社区获得性肺炎呼吸窘迫综合征毒素等对呼吸道上皮造成损伤。MP 感染除引起呼吸系统症状外,也能引起其他系统的表现,提示免疫因素包括固有免疫及适应性免疫的多个环节在 MP 感染的致病中起重要的作用。近年来,临床中 RMPP 发病率有所上升,目前较为一致的观点是对大环内酯类抗菌药物耐药、异常的免疫状态,以及合并有其他病原感染等诸多因素导致了 RMPP。

二、临床表现

1.呼吸系统及肺外表现 起病可急可缓,以发热和咳嗽为主要表现。以中、高度发热多见,也可为低热或无热;部分患儿发热时伴畏寒、头痛、胸痛、胸闷等症状。多数咳嗽重,初期干咳,继而有痰,偶含血丝,有时阵发性咳嗽似百日咳,病程可持续 2 周甚至更长。多数患儿精神状况良好,多无气促和呼吸困难,而婴幼儿症状相对较重,可出现喘息或呼吸困难。体征依年龄而异,年长儿往往缺乏显著的胸部体征,婴儿叩诊可有轻度浊音,呼吸音减弱,有湿啰音。部分患儿可有肺脓肿及胸腔积液。

MP 肺炎可伴发多系统、多器官损害,可涉及皮肤黏膜,表现为麻疹样或猩红热样皮疹等;偶见非特异性肌痛及游走性关节痛;胃肠道系统可见呕吐、腹泻和肝功能损害;血液系统方面较常见溶血性贫血,偶见合并纯红细胞再生障碍性贫血和 DIC 者;神经系统可见多发性神经根炎、脑膜脑炎及小脑损伤等;心血管系统病变偶有心肌炎及心包炎。其他尚有肾小球肾炎和 IgA 肾病、中耳炎、突发性耳聋、结膜炎、虹膜炎、葡萄膜炎、关节炎及横纹肌溶解等。自然病程为 2 ~ 4 周不等,大多数在 8 ~ 12 天退热,恢复期需要 1 ~ 2 周。

2.RMPP MP 肺炎经大环内酯类抗菌药物正规治疗 7 天及以上,临床征象加重、仍持续发热、肺部影像学加重者,可考虑为 RMPP。RMPP 患儿常见的临床表现为咳嗽、发热,发热多呈稽留热,体温常可在 39 ~ 40℃ 或以上;咳嗽剧烈,常常无痰或有白色黏液痰,部分患儿有气促、胸痛、胸闷、呼吸困难等。大多患儿病情重、进展迅速,常存在严重的肺部损害,如肺不张、胸腔积液、肺组织坏死等,还可出现肺外损害,如皮疹、关节痛、关节肿胀、血尿和(或)蛋白尿、消化系统症状(腹泻、腹痛、呕吐、肝功能损害等)、心血管系统表现(心音低钝、心肌损害、心律不齐)、血液系统表现(溶血性贫血)、神经系统表现(头痛、抽搐)等,严重时可出现多脏器功能障碍,危及生命。

三、辅助检查

1.影像学检查

(1) 胸部 X 线检查:MP 肺炎的影像学表现多种多样,主要表现为肺实变、结节样改变和间质性改变,病变部位以单侧肺炎多见,右下肺感染最为常见。单靠胸部 X 线很难将 MP 肺炎与其他病原菌肺炎相鉴别,可表现为以下 4 种类型:①与支气管肺炎相似的点状或小斑片状浸润影;②与病毒性肺炎类似的间质性改变;③与细菌性肺炎相似的节段性或大叶性实质浸润影;④单纯的肺门淋巴结肿大型。

(2) 胸部 CT:婴幼儿多表现为间质病变或散在斑片状阴影,年长儿则以肺实变及胸腔积液多见。胸部 CT 检查较普通胸部 X 线检查可提供更多的诊断信息,同时有助于与肺结核等其他肺部疾病相鉴别,但需要严格掌握 CT 检查的适应证。MP 肺炎可表现为结节状或小斑片状影、磨玻璃影、支气管壁增厚、马赛克征、“树芽征”、支气管充气征、支气管扩张、淋巴结大、胸腔积液等;部分 MP 肺炎可表现为坏死性肺炎。肺实变较间质病变吸收慢,合并混合感染时吸收亦慢。一般在 4 周时大部分吸收,8 周时完全吸收;也有症状消失 1 年后胸部 X 线才完全恢复。

1) 肺间质病变:支气管、血管周围间质炎症表现为肺纹理增粗、增多,呈轨道征和袖套征,条状影由肺门向外伸展,终末细支气管以下肺间质炎症导致网状阴影,病变呈局限性或弥漫性分布,以中内带为重。部分病例伴有小泡性气肿。部分 MP 肺炎可表现为局限或弥漫性细支气管炎特征,胸部 HRCT 显示为小叶中心结节影、“树芽征”、分支样线条征、细支气管扩张,以及马赛克征,可同时伴有支气管炎,出现支气管壁增厚和分泌物堵塞。

2) 肺泡病变:依肺泡受累范围的不同,可出现斑片状、节段性或大叶性实变,多为中等或高密度,低密度相对少见;病灶内常可见支气管充气征,多种形态、大小、密度不同的病灶可混合存在,多局限于 1 ~ 2 个肺,单侧较双侧多见,中下肺较上肺多见,右侧较左侧多见。

3) 肺门及胸膜病变:肺门改变多见,占 2/3 病例,表现为单侧或双侧肺门增大、增浓,边缘模糊,主要为间质炎症浸润和淋巴结肿大;大约 30%的病例合并胸膜反应,表现为胸膜增厚,部分患者可见少至中量的胸腔积液。

4) 细支气管炎病变:表现为两肺弥漫性结节状阴影或磨玻璃影,可见支气管壁增厚、马赛克征、"树芽征"等小气道病变。

2.实验室检查

(1) 病原学检查:目前 MP 培养虽然很少应用于临床,但仍被认为是判断 MP 感染的金标准。培养可真实反映 MP 感染的存在,其标本来源主要有咽拭子、气管吸出物、肺泡灌洗液等,但 MP 体外培养困难且生长缓慢,耗时较长,对临床早期诊断的意义不大,常用于回顾性诊断和研究。快速培养的敏感性和特异性均不高,价值有限。

(2) 血清学检查:是目前检测 MP 感染的常用实验室检测方法之一,主要包括冷凝集试验、补体结合试验及酶联免疫吸附试验等。由于流感病毒、立克次体及腺病毒等感染也会产生冷凝集素,使冷凝集试验的特异性相对较低。补体结合试验只能检测 IgM,不能检测 IgG 等抗体,其特异性较低。而酶联免疫吸附试验(ELISA)法因其敏感性高、特异性强、重复性好,1~2 小时即可得到结果,故临床最为常用。ELISA 可分别检测 IgM、IgG,单次测定 MP IgM 阳性对诊断 MP 的近期感染有价值;恢复期和急性期 MP IgM 或 IgG 抗体滴度呈 4 倍或 4 倍以上增高或减低时,同样可确诊为 MP 感染,但无早期诊断价值。我国 2015 年版儿童肺炎支原体肺炎诊治专家共识指出,明胶颗粒凝集试验检测 MP 的 IgM 和 IgG 混合抗体,单次 MP 抗体滴度≥1∶160 可作为诊断 MP 近期感染或急性感染的参考。MP IgM 抗体尽管是感染以后出现的早期抗体,但一般感染后 4~5 天才出现,持续 1~3 个月甚至更长,婴幼儿由于免疫功能不完善、产生抗体的能力较低,可能出现假阴性或低滴度的抗体,因此,评价结果时需要结合患儿的病程及年龄综合考虑。

(3) 分子生物学方法:包括 DNA 探针、PCR 及荧光定量 PCR 法等。DNA 探针可用于检测 MP,其目标是 16S rRNA 基因,但检测需要特定装备、成本高和存在放射性污染等缺点,已被其他方法所取代。PCR 技术是近年来国内外发展较快的检测 MP 的方法之一,PCR 法可以检测出微量 DNA(为 1~3 个支原体),且试验耗时短、敏感性及特异性相对较高,药物治疗 2 周后仍可得到阳性结果,适用于早期快速诊断,并可用于判断疗效。但是普通 PCR 易被污染而出现假阳性;而荧光定量 PCR 克服了易被污染的缺点,且具有特异性强、灵敏度高、重复性好、定量准确、速度快、全封闭反应等优点,已应用于临床。适用于 PCR 检测的标本有鼻咽部吸取物、咽拭子及肺泡灌洗液(BALF)等,其检测结果可能会因呼吸道标本采集部位不同而有所区别。

(4) 支气管镜检查:支气管镜下表现与病程及病情严重程度有关。轻者支气管黏膜充血、水肿,有小结节突起,管腔有分泌物。部分大环内酯类药物无反应性肺炎支原体肺炎(MUMPP)和重症肺炎支原体肺炎(SMPP)患儿管腔黏液栓可完全堵塞管腔,并形成支气管塑型,黏膜可坏死、脱落或溃疡形成,甚至软骨破坏,约在病程 2 周后出现管腔通气不良、增生、狭窄和闭塞。

(5) 其他相关检查

1) 血常规及 CRP:WBC 计数多正常,重症患儿 WBC 计数可>10×10^9/L 或<4×10^9/L。部分患儿出现血小板增多。但血细胞沉降率及 CRP 常有不同程度增高。有文献报道,CRP 明显高于正常值(界限值为 40.7mg/L)预示着患儿对大环内酯类抗菌药物治疗反应不佳,对于区分 RMPP 和非难治性 MP 肺炎有临床价值,且对评价患儿是否对大环内酯药物耐药有预测作用,所以临床上动态监测 CRP 可评估 MP 肺炎的病情轻重及临床疗效。

2) 血清学检查:RMPP 或重症 MP 肺炎患儿血清乳酸脱氢酶(LDH) 多明显升高,可作为给予全身性糖皮质激素治疗的参考指标。 少数患儿的抗人球蛋白试验,又称库姆斯试验(Coombs test) 阳性,D-二聚体检测则有助于判断是否存在高凝状态。 血清降钙素原(PCT)浓度不能用以区分 MP 和非 MP 病原菌。

3) MP 耐药性检测:确定耐药的方法是 MP 固体培养阳性和大环内酯类抗菌药物最低抑菌浓度测定,这在临床实践中并不适用。 但是,MP 对大环内酯类抗菌药物耐药机制为 23S rRNA 基因 2063、2064 或 2617 位点等碱基突变,其中 2063 或 2064 位点突变可导致高水平耐药,2617 位点碱基突变导致低水平耐药。 目前临床用上述位点测定耐药与否,但所检测的耐药状况与临床疗效并不完全一致,可能与大环内酯类药物的免疫调节作用及病程自限等因素有关。

四、诊断与鉴别诊断

1.诊断要点

(1) 普通型 MP 肺炎(CMPP):多见于年长儿,有发热伴剧烈咳嗽,肺部体征少(婴幼儿可有气促和啰音),而影像学表现明显。 结合青霉素或头孢类抗菌药物治疗无效,外周血白细胞轻度增高,可临床诊断 MP 肺炎。 符合以上临床和影像学表现,结合以下任何一项或两项,即可诊断为 MP 肺炎:①单份血清 MP IgM 滴度≥1 ∶ 160(PA 法);②MP -DNA 或 RNA 阳性。 其他 MP 抗体测定方法的诊断价值应结合临床、影像学检查及当地阳性折点判断。

(2) RMPP MP:肺炎患儿使用大环内酯类抗菌药物正规治疗 7 天及以上,仍持续发热,临床征象及肺部影像学所见加重。

(3) 大环内酯类药物无反应性 MP 肺炎(MUMPP):是指 MP 肺炎患儿经过大环内酯类抗菌药物正规治疗 72 小时,仍持续发热,临床征象及肺部影像学无改善或呈进一步加重的 MP 肺炎。 原因与 MP 耐药、异常免疫炎症反应、混合感染、MP 肺炎的病程变化等有关。 临床及时识别 MUMPP 更有利于早期有效的治疗,减少重症和后遗症的发生。

(4) 重症肺炎支原体肺炎(SMPP):是指 MP 肺炎病情严重,符合社区获得性肺炎重症判定标准,其判断详见临床分型。

(5) 危重型 MP 肺炎或暴发性 MP 肺炎(FMPP):是指少数 SMPP 患儿病情进展,出现呼吸衰竭或危及生命的肺外并发症,需要入住重症监护病房进行生命支持治疗。

2.鉴别诊断

(1) 细菌性肺炎:常见病原菌为肺炎链球菌、流感嗜血杆菌等,多见高热、咳嗽伴咳痰;肺部听诊可闻及中、细湿啰音,严重者可出现呼吸困难和全身中毒症状。 合格痰标本、肺泡灌洗液、血液、胸腔积液细菌培养阳性有助于鉴别。

(2) 肺结核:多有开放性结核病接触史,有低热、盗汗等结核中毒症状,甚至咯血;红细胞沉降率增快,胸部 X 线表现为不同类型肺结核的影像学改变,痰液中找到结核分枝杆菌可确诊,TST 和 IGRA 阳性有助于诊断。

(3) 支气管异物:多有异物吸入史或吃奶呛咳史,呼吸不对称,可闻及呼吸双向干啰音;胸部 X 线表现为局部肺不张伴有肺气肿,支气管镜检查可确诊并可直视下取出异物。

(4) 肺炎衣原体肺炎:临床表现较相似,免疫学检查或 DNA 检测可鉴别。

五、治疗

1.治疗原则 一般治疗和对症治疗同儿童肺炎概述。 普通型 MP 肺炎采用大环内酯类抗菌药物治疗;对于 RMPP 耐大环内酯类抗菌药物者,可以考虑其他抗菌药物。 对 RMPP 和重症 MP 肺炎,可能需要加用糖皮质激素及支气管镜治疗。

2.抗 MP 治疗 MP 没有细胞壁,因此作用于细胞壁的抗菌药物如 β-内酰胺类抗菌药物对其无效,而对抑制微生物蛋白质合成的大环内酯类、喹诺酮类和四环素类抗菌药物敏感。但由于四环素类抗菌药物有引起牙齿着色及牙釉质发育不良、抑制婴幼儿骨骼生长等不良反应,孕妇、婴幼儿,以及 8 周岁以下儿童禁用;喹诺酮类抗菌药物可对骨骼发育产生不良影响,儿童禁用,18 周岁以下青少年慎用。 因此,大环内酯类抗菌药物是儿童或青少年 MP 肺炎的首选药物。

(1) 大环内酯类抗菌药物:与 MP 核糖体 50S 亚基的 23S 核糖体的特殊靶位及某种核糖体的蛋白质结合,阻断转肽酶作用,干扰 mRNA 位移,从而选择性抑制 MP 蛋白质的合成。
包括第一代红霉素;第二代阿奇霉素、克拉霉素、罗红霉素;第三代酮内酯类,如泰利霉素(telithromycin) 、塞红霉素(cethromycin) 等,用于 MP 治疗的主要是第一代和第二代大环内酯类抗菌药物,第三代尚未用于儿童 MP 治疗。 阿奇霉素每日仅需 1 次用药,使用天数较少,生物利用度及细胞内浓度高,依从性和耐受性均较高,已成为治疗首选。 阿奇霉素用法:每日 10mg / kg,每日 1 次,轻症 3 天为 1 个疗程,重症可连用 5 ~ 7 天,4 天后可重复第 2 个疗程,但对婴儿,阿奇霉素的使用尤其是静脉制剂的使用要慎重。 红霉素用法:每次 10 ~ 15mg / kg,每 12 小时给药 1 次,疗程 10 ~ 14 天,个别严重者可适当延长。 停药依据临床症状、影像学表现,以及炎症指标决定,不宜以肺部实变完全吸收和抗体阴性或 MP -DNA 转阴作为停药适应证。

(2) 非大环内酯类抗菌药物:近年来,MP 对大环内酯类抗菌药物的耐药问题受到关注。
四环素类抗菌药物作用于 MP 核糖体 30S 亚基,抑制蛋白质合成的肽链延长,用于可疑或确定的 MP 耐药的 MUMPP 和 SMPP 治疗。 该类药物包括多西环素、米诺环素、替加环素等,因可能使牙齿发黄或牙釉质发育不良等不良反应,限用于 8 周岁以上患儿。 8 岁以下儿童使用需充分评估利弊,并取得家长知情同意。 米诺环素作用相对较强,多西环素安全性较高,推荐剂量和疗程内尚无持久牙齿黄染的报道。 米诺环素推荐剂量为每次 2mg / kg,每日 2 次;多西环素首剂 4mg / kg,维持量每次 2mg / kg,每日 2 次,口服疗程为 10 天。

喹诺酮类抗菌药物与 MP 的 DNA 解旋酶和拓扑异构酶Ⅳ发生交替作用,干扰和抑制蛋白质合成,对 MP 有抑制作用,是治疗 MP 肺炎的替代药物,对耐大环内酯类 MP 肺炎具有确切疗效,用于可疑或确定 MP 耐药 MUMPP 和 SMPP 治疗。 本药可能对骨骼发育产生不良影响,18 岁以下儿童使用需进行风险和利益分析,并取得家长知情同意。 左氧氟沙星:6 个月至 5 岁,每次 8 ~ 10mg / kg,每 12 小时给药 1 次;5 ~ 16 岁,每次 8 ~ 10mg / kg,每日 1 次,口服或静脉注射;青少年,每次 500mg,每日 1 次,最高剂量为每日 750mg。 莫西沙星:每次 10mg / kg,每日 1 次,静脉注射,疗程 7 ~ 14 天。

此外,利福平能够抑制敏感细菌的核糖核酸聚合酶活性,从而阻断核糖体的合成,与大环内酯类抗菌药物共同作用在蛋白质合成的不同阶段,对 MP 有协同的抑菌作用。 近年来有很多报道应用利福平联合大环内酯类抗菌药物治疗 RMPP,可以缩短疗程,而且未发现明显的不良反应。

3.混合感染的治疗 MP 对呼吸道黏膜上皮完整性的破坏可能为其他病原的继发感染创造条件。如高度怀疑或已明确 MP 肺炎合并 SP、SA 感染,且耐药的可能性较低,可联合应用第二、三代头孢类药物,不推荐常规联合特殊级别抗菌药物,如糖肽类、唑烷酮类及碳青霉烯类等;混合革兰阴性菌感染多见于免疫功能缺陷者或 SMPP 的后期。若有合并其他病原微生物的证据,则参照 CAP 指南选择联用其他抗菌药物。对 RMMP 患儿避免盲目联合使用其他抗菌药物。

4.糖皮质激素 根据免疫炎症反应机制可知,患者在感染 MP 后,可使细胞免疫和体液免疫功能紊乱,糖皮质激素可以达到阻断免疫学机制的作用。普通型 MP 肺炎不需常规使用糖皮质激素,但对急性起病、发展迅速且病情严重的 MP 肺炎,尤其是 RMPP 可考虑使用全身性糖皮质激素。临床研究已证实糖皮质激素治疗重症和 RMMP 有效,多采用常规剂量与短疗程,甲泼尼龙每日 1 ~ 2mg / kg,疗程 3 ~ 5 天。部分患儿可能无效,需根据临床表现、受累肺叶数量、肺实变范围和密度、CRP 和 LDH 水平、既往经验或疗效等确定剂量,可达每日 4 ~ 6mg / kg。有研究发现,持续高热大于 7 天、CRP>110mg / L、白细胞分类中中性粒细胞百分比>78%、血清 LDH>478U / L、血清铁蛋白>328g / L 及肺部 CT 提示整叶致密影,预示常规剂量糖皮质激素治疗效果不佳。需每日评估疗效,若有效,应用 24 小时后体温明显下降;若体温下降未达预期,需考虑甲泼尼龙剂量不足、混合感染、诊断有误、出现并发症或其他措施处置不当等因素。一旦体温正常、临床症状好转、CRP 明显下降,可逐渐减停,总疗程一般不超过 14 天。也有采用冲击疗法取得良好效果的报道,不同的治疗方案孰优孰劣,目前尚缺乏对照研究,需进行多中心随机对照研究探索最佳的疗程与剂量。对 MP 肺炎急性期患儿,如有明显咳嗽、喘息,且胸部 X 线显示肺部有明显炎症反应及肺不张,可应用吸入糖皮质激素,疗程为 1 ~ 3 周。

5.丙种球蛋白 丙种球蛋白不常规推荐用于普通型 MP 肺炎的治疗,但如果合并中枢神经系统病变、免疫性溶血性贫血、免疫性血小板减少性紫癜等自身免疫病时,可考虑应用丙种球蛋白,一般采用 1g / (kg·d),连用 1 ~ 2 天。由于 RMPP 发病机制有多种细胞因子参与,过强的免疫反应导致机体免疫系统发生紊乱,不仅累及呼吸系统,使肺内炎症进一步加重,而且可产生肺外各系统的严重并发症。因静脉丙种球蛋白富含的 IgG,可抑制细胞因子与炎症因子的产生,阻断免疫反应,因而对于重症 RMPP,特别是存在有肺外损害的 RMPP 患儿,应用静脉丙种球蛋白可以减轻过强的免疫反应与炎症反应,从而起到很好的治疗效果。

6.支气管镜 支气管镜已成为儿科呼吸系统疾病诊治中安全、有效和不可缺少的手段。MP 肺炎患儿常有不同程度的气道黏液阻塞,甚至较大的支气管塑型分泌物栓塞,少数可有支气管炎症性狭窄,甚至肉芽增生,造成急性肺不张及继发性支气管扩张症、闭塞性支气管炎、闭塞性细支气管炎和单侧透明肺综合征等后遗症。通过支气管镜可以直接达到病变部位,进行生理盐水灌洗,结合异物钳或活检钳、细胞毛刷等,清除下呼吸道分泌物与痰栓,解除梗阻,促进肺复张。少数患儿存在黏膜肉芽组织增生,或因管壁纤维化收缩导致不可逆的支气管闭塞,可采用支气管镜下球囊扩张治疗,而呼吸道内炎性肉芽肿导致呼吸道堵塞、狭窄,影响远端通气,且有相应症状或导致反复感染者可采用支气管镜下冷冻治疗。考虑到多数炎症性病变的可逆性及支气管镜尤其是介入治疗的侵入损伤性,该类患儿的介入治疗应严格掌握适应证。术前应仔细评估,权衡利弊;操作技术娴熟,术中、术后严密观察,及时处理可能出现的并发症。

7.并发症的治疗 如果患儿合并肺内外并发症,应给予相应对症治疗。中到大量胸腔积液者,应尽早进行胸腔穿刺或胸腔闭式引流。单纯 MP 肺炎一般不会发生胸膜增厚、粘连和包裹性胸腔积液,不需外科治疗。存在 D-二聚体明显升高,但无肺栓塞临床表现的重症患儿,多用低分子量肝素钙皮下注射,每次 100U / kg,每日 1 次,一般用药 1 ~ 2 周。确诊肺栓塞及高度怀疑且生命体征不稳定者需立即治疗。对坏死性肺炎高风险患儿,应积极治疗原发病,降低发生风险;大部分坏死性肺炎转归良好,不需要手术切除。合并支气管哮喘急性发作者,应在抗 MP 治疗的同时,使用糖皮质激素、支气管舒张剂等;合并脑炎和皮肤黏膜损害者,应予相应治疗。

8.后遗症的早期识别 多数 MP 肺炎患儿预后良好,而重症及 RMPP 患儿可遗留肺结构和(或)功能损害,需进行长期随访。MP 肺炎可引起感染后闭塞性细支气管炎、单侧透明肺、闭塞性细支气管炎伴机化性肺炎、肺纤维化等。对于容易发生闭塞性细支气管炎的高危人群,当 MP 肺炎急性炎症控制后,应告知家长密切关注本病的发生,并间隔 2 ~ 4 周随诊。一旦出现下列 3 项之一,应考虑本病,并进行 HRCT 检查确诊:①运动耐力下降,或持续喘息或新出现喘息、呼吸费力;②肺部固定湿啰音,胸骨上窝凹陷;③肺功能提示小气道阻塞。

第十二节 衣原体肺炎

衣原体是一类无动力、专性细胞内寄生的原核细胞型细菌,它有独特的双相发育周期,存在形态和功能截然不同的两种形式。衣原体科仅含一个属,分为两个种,根据包涵体糖原累积的能力和磺胺嘧啶的敏感度不同,分为沙眼衣原体和鹦鹉热衣原体。20 世纪 90 年代陆续发现人类病原体肺炎衣原体和动物病原体家畜衣原体。衣原体肺炎(Chlamydia pneumonia)是由衣原体引起的肺炎,包括沙眼衣原体、肺炎衣原体、鹦鹉热衣原体和家畜衣原体。与人类关系密切的为沙眼衣原体肺炎和肺炎衣原体肺炎,偶见鹦鹉热衣原体肺炎。

一、沙眼衣原体肺炎

1.病原学 根据衣原体主要外膜蛋白的抗原反应性,目前沙眼衣原体共分为 18 个血清型。根据侵袭力和病变部位不同,可将沙眼衣原体分为沙眼生物型、生殖生物型和性病淋巴肉芽肿生物型。

2.临床表现 对于儿童呼吸道感染,大多数沙眼衣原体感染表现为轻度的上呼吸道症状,其症状类似流行性感冒,而肺炎症状相对较轻,某些患儿表现为急性起病伴一过性的肺炎症状和体征,但大多数起病缓慢。上呼吸道症状可自行消退,咳嗽伴下呼吸道感染体征可在首发症状后数天或数周出现,使本病有一个双病程的表现。

沙眼衣原体可引起围生期婴儿的无热性肺炎,且其中有一定比例发展为慢性呼吸道疾病。婴幼儿沙眼衣原体肺炎多在出生后 1 ~ 3 个月时隐匿起病,可表现为持续性咳嗽、呼吸急促、常不发热等;听诊常闻及湿啰音,喘息较少见。无喘息和不发热有助于与 RSV 肺炎相鉴别。

有研究发现,细支气管炎患儿中也可见沙眼衣原体感染。沙眼衣原体是否启动抑或加重了细支气管炎症状尚待研究。已发现新生儿沙眼衣原体感染后,在学龄期发展为哮喘。

对婴幼儿沙眼衣原体感染 7 ~ 8 年后再进行肺功能测试,发现大多数表现为阻塞性肺功能异常。 沙眼衣原体与慢性肺疾病间的关系有待阐明。

3.辅助检查 在感染后相当长一段时间,从免疫力低下的沙眼衣原体下呼吸道感染患儿体内仍能分离到沙眼衣原体,呼吸道分泌物可检测沙眼衣原体抗原或核酸检测可确诊。
其外周血嗜酸性粒细胞常增多,胸部 X 线片表现为肺气肿伴间质或肺泡浸润

影。4.诊断要点

(1) 多为 1 ~ 3 个月婴儿,母婴垂直传播感染,起病缓慢,多不发热,一般状态良好。 可有上呼吸道感染前驱症状,半数患儿有结膜炎。

(2) 特征性临床表现为呼吸增快和阵发性不连贯咳嗽,一阵急促咳嗽后继以一短促吸气,但无百日咳样回声。 咳嗽剧烈可引起发绀和呕吐,也可有呼吸暂停。 肺部偶闻及干、湿啰音,甚至捻发音和哮鸣音。

(3) X 线可显示双侧间质性或小片状浸润,双肺过度充气。 外周血白细胞总数多正常,可见嗜酸性粒细胞增高。 呼吸道分泌物行沙眼衣原体抗原或核酸检测可确诊。

5.治疗及预后 治疗可选择红霉素、阿奇霉素等大环内酯类抗菌药物。 应注意个人卫生,避免直接或间接接触传播。 目前缺乏有效的沙眼衣原体疫苗。 大多数患儿治疗后预后良好;极少数患儿也可起病急并迅速加重,造成死亡。

二、肺炎衣原体肺炎

1.病原学 肺炎衣原体是一种常见的呼吸道病原菌,仅有一个血清型。 它可引起包括鼻窦炎、咽喉炎、支气管炎及肺炎等在内的呼吸道感染。 有研究报道,在成人和儿童 CAP 的病原体中占 10% ~ 15%,但临床研究数据显示,儿童肺炎衣原体肺炎的患病率不到 1%。血清学研究证明,40% ~ 90%的人群中肺炎衣原体抗体阳性,儿童以 5 ~ 9 岁感染多见。 通过呼吸道飞沫传播,潜伏期可能是 3 ~ 4 周。 伴随年龄的增长,这种感染在学龄阶段的儿童中呈现出增多趋势,发病特点一般较为隐匿,无明显的临床症状。

3.临床表现 肺炎衣原体呼吸道感染可引起咽炎和肺炎,5 岁以下儿童也可发病。 肺炎衣原体感染以广泛性、持续性、部分无症状性为特点。 临床上肺炎衣原体感染不易与其他病原感染,特别是肺炎支原体感染相鉴别。

肺炎衣原体感染有时症状相当轻,仅肺部闻及干、湿啰音。 但近年来有报道免疫功能正常人群肺炎衣原体感染呈重症表现。 重症肺炎衣原体肺炎可表现为大量胸腔积液、ARDS、纤维化、阻塞性细支气管炎等,甚至危及生命。 除引起呼吸道疾病外,肺炎衣原体感染尚可造成其他系统严重并发症,如脑炎、心肌炎、肝炎、肾炎等。

3.辅助检查 许多慢性支气管炎患儿,其体内肺炎衣原体的 IgG、IgA 抗体滴度明显升高,提示存在肺炎衣原体的持续感染。 呼吸道分泌物检测肺炎衣原体抗体 IgM 阳性或 IgG 恢复期较急性期 4 倍以上升高或降低,或肺炎衣原体核酸检测阳性可确诊。

有研究发现,呼吸道感染儿童中 45%咽拭子肺炎衣原体 PCR 阳性,且血清学抗体滴度增高,其中一部分为反复呼吸道感染患儿。 现已有在感染性细支气管炎和哮喘急性发作患儿体内分离到肺炎衣原体及其 DNA 检测阳性的报道。

肺炎衣原体感染以特异性细胞免疫为主,但免疫力不持久,可发生重复感染。

4.诊断要点

(1) 多见于学龄儿童,大部分为轻症,发病常隐匿。早期多为上呼吸道感染症状,表现为咽痛、声音嘶哑、发热。

(2) 无特异性临床表现,1 ~ 2 周后上呼吸道感染症状逐渐消退而咳嗽逐渐加重,并出现下呼吸道感染征象,如未经有效治疗,则咳嗽可持续 1 ~ 2 个月或更长。肺部偶闻及干、湿啰音或哮鸣音。

(3) X 线可见到肺炎病灶,多为单侧下叶浸润,也可为广泛单侧或双侧性病灶。呼吸道分泌物检测肺炎衣原体抗体 IgM 阳性或 IgG 恢复期较急性期 4 倍以上升高或降低,或肺炎衣原体核酸检测阳性可确诊。

5.治疗 肺炎衣原体肺炎的治疗首选大环内酯类抗菌药物。

三、鹦鹉热衣原体肺炎

1.病原学 鹦鹉热衣原体(Chlamydia psittaci) 是一种专性细胞内寄生、以鸟类和人为宿主的人畜共患病原体,感染人类可引起鹦鹉热,表现为非特异性流感样症状或社区获得性肺炎。由于其可通过气溶胶传播,近年有关鹦鹉热感染事件在世界范围内常有报道,但多数病例为散发性感染。家禽养殖工人和宠物鸟主人的感染风险较高,易发生鸟类到人的传播,鹦鹉热在人间传播罕见。

鹦鹉以及许多其他鸟类是鹦鹉热衣原体的自然宿主,此外多种哺乳动物也可作为其宿主。根据外膜蛋白 A 基因序列的差异,鹦鹉热衣原体可分为 9 个基因型。之前被认为是属于鹦鹉热衣原体的菌株被划归其他动物菌种,如鼠类衣原体、猪衣原体、猫衣原体等。鹦鹉热衣原体首先从鹦鹉体内分离出来,以后陆续从长尾鹦鹉、鸽子、鸭、火鸡、海鸥等 130 余种鸟类的体内分离出来,鹦鹉热衣原体有多个不同的种,可感染大多数鸟类和哺乳动物。宠物鸟(鹦鹉、长尾鹦鹉、金刚鹦鹉和澳大利亚鹦鹉) 及家禽(火鸡和鸭) 是将病原体传播至人的最常见的媒介。家禽饲养员和加工者,以及喂养宠物鸟的家庭暴露机会最大。有症状或无症状患禽脱落物均可成为感染源,且其感染力可存在数月。直接接触患禽或吸入其呼吸道分泌物、粪便或羽毛灰尘等气溶胶均可导致人体感染鹦鹉热衣原体。

2022 年《 柳叶刀-微生物》 发表了山东某医院关于鹦鹉热衣原体人间传播事件的流行病学和病原学调查结果,这是国内首次关于鹦鹉热衣原体存在人间传播的报道,提示人群中存在该病原体的隐性传播风险。患鹦鹉热的高危人群包括家中有养鸟及爱鸟人士、养鸽者及宠物店的工作人员,吸入鸟类或鸽子粪便气溶胶、粪尘和含病原体的动物分泌物是感染的主要途径。患病鸟类、禽类通过叮咬、叼啄人类嘴巴或密切接触患者也可引发感染,该途径不常见。儿童较少患病,可能与较少接触鸟类粪便有关。

2.临床表现 本病的潜伏期为 1 ~ 2 周,之后开始出现症状。根据起病快慢和病情发展,患者的临床表现有所不同。人体感染鹦鹉热衣原体可表现为严重的慢性肺炎,但也有接触患禽后仅产生轻微不适甚至无症状的病例报道。

典型的症状包括发热、寒战、肌肉疼痛、剧烈头痛、肝脾大及咳嗽等症状;重症患儿可出现胸痛、呼吸困难等症状;少数可引起胃肠道症状,以及心内膜炎、心肌炎、脑炎、多器官衰竭等严重并发症,甚至死亡。

3.辅助检查

(1) 病原学检查:由于鹦鹉热衣原体为生物安全防护等级 3 级(BSL-3) 生物,体外培养存在较大风险,因此,不建议采用病原体培养的方法进行诊断。 以 PCR 为基础的分析方法,如 DNA 微阵列分析,近年来被用于诊断人感染鹦鹉热。

(2) 外周血检查: 血常规检查显示白细胞计数及中性粒细胞比例有不同程度增加。CRP、D-二聚体、红细胞沉降率可明显升高。 部分患者有不同程度肝功能异常,表现为谷丙转氨酶或谷草转氨酶水平升高。

(3) 影像学检查:胸部 X 线或 CT 检查可显示肺部有大片或团块状不均匀高密度影,早期边界模糊,有渗出性改变,后期以充气支气管阴影为主。

4.诊断要点

(1) 发病前有吸入含有病原体的鸟类或鸽粪气溶胶、粪尘或含病原体的动物分泌物密切接触史。

(2) 典型临床表现为多数起病急,发热、寒战、肌肉疼痛、剧烈头痛、肝脾大及咳嗽等呼吸系统感染症状;重症患儿有胸痛、呼吸困难及缺氧等表现。

(3) 通过 PCR 检测鹦鹉热衣原体核酸阳性可确诊。

5.治疗和预后 一经诊断应及时选择抗菌药物治疗,以期及早恢复。 常用的抗菌药物为大环内酯类、四环素类和喹诺酮类药物。 多数患儿经过及时治疗,预后良好;少数重症患儿对多种抗菌药物耐药,可引发肺功能损害、脑炎、心脏瓣膜病、肝炎等并发症,甚至导致死亡。

(范彧)

第十三节 肺脓肿

肺脓肿(lung abscess) 是一种不常见但严重的肺部感染性疾病,是肺实质由于炎症性病变坏死、液化而形成的脓肿,影像学表现为空洞性损害,可见于任何年龄,儿童较成人少见。原发性肺脓肿常发生于既往健康的儿童,主要为肺炎的并发症,预后大多良好。 继发性肺脓肿发生于有基础疾病或存在诱发因素的儿童,如先天性气道或肺畸形、免疫缺陷、贲门失弛缓症、神经发育异常、误吸等,预后与基础疾病性质相关。

一、病因和发病机制

1.病因 病原体误吸是肺脓肿最常见的原因,病原体多为厌氧菌。 支气管异物阻塞也是导致小儿肺脓肿的重要原因。 其次为血源性感染,致病菌多为金黄色葡萄球菌、表皮葡萄球菌。 肺脓肿还可继发于金黄色葡萄球菌、耐药肺炎链球菌等细菌性肺炎或支气管扩张症、肺结核空洞等。 肺部邻近器官化脓性病变,如肝脓肿、膈下脓肿、脊柱旁脓肿、食管穿孔感染等,累及肺部时也可引起肺脓肿。

病原菌以金黄色葡萄球菌、肺炎链球菌、厌氧菌多见,其次为化脓性链球菌、流感嗜血杆菌及大肠埃希菌、肺炎克雷伯菌、铜绿假单胞菌等。 真菌也可引起肺脓肿,特别是在免疫功能缺陷的患儿。 偶有报道沙门菌、放线菌、粪肠球菌、阿米巴、肺吸虫、蛔虫、结核分枝杆菌等病原体可引起肺脓肿。 近年来支原体感染发病率呈逐年上升趋势,肺炎支原体感染所致的肺脓肿也有报道。

2.发病机制 口腔感染灶的分泌物、口腔或鼻咽部术后的血块、呕吐物等,在患儿意识障碍(如低氧和代谢性脑病、癫痫发作、脑创伤等)、严重胃食管反流、咽部神经功能和吞咽协调障碍时,容易被误吸入肺。宿主防御机制和黏膜纤毛清除功能下降,导致细支气管阻塞,远端肺组织萎缩,病原体迅速繁殖,造成肺组织坏死,形成肺脓肿。另外,皮肤感染、细菌性心内膜炎或骨髓炎等肺外部位感染灶的细菌性或脓毒性栓子经血行途径播散至肺,引起肺小血管栓塞,进而导致肺组织炎症、坏死,形成肺脓肿。

3.病理变化 早期为肺组织炎症和细支气管阻塞,进而血管栓塞,肺组织坏死和液化形成脓腔,最后可破溃到支气管内,致脓痰和坏死组织排出,脓腔消失后病灶愈合。如脓肿靠近胸膜,可发生局限性纤维素性胸膜炎。周围健全的肺组织显示代偿性膨胀。若治疗不充分或支气管引流不畅,坏死组织留在脓腔内,炎症持续存在则转为慢性,脓腔周围肉芽组织和纤维组织增生,腔壁变厚,周围的细支气管受累变形或发生程度不等的扩张。

二、临床表现

起病多隐匿,发热无定型,持续或弛张型高热,可伴寒战、乏力、盗汗等感染中毒症状。年长儿可诉胸痛或腹痛,初期为干咳,数日后随着脓腔与支气管相通,咳嗽加重并出现量多、恶臭的脓痰,则与厌氧菌感染有关,偶有血性痰和不同程度咯血,突发大咯血罕见;婴儿多伴呕吐、腹泻。小脓肿很少压迫肺引起通气血流比例改变,多无呼吸受限表现,但是较大脓肿可能会影响通气血流比例,常有呼吸困难或气促;也有食欲缺乏和体重减轻,喘息、惊厥少见。胸部体征与肺脓肿大小、部位及周围炎症程度有关,脓肿较小或位于肺组织深部,可无异常体征;脓肿周围炎症明显,患侧叩诊可呈浊音或实音,听诊呼吸音减低,闻及湿啰音;累及胸膜可闻及胸膜摩擦音,或出现胸腔积液体征;慢性肺脓肿可见杵状指(趾)。

三、辅助检查

1.胸部 X 线检查 早期典型表现为大片浓密模糊的浸润阴影,边缘模糊,分布在一个或数个肺段,与细菌性肺炎相似。脓肿形成阶段病灶中央液化坏死区密度减低,如果坏死组织通过引流支气管排出则形成空洞,空洞内壁光整或略不光整,可见气液平面,空洞外周可见片状炎症渗出。消散期脓腔周围炎症逐渐吸收,脓腔缩小而至消失,或最后残留少许纤维条索阴影。慢性肺脓肿的脓腔壁增厚,内壁不规则,周围炎症略消散,但不完全,伴纤维组织显著增生,并有程度不等的肺叶收缩,胸膜增厚。纵隔向患侧移位,健肺则发生代偿性肺过度充气。

2.胸部 CT 更能准确地发现和定位肺脓肿,并可能发现其他潜在的肺部疾病。肺脓肿可呈结节状或团块状,单发或多发,边缘多模糊,部分病灶周围可见片状阴影。病灶中央为液化坏死区,若脓腔与支气管相通,脓液排出则形成空洞,空洞内可有或无液平面。治疗后肺脓肿吸收,其周围界线清楚,空洞变小、消失,仅存留纤维索条影。

3.肺部超声 超声有避免电离辐射、快速、经济、及时的优点。主要表现为一个低回声的、边缘清晰的规则图像,气体在其外周形成一个强回声的屏障。有时在后外侧肺泡和(或)胸膜综合征(postero-lateral alverolar and / or pleural syndrome,PLAPS) 点或者更加靠后的部位可能看到气液平面。国外有报道应用床旁超声诊断小儿肺脓肿,与胸部 X 线检查结果一致。

4.支气管镜 有助于发现病因,如有异物可取出,使引流恢复通畅。也可借助支气管镜防污染毛刷采样并完善病原学检查、吸引脓液和向病变部位注入抗菌药物,促进支气管引流和脓腔的愈合。

5.病原学检查 对肺脓肿的诊断、指导治疗十分重要。重症、血源性肺脓肿患儿血培养可发现致病菌。痰涂片革兰氏染色检查、痰培养,包括厌氧菌培养和细菌药敏试验均有助于病原学诊断,但由于口腔中存在丰富的菌群,尤其是厌氧菌,普通痰培养难以确定肺脓肿的病原体,较理想的方法是避开上呼吸道直接至肺脓肿或引流支气管内采样,但这些方法多为侵入性,应根据实际情况选用。而相对于传统病原检查方式,mNGS 可对临床样本中的病原核酸进行快速检测,有助于厌氧菌的检出。国外有报道,经 mNGS 检测证实由胸膜炎普雷沃菌致成人肺脓肿的病例。

6.其他检查 外周血白细胞计数及中性粒细胞均显著增加,核左移;CRP、PCT 增高。慢性肺脓肿白细胞计数可正常或稍高,但血红蛋白或红细胞计数减少。

四、诊断与鉴别诊断

1.诊断要点

(1) 有发热、乏力等感染中毒症状,以及咳嗽和咳大量脓痰。

(2) 白细胞总数和中性粒细胞比例显著增高,结合胸部 X 线片表现(空洞、液平面) 等可明确诊断。胸部 CT 或肺部超声检查可协助诊断。

2.鉴别诊断

(1) 肺大疱:合并金黄色葡萄球菌性肺炎或病毒性肺炎后的肺大疱应与本病鉴别。胸部 X 线片显示肺大疱壁薄,形成迅速,多无液平面,并可在短时间内自然消失。

(2) 肺结核空洞:起病隐匿,多呈低热,全身中毒症状不如肺脓肿明显,脓痰较少。胸部 X 线片示空洞周围炎症反应不明显,且有新旧病灶并存,同侧或对侧肺常有播散性病灶,空洞内无或仅有少量液平。可做 TST 和 IGRA 检测、痰涂片或培养以协助诊断。

(3) 先天性肺囊肿:主要表现为反复发作的肺部感染和压迫症状,胸部影像学显示其周围肺组织无浸润,液性囊肿呈界限清晰的圆形或椭圆形阴影,全气囊肿呈圆或椭圆形薄壁透亮囊腔影。先天性肺囊肿继发急性感染时,难以与肺脓肿区别,可依据治疗 2 个月后囊腔有无明显缩小来鉴别。

五、治疗

争取早期诊断,积极、彻底治疗。总的原则是选择敏感药物抗感染和采取适当方法进行脓液引流,治疗应个体化。一般继发性肺脓肿预后要差于原发性肺脓肿,其治疗时间长,与基础疾病有关,但绝大多数肺脓肿患儿疗效良好,无严重并发症发生。国外有报道,对 15 例肺脓肿患儿出院后(61.6±28.3) 个月进行随访,发现部分患儿胸部影像学及肺功能有残留微小异常,并未发现明显肺部后遗症。但并发支气管扩张症或脓胸时,预后较差。幸存患儿可有肺纤维等后遗症。

1.抗菌药物 推荐使用头孢曲松或头孢噻肟,若当地流行病学提示侵袭性肺炎链球菌肺炎对头孢曲松或头孢噻肟耐药,或疗效不佳或疑似金黄色葡萄球菌性肺炎尤其是 MRSA 感染,推荐使用糖肽类抗菌药物或利奈唑胺。若考虑革兰氏阴性产 ESBL 细菌感染可能,推荐 β-内酰胺类/ β-内酰胺酶抑制药、第四代头孢菌素等,也可应用亚胺培南、美罗培南等碳青霉烯类抗菌药物。而误吸所致肺脓肿的患儿,应警惕厌氧菌感染,首选大剂量青霉素、β-

内酰胺类/β-内酰胺类加酶抑制药,可选氨苄西林或阿莫西林加甲硝唑、克林霉素。合并免疫缺陷基础的患儿,需注意真菌感染。肺炎支原体感染所致的肺脓肿,可使用大环内酯类抗菌药物治疗。

一旦病原体明确,结合药敏试验结果,及早进行目标治疗。单一抗感染药物不能控制,往往需联合用药。肺脓肿治疗周期较长,如治疗后患儿临床表现好转、胸部 X 线片显示病变明显吸收,可停药,总疗程为 6 ~ 10 周。

2.脓液引流

(1) 体位引流:一般情况较好,且发热不高时,较大儿童可做体位引流,每日 3 次,每次 15 ~ 20 分钟,而婴幼儿要经常更换体位,一般在空腹时进行,协助叩背,促使痰液排出。但对脓液甚多且身体虚弱患儿体位引流应慎重,以免大量脓痰涌出,来不及咳出而造成窒息。

(2) 经肺穿刺抽脓液:若脓腔较大且靠近胸壁,可在 CT 或超声定位下穿刺,尽可能将脓液抽净。经肺穿刺有一定危险性,易发生气胸和出血,应做好给氧及止血的准备。尽量避免反复穿刺,以免引起健康的肺组织和胸腔感染。

(3) 经皮穿刺置管引流:可在 CT 引导下操作,该方法创伤小,引流充分,置管不受脓肿部位限制,并可多个脓腔同时置管引流,但有导致胸膜腔感染的风险。

(4) 经支气管镜引流:存在窒息、感染扩散的可能,不作为引流的主要方式,但支气管镜可取出误吸的异物,对于因误吸所引起的肺脓肿有重要意义;有明显痰液阻塞征象者可吸引脓液、冲洗及病变部位注入药物治疗,促进脓腔的愈合。

(5) 胸腔镜下引流:有并发症少、术后恢复快、效果良好等优点,可被视为开胸手术的微创替代方法,但有肺实质出血或漏气等风险。

3.支持疗法　注意给予高热量、高蛋白、高维生素、易于消化的饮食。保持口腔清洁。对于病情严重的患儿,少量多次输血或血浆。也可予 IVIG 治疗,尤其适用于合并丙种球蛋白减少或缺乏的免疫缺陷病患儿。

4.对症治疗　凡具有明显低氧血症、PaO_2 <60mmHg,或临床上有呼吸困难等缺氧适应证的患儿应立即吸氧。原则上不用镇咳药,必要时可给予祛痰止咳药。对于咯血患儿应给予止血药物,包括注射用血凝酶、酚磺乙胺、氨甲苯酸、垂体后叶素。

5.手术治疗　大多数不需要手术治疗。对于免疫功能正常的患儿,其手术效果相对较好,而免疫缺陷的患儿多取决于其基础疾病。肺脓肿根据持续时间分为急性肺脓肿(<6 周)和慢性肺脓肿(>6 周)。慢性肺脓肿有纤维组织大量增生,并发支气管扩张;或有反复感染,大量咯血,应考虑外科手术,一般以在发病后 4 个月至 1 年内施行为宜。

六、预防

主要是减少和防止误吸,保持良好口腔卫生,增强体质,及时取出支气管异物,积极给予有效抗菌药物治疗细菌性肺炎。

(金辉)

第十四章 呼吸道传染病

第一节 流行性感冒

流行性感冒(influenza),简称流感,是由流感病毒引起的一种急性呼吸道感染疾病。流感每年都有暴发,我国流行高峰期具有多样性,南方多出现在4、5、7、8月和11、12月,北方多出现在12月或次年1月。人群对流感病毒普遍易感,儿童是流感的高发人群及重症流感病例的高危人群,且低龄儿童感染流感病毒易因重症流感住院甚至死亡。儿童感染率和发病率随年龄增长略有下降。流感可引起学龄儿童缺课和父母缺勤,从而造成沉重的社会经济负担。流感所致儿童死亡多见于存在基础疾病患儿,如支气管哮喘、先天性心脏病、染色体病或基因缺陷病等。

一、病因和发病机制

详见流感病毒肺炎相关内容。

二、临床表现

一般健康儿童感染流感病毒多表现为轻型流感,多突然起病,主要症状为发热,体温可达39~40℃,多为稽留热,也可表现为不规则发热,可有畏寒、寒战,常有咳嗽、咽痛、流涕或鼻塞,多伴全身肌肉酸痛、乏力感、食欲减退等全身症状,少部分出现恶心、呕吐、腹泻等消化道症状。婴幼儿感染后,临床症状多不典型,可出现高热惊厥,易合并肺炎,常有脓毒血症、败血症表现,如嗜睡、拒奶、呼吸暂停等。在儿童,流感病毒感染后易并发急性喉炎、急性中耳炎、支气管炎、毛细支气管炎、肺炎。大多数无并发症的流感患儿症状在3~7天缓解。

重症流感患儿病情进展迅速,多在短时间内出现肺炎,表现为持续高热、呼吸困难,伴顽固性低氧血症,易进展为ARDS、脓毒症、感染性休克、坏死性脑病、心肌炎、多器官功能衰竭等。流感病毒感染第一位的死亡原因是呼吸系统并发症。合并细菌感染将增加病死率。常见细菌为金黄色葡萄球菌、肺炎链球菌等。

三、辅助检查

1.实验室检查

(1) 血常规及CRP:血常规检查显示白细胞总数多正常或轻度减少、淋巴细胞计数及比例增高。CRP多正常或轻度增高。当合并细菌感染时,白细胞和中性粒细胞比例可增高。

(2) 病原学检查:包括病毒抗原检测、核酸检测、血清抗体检测和病毒分离等。病毒抗原和核酸检测用于疾病早期的快速诊断,是临床主要的病原学诊断方法。血清抗体检测主要用于回顾性诊断,当患儿恢复期血清较急性期血清特异性抗体滴度有4倍或4倍以上升高时具有诊断价值。病毒分离是确诊的"金标准"。

2.影像学检查 胸部X线可无明显异常,病情进展为肺炎可显示双肺呈点状或絮状不规则影,后期融合为小片状,甚至大片状阴影,也可出现塑型性支气管炎表现。重症流感患儿可伴发肺不张、肺气肿、液气胸等肺内并发症。

四、诊断与鉴别诊断

1.诊断要点

(1) 全身症状明显,多为稽留热,伴畏寒、寒战,全身肌肉酸痛等;上呼吸道局部症状相对较轻。 婴幼儿感染后临床症状多不典型,可出现高热、惊厥等并发症。

(2) 有以下 1 种或 1 种以上病原学检测结果呈阳性,可以确诊为流感:①流感病毒快速抗原阳性;②流感病毒核酸阳性;③流感病毒分离培养阳性;④恢复期血清较急性期血清特异性抗体滴度有 4 倍或 4 倍以上升高。

(3) 出现下列 1 项或 1 项以上情况者为重症流感病例:①意识改变:反应迟钝、嗜睡、烦躁、惊厥等;②呼吸困难或呼吸频率增快;③严重呕吐、腹泻,出现脱水表现;④少尿或出现急性肾衰竭;⑤动脉血压及脉压下降;⑥PaO_2 <60mmHg(8kPa) 或 PaO_2 / FiO_2 <300;⑦胸片显示多肺叶浸润影,或入院 48 小时内肺浸润影扩大≥50%;⑧CK、CK -MB 等酶水平迅速增高;⑨原有基础疾病明显加重,出现脏器功能不全或衰竭。

(4) 危重病例诊断标准(出现以下情况之一者):①呼吸衰竭;②急性坏死性脑病;③脓毒症休克;④多脏器功能不全;⑤出现其他需要进行监护治疗的严重临床情况。

2.鉴别诊断

(1) 普通感冒:可出现咳嗽、流涕、发热等上呼吸道症状,但全身症状比流感轻,发热病程短,一般 1 ~ 2 天,较少出现并发症,且发病季节性不明显,病原学检测和追踪流行病学史有助于鉴别。

(2) 新型冠状病毒感染:感染早期表现为发热、乏力、干咳,多数患儿症状在 1 周内消失,少数患儿发病后出现呼吸困难、呼吸窘迫,部分患儿感染后症状不典型,以呕吐、腹泻等消化道症状为首发表现,或仅表现为呼吸急促、反应欠佳。 流行病学史,以及新型冠状病毒核酸和抗体检测可鉴别。

(3) 其他呼吸道感染:如急性咽炎、扁桃体炎等,也可表现为上呼吸道症状,但症状多局限于病灶,根据临床特征可进行判断,流感病原学检查可鉴别。

五、治疗及预防

1.一般治疗 多休息,注意营养支持,预防并发症。 高热患儿予解热镇静剂如布洛芬、对乙酰氨基酚,咳嗽剧烈者,予止咳、祛痰药物。

2.病原治疗 目前获批上市的抗流感药物共有 4 类,包括神经氨酸酶抑制剂(奥司他韦、帕拉米韦和扎那米韦);细胞血凝素抑制剂(阿比多尔);M2 离子通道阻滞剂(金刚烷胺和金刚乙胺);RNA 聚合酶抑制剂(玛巴洛沙韦) 。 我国批准上市的神经氨酸酶抑制剂是奥司他韦颗粒及胶囊剂、扎那米韦吸入剂和帕拉米韦注射液。 口服奥司他韦是治疗流感的首选药物,应尽可能在发热 48 小时内使用,疗程为 5 天。 对奥司他韦治疗无反应,或曾使用奥司他韦预防流感无效的患儿,可考虑使用扎那米韦或帕拉米韦替代治疗。 对出现重症流感的早期征象,抗病毒治疗好转后病情再次反复,甚至加重者,需警惕合并或继发细菌感染,应及时给予抗菌药物治疗。

3.重症流感的治疗 重症和危重症流感患儿应及时给予呼吸支持,包括鼻导管给氧、无创通气或有创机械通气。 对常规治疗无效的低氧血症患儿可考虑使用体外膜氧合器(EC-

MO)。休克患儿应积极予液体复苏。伴有神经系统并发症,应给予降颅内压、镇静止惊等治疗措施。合并急性肾损伤的患儿可采用静脉血液滤过或间断血液透析治

疗。4.预防

(1) 疫苗接种:接种疫苗是预防流感最有效的手段。流感疫苗分为灭活疫苗和减毒活疫苗。我国批准上市的流感疫苗包括三价和四价灭活疫苗。四价流感疫苗对 A 型和 B 型流感均有保护效果。

(2) 流感药物预防:流感暴发时不能采用疫苗预防的人群可推荐药物预防。

(3) 切断传播途径:保持良好的个人卫生,包括勤洗手,尽量避免去人群聚集场所,避免接触呼吸道感染患者,咳嗽、打喷嚏时用纸巾遮住口鼻等。

第二节 百日咳

百日咳(pertussis) 是一种由百日咳博德特菌引起的具有高度传染性的急性呼吸道疾病,其临床特征表现为阵发性痉挛性咳嗽,咳嗽终末伴深长的“鸡鸣样”吸气回声,病程可迁延 2 ~ 3 个月,常引起流行。此病多发生于儿童,婴儿及重症患者可并发百日咳肺炎或百日咳脑病。由于疫苗的广泛接种,我国百日咳的流行已明显减少,发病率和死亡率显著降低。但近年来出现了百日咳发病率反弹的情况,并出现一些新的特征,有学者认为是“百日咳重现”,为指导儿科医师正确认识儿童百日咳,2017 年中华医学会儿科分会感染学组发布了《中国儿童百日咳诊断及治疗建议》。

一、病因和发病机制

1.病因及病原学 传统认为百日咳鲍特菌是引起百日咳的唯一病原菌。鲍特菌属的其他种,如副百日咳鲍特菌、支气管败血鲍特菌和霍氏鲍特菌也可以引起痉挛性咳嗽,临床常把非百日咳鲍特菌导致的或病原不明的痉挛性咳嗽,称为类百日咳综合征。

百日咳鲍特菌在初代分离时为革兰阴性小球杆菌或短细棒杆菌,次代培养可呈多形性,无芽孢,无鞭毛,为严格需氧菌,营养要求高。百日咳鲍特菌可因环境条件改变而发生表型变化,毒力因子的表达也可不同。毒力因子包括毒素及黏附素,丝状血凝素(FHA) 等黏附素可帮助细菌黏附在宿主细胞上,百日咳毒素(PT) 的 S1 亚单位等可使细菌破坏上皮层,并躲避宿主的免疫系统,在其致病机制中起重要作用。

2.流行病学

(1) 传染源:家庭内成人患者和潜在感染者是儿童百日咳的主要传染源。百日咳的传染

源 76% ~ 83%来源于患儿的家庭成员,百日咳的流行模式已从过去的儿童—儿童模式转变为现在的青少年或成人—儿童模式。

(2) 传播途径:百日咳鲍特菌可能在人的鼻咽部密集聚集,当咳嗽或打喷嚏时,病原菌随飞沫可以迅速传播,易感者吸入带菌飞沫而被感染。

(3) 易感人群:任何年龄都可能罹患百日咳,6 月龄以下婴儿是最易感人群。由于疫苗接种产生的抗体,随年龄的增长而减少,孕妇体内的抗体传送给胎儿很少,因此小婴儿对百日咳鲍特菌的抵抗力弱,发病率较其他年龄组明显高。

(4) 流行特征:百日咳在世界范围内流行。儿科医师对该疾病的重视增加和相关实验技

术的发展,特别是 PCR 检测技术的使用使诊断率有所提高。

二、临床表现

典型百日咳的临床表现分 3 个阶段:卡他期、痉咳期和恢复期。病程 6 ~ 12 周,部分病例可以更长。潜伏期 2 ~ 21 天,一般为 7 ~ 14 天。

1.卡他期 持续 1 ~ 2 周。临床症状比较轻,可表现为流涕、打喷嚏、流眼泪、结膜充血、咽喉微痛、轻微咳嗽,类似感冒症状,没有特异性。该期传染性最强。

2.痉咳期 一般持续 2 ~ 6 周,也可长达 2 个月以上,特别在夜间表现更明显。典型特征为阵发性痉挛性咳嗽,伴吸气性鸡鸣样回声,直至咳出较多黏稠痰液。痉咳时患儿面红唇绀,常有呕吐或呛奶。痉咳间隔期则多无明显症状。痉咳严重时可见舌系带溃疡。小婴儿容易出现呼吸暂停、肺炎、百日咳脑病等并发症,还可出现结膜下出血、脐疝、气胸等气压性损伤,少部分患儿会出现严重肺动脉高压而导致猝死。若有明显发热常提示合并其他病原感染。

3.恢复期 一般持续 2 ~ 3 周。咳嗽频率和严重程度逐渐减轻,咳嗽后呕吐也逐渐缓解。此期病情可反复再次出现痉咳,病情迁延可达数月之久。

整个发病过程中肺部体征较少,临床表现不典型常被忽视。3 个月以下小婴儿尤其是新生儿常无典型痉咳,多见咳数声后即发生发绀、气促、三凹征甚至窒息等。较大年龄的儿童在已经接受百日咳疫苗免疫的人群中主要表现为无回声、病程缩短的咳嗽,甚至一些具有较强免疫力的儿童和成人可呈无症状携带者。

三、辅助检查

1.核酸检测 PCR 检测非常敏感,最好在发病 3 周内取鼻咽拭子或抽吸物采样后送检,注意避免液体转运培养基的污染和干扰。但 PCR 阳性不能区分有无活菌生长。

2.培养 具有较高的特异性,但其敏感性受到病程、抗菌药物使用、标本质量、标本转运条件及培养方法等多种因素的影响,可作为 PCR 检查方法的补充。

3.血清学检查 ELISA 法检测急性期和恢复期双份血清标本中特异性抗体滴度,主要用于回顾性诊断或不典型病例的辅助诊断。血清中百日咳特异性 IgM、IgG、IgA 抗体,最常用 PT-IgG 抗体检测,可以作为早期诊断的参考。

4.外周血常规和血涂片检查 发病早期外周血白细胞计数即明显升高,痉咳期最为明显,可达$(20 \sim 50) \times 10^9 / L$,甚至$70 \times 10^9 / L$以上,以淋巴细胞为主,比例为 60% ~ 90%。

四、诊断

结合流行病学史、临床表现、实验室检查进行综合分析,做出诊断。

1.疑似病例 具有以下任一项者:

(1) 阵发性痉挛性咳嗽,病程≥2 周。

(2) 婴儿有反复发作的呼吸暂停、窒息、发绀和心动过缓症状,或有间歇的阵发性咳嗽,有百日咳流行病学暴露史或者确诊病例接触史。

(3) 大龄儿童、青少年、成人持续 2 周以上咳嗽,不伴发热,无其他原因可解释,有百日咳流行病学暴露史或者确诊病例接触史。

2.临床诊断病例 具有以下任一项者:

(1) 疑似病例,且外周血白细胞和淋巴细胞增多,明显高于相应年龄正常范围。

(2) 阵发性痉挛性咳嗽,病程≥2 周,与百日咳确诊病例有明确的流行病学关联(与首发或者继发病例发病间隔 5 ~ 21 天) 。

3.确诊病例 疑似病例或临床诊断病例,具有以下任一项者:

(1) 培养到百日咳鲍特菌。

(2) 百日咳鲍特菌核酸检测阳性。

(3) PT-IgG 抗体阳转或恢复期较急性期滴度呈 4 倍及以上升高(排除婴幼儿 1 年内接种含百日咳成分疫苗或既往感染) 。

五、治疗

1.抗菌治疗 首选大环内酯类抗菌药物,如红霉素、阿奇霉素、罗红霉素或克拉霉素等,疗效与用药早晚有关,卡他期应用抗菌药物可以减轻甚至不发生痉咳,进入痉咳期后应用,则不能缩短百日咳的临床过程,但可以缩短排菌期及预防继发感染。 红霉素每日 30 ~ 50mg / kg,分三次静脉滴注或口服,7 ~ 14 天为 1 个疗程;阿奇霉素每日 5 ~ 10mg / kg,顿服,3 ~ 5 天为 1 个疗程;罗红霉素每日剂量 5 ~ 10mg / kg,分两次口服,7 ~ 10 天为 1 个疗程;克拉霉素每日 15mg / kg,分两次口服,7 天为 1 个疗程。 临床使用红霉素静脉滴注近 1 个疗程症状仍无改善时,可考虑复方新诺明(SMZ-TMP) 每日 50mg / kg,分两次口服,疗程 3 ~ 5 天。 但在 2 个月以下婴儿及葡萄糖-6-磷酸脱氢酶(G-6-PD) 缺乏症患儿禁用。

2.一般治疗 呼吸道隔离至有效抗菌药物治疗 5 天,若没有进行抗菌药物治疗,呼吸道隔离至起病后 21 天。 保持室内空气流通及环境安静舒适,避免刺激诱发患儿痉咳。 痰液黏稠可雾化吸入及吸痰护理,发生窒息时及时吸痰、给氧,若发生脑水肿需及时进行脱水治疗,防止出现脑疝。 进食营养丰富及易消化的食物,补充各种维生素和钙剂。 必要时使用镇静剂。

3.对症治疗 对症治疗的药物主要包括糖皮质激素、支气管舒张药、抗组胺药和白三烯受体阻滞剂等,但目前没有公认的推荐意见。 除在急性期需要应用抗菌药物治疗外,中医药治疗可改善症状,缩短病程。

4.其他治疗 并发肺实变和(或) 肺不张时,需要行支气管镜检查及肺泡灌洗;对于危重百日咳,淋巴细胞增多可能是肺动脉高压的成因之一,有报道采用换血疗法移除循环中的白细胞,也有人用一氧化氮、西地那非舒张肺血管等治疗。 百日咳免疫球蛋白可用于脑病患儿,也可用丙种球蛋白每次 400 ~ 500mg / kg,静脉注射 1 ~ 2 次。

(肖祖刚)

第十五章 血液疾病

第一节 再生障碍性贫血

再生障碍性贫血(简称再障)是由多种病因导致的骨髓造血功能衰竭的一种全血细胞减少综合征。临床上主要表现为贫血、出血、发热、全血细胞减少,多无脾及淋巴结肿大。

一、病因

1.本病有一定遗传倾向,部分患者存在对某些致病因素诱发的特异性异常免疫反应易感性增强及"脆弱"骨髓造血功能倾向。

2.造血干/祖细胞内在早缺陷,包括量的减少和质的异常,特别是 CD^{+} 34 细胞减少程度与病情严重性呈正相关。

3.异常免疫反应损伤造血干/祖细胞;造血微循环支持功能缺陷,均能导致再障性贫血。

二、诊断

1.急性型(重型再障Ⅰ型)

(1)临床表现:①发病急,病程短,1~7 个月,进展快,贫血呈进行性加剧且重;②常伴有难以控制的严重感染;③出血严重,常有内脏及颅内出血,肝、脾、淋巴结无肿大。

(2)辅助检查

1)血常规:有重度贫血,呈正细胞正色素性贫血;网织红细胞<1%,绝对值<$15\times10^9/L$;中性粒细胞绝对值<$0.5\times10^9/L$;血小板<$(10\sim20)\times10^9/L$。

2)骨髓象:多部位增生严重减低,三系造血细胞明显减少,非造血细胞增加,骨髓小粒中非造血细胞明显增多。

具备急性贫血的临床表现,外周血三系减少应高度怀疑本病;确诊要依据骨髓检查结果。

2.慢性型

(1)临床表现:起病缓慢,病程长,1~4 年以上;贫血、出血及感染较轻。

(2)辅助检查

1)血常规:常有全血细胞减少,呈正细胞正色素性贫血,红细胞形态轻度异常,多见椭圆形红细胞,网织红细胞<1%,偶有白细胞<$4.0\times10^9/L$,淋巴细胞相对升高。

2)骨髓象:骨髓增生不良,也可有灶性增生,如增生良好,红系中晚幼红炭核细胞增多,巨核细胞明显减少,非造血细胞增多,常>50%。

3)重型再障Ⅱ型为慢性型治疗过程中病情恶化所导致,临床症状、血常规及骨髓象与急性再障相同。

4)中性粒细胞碱性磷酸酶染色积分值多增高。

5)骨髓造血干细胞培养显示粒单细胞集落、突发粒单集落及红系集落均减少。本病诊断依据骨髓象检查结果。

三、鉴别诊断

1.小儿白血病 该病也有全血细胞减少,但周围血中可发现大量幼稚细胞,骨髓穿刺涂片可鉴别。

2.阵发性血红蛋白尿 该病也可出现全血细胞减少,但反复进行尿液检查可出现血红蛋白尿,网织红细胞虽然可明显减低,但波动较大。

四、治疗

1.一般疗法

(1) 病因治疗:查找病因并及时去除。停止接触或口服可能致病药物、化学毒品、避免放射线照射。

(2) 加强护理,保证营养供给,防止出血及感染,一旦感染,选择两种以上有效抗生素联合治疗。

2.对症治疗 颅内出血及失血性休克时,应输新鲜血和血小板;对决定进行骨髓移植的患儿,移植前尽量避免输血,以免增加排斥反应的发生。

3.急性再障的治疗

(1) 免疫疗法:①抗胸腺细胞球蛋白(ATG) 或抗淋巴细胞球蛋白(ALG) 的应用,马 ATG 或猪 ATG,剂量 15mg / (kg·d),如用兔 ATG,剂量为 3 ~ 5mg / (kg·d),连续静脉滴注 5 日;用前需做过敏试验。注意血清病和血小板减少等不良反应,必要时反复输新鲜血或血小板悬液,防止出血及感染;②大剂量甲泼尼龙,剂量为 30mg / (kg·d),连续静脉滴注 3 日后,减量,一般每周减量一半,直至 1mg / (kg·d) 后停药;③环孢素 A,剂量 10 ~ 20mg / (kg·d),使血浓度达 500 ~ 800ng / mL 后,逐渐减量到 1 ~ 5mg / (kg·d),维持 3 个月以上;④大剂量丙种球蛋白,静脉滴注剂量按 1g / kg,每 4 周 1 次,6 个月可缓解。

(2) 骨髓移植:应用组织相容性一致的供者骨髓做同种异体骨髓移植。

(3) 胚胎肝输注:用胚胎肝单个核细胞悬液,可以连续数次,可改善症状。4.慢性再障的治疗

(1) 雄激素:能使血清中促红细胞生成素(EPO) 增多,使骨髓中红系祖细胞及粒单系祖细胞生成增加,促进定向干细胞进入增生周期。

以上药物应用至少 2 ~ 3 个月后网织红细胞先上升,然后血红蛋白逐渐上升,继之白细胞回升,血小板回升最慢,半年后才回升。应长期用药,但应注意肝功能损害等不良反应。

(2) 糖皮质激素:可减轻雄激素的不良反应,防止长骨骨化和早期融合,可减少出血倾向,一般常用泼尼松 0.5 ~ 1mg / (kg·d) 分次口服。

(3) 改善造血微环境药物:包括神经刺激或血管扩张药,可通过兴奋骨髓神经,扩张骨髓血管,改善骨髓造血微环境,从而刺激和滋养造血祖细胞增生。①硝酸士的宁,5 日疗法:分别以 1mg、1mg、2mg、2mg、3mg 连续肌内注射 5 日,间隔 2 日,重复应用。10 日疗法:分别以 1mg 2 日,2mg 5 日,3mg 3 日,连续肌内注射,间隔 4 日,重复应用,直至缓解。20 日疗法:剂量 2 ~ 3mg / d,连续肌内注射 20 日,间隔 5 日,重复应用;②一叶荻碱,剂量 8mg / d 肌内注射,每日 1 次,一般用药 1.5 ~ 2 个月见效,疗程不少于 4 个月,与司坦唑醇合用较单用疗效好;③山莨菪碱(654-2),0.5 ~ 2mg / (kg·d),每日 2 次,静脉滴注。

(4) 其他药物:氯化钴、碳酸锂、植物血凝素(PHA) 、左旋咪唑、胸腺素、多抗甲素等均可

试应用。

(5) 胎肝输注:用于慢性再障较急性再障疗效好。

(6) 脐血输注:脐血中含有较多的造血干细胞及较高水平的造血刺激因子,输注后近期内可改善血常规,稳定病情,减少输血次数。

(7) 脾切除:骨髓增生接近正常,有红细胞寿命缩短的证据,内科疗法 0.5 年以上无效的较重病例,可考虑脾切除。

(8) 造血生长因子的应用:文献中已应用了重组粒系集落刺激因子(rhCSF-G),重组单系集落刺激因子(rhCSF-GM) 。

(9) 骨髓移植:急性型再障或慢性重型再障于诊断后 2 ~ 3 周内可进行骨髓移植。

第二节 血小板减少性紫癜

血小板减少性紫癜是由于血小板数量的减少而导致的出血性疾病,主要表现为皮肤出血点、紫癜或瘀斑,常伴鼻腔和口腔黏膜出血,严重者可出现内脏器官出血而威胁患儿生命。其中特发性血小板减少性紫癜(ITP) 是小儿最常见的出血性疾病,其发病与免疫机制有关。

一、诊断

1.病史采集

(1) 发病年龄:急性 ITP 多于婴幼儿期发病,7 岁以后明显减少;慢性 ITP 发病年龄相对偏大,多在学龄期以后起病。 巨大血管瘤合并的血小板减少多数在小婴儿或新生儿期发病,新生儿期起病的血小板减少性紫癜还应注意母亲有无自身免疫性疾病尤其是慢性 ITP 等。

(2) 起病情况:急性 ITP 多数为急性起病,病前往往有上呼吸道感染的病史。 慢性 ITP 多数起病隐潜,出血症状相对较轻。

(3) 主要临床表现:血小板$<5\times10^9$ / L 时,可见皮肤黏膜出血,也可有大量鼻出血或齿龈出血以及由此引起的呕血和黑便,青春期女孩也可表现为月经过多。

严重病例可合并内脏器官出血,须仔细询问有无头痛、抽搐以及血尿等症状。

(4) 其他症状:ITP 除出血外一般没有其他症状,继发性血小板减少性紫癜患儿则可伴有原发病的表现。 应询问有无发热、贫血、黄疸、关节痛等,有无湿疹,有无中枢神经系统症状和肾脏受累的表现。

2.体格检查

(1) 一般情况:ITP 患儿一般精神良好,继发性者可因原发病有发热、乏力等症状。

(2) 皮肤黏膜:可出现散在皮肤出血点、紫癜或瘀斑,常有球结膜下出血,合并大量出血者可有皮肤黏膜苍白,继发性血小板减少的患儿部分有黄疸等溶血表现。

(3) 其他部位出血:合并颅内出血者有神经系统的体征,合并胸腹腔、关节出血者可有相应的局部表现。

(4) 肝脾、淋巴结:少数急性 ITP 患儿可有轻度脾大,部分继发性者可因原发病而有不同程度的肝脾、淋巴结肿大。

(5) 特殊的临床表现:Kasabach-Merritt 综合征的小婴儿可于四肢或躯干发现血管瘤肿块,伴有湿疹的男婴则需注意 Wiskortt-Aldrich 综合征。 血栓性血小板减少性紫癜患儿可因肾脏受累而出现水肿。

3.门诊资料分析

(1) 血常规:ITP 患儿血小板计数不同程度减少,平均血小板容积(MPV) 多数增加。 白细胞和红细胞一般正常,合并大量出血者可有红细胞、血红蛋白下降,网织红细胞增多。

(2) 出凝血功能检查:出血时间延长,凝血时间正常,血块收缩不良。 凝血酶原时间和部分凝血活酶时间正常。 血小板极度减少时,凝血时间也可延长。

(3) 其他常规检查:尿常规检查一般无异常,极度血小板减少时也可出现血尿。 大便隐血可阳性,但需注意消化道出血与口鼻腔出血咽下后所致的黑便鉴别。

4.进一步检查项目

(1) 补充门诊未做的血常规及大小便常规检查。 动态监测血小板计数, 尤其应注意 MPV 大小:血小板破坏增多时 MPV 增加,血小板产生减少所致者 MPV 多数正常,Wiskott-Aldrich 综合征患儿 MPV 则多数降低。

(2) 骨髓涂片检查:ITP 的骨髓象主要表现为巨核细胞正常或增多,幼稚巨核细胞比例增加,产板巨核细胞少见。 这种骨髓象仅反映了血小板的消耗增多,也可见于其他破坏增多引起的血小板减少症。 骨髓涂片检查的主要目的为排除其他疾病如再生障碍性贫血或白血病等。

(3) 血小板抗体检测:血小板表面抗体或血清血小板抗体阳性提示存在血小板的免疫性破坏。 考虑到其敏感性及特异性,急性 ITP 患者并不依赖于血小板抗体检查。

(4) 血小板放射性核素检查:输入放射性核素 ^{51}Cr 或 ^{111}In 的血小板,可以测定血小板寿命及其滞留和破坏的部位(脾、肝、肺、骨髓) 。 ITP 患儿血小板寿命常明显缩短。

(5) ANA 与抗 ds-DNA ANA:抗 ds-DNA 阳性有助于系统性红斑狼疮的诊断,在青春期的患儿,ANA 阳性同时也是 ITP 向慢性发展的一个预测因子。

(6) 纤维蛋白降解产物(FDP):与 D-二聚体:以 D-二聚体的特异性最高。 这是体内存在血栓形成的证据,反映了凝血性血小板消耗,见于 DIC、血栓性血小板减少性紫癜及巨大血管瘤引起的血小板减少。

(7) 抗人球蛋白试验(Coomb's 试验):血小板减少伴溶血性贫血的患儿应做此项检查, Coomb's 试验阳性提示 Evans 综合征。

(8) 免疫功能检测:Wiskott-Aldrich 综合征患儿同时存在免疫缺陷,血 IgA 和 IgE 升高、 IgM 降低,CD43 阳性淋巴细胞减少。

(9) 病毒学检查:ITP 的发病常与病毒感染有关,某些病毒感染也可使病情顽固难治。常规的病毒学检查应包括巨细胞病毒、EB 病毒、HIV、肝炎病毒、风疹病毒等。

二、治疗

1.治疗原则

(1) 避免外伤和使用抗凝药物,预防出血。

(2) 血小板严重减少者输注血小板,防止严重大出血。

(3) 治疗原发病,尽快有效提升血小板数量。

(4) 对慢性 ITP 患儿的治疗,需注意药物的不良反应,权衡治疗方案的利弊。

2.治疗计划

(1) 一般疗法

1) 根据血小板减少的程度,适当限制活动,防止外伤,避免使用抗凝药物,预防出血。

2) 表浅部位出血的处理:对口腔、鼻腔黏膜出血,可采用局部压迫的办法止血,也可使用促凝血的药物如酚磺乙胺、EACA 等(后者禁用于凝血消耗引起的血小板减少) 。

3) 血小板输注:血小板低于 20×10^9 / L 并有活动性出血时需要输注血小板,合并感染发热时血小板消耗增加,输血小板的指征要放宽。 由于抗体的存在,输入的血小板容易被破坏,因此免疫性血小板减少患儿一般不主张输注血小板,适应证仅限于并发内脏出血或需要手术时才应急输注。

(2) ITP 的特殊治疗

1) 糖皮质激素:糖皮质激素可以减少血小板的破坏和降低毛细血管通透性,从而减轻出血症状。 泼尼松每天剂量 1.5 ~ 2mg / kg,疗程 2 ~ 4 周或用至血小板计数超过 20×10^9 / L,然后快速减量至停用。 在治疗慢性 ITP 时如果泼尼松有效则应缓慢减量以维持血小板数于安全的水平(无出血症状、20×10^9 / L 以上) 。 也可用甲泼尼龙冲击疗法,15 ~ 30mg / (kg·d),连用 3 天后改口服。 糖皮质激素治疗的主要目的是使患儿安全度过出血危险期,并不能影响 ITP 的自然病程,且不良反应也很明显,因此不应长期使用;停药后如有复发,可临时再用。用糖皮质激素之前应先做骨髓检查排除其他疾病尤其是急性淋巴细胞白血病,因治疗后可干扰后者的诊断。

2) 大剂量静脉注射丙种球蛋白(IVIG):大剂量 IVIG 可以通过封闭受体避免血小板被吞噬细胞破坏,并可抑制免疫反应使血小板抗体减少。 剂量为每次 1g / kg,每天 1 次,用 1 ~ 2 天,95%患者有效,1 天内血小板数可回升,维持数天至数周,但对急性 ITP 和慢性 ITP 的急性出血期来说已足够。 不良反应少见,偶有头痛、呕吐等无菌性脑膜炎症状。 IVIG 也可用于其他原因引起的免疫性血小板减少性紫癜,且不影响排除其他血液病的骨髓检查。

3) 抗 Rh-D 抗体:抗 Rh-D 免疫球蛋白可封闭网状内皮细胞的 Fc 受体从而干扰了血小板的破坏,起效较 IVIG 治疗稍慢,但持续时间较长。 适用于 Rh-D(+) 的难治病例,多数患者有效。 因慢性 ITP 患儿有部分可自行缓解,在起病 1 年内使用抗 Rh-D 免疫球蛋白,有可能避免脾切除。 不良反应包括一过性的发热、头痛以及轻度溶血和 Coombs 反应阳性。

4) 抗 CD^{20} :抗 CD^{20} 单克隆抗体(Rituximab,美罗华) 清除 B 淋巴细胞以减少血小板抗体的产生,可用于难治性 ITP,约一半患者有效。

5) 免疫抑制剂:对顽固难治病例,可试用长春新碱 1.5 ~ 2mg / m^2(每次最大量不超 2mg),加入生理盐水中缓慢静脉滴注,每周一次共 6 次,2 / 3 的患者有效。 一般 1 周后血小板计数可明显升高,停药后可复发。 或硫唑嘌呤口服 1 ~ 3mg / (kg·d),起效慢(1 ~ 4 个月),半数患者血小板可升高,有效者用至 18 个月,停药后可复发。 也可用环磷酰胺、环孢素 A 等,这些药物不良反应较大,疗效不一,因此仅限用于慢性难治的病例。

6) 脾切除:约 72%患者脾切除后血小板计数可恢复,主要适用于慢性 ITP 经内科正规治疗,血小板计数持续低于 20×10^9 / L 并有反复出血症状者,以及急性 ITP 伴威胁生命的内脏出血而经激素、IVIG 及输注血小板仍不能迅速提升血小板数的患者。 考虑到严重感染的风险以及儿童患者有自行缓解的可能性,年龄越小的患儿,切除脾越应慎重。 目前对 ITP 患儿切脾的指征仍有不同的看法,总体而言,国内的态度相对保守而国外则相对积极些。 切脾手术有开放式切脾和经腹腔镜切脾两种,以后者损伤少为首选。切脾前必须排除其他疾病引起的继发性血小板减少如 SLE 等,并应接种嗜血流感杆菌 B、肺炎双球菌和脑膜炎双球菌疫苗,术后要注意预防细菌感染,对怀疑细菌感染的发热患者要积极使用抗生素。

3.治疗方案的选择

(1) 急性 ITP:首选大剂量 IVIG,也可选用糖皮质激素治疗。血小板 50×10^9/L、没有出血症状时,可以观察,不必治疗。

(2) 慢性 ITP:没有出血症状、血小板>30×10^9/L 时不必治疗,主要为监测血小板变化并适当限制活动、防止外伤。血小板低于 10×10^9/L 或有出血症状时,可临时使用大剂量 IVIG, 或用糖皮质激素,血小板上升后激素减量停用。对病情频繁反复或血小板持续明显降低者,可考虑切脾。

(3) 难治性/顽固性 ITP:除 IVIG 和糖皮质激素外,可试用免疫抑制剂,疗效差者可考虑切除脾。

第三节 骨髓增生异常综合征

骨髓增生异常综合征(MDS) 是一组临床表现为难治性贫血、感染和出血,外周血象表现为血细胞减少,骨髓为活跃或明显活跃增生,三系有病态造血,或原始细胞和早期细胞增多的综合征。各年龄组均可发病。1953 年 Block 等首先称之为白血病前期,简称"白前"。但并非所有的"白前"均转化为白血病,"白前"的诊断仅适合于已转化为白血病的回顾性诊断,因此 1976 年巴黎会议建议将这一组疾病称之为骨髓增生异常综合征,并渐被广泛接受。

Hasle 等报告丹麦 1980—1991 年小于 15 岁的儿童 MDS 年发病率为 4/100 万,婴幼儿 MDS 的年发病率显著高于年长儿童,近 1/3 的患儿伴发先天性或遗传性异常。

一、分类

2003 年 Hasle 等参照成人 MDS 的 WHO 诊断分型标准提出了一个儿童 MDS 的 WHO 分型标准,并提出了儿童 MDS 的最低诊断标准,认为至少符合以下四项中的任何两项方可诊断为 MDS。

1.持续性不能解释的血细胞减少(中性粒细胞减少、血小板减少或贫血)。

2.至少二系有发育异常的形态学特征。

3.造血细胞存在获得性克隆性细胞遗传学异常。

4.原始细胞增高(≥5%)。

按 FAB 标准诊断的儿童难治性贫血(RA) 患儿与成人 RA 患者相比具有以下几点主要区别:①外周血贫血(Hb < 100g/L) 所占比例较低(46%), 主要表现为中性粒细胞绝对值(ANC) 减少(其中 ANC<0.5×10^9/L 比例为 27%) 和(或) 血小板数减低(<150×10^9/L 比例为 75%);②骨髓增生减低比例较高(43%);③粒细胞系统和巨核细胞系统发育异常的细胞形态学改变与疾病演进和预后无相关性。

因此,采用难治性血细胞减少(RC) 的定义而非 RA。RC 的确诊,特别是无克隆性染色体核型异常患儿,有时显得较困难。首先需能除外感染、代谢性疾病、营养缺乏症、药物。

二、临床表现

1.MDS 的临床表现 通常起病隐匿,症状轻重取决于贫血、白细胞和血小板减少的程度和速度。有头晕、乏力、衰弱、食欲减退和长达数月至数年的贫血症,部分病例体重减轻。并发症以出血和感染多见,在未转变为急性白血病的病例中,大多死于这两个原因,两者的发生率约分别为 20%和 39%。出血常表现为皮肤黏膜瘀点和瘀斑,重者反复鼻出血、牙龈渗血、血尿、消化道出血,甚至颅内出血,有出血表现者约占 MDS 患者的 60%~80%。感染中以下呼吸道感染为多见,占 60%~70%,其他可表现为肛门、会阴部感染,脓疱症和败血症等。
肝、脾大者较多见,但淋巴结增大者不多,5%~20%。还可有四肢骨关节酸痛。MDS 的病程长短不一,最短者 2 个月,较长者 8~10 年,个别可达 20 年,但大多在 2 年以下。

2.儿童 MDS FAB 亚型的特异表现 儿童 MDS 与成人不同,以外周血细胞减少的增生低下型 MDS 多见,幼稚细胞增多向白细胞转化的 MDS 相对少见。幼年型慢性粒单核细胞白血病(JMML) 是儿童特有的 MDS 亚类。MDS 有原发和继发之分,儿童原发性 MDS 可进一步
分为难治性血细胞减少症(RC)、难治性贫血伴幼稚细胞增多(RAEB)、难治性贫血伴幼稚细胞增多向白细胞转化(RAEBT)。新的 WHO MDS 分型是否适合于儿童患者一直受到质疑。

(1) JMML:也称 JCMML,在临床血液学、细胞生物学和分子学等方面与成人慢性髓系白血病(CML) 明显不同。JMML 主要发生在 4 岁以下的婴幼儿,男性较女性多见。皮肤损害症状明显,特别是面部皮疹是常见而重要的体征之一,多数患儿脾大,部分患儿肝脏和淋巴结增大。外周血中白细胞计数及单核细胞绝对数增多,贫血、血小板减少,血液中胎儿血红蛋白(HbF) 持续性地明显增高,常>10%,骨髓增生明显活跃,原始细胞及单核细胞增多,巨核细胞减少,病态造血的特征常不明显,6%~24%的患儿表现有 7 号染色体单体(-7),体外培养 CFU-GM 呈自发性生长,对 GM-CSF 刺激敏感性增高,患儿对化疗反应不敏感,生存期短,但急性白血病转化率相对较低,多数患儿死于骨髓衰竭并发症。

(2) 7 号染色体单体:是儿童 MDS 较多见的染色体异常变化。占原发性儿童 MDS 的 40%,伴有先天性或遗传异常的儿童 MDS 常出现 7 号染色体单体(-7)。男孩多见,男女比
为 4.7∶1。外周血白细胞和单核细胞增多,贫血,血小板减少,常见幼稚红细胞和幼稚粒细胞,骨髓呈增生性特征。患儿经常发生感染,肝、脾、淋巴结增大,多很快转化为 AML。7 号
染色体单体(-7) 在 MDS 发病中的作用机制尚不明。

(3) 约 1/3 儿童 MDS 存在先天或遗传异常:如 Down 综合征、Fanconi 综合征、神经纤维瘤Ⅰ型(NF-1)、Bloom 综合征、先天性中性粒细胞减少、血小板储存池病、家族性-7 综合征、
线粒体细胞病、非特异性免疫缺陷以及不能分类的其他先天性异常等,这些患儿发病年龄大多大于 2 岁,AML 的转化率较原发性儿童 MDS 为低。

成人 WHO MDS 诊断分型标准中按骨髓原始粒细胞比例将 RAEB 再分为 RAEB-Ⅰ(骨髓原始细胞 5%~9%) 和 RAEB-Ⅱ(骨髓原始细胞 10%~19%) 两型,此外,将 MDS 和 AML 骨髓原始细胞的分界降低为 0.20,取消了 RAEB-t 亚型,但现有资料表明这并不适合儿童 MDS。如果患者有原发性 AML 特有的染色体及其融合基因异常,如 t(8;21)/AML1-ETO,t(15;17)/PML-RARa,Inv(16)/CBFβ-MYH11,t(9;11)/MLL-AF9 等,不管原始细胞比例是
多少均应诊断 AML。对于那些骨髓原始细胞比例在 20%~30% 的患儿,如无临床和儿童 MDS 特征性 7 号染色单体异常或前述原发性 AML 特征性染色体核型异常,应在几周后重复

骨髓检查,如果骨髓原始细胞比例超过 30% 则诊断为 AML,如果骨髓原始细胞比例保持稳定则诊断为 RAEB-t。

三、诊断

1.外周血常规 常表现为一系或一系以上血细胞减少,部分患儿网织红细胞百分率有增高。贫血一般呈正细胞、正色素性,红细胞大小不一,可见单个核或多核有核红细胞及卵形大红细胞。粒系形态变化较明显,核浆发育不平衡,可出现 Pelgen-Huet 畸形(分叶减少的中性粒细胞),也可伴分叶过多畸形,或中性粒细胞胞质中颗粒减少,或无颗粒以及其他的形态异常表现。单核细胞常可见增多。血小板及其颗粒常减少,可见大型血小板或形态异常,电镜下可呈空泡形成,糖原减少,微小管缺乏,小管系统扩张等变化。有些患儿血小板计数可正常,但有出血倾向,血小板对胶原、ADP 等诱导的聚集作用异常,黏附性降低。

2.骨髓涂片 MDS 的骨髓象呈现病态造血的现象。1 / 2 ~ 3 / 4 的患儿骨髓有核细胞增生亢进或正常,约 1 / 4 患儿骨髓增生减低,尤其是继发性 MDS 骨髓增生常低下,而骨髓增生活跃时常伴有纤维化,因此常出现骨髓不易抽出(" 干抽" 现象)。红系病态造血表现为,红系增生过多(>60%) 或过少(<5%),多数患儿的幼红细胞有巨幼样改变,出现环状铁粒幼红细胞、多核红细胞、核分裂、核凹陷以至核分叶、胞质染色不均匀、多嗜性红细胞及点彩红细胞,尤其 MDS 转变为白血病前,上述变化为较突出的表现。粒系病态造血表现为,颗粒减少或缺如或过大,成熟粒细胞胞质仍嗜碱,呈核浆发育不平衡表现,细胞核分叶过少(Pelger-Huet 异常) 或过多。巨核系病态造血表现为巨核细胞减少,出现小巨核细胞、大单个核巨核细胞、多核巨核细胞、胞质中颗粒加大或形态异常。小巨核细胞及巨大血小板偶尔出现在外周血中。

3.骨髓活检 除了观察骨髓中细胞学改变之外,还可见到下列主要的组织学变化红系前体细胞成熟过程障碍,常形成分化在同一阶段的幼红细胞岛,伴有早幼红细胞增多,骨髓中原粒细胞和早幼粒细胞离开骨小梁附近呈中心性簇生,这些异位的原粒和早幼粒细胞形成聚集(>5 个粒系前体细胞) 或小簇(3 ~ 5 个粒系前体细胞),称为异位的不成熟前体细胞(ALIP),巨核细胞形态异常,表现为体积有显著的大小不一,细胞核呈低分叶的鹿角样和不规则的过多分叶,小型巨核细胞(体积仅为正常的 1 / 6) 普遍多见。骨髓组织内细胞增生活跃者(造血组织>50%)60% ~ 70%,部分患者增生正常(造血组织 30% ~ 50%),少数患者骨髓造血细胞增生减低(<30%)。还可见骨髓组织中硬蛋白纤维增多的现象,但没有胶原纤维增多。上述变化中,尤其是 ALIP 不仅有诊断价值,而且对估计 MDS 的预后有价值,有 ALIP 的患儿约有 40%可发展成急性粒细胞白血病,平均生存期约 16 个月,无 ALIP 的 MDS 患儿仅 10%发展成急性粒细胞白血病,平均生存期为 33 个月。

4.细胞遗传学 较常见的染色体异常有 5q-,-7,+8,+21,7q-,假二倍体,亚二倍体,超二倍体,21-4 体及-5 等。极少数可出现 pH 染色体。5q-综合征患儿均有第 5 号染色体长臂缺失(其断裂点位置常在 2 区或 3 区)。细胞遗传学改变对 MDS 预后方面有以下共同特点:①正常核型者比异常核型者好;②单一异常者比多种异常者好(-7 或 7q-例外);③核型稳定者比核型演变者好。

5.造血干细胞培养 一般采用 Pike 和 Robinson 建立的造血干细胞培养技术。MDS 时有明显的粒细胞,单核细胞集落形成单位(CFU-GM) 形成障碍。凡在琼脂中生长形成 3 ~ 20

个细胞的细胞团称为小簇,形成 21 ~ 40 个细胞者称为大簇,形成 41 个以上细胞者称为集落。正常人 CFU-GM 体外培养形成中性粒细胞、单核、巨噬细胞或粒细胞性混合集落,细胞分化和形态均正常。 MDS 的 CFU-GM 体外培养结果往往集落数低下,细胞集落和细胞簇中细胞成熟度及两者间比例显著低于正常对照组,为急性白血病相似的集落形成和细胞分化障碍。

6.MDS 患者机体免疫功能 有多种变化,有体液免疫异常和细胞免疫异常的各种表现,但无特异性,提示有免疫功能紊乱,主要以体液免疫和细胞免疫功能降低为主。

四、治疗

支持疗法是 MDS 最基本的治疗措施,贫血严重者输血或少浆红细胞,感染时用相应的抗生素。 造血干细胞移植是目前唯一可以根治 MDS 的治疗方法。

1.造血干细胞移植 因造血干细胞移植唯一能使 MDS 治愈,如患儿一般情况好,应积极考虑作造血干细胞移植治疗,争取治愈。

大约 50%的患者可以通过造血干细胞移植得到治愈,但不同的 MDS 亚型移植时机是不一样的,伴有幼稚细胞增多的 MDS 因为随时可能向白血病转化,且一旦转化成白血病治疗难度是很大的,所以应该尽早移植。 不伴有幼稚细胞增高的 MDS 一般病情进展缓慢,有较长的稳定期,研究发现早移植与晚移植的疗效是没有差别的,所以一般不需要马上移植,只有当病情进展到反复输血依赖时才需要尽早移植。 对于伴有-7 染色体异常的 MDS,因为其病情进展比较快,所以也应该尽早移植。

作为儿童 MDS 的特有亚型-JMML,造血干细胞移植前患者往往伴有明显肝脾大,对于巨大的脾脏是否移植前需要切脾有一定的争议,虽然切脾有助于植入、有助于减少血小板的输注,但来自欧洲 EWOG-MDS 100 例儿童 JMML 移植资料提示切脾并不能提高疗效,所以推荐移植前不必要切除脾。

RAEBT 患者移植前是否需要化疗就有很大争议,临床实践中往往从两个方面可以帮助我们做出决定,第一我们可以看看这些患者有否非随机的染色体异常,如:t(8;21) 或 Inv16,如果伴有这样的染色体异常,即使幼稚细胞比例没有达到 30%,也已经是经典的 AML 了,也可以在严密观察下随访等待看幼稚细胞是否马上升高。 第二就是看 RAEB、RAEBT 患者移植前化疗是否有助于提高疗效,来自欧美的研究并未发现这些患者在移植前接受化疗能提高疗效。 因此目前一般认为伴有幼稚细胞增高的 MDS 患者不必要接受化疗, 应该直接移植。

因为移植治疗是 MDS 患者获得治愈的唯一希望,其移植指征应该比任何类型的白血病还要强,所以一旦诊断明确,应积极寻找供体准备移植,为了防止病情变化,RAEB、RAEBT 患者不能花更多时间在选择供体上,即使是配型条件较差的非血缘相关供体甚至半相合供体都应积极考虑,以争取时间。

2.化学治疗

(1) 小剂量阿糖胞苷:剂量为 10 ~ 20mg / m^2 ,每日 1 ~ 2 次,皮下注射 10 日至 10 个月,完全缓解者约 30%,部分缓解者约 30%,似乎延长存活期。

(2) 小剂量三尖杉碱:0.5 ~ 1mg 静脉滴注,每日或隔日 1 次,10 ~ 15 次为一个疗程,休息 5 ~ 10 日,再接下一个疗程。 不良反应是骨髓抑制。

(3) 联合化疗:常用联合化疗方案有 HOAP、HA、VP -16+Arc-C、COAP、DA 等。 但联合

化疗后骨髓抑制持续的时间比急性白血病化疗后骨髓抑制时间长,且不易恢复,病态造血也难以纠正,容易并发致死性的严重感染,故宜慎重。

3.其他 包括免疫抑制药(环孢霉素、ATG) 和 DNA 甲基化酶抑制药,除有 ATG 治疗儿童 MDS 的小系列报道外,其他药物极少有用于儿童 MDS 的研究报道。全反式维 A 酸对 MDS 剂量为每日 20 ~ 60mg / m^2 ,疗程 1 ~ 9 个月。不良反应为皮肤黏膜干燥,ALT 增高,颅压增高等。

第四节 急性白血病

白血病是造血组织中某一血细胞系统过度增生,浸润到各组织和器官,从而引起一系列临床表现的恶性血液病。据调查,我国<10 岁小儿白血病的发生率为 3 / 10 万~ 4 / 10 万,在<15 岁的恶性肿瘤患者构成的调查中约占 35%;是我国最常见的小儿恶性肿瘤。男性发病率高于女性。急性白血病占 90% ~ 95%,慢性白血病仅占 3% ~ 5%。

一、病因

尚未完全明了,可能与下列因素有关。

1.病毒因素 多年研究已证明属于 RNA 病毒的反转录病毒(又称人类 T 细胞白血病病毒,HTLV) 可引起人类 T 淋巴细胞白血病。其他病毒(如 EB 病毒) 与白血病的关系也引起关注。

2.物理和化学因素 电离辐射能引起白血病。小儿对电离辐射较为敏感,在曾经放射治疗胸腺肥大的小儿中,白血病发生率较正常小儿高 10 倍;妊娠妇女照射腹部后,其新生儿的白血病发病率比未经照射者高 17.4 倍。苯及其衍生物、氯霉素、保泰松、乙双吗啉和细胞毒药物等均可诱发急性白血病。

3.遗传素质 白血病不属遗传性疾病,但在家族中却可有多发性恶性肿瘤的情况;少数患儿可能患有其他遗传性疾病,如 21 -三体综合征、先天性睾丸发育不全症、先天性再生障碍性贫血伴有多发畸形(Fanconi 贫血) 、先天性远端毛细血管扩张性红斑症(Bloom 综合征) 以及严重联合免疫缺陷病等,这些疾病患儿的白血病发病率比一般小儿明显增高。此外,同卵孪生儿中一个患急性白血病,另一个患白血病的概率为 20%,比双卵孪生儿的发病率高 12 倍。以上现象均提示白血病的发生与遗传素质有关。

二、诊断

1.临床表现 各型急性白血病的临床表现基本相同,主要表现如下。

(1) 起病:大多较急,少数缓慢。早期症状有:面色苍白、精神不振、乏力、食欲低下,鼻衄或齿龈出血等;少数患儿以发热和类似风湿热的骨关节痛为首发症状。

(2) 发热:多数患儿起病时有发热,热型不定,可低热、不规则发热、持续高热或张弛热,一般不伴寒战。发热原因之一是白血病性发热,多为低热且抗生素治疗无效;另一原因是感染,常见者为呼吸道炎症,齿龈炎,皮肤疖肿,肾盂肾炎、败血症等。

(3) 贫血:出现较早,并随病情发展而加重,表现为苍白、虚弱无力、活动后气促等。贫血主要是由于骨髓造血干细胞受到抑制所致。

(4) 出血:以皮肤和黏膜出血多见,表现为紫癜、瘀斑、鼻出血、齿龈出血,消化道出血和血尿。偶有颅内出血,为引起死亡的重要原因之一。出血的主要原因是骨髓被白血病细胞浸润,巨核细胞受抑制使血小板的生成减少。血小板还可有质的改变而致功能不足,从而加剧出血倾向。白血病细胞浸润肝脏,使肝功能受损,纤维蛋白原、凝血酶原和第Ⅴ因子等生成不足,亦与出血的发生有关。感染和白血病细胞浸润使毛细血管受损,血管通透性增加,也可导致出血倾向。此外,当并发弥散性血管内凝血时,出血症状更加明显。在各类型白血病中,以 M_3 型白血病的出血最为显著。

(5) 白血病细胞浸润引起的症状和体征

1) 肝、脾、淋巴结肿大:白血病细胞浸润多发生于肝、脾而造成其肿大,这在急性淋巴细胞白血病尤其显著。肿大的肝、脾质软,表面光滑,可有压痛。全身浅表淋巴结轻度肿大,但多局限于颈部、颌下、腋下和腹股沟等处,其肿大程度以急性淋巴细胞白血病较为显著。有时因纵隔淋巴结肿大引起压迫症状而发生呛咳、呼吸困难和静脉回流受阻。

2) 骨和关节浸润:小儿骨髓多为红骨髓,易被白血病细胞侵犯,故患儿骨、关节疼痛较为常见。约 25%患儿以四肢长骨、肩、膝、腕、踝等关节疼痛为首发症状,其中部分患儿呈游走性关节痛,局部红肿现象多不明显,并常伴有胸骨压痛。骨和关节痛多见于急性淋巴细胞白血病。骨痛的原因主要与骨髓腔内白血病细胞大量增生、压迫和破坏邻近骨质以及骨膜浸润有关。骨骼 X 线检查可见骨质疏松、溶解,骨骺端出现密度减低横带和骨膜下新骨形成等征象。

3) 中枢神经系统浸润:白血病细胞侵犯脑实质和(或)脑膜时即引起中枢神经系统白血病(CNSL)。由于近年联合化疗的进展,使患儿的寿命得以延长,但因多数化疗药物不能透过血脑屏障,故中枢神经系统便成为白血病细胞的"庇护所",造成 CNSL 的发生率增高,这在急性淋巴细胞白血病尤其多见。浸润可发生于病程中任何时候,但多见于化疗后缓解期。它是导致急性白血病复发的主要原因。

常见症状为:颅内压增高,出现头痛、呕吐、嗜睡、视盘水肿等;浸润脑膜时,可出现脑膜刺激征;浸润脑神经核或根时,可引起脑神经麻痹;脊髓浸润可引起横贯性损害而致截瘫。此外,也可有惊厥,昏迷。检查脑脊液可以确诊:脑脊液色清或微浊,压力增高;细胞数 $>10\times10^9/L$,蛋白 $>0.45g/L$;将脑脊液离心沉淀作涂片检查可发现白血病细胞。

4) 睾丸浸润:白血病细胞侵犯睾丸时即引起睾丸白血病(TL),表现为局部肿大、触痛,阴囊皮肤可呈红黑色。由于化疗药物不易进入睾丸,在病情完全缓解时,该处白血病细胞仍存在,因而常成为导致白血病复发的另一重要原因。

5) 绿色瘤:是急性粒细胞白血病的一种特殊类型,白血病细胞浸润眶骨、颅骨、胸骨、肋骨或肝、肾、肌肉等,在局部呈块状隆起而形成绿色瘤。此瘤切面呈绿色,暴露于空气中绿色迅速消退,这种绿色素的性质尚未明确,可能是光紫质或胆绿蛋白的衍生物。绿色瘤偶由急性单核细胞白血病局部浸润形成。

6) 其他器官浸润:少数患儿有皮肤浸润,表现为丘疹、斑疹、结节或肿块;心脏浸润可引起心脏扩大、传导阻滞、心包积液和心力衰竭等;消化系统浸润可引起食欲缺乏、腹痛、腹泻、出血等;肾脏浸润可引起肾肿大、蛋白尿、血尿、管型尿等;齿龈和口腔黏膜浸润可引起局部肿胀和口腔溃疡,这在急性单核细胞白血病较为常见。

2.辅助检查 为确诊白血病和观察疗效的重要方法。

(1) 血象:红细胞及血红蛋白均减少,大多为正细胞正血色素性贫血。网织红细胞数大多较低,少数正常;偶在外周血中见到有核红细胞。白细胞数增高者约占 50%以上,其余正常或减少,但在整个病程中白细胞数可有增、减变化;白细胞分类示原始细胞和幼稚细胞占多数。血小板减少。

(2) 骨髓象:骨髓检查是确立诊断和评定疗效的重要依据。典型的骨髓象为该类型白血病的原始及幼稚细胞极度增生;幼红细胞和巨核细胞减少。但有少数患儿的骨髓表现为增生低下,其预后和治疗均有特殊之处。

(3) 组织化学染色:常用以下组织化学染色以协助鉴别细胞类型。

1) 过氧化酶:在早幼阶段以后的粒细胞为阳性;幼稚及成熟单核细胞为弱阳性;淋巴细胞和浆细胞均为阴性。各类型分化较低的原始细胞均为阴性。

2) 酸性磷酸酶:原始粒细胞大多为阴性,早幼粒以后各阶段粒细胞为阳性;原始淋巴细胞弱阳性,T 细胞强阳性,B 细胞阴性;原始和幼稚单核细胞强阳性。

3) 碱性磷酸酶:成熟粒细胞中此酶的活性在急性粒细胞白血病时明显降低,积分极低或为 0;在急性淋巴细胞白血病时积分增加;在急性单核细胞白血病时积分大多正常。

4) 苏丹黑:此染色结果与过氧化酶染色的结果相似,原始及早幼粒细胞阳性;原淋巴细胞阴性;原单核细胞弱阳性。

5) 糖原:原始粒细胞为阴性,早幼粒细胞以后各阶段粒细胞为阳性;原始及幼稚淋巴细胞约半数为强阳性,余为阳性;原始及幼稚单核细胞多为阳性。

6) 非特异性酯酶(萘酚酯 NASDA):这是单核细胞的标记酶,幼稚单核细胞强阳性,原始粒细胞和早幼粒细胞以下各阶段细胞为阳性或弱阳性,原始淋巴细胞阴性或弱阳性。

3.溶菌酶检查 血清中的溶菌酶主要来源于破碎的单核细胞和中性粒细胞,测定血清与尿液中溶菌酶的含量可以协助鉴别白血病细胞类型。正常人血清含量为 4 ~ 20mg / L;尿液中不含此酶。在急性单核细胞白血病时,其血清及尿液的溶菌酶浓度明显增高;急性粒细胞白血病时中度增高;急性淋巴细胞白血病时则减少或正常。

4.鉴别诊断

(1) 再生障碍性贫血:本病血常规呈全血细胞减少;肝、脾、淋巴结不肿大;骨髓有核细胞增生低下,无幼稚白细胞。

(2) 传染性单核细胞增多症:本病肝、脾、淋巴结常肿大;白细胞数增高并出现异型淋巴细胞,易与急性淋巴细胞白血病混淆。但本病病程经过一般良好,血象多于 1 个月左右恢复正常;血清嗜异性凝集反应阳性;多数病例血清 EB 病毒 DNA 阳性,可血清 EB 病毒抗原 IgM 阳性;骨髓无白血病细胞形态学改变。

(3) 类白血病反应:为造血系统对感染、中毒和溶血等刺激因素的一种" 应激" 反应,以外周血出现幼稚白细胞或/ 和白细胞数增高为特征。当原发疾病被控制后,血常规即恢复正常。此外,根据血小板数多正常;白细胞中有中毒性改变,如中毒颗粒和空泡形成;中性粒细胞碱性磷酸酶积分显著增高等,可与白血病区别。

(4) 风湿性关节炎:有发热、关节疼痛症状者易与风湿性关节炎混淆,需注意鉴别。

三、治疗

急性白血病的治疗主要是以化疗为主的综合疗法,其原则是:要早期诊断、早期治疗;应严格区分患儿的白血病类型,按照类型选用不同的化疗药物和相应的药物剂量联合治疗;采用早期连续适度化疗和分阶段长期规范治疗的方针。同时要早期防治中枢神经系统白血病和睾丸白血病,化疗的同时给予积极的支持治疗。ALL(急性淋巴细胞性白血病)者于完全缓解后予维持治疗,总治疗时间为2.5~3.5年;ANLL(急性非淋巴细胞性白血病)者则为高强度短疗程的化疗,不需维持治疗;总治疗时间为6~8个月。

1.支持疗法

(1)防治感染:在化疗阶段,保护性环境隔离对降低院内交叉感染具有较好效果。用抗生素预防细菌性感染,可减少感染性并发症。并发细菌性感染时,应首选强力的抗生素以控制病情,根据不同致病菌和药敏试验结果选用有效的抗生素治疗。并发真菌感染者,可选用抗真菌药物如两性霉素B、伊曲康唑、伏立康唑或卡泊芬净等治疗;并发病毒感染者可用阿昔洛韦或更昔洛韦治疗;怀疑并发卡氏囊虫肺炎者,应及早采用复方新诺明治疗。

(2)输血和成分输血:明显贫血者可输给红细胞;因血小板减少而致出血者,可输浓缩血小板。有条件时可酌情静脉输注丙种球蛋白。

(3)集落刺激因子:化疗期间如骨髓抑制明显者,可予以G-CSF、GM-CSF等集落刺激因子。

(4)防治高尿酸血症:在化疗早期,由于大量白血病细胞破坏分解而引起高尿酸血症,导致尿酸结石梗阻、少尿或急性肾衰竭,故应注意"水化和利尿"。为预防高尿酸血症,可口服别嘌呤醇。

(5)其他:在治疗过程中,要增加营养。有发热、出血时应卧床休息。要注意口腔卫生,防止感染和黏膜糜烂。并发弥散性血管内凝血时,可用肝素等治疗。

2.化学药物治疗 目的是杀灭白血病细胞,解除白血病细胞浸润引起的症状,使病情缓解,以至治愈。急性白血病的化疗通常按下述次序分阶段进行。

(1)诱导治疗:诱导缓解治疗是患儿能否长期无病生存的关键。在MICM分型结合治疗反应等确定临床分型的前提下,选择合适的化疗强度,是现代诱导治疗小儿白血病的理念。柔红霉素(DNR)和门冬酰胺酶(L-ASP)是提高急性淋巴细胞白血病(ALL)完全缓解率和长期生存率的两个重要药物,故大多数ALL诱导缓解方案均为包含这两种药物的联合化疗,如VDLP等。而阿糖胞苷(Ara-C)则对治疗急性非淋巴细胞白血病至关重要。M_3型常选用全反式维A酸(ATAR)或三氧化二砷(AS_2O_3)进行"诱导分化"治疗。

(2)巩固治疗:强力的巩固治疗是在缓解状态下最大限度地杀灭微小残留白血病(MRD)的有力措施,可有效地防止早期复发,并使在尽可能少的MRD状况下进行维持治疗。ALL一般首选环磷酰胺(C)、Ara-C(A)及6-巯基嘌呤(M),即CAM联合治疗方案;ANLL常选用有效的原诱导方案1~2个疗程。

(3)预防髓外白血病:由于大多数药物不能进入中枢神经系统、睾丸等部位,如果不积极预防髓外白血病,则CNSL(中枢神经系统白血病)在3年化疗期间的发生率可高达50%~70%;TL(睾丸白血病)的发生率在男孩中也可有5%~30%。CNSL和TL均会导致骨髓复发、治疗失败,因此有效的髓外白血病的预防是白血病特别是急性淋巴细胞白血病患儿获得长期生存的关键之一。ALL通常首选大剂量氨甲蝶呤十四氢叶酸钙(HDMTX+CF)方案,配合氨甲蝶呤(MTX)、Ara-C和地塞米松(Dex)三联药物鞘内注射治疗。

(4) 维持治疗和加强治疗:为了巩固疗效、达到长期缓解或治愈的目的,ALL 应在上述疗程后进行维持治疗或/和加强治疗:对 ALL 一般主张用 6 -巯基嘌呤(6 -MP) +MTX 维持治疗;国内方案强调维持期间定期用原诱导缓解方案或其他方案强化,但 IBFM 方案则采用一直维持治疗 74 ~ 77 周的策略,总疗程 2.5 ~ 3 年;ANLL 常选用几个有效方案序贯治疗,研究已经证实:ANLL 的维持治疗不能降低复发率,故总疗程为 6 ~ 8 个月。

3.中枢神经系统白血病的防治 CNSL 是造成白血病复发或者死亡的重要原因之一,在治疗过程中一定要重视 CNSL 的防治。

(1) 预防性治疗:常用方法有以下三种,依据白血病的类型和病情选择应用。

1) 三联鞘内注射法(IT):常用氨甲蝶呤、阿糖胞苷、地塞米松 3 种药物联合鞘内注射,不同类型白血病的用法稍有不同。

2) 大剂量氨甲蝶呤-四氢叶酸钙(HDMTT-CF) 疗法:只用于急淋,每 10 ~ 14 天为 1 个疗程。 每疗程 MTX 剂量为 2 ~ 5g / m^2(剂量根据分型而定),其中 1 / 10 ~ 1 / 5 量(<500mg) 作为突击量,在 30 分钟内快速静脉滴入,余量于 23.5 小时内匀速滴入;突击量 MTX 滴入后 0.5 ~ 2 小时内行三联鞘内注射 1 次;于开始滴注 MTX 后 36 小时进行第一次 CF 解救,剂量为每次 15mg / m^2 ,首剂静脉注射,以后每 6 小时口服或肌内注射,共 6 ~ 8 次。 大于 3g / m^2 者应常规监测血浆 MTX 浓度,以调整 CF 用量和次数;无监测者,MTX 不宜大于 3g / m^2 ,但 HR 型或 IR 的 T 细胞型者远期复发的可能性增加。 HDMTX 治疗前、后 3 天口服碳酸氢钠 1.0g,每日 3 次,并在治疗当天给 5%碳酸氢钠 3 ~ 5mL / kg 静脉滴注,使尿 pH>7.0;用 HDMXT 当天及后 3 天需水化治疗,每日液体总量 3000mL / m^2 。 在用 HDMTX 同时,每天口服 6-MP25mg / m^2 。

3) 颅脑放射治疗:颅脑放射治疗适用于大于 3 岁的高危 ALL,诊断时白细胞数>100×10^9 / L,或有 t(9;22) 或 t(4;11) 核型异常,或有 CNSL,或因种种原因不宜 HDMTX-CF 治疗者。 通常在完全缓解后 6 个月时进行,放射总剂量为 18Gy,分 15 次于 3 周内完成;或总剂量为 12Gy,分 10 次于 2 周内完成。

(21) 中枢神经系统白血病的治疗:初诊时已发生 CNSL 者,照常进行诱导治疗,同时给予三联鞘内注射,第 1 周 3 次,第 2 和第 3 周各 2 次,第 4 周 1 次,共 8 次。 一般在鞘内注射化疗 2 ~ 3 次后 CSF 常转为阴性。 在完成诱导缓解、巩固、髓外白血病防治和早期强化后,作颅脑放射治疗,剂量同上。 颅脑放疗后不再用 HDMTX-CF 治疗,但三联鞘内注射必须每 8 周 1 次,直到治疗终止。 完全缓解后在维持巩固期发生 CNSL 者,也可按上述方法进行,但在完成第 5 次三联鞘注后,必须作全身强化治疗以免骨髓复发,常用早期强化治疗的 VDLDex 和 VP16+Ara-C 方案各一个疗程,然后继续完成余下的 3 次鞘内注射。 紧接全身强化治疗之后应作颅脑放射治疗。 此后每 8 周三联鞘内注射 1 次,直到终止治疗。

4.睾丸白血病(TL) 治疗 初诊时已发生 TL 者,先诱导治疗到完全缓解,双侧 TL 者做双侧睾丸放射治疗,总剂量为 24 ~ 30Gy,分 6 ~ 8 天完成;单侧者可行切除术,也可作双侧睾丸放射治疗(无单侧放疗);与此同时继续进行巩固、髓外白血病防治和早期强化治疗。 在缓解维持治疗期发生 TL 者,按上法予以治疗,紧接着用 VDLDex 和 VP16 +Ara -C 方案各一个疗程。

5.造血干细胞移植(HSCT) 联合化疗是目前根治大多数 ALL 和部分 ANLL 的首选方法。鉴于 HSCT 是一种高风险(移植相关并发症及死亡),高投入(经济承受力) 的医疗手段,即使移植成功,仍存在着复发的可能性。因此,要严格掌握移植时机。①高危型(HR) ALL 首次缓解后,中危型(MR)或者标危型(SR) ALL 化疗期间复发,经重新化疗第 2 次缓解;②除外 M_3,M_2b,M_4EO 的 ANLL 第 1 次完全缓解;③M_3 治疗 1 年后融合基因仍持续阳性,且复发者。

(肖祖刚)

第十六章 遗传代谢病

第一节 低血磷性佝偻病

低血磷性佝偻病(hypophosphatemic rickets,FHR) 是在儿童中最常见的代谢性骨病,由遗传性或获得性的原因致肾脏磷酸盐运输缺陷,肾小管对磷酸盐的重吸收障碍,大量磷从尿中丢失导致血磷降低和骨矿化障碍所致的一组骨骼疾病。 主要临床表现为不成比例的身材矮小、发育迟缓、佝偻病、下肢畸形、牙齿发育不良等。 低血磷性佝偻病是常见的代谢性骨病之一,国外报道,发病率为 3.9 / 10 万活产新生儿,患病率从 1.7 / 10 万儿童到 4.8 / 10 万(儿童和成人) 不等。 此类疾病在我国的流行病学资料尚待完善。

一、病因分类

临床上低磷血症并不少见,其病因包括肠道磷吸收减少,细胞外磷向细胞内转移和肾脏对磷的排泄增加等三个主要方面。 但引起低血磷性佝偻病者多数为肾脏对磷的排泄增加,主要见于遗传性疾病,少数为获得性原因引起。

遗传性低血磷性佝偻病包括 X 连锁遗传(X-linked hypophosphatemia,XLH) 、常染色体显性遗传(autosomal dominant hypophosphatemic ricket,ADHR) 、常染色体隐性遗传(autosomal recessive hypophosphatemic ricket,ARHR) 、伴高钙尿症遗传性低血磷性佝偻病(hereditary hy-pophosphatemic rickets with hypercalciuria,HHRH) 等。 其中 XLH 佝偻病最为常见,在活产婴儿发病率为 1 ∶ 20000,占家族性低血磷性佝偻病的 80%以上,由 PHEX(phosphate-regulating gene with homolog toendopeptidases on the X chromosome) 基因异常所致,50% ~ 70%的 XLH 患者可检测到 PHEX 基因突变。

获得性低血磷性佝偻病常见的原因有肿瘤性骨软化症(tumor - induced osteomalacia, TIO) 、先天性范科尼综合征、药物或毒物对肾小管的损害。

二、发病机制

骨-肾磷代谢受许多因子、蛋白、激素的调控,是一个复杂的调节过程。 正常情况下,磷的代谢受甲状旁腺素(PTH) 、1,25-$(OH)_2D_3$ 及磷调节因子成纤维细胞生长因子 23(FGF23)的调控,通过肠道、骨骼及肾脏调节磷的平衡。 1,25-$(OH)_2D_3$ 作用于小肠上皮Ⅱb 型钠-磷共转运体(NaPiⅡb) 促进肠道对磷的吸收,也促进肾脏对磷的重吸收。 甲状旁腺素作用于破骨细胞使骨骼释放磷,抑制肾脏对磷的重吸收,FGF23 通过减少肾脏对磷的重吸收,促进尿磷的排泄。 FGF23 过表达,或降解障碍参与了大部分低磷佝偻病的发病,在 XLHR、ADHR、 TIO 患者血中均表现出高水平 FGF23。

三、临床表现

低血磷性佝偻病在儿童期和成年后临床表现不尽相同。 病情严重程度有异,由于疾病外显率不同,甚至导致同一家系成员之间的表型差异。

儿童期主要为佝偻病表现,典型的三联征:①低磷血症;②下肢畸形;③生长缓慢。该疾病临床表现轻重不一,轻者仅有低磷血症而无任何骨骼异常。患者常于幼年起病,1 岁前出现枕秃、鸡胸、肋串珠;学步迟缓、步态不稳、四肢短小畸形、下肢畸形、膝内翻、膝外翻或髋内翻;长骨干骺端膨大,出现手足镯征;生长缓慢、身高低于正常同龄儿童。部分患儿伴有囟门关闭延迟及牙齿发育异常,主要表现为出牙延迟甚至牙齿缺失,非龋牙脓肿、釉质缺损、牙髓腔扩大和长冠牙。极少数患儿会表现为听力减退、小脑扁桃体下疝等。成年期主要为骨软化症表现,包括身材矮、下肢畸形、骨骼痛、假性骨折、关节退行性变及关节炎、肌腱韧带钙化(附着点病);椎管狭窄是一种罕见且严重的晚期并发症,部分患者与脊柱纵韧带骨化有关,可致剧痛并严重影响日常活动能力。部分患者反复牙周脓肿和牙齿脱落、听力减退。

XLH、ADHR 和 ARHR 临床表现相似,其中 ADHR 部分患者起病隐匿,有自发缓解的趋势。ADHR 临床表型出现与患者血清铁水平相关,因此该疾病在女性发病率较高,常出现在女性月经初潮、孕产期或围绝经期。ARHR 主要临床表现与 XLH 相似,但在婴儿时期很难发现,常于幼儿期或成年以后发病,并可能伴有颅骨硬化、广泛骨硬化或全身动脉硬化特殊表现。

TIO 绝大多数成年起病,主要表现为较严重四肢无力、行走困难、骨痛、身材变矮、驼背畸形等,容易合并骨折或牙齿脱落。部分患者表现为范可尼综合征样表现,但几乎不出现肾小管酸中毒。

其他几种类型综合征性低血磷性佝偻病,如 McCune-Albright 综合征、线样表皮痣综合征(linear nevus sebaceous syndrome)、面骨发育不良(osteoglophonic dysplasia,OGD) 和低血磷性佝偻病并甲状旁腺功能亢进症(hypophos-phatemic rickets and hyperparathyroidism) 均极为罕见,但均会表现为特殊的皮肤或骨骼异常,在临床上容易辨别。

四、辅助检查

1.钙、磷、碱性磷酸酶 突出的异常为血清磷降低,常低于 1mmol / L,尿磷排泄增加,肾小管最大磷吸收/ 肾小球滤过率(TMP / GFR) 比值减小,血钙浓度正常,血清碱性磷酸酶升高,尿羟脯氨酸排泄量与碱性磷酸酶活性相关,与骨软化程度无相关。

2.甲状旁腺素、维生素 D、FGF23 甲状旁腺素正常或稍升高。血 25-$(OH)_2D_3$ 和 1,25-$(OH)_2D_3$ 在多数患者中正常,但与低磷血症不相称。XLHR、ADHR、TIO 患者血 FGF23 浓度升高。伴高钙尿症遗传性低血磷性佝偻病(HHRH) 生化特征为低血磷时,FGF23 的水平正常。

3.骨骼 X 线 骨骼有普遍骨软化表现,长骨干骺端膨大,呈杯口状,干骺端边缘呈毛刷状,严重时干骺端边缘模糊不清呈磨玻璃状。

五、诊断

1.诊断 低血磷性佝偻病的诊断一般可以通过典型的佝偻病/ 骨软化症临床表现、低磷血症或 TMP / GFR 降低、血碱性磷酸酶水平升高和典型的骨骼佝偻病或骨软化症的影像学特征做出诊断。乏力、步态摇摆、上台阶困难等低磷血症的表现往往是低血磷性佝偻病的重要临床线索。

诊断低血磷性佝偻病时需除外由于营养缺乏(维生素 D 缺乏) 或维生素 D 代谢异常所导致的佝偻病/ 骨软化症,此类患者通常会以低钙血症为主要特征,血磷仅为轻度降低。需要注意部分低血磷性佝偻病患者可能同时存在维生素 D 缺乏。

2.鉴别诊断 一旦确诊低血磷性佝偻病,下一步应进行低磷血症病因的鉴别。

(1) 营养性维生素 D 缺乏性佝偻病:发病早,多见于小婴儿。早期有神经兴奋性增高的表现,如兴奋、激惹、多汗、睡眠不安等。骨骼的改变多发在生长较快的部位,如头颅、胸部、干骺等。表现为颅骨软化、方颅、肋骨串珠、郝氏沟、手脚镯等。生化改变有血清 25-(OH)$_2$ D$_3$ 水平降低、血钙降低、碱性磷酸酶升高,继发 PTH 升高,尿排磷增加,使血磷降低。维生素 D 治疗有效,可以与低血磷性佝偻病鉴别。

(2) 遗传性维生素 D 抵抗性佝偻病:为常染色体隐性遗传,该病分为两型。Ⅰ型是由于 1α-羟化酶缺乏,25-(OH)$_2$ D$_3$ 转化为 1,25-(OH)$_2$ D$_3$ 障碍,引起血钙降低,继而导致甲状旁腺功能亢进、尿排磷增多,继发性的低磷血症。在治疗上对生理剂量的 1,25-(OH)$_2$ D$_3$ 治疗,据此可与低血磷性佝偻病鉴别。Ⅱ型为维生素 D 受体(VDR) 基因突变,对维有很好疗效生素 D 不敏感。临床上除佝偻病表现外,许多患者伴有头发稀少或秃头,血清 1,25-(OH)$_2$ D$_3$ 水平明显升高,有继发性 PTH 升高,而尿磷酸盐排泄正常,TMP / GFR 值正常,可以与低血磷性佝偻病鉴别。

(3) 干骺软骨发育不良(metaphyseal chondrodysplasia):该病是由 PTHIR 突变所致。人类 PTHR1 基因定位于染色体 3p22 ~ p22.1,该基因的突变导致位于生长板前肥大软骨细胞上甲状旁腺素相关蛋白受体(G 蛋白受体) 自主兴奋,延迟了软骨细胞的分化,干扰了骨的形成。多在婴儿期发病,短肢体型矮小,肋骨串珠,关节膨大,下肢弓形,步态蹒跚。X 线干骺软骨模糊膨大,干骺端呈毛刷状。皮质骨侵蚀样破坏,骨膜成骨,颅盖骨呈特殊的网状结构,可以与低血磷性佝偻病鉴别。

(4) Fanconi 综合征:除佝偻病的表现外,临床上有广泛的代谢异常,如近端肾小管性酸中毒、尿糖增多而血糖正常、低磷血症、低尿酸血症、低血钾、氨基酸尿、 低分子量的蛋白尿等。

六、治疗

低血磷型佝偻病/ 骨软化症的治疗目标是纠正低磷血症,改善症状,减少或纠正骨骼畸形,提高生活质量和避免远期并发症和合并症。

1.获得性低血磷性佝偻病 针对获得性低血磷性佝偻病,首先需积极确定和去除病因。疑为 TIO 的患者,需积极寻找导致 TIO 的责任肿瘤病灶,一旦定位明确,首选手术治疗,手术不能缓解或无法手术的患者可口服磷酸盐(中性磷合剂) 和活性维生素 D 治疗,或可考虑针对 FGF23 的靶向治疗,如 FGF23 单克隆抗体。阿德福韦酯或其他药物及毒物所致范可尼综合征患者,需停止相关药物或毒物接触。必要时可予以磷酸盐(中性磷合剂) 和活性维生素 D 治疗,合并肾小管酸中毒者可同时予以枸橼酸合剂或碳酸氢钠纠正酸中毒。

2.遗传性低血磷性佝偻病

(1) 常规治疗

1) 磷酸盐(中性磷合剂):磷酸盐补充是低血磷性佝偻病的基本治疗,磷酸盐的治疗剂量因年龄和表型严重程度不同而不同,目前尚未就口服磷酸盐的最佳剂量达成共识。但是,根据表型严重程度,推荐的口服磷酸盐起始剂量(以元素磷计算) 为每天 20 ~ 60mg / kg 体重(每天 0.7 ~ 2.0mmol / kg) 。早期治疗者预后更佳。磷酸盐补充剂可以是含有钠盐和(或) 钾盐的口服液、胶囊或片剂。由于现有磷酸盐制剂的磷含量差异巨大,因此给药剂量应始终以元素磷含量为基础。我国尚无磷酸盐胶囊和片剂,多数采用中性磷酸盐缓冲液(或称磷酸盐合剂),常用配方:①磷酸氢二钠($Na_2HPO_4 \cdot 12H_2O$ 73g 或 Na_2HPO_4 29g)+磷酸二氢钾(KH_2PO_4 6.4g)加水至 1000mL,每 100mL 含元素磷 779mg;②19.3%磷酸氢二钠和 2.05%磷酸二氢钾的混合溶液,每 100mL 含元素磷 4.74g。口服补磷制剂后,血磷水平迅速升高,常在 60～90 分钟达到高峰,在 4 小时内恢复至基线浓度。因此,应尽可能频繁地服用磷酸盐,如每天 4～6 次,以维持血磷水平较为稳定。口服磷酸盐补充剂并不能使空腹磷酸盐水平达到正常,如需监测可考虑在服用磷酸盐后 1～1.5 小时留取血样测定,但通常不将血磷水平恢复正常作为治疗的目标。对于发生骨骼变化前即被确诊的婴儿,其治疗目标是预防佝偻病。低血磷性佝偻病的患者需监测佝偻病活动程度,目标是使 ALP 水平降至正常和佝偻病影像学评分恢复至正常。同时,患者骨痛和无力症状减轻,生长加速,下肢畸形纠正和牙齿健康状况改善。磷酸盐和钙可在肠道内结合沉淀,进而减少前者的吸收,故不应与钙补充剂或钙含量高的食物(如牛奶)同服。由于服用磷酸盐后,血磷一过性升高会刺激 PTH 分泌,长期用药可能引起继发性甲状旁腺功能亢进,加重肾性失磷,故口服磷酸盐制剂时,常同时使用活性维生素 D。

2) 活性维生素 D 及其类似物:除口服磷酸盐外,还需服用活性维生素 D 或其类似物(骨化三醇或阿法骨化醇),目的是纠正体内活性维生素 D 生成不足,进而预防继发性甲状旁腺功能亢进,增加肠道对磷的吸收。骨化三醇推荐剂量为 20～60ng/(kg·d),分为 2 次用药。阿法骨化醇的等效剂量为骨化三醇的 1.5～2.0 倍,由于其半衰期较长,可每天一次用药。幼儿期和青春期(生长阶段)所需的剂量较高,可根据血清 ALP 和 PTH 水平以及尿钙排泄量调整剂量。活性维生素 D 及其类似物可促进生长和骨骼愈合,但会增加高钙尿症和肾钙质沉着的风险。反之,活性维生素 D 剂量不足通常会导致肠道钙吸收降低,尿钙排泄量降低,持续存在的佝偻病以及 ALP 和(或) PTH 水平升高。HHRH 的患者不推荐使用活性维生素 D 及其类似物。

3) 普通维生素 D:在活性维生素 D 应用于临床之前,低血磷性佝偻病的治疗,需要很大量的普通维生素 D,每天用量甚至达到 10 万~20 万 IU,因此此类疾病一度被称为"低磷抗维生素 D 性佝偻病"。但活性维生素 D 使用以来,就没有必要再使用超大剂量的维生素 D 来治疗此病。部分低血磷性佝偻病可能存在维生素 D 缺乏,建议使用普通维生素 D_2 或 D_3 制剂补充,使血 25 羟维生素 D 的水平保持在 30ng/mL 以上。

4) 钙剂:保持患儿的钙摄入量能达到各年龄段推荐摄入量范围即可。通常饮食中的钙摄入即可满足钙需求。对于佝偻病严重、钙摄入不足的患者可以考虑短期补充钙剂(3 个月左右)。不推荐给低血磷性佝偻病患者额外补充钙剂,因为会增加肾脏钙化和肾结石的风险。HHRH 的患者不建议额外补充钙剂。

(2) 常规治疗的不良反应:口服磷酸盐常见不良反应有腹痛和腹泻,从小剂量开始逐渐滴定增加剂量有助于减少或避免胃肠道反应。长期口服磷酸盐治疗可能刺激 PTH 分泌,导致继发性甲状旁腺功能亢进,甚至发生三发性甲状旁腺功能亢进的可能。为避免长期治疗继发性甲状旁腺功能亢进的发生,需要强调在治疗中监测血 PTH 水平,疗效监测中不应以血磷纠正为目标,应及时加用或调整活性维生素 D 剂量,否则容易导致中性磷过量和诱发继发性甲状旁腺功能亢进。一旦患者出现三发性甲状旁腺功能亢进,应考虑甲状旁腺切除。

长期补充磷酸盐和使用活性维生素 D 常规治疗可能引起肾钙质沉着或肾结石。

肾钙质沉着发病风险与口服磷酸盐日剂量呈正相关,而其与活性维生素 D 治疗剂量是否相关尚不明确。治疗中需要监测 24h 尿钙或次尿钙的浓度,尿钙水平应<4mg / kg24h 或尿 Ca / Cr<0.3mg / mg。每年监测肾功能和行泌尿系超声检查。

(3) 生长激素:国外研究显示,XLH 患者终身高男性为(143.7±8.56)cm,Z-score -(3.7±1.62),女性为(140.8±7.46)cm,Z-score -(2.54±1.42),均显著低于正常人。

生长激素可以促进肾小管对磷的重吸收使血磷升高,但长期治疗提升血磷的作用不显著,同时生长激素治疗可能促使生长速度提高,可能作为低血磷性佝偻病的辅助治疗。但是否将生长激素用于低血磷性佝偻病的治疗尚存在争议,其有益作用可能促使生长速度提升,改善患者的身高;不利作用包括可能使佝偻病加重,下肢畸形加重,不能改善终身高。因此不将重组人生长激素(recombinant human growth hormone,rhGH) 作为低血磷性佝偻病的常规治疗。但对身高极低的患者(Z-score<-2.4) 采用生长激素治疗可能获益更多。另外,有文献报道 SLC34A3 突变导致的 HHRH 类型,重组人生长激素似乎可使患者身高受益。

(4) 骨科治疗:随着对低血磷性佝偻病认识的提高,多数患者可能得到早期诊断和规律治疗,下肢畸形的发生和严重程度均明显改善。多数患者可能无须骨科手术治疗,但还是推荐骨科医师早期参与多学科诊疗团队,决定是否对患者给予手术干预。骨科手术仅限于那些经过正规药物治疗仍不能矫正畸形的患者。6 岁以下患者即使有较严重的下肢畸形,也建议先使用药物治疗,因为药物治疗可能使下肢畸形得以矫正。如果患者在停止生长后仍存在严重的下肢畸形,可以考虑采用截骨正畸手术。部分医疗中心对处于生长期的患儿开展低创骨骺引导性生长手术,将 8 字板置于生长较快侧的骨骺生长板的上下端,抑制植入侧的生长,随着患儿的生长下肢骨骼畸形和下肢的长度逐渐矫正。但必须严格监测,及时取出内置 8 字板,防止矫枉过正。建议至少药物治疗 12 个月以后再选择性行手术治疗,对于经过药物优化治疗后存在持续性畸形患者,建议考虑手术治疗,严重的下肢畸形可以通过在畸形部位进行截骨治疗,但截骨术并发症较多且容易复发畸形。不建议使用石膏治疗 XLH 患儿下肢畸形。在患儿早期可进行引导生长微创手术。在手术中,将一个小的金属板放置在骨骺的骨内侧或外侧表面(用于治疗外翻或内翻畸形),然后在两侧放置一颗螺钉,最后可以使靠近骨骺的地方垂直生长,随着时间的推移,骨呈对称生长,可以慢慢矫正畸形。引导生长术取决于儿童剩余的骨生长潜力,因此必须在骨骼发育成熟(女孩 14 岁和男孩 16 岁) 前至少 2 ~ 3 年实施;当手术在儿童晚期或骨骼成熟后进行,截骨术的并发症减少。

(5) 其他需要处理的情况

1) 口腔健康:几乎所有低血磷性佝偻病患者均存在口腔健康问题,必须予以高度重视。低血磷性佝偻病患者存在牙本质和牙釉质缺陷,导致口腔和牙髓腔的保护屏障缺陷,易于出现自发性牙髓感染。患儿表现为乳牙萌出延迟,换牙时恒牙萌出延迟,牙齿拥挤、排列不整齐,反复多发的牙周脓肿或牙龈炎。成年患者会出现牙齿过早脱落,严重者全口牙齿脱落。牙 X 线片上可见乳牙或恒牙牙髓腔增大,且牙髓角变长,牙周的硬骨板缺失,牙齿周围的牙槽骨往往减少。正规的药物治疗可能减少低血磷性佝偻病患者的口腔并发症。注意口腔卫生,建议每次餐后刷牙,每天刷牙 2 ~ 3 次。定期口腔检查,保持口腔卫生。牙周脓肿或牙龈炎发作时可使用抗生素。必要时可以考虑拔牙或根管治疗。为了防止细菌通过牙釉质的微裂隙侵入牙本质和牙髓,建议对儿童低血磷性佝偻病患者进行乳牙和恒牙咬合面封闭治疗。

牙齿畸形患儿进行正畸治疗时,必须注意口腔卫生并坚持针对低血磷性佝偻病的常规药物治疗。成年患者进行相关的口腔操作时,如拔牙、植牙等,均建议坚持常规的药物治疗。

2) 听力减退和颅骨异常:低血磷性佝偻病患者可能出现听力减退、发作性耳鸣、耳聋和眩晕。可能与广泛性骨硬化、岩骨增厚以及中度内耳道(特别是中部)狭窄有关。其治疗与其他原因导致的听力异常相似。大约有三分之二的低血磷性佝偻病患儿会发生颅缝早闭,但多数无症状也无须特殊处理。但极少部分患儿会表现出颅高压症状,需要脑外科处理。约四分之一的低血磷性佝偻病患者进行 MRI 或 CT 检查时,会发现小脑扁桃体下疝畸形 (Chiari 畸形 I 型),极少数患者会表现下脑干和上颈髓压迫,和(或)导致脊髓空洞症表现,需要神经外科处理。

3) 葡萄糖和脂代谢功能受损:低血磷性佝偻病患者有可能伴有肥胖、葡萄糖和脂代谢功能受损。其原因尚不清楚,可能与患者活动。儿童患者在发生骨折之后、正畸手术后不能正常活动,或 TiO 患者发生骨折或活动受限,不能下床活动时容易出现肥胖、糖耐量减低甚至糖尿病。应积极治疗,尽早恢复患者的活动能力,控制饮食,减轻体重,必要时予以相应的降糖治疗。

(6) 新疗法:近年来,一些治疗低血磷性佝偻病的新型药物正在不断被开发和用于临床。全人源性 FGF23 单克隆抗体———布罗索尤单抗(Vurosumab) 在继欧盟、美国、日本等上市用于低血磷性佝偻病的治疗后,于 2021 年 1 月已经我国国家药品监督管理局批准用于治疗成人和 1 岁及以上儿童 XLH,同年 3 月,获批用于成人无法根治性切除或定位的磷酸盐尿性间充质肿瘤相关的 TIO 中的 FGF23 相关性低磷血症。其他旨在抑制高水平 FGF23 发挥效应的药物也正处于研发阶段,部分新药可能会在未来几年进入临床。例如,FGF23 受体拮抗剂 NVP -BGJ398 目前已进入研发后期。

另外,研究还确定了多个其他潜在的药物治疗靶点,包括拮抗已知的可抑制骨矿化多肽以及调节 FGF23 蛋白表达。以下就布罗索尤单抗治疗做如下推荐。

布罗索尤单抗治疗:布罗索尤单抗用于治疗≥1 岁儿童的低血磷性佝偻病患者。布罗索尤单抗治疗儿童低血磷性佝偻病的临床效果包括:血磷水平上升至年龄-相关正常值范围的下限以上;TmP / GFR 显著升高,血 1,25(OH) $_2$ D 水平升高;佝偻病严重程度显著降低[基于佝偻病严重程度评分(Rickets Severity Score,RSS) 和放射学总体印象变化(Radiographic Global Impression of Change,RGI-C) 评分结果判定];体能显著改善[基于 6 分钟步行试验 (6-minute walk test,6MWT) 中的步行距离测定结果];患者报告疼痛和功能残疾[采用北美小儿骨科学会儿科结局数据收集量表(Pediatric Outcomes Data Collection Instrument,PODCI) 测定] 也显著减少。布罗索尤单抗推荐的起始剂量方案是 0.8mg / kg,四舍五入至最接近的 10mg,每 2 周一次。最低起始剂量为 10mg。

在开始本品治疗后,治疗前 3 个月每 4 周测定一次空腹血磷,此后酌情进行测定。如果血磷高于各年龄段的参考值下限且低于 5mg / dL(1.61mmol / L),则继续使用相同剂量进行治疗。在剂量调整后 4 周重新评估空腹血磷水平。本品剂量调整间隔不应小于每 4 周一次。如果血磷低于所在年龄段的参考值下限,则根据表 3 中所示的给药方案,每 2 周给药一次。如果血磷高于 5mg / dL(1.61mmol / L),则停用下一剂,并在 4 周内重新评估血磷水平。患者的血磷水平必须降至各年龄段的参考值下限,才可重新开始本品治疗。一旦血磷低于相应年龄段的参考值下限,则可按停药前大约一半的起始剂量(最大剂量为 40mg) 重新开始治疗,每 2 周一次。在剂量调整后 4 周重新评估血磷水平。如果重新开始给药后血磷水平仍低于各年龄段的参考值下限,则可以根据表 16-1 调整剂量。

布罗索尤单抗最常见的不良反应是注射部位反应、头痛和四肢疼痛。应在布罗索尤单抗治疗开始前至少 1 周时停止常规治疗,以进行药物洗脱,并证明空腹血磷水平低于相应年龄的正常参考范围。

儿童和成人的药代动力学和药效学研究结果相似,药物半衰期约为 19 天,布罗索尤单抗血清浓度达峰时间为注射后 7 ~ 11 天,与血清磷水平和 TMP / GFR 升高时间平行,从而支持其药代动力学与药效学直接相关。因此,建议监测剂量滴定期间两次注射给药时点间 (理想时点是末次注射后 7 ~ 11 天) 的空腹血清磷水平,以避免高磷血症。稳定剂量治疗 3 个月后,建议监测注射给药前的磷水平,以检测有无低磷血症。布罗索尤单抗剂量的调整频率不应超过每 4 周 1 次,建议采取至少 2 个月的较长间隔进行剂量调整。如治疗开始前磷酸盐水平在年龄-相关正常参考范围内或合并严重肾功能不全时(因为此类患者有发生高磷血症的危险),不得给予布罗索尤单抗治疗。应将空腹血磷水平目标设定为相应年龄的正常参考范围下限,以减少异位矿化的风险。

表 16-1　儿童布罗索尤单抗逐步增加剂量方案

体重(kg)	起始剂量(mg)	首次剂量增加至(mg)	第 2 次剂量增加至(mg)
10~ 14	10	15	20
15~ 18	10	20	30
19~ 31	20	30	40
32~ 43	30	40	60
44~ 56	40	60	80
57~ 68	50	70	90
69~ 80	60	90	90
81~ 93	70	90	90
94~ 105	80	90	90
106 及以上	90	90	90

七、随访

建议对低血磷性佝偻病患者进行长期诊疗,需要多学科团队参与的综合管理、评估和随访。由于低血磷性佝偻病患者的临床、生化和放射学特征、长期并发症在患者间存在很大差异,因此,最终应根据患者的临床特点、疾病发展阶段和对治疗的反应,并根据临床医师的专业判断对患者制定个体化的治疗和监测方案。

1.临床评估　低血磷性佝偻病患儿,在初诊和随诊中的临床评估应包括:身高、生长速度、体重、步态、活动能力、疼痛程度、骨骼畸形状况、口腔和牙齿、听力和相关神经系统的症状和体征等。准确测量身高,评估矮小的程度,计算每年或每半年的生长速度。下肢畸形的程度与佝偻病的活动状态相关。建议测定并记录髁间距、踝间距、胫骨或股骨间距等。单一临床测量并不能充分评估下肢畸形和关节对线情况,需借助放射学评估完成。对于严重肢体畸形患者,应由有代谢性骨病经验的骨科医师完成评估。此类评估应包括肢体长度和对线(冠状平面和矢状面) 以及下肢扭转特征评估。 记录患儿的步态。 年龄在 5 岁以上的患儿,推荐每年 1 次的 6MWT 评估患儿的活动能力。

建议每年应完成 2 次以上口腔和牙齿检查,12 岁左右完成正畸评估,之后逐渐扩展牙齿评估范围并过渡到成人检查诊疗。 每次诊视时,都应记录牙脓肿的数量和急性口腔感染(包括颌面部蜂窝组织炎) 的发作次数(因为这些是牙齿矿化受损的间接指标) 。

对于年龄小于 5 岁伴头围增加不足、头部形状异常或神经系统体征(包括颅内压升高引起的头痛和呕吐) 的儿童,应考虑颅缝早闭。

临床检查中,应评估脊柱有无脊柱前凸、后凸和(或) 脊柱侧凸。 低血磷性骨软化症成年患者的随诊需要根据患者的病情和治疗状况做出临床随访计划。 重点评估患者的疼痛、活动能力、骨骼畸形或骨折情况等。

2.实验室检查随访 低血磷性佝偻病患者初诊和随访中,应包括以下生化指标:血钙、磷、ALP 水平,25 羟维生素 D 水平、 肌酐、 PTH 水平和尿钙与尿磷水平或排泄量, 以及 TmP / GFR。

需要指出空腹血磷水平不能作为传统常规治疗的疗效检测指标或目标,但是对于接受布罗索尤单抗治疗患者,空腹血磷水平可作为评估疗效和调整剂量的指标。 ALP 水平是佝偻病/ 骨软化症病情活动度可靠的生物标记物。 儿童中,骨特异性 ALP 约占血清总 ALP 的 80% ~ 90%,因此在儿童可采用总 ALP 作为指标。 成人中,由于约 50%循环中 ALP 源自肝细胞,因此首选骨特异性 ALP。 佝偻病或骨软化症未得到充分治疗时,可见 ALP 水平升高,尿钙水平通常降低。 反之,佝偻病治愈后,ALP 水平趋于正常,尿钙水平则开始增加。 口服磷酸盐补充剂可引起继发性甲状旁腺功能亢进,因此应定期测定 PTH 水平。 如 PTH 升高,则表明磷酸盐用量偏大或活性维生素 D 剂量不足。 需测定血清和尿钙水平,以评估活性维生素 D 治疗的安全性。 对于接受治疗的患者,因血清 FGF23 水平并不能指导治疗,故不推荐定期测定。

布罗索尤单抗治疗期间,血清 1,25(OH) $_2$ D 水平可能升高;因此,建议每 6 个月测量 1 次血清 1,25(OH) $_2$ D 水平,并结合尿钙排泄水平,作为安全性参数进行综合分析。

3.影像学随访 低血磷性佝偻病影像学评估最常用的是双手腕关节正位和双膝关节 X 线检查。 据此可以判断佝偻病是否存在,并对佝偻病严重程度进行评分,前后比较和随访,建议治疗开始阶段每 3 ~ 6 个月,之后每 1 ~ 2 年检查 1 次。 其他骨骼 X 线检查可以根据骨骼畸形、骨痛等视情况进行检查。 全身骨显像有助于了解骨骼病变的范围和严重程度,但不作为常规随访检查项目。 成年低血磷性骨软化症患者随访常根据骨痛部位展开检查,常用检查部位包括骨盆正位、胸腰椎正侧位或可疑骨折及假骨折部位 X 线检查。 对怀疑有严重关节病变或附丽病的患者,可随访检查双足、双踝关节、双膝关节、髋关节、颈椎等部位的 X 线影像。

建议对 5 岁儿童及近期有口腔症状的成人完善全口曲面断层片(上下颌和牙齿的 X 线成像) 检查,并应根据临床需要进行复查。

对于有症状的成人和儿童(如持续头痛、呕吐或颅骨形状异常者), 推荐完善头颅和(或) 脊椎 MRI 评估,以排除颅缝早闭、 I 型 Chiari 畸形或脊髓空洞症。 为了避免 X 线成像或计算机断层扫描(CT) 造成过量辐射,可利用 MRI“ 黑骨(blackbone)” 序列完成颅骨成像检查,该技术可提供骨骼与其他组织的高对比度图像。

每年进行肾脏超声检查是筛查肾脏钙沉积的首选方法。外周骨定量 CT (peripheral quantitative CT,pQCT) 或双能 X 线吸收法(dualenergy X-ray absorptiometry,DXA) 测量 BMD 对低血磷性佝偻病患者的临床价值有限。这两种方法都无法诊断骨软化症。有趣的是,甚至有研究发现,儿科低血磷性佝偻病患者的松质骨体积 BMD 升高,成年低血磷骨软化症患者腰椎骨密度也会增高,而这有可能是对长期骨骼矿化缺陷的代偿机制。

部分评估低血磷性佝偻病患者心血管系统功能研究,报告了动脉压升高、左室肥厚和(或) 病理性心电图等表现,但并非所有此类研究都支持上述结论。因此,建议应至少每年 1 次测量血压,如血压持续升高可进行更为详细的检查。

TIO 患者随访:对于肿瘤完全切除的患者,最初可以每半年复查生化指标,特别是血磷,后期可以每年复查 1 次,同时应用双能 X 线吸收法测量 BMD。对于不能明确肿瘤部位或者不能完全切除的患者,应该每 3 ~ 6 个月复查生化指标,以调整药物剂量,预防不良反应。

第二节 软骨发育不全综合征

软骨发育不全综合征(chondrodysplasia syndrome,CHD) 是一组软骨发育障碍性疾病。包括软骨发育不全(ACH,MIM 100800) 、软骨发育低下症(HCH,MIM 146000) 、致死性软骨发育不良症(TD, MIM 187600) 、 重症软骨发育不全伴躯体发育延迟与黑棘皮病,又称 SADDAN 型软骨发育不良症(ADDAN,MIM 602613) 和颅缝早闭(MIM 602849) 等。具有身材矮小、多发性软骨发育不全的特点。

CHD 中以软骨发育不全(ACH) 最常见,国外报道其发病率为 1 : 40000 ~ 1 : 5000,我国 ACH 的发生率为 18 : 100 万,围生期死亡率为 1 : 10 万,出生婴儿致死性软骨发育不良症的发病率约为 1 : 60000。

一、发病机制

病因与成纤维细胞生长因子受体(FGFR) 基因突变有关,FGF 是一组参与细胞信号转导的蛋白质,主要影响骨的构塑和发育,尤其是对软骨发育与软骨内成骨具有重要调节作用。FGF 的作用受其受体 FGFR 的调控。FGFR 主要包括 3 个亚型受体蛋白 FGFR1、FGFR2 及 FGFR3。其中,FGFR3 在骨骼发育初期的软骨中表达最高,FGF 与其结合后,激发偶联和自磷酸化作用,通过干扰软骨细胞的增生和分化,抑制软骨成骨过程。FGFR3 是一种易于发生突变的含酪氨酸激酶的受体,突变型 FGFR3 可导致 CHD,而 FGFR2 突变主要限于基因的 Ⅲa 和Ⅲc 两个外显子内,FGFR2 基因的突变可引起至少 5 种颅缝早闭综合征。FGFRL 突变类型偶见。

二、临床表现

1.ACH 临床特征为全身骨骼受累的表现,出生时表现为严重的生长发育落后,非匀称性矮小,躯干长度基本正常,四肢短小,尤以肱骨和股骨短小更明显,上部量大于下部量,双手自然下垂时一般仅及髂部。伴有头大,头颅前后径大于左右径。头颅和面部不相称,表现为前额突出,面部宽、鼻梁下陷等面中线部位发育不良。胸部扁平,肋缘外翻,脊柱胸腰段明显前突,形成腰部前凸和臀部后翘的特殊姿势。手短而宽,手指粗短,常与第四指分开呈 “V” 形。由于骨干骺端增宽不规则,可影响关节活动,如伸肘及前臂旋转受限。偶见髋内翻和膝内翻。肌肉发育超出正常,皮肤软、松弛。部分患者可伴有脊髓或神经根受压表现,偶见脑积水和颅高压。

2.TD 临床表现分为两型:Ⅰ型 TD 者的突出表现是股骨弯曲畸形;Ⅱ型无股骨畸形,但存在颅骨畸形,此型患者头大,前额突出,呈“三叶草”样头颅,颅底短,有面部小、鼻梁低平等面中部发育不良表现。四肢短小,胸部发育不全。多数患儿于出生后不久夭折,但也有存活

至成年者。常合并智力低下、心脏畸形、肾盂发育缺陷等。

3.与 FGFR3 基因突变有关的颅缝早闭 主要有两种临床情况。一是 Muenke“角”样颅缝早闭,二是伴黑棘皮病的 Crouzon 综合征。Crouzon 等于 1912 年报道,临床特点是颅缝早闭、五官畸形、突眼及肢体过短,患者的皮肤改变具有特征性,表现为皮肤肥厚,呈疣状增生。病变可遍及胸、腹、背、乳腺和面部。

三、诊断及产前诊断

1.产前特征 胎龄 24 周后超声检查可发现较明显的特征,典型超声表现为体型偏小、头围增大、股骨短缩、三叉戟形手。

2.临床特征 新生儿和幼龄婴儿典型的临床特征包括躯干和四肢长短比例异常、头围增大、面中部发育不良、小胸廓、胸腰椎后凸和腰椎过度前凸、手指短小和三叉戟形结构、髋关节和膝关节过度活动、肌张力下降。

3.影像学诊断 软骨发育不全的确诊需要影像学评估。软骨发育不全是 1 种干骺端发育不良,除影响长骨干骺端的发育外,也会造成椎骨、盆骨等的畸形发育。有助于确诊的特征包括短而坚固的管状长骨,方形髂翼,扁平、水平移位的髋臼,坐骨切迹明显变窄,典型的股骨近端透亮度增加,尾椎椎弓根间距变窄,指骨近端和中段短。通常需要进行全身骨骼检查或一侧躯体的骨骼进行检查。

4.分子诊断 多数情况下,任何短肢侏儒疾病都需与软骨发育不全进行鉴别诊断。在根据临床症状和体征、影像学特征等开展仔细临床评估后,大部分患儿可以确诊,只有少数情况可能导致混淆,需要分子检测帮助鉴别。几乎所有软骨发育不全的病例均源于 FGFR3 相同碱基对的变异,Sanger 测序或靶向基因变异分析是常规采用的分子检测方式。大约 98% 的软骨发育不全患儿出现 c.1138G>A 基因改变,约有 1%会检出 c.1138G>C 变异。

5.鉴别诊断 FGFR3 基因不同变异可引起很多具有共同特征、差异主要在于严重程度的相关疾病。

(1) 软骨发育低下症:软骨发育低下引起有严重并发症的发生率和严重程度均低于软骨发育不全。主要是由于 FGFR3 基因 N540K 或 I538V 变异所致。临床上,软骨发育低下患儿中明显的颅面异常情况较软骨发育不全明显少见,肢体畸形和短指畸形的严重程度也更轻,生长速度下降及身材矮小通常在学龄早期出现,而软骨发育不全患儿出生后两年内即可出现相关表现;影像学上,软骨发育低下患儿发现股骨近端透明线及面骨轮廓中度至显著异常的情况较软骨发育不全患儿更少。临床鉴别较为困难主要依靠分子诊断区分。

(2) 致死性软骨发育不良症:通常发生于婴儿早期且多为致命性,致死性软骨发育不全发病率可能与软骨发育不全相当。临床表现和影像学特征较软骨发育不全更为严重。致死性软骨发育不全分为两类,Ⅰ型具有弯曲的“电话听筒”股骨和非常扁平的椎体,Ⅱ型呈现笔直的股骨和较高的椎骨,而且呈现严重的颅缝早闭症状并伴有三叶草样颅骨畸形。两者由

不同的 FGFR3 基因变异所导致的,Ⅰ型可因多个位点变异导致,如 S371C、R248C、Y373C 等,Ⅱ型主要因 K650E 变异位点导致。 大多数致死性软骨发育不全患病婴儿生后即会出现严重的呼吸功能不全,并且致死性软骨发育不全的上述特征性影像学表现可在胎儿期及婴儿期观察到,与软骨发育不全之间极少出现诊断混淆。

(3) SADDAN 综合征:重度软骨发育不全伴发育迟缓和黑棘皮病是因 FGFR3 基因上第 1949 位碱基 A>T 的变异,导致蛋白 K650M 的变异。 在发育迟缓可识别前及黑棘皮病发生之前,需借助分子评估来准确地鉴别。 特别是当全身发育迟缓较软骨发育不全的表现更显著时,这种分子检测尤其关键。

6.遗传咨询及产前诊断的建议

(1) 应对所有患儿及其家庭成员提供必要的遗传咨询。 软骨发育不全是常染色体显性遗传病,患儿父母再次生育再发的风险与父母本人是否也是软骨发育不全患者相关。 如果患儿父母均不是患者,再次生育再发风险 2%;如果患儿父母一方为患者,再次生育再发风险为 50%;如果患儿父母双方均为软骨发育不全患者,再次生育再发风险 75%,其中 25%的可能性为致死性纯合性软骨发育不全患儿。

(2) 对其中高风险胎儿进行产前诊断。 产前诊断包括绒毛或者羊膜腔穿刺同时结合超声检查,常规产前诊断通常在母孕 9 ~ 13 周行绒毛穿刺,或于孕 17 ~ 22 周行羊膜腔穿刺获取胎儿 DNA,以家系中已知的 FGFR3 基因致病变异为基础行胎儿基因分析。 母孕晚期行产前超声检查如果发现胎儿四肢短小(小于同孕周胎儿 P3) 、双顶径增加(大于同孕周胎儿 P95) 和低鼻梁,同时结合胎儿基因组的分子检测以明确诊断。 使用母体血浆中的胎儿 DNA 进行非侵入性产前基因检查的方法尚在研究中,可能有助于诊断胎儿软骨发育不全。

四、临床管理与治疗

1.临床综合管理　ACH 患儿需要复杂的多系统、多疾病综合管理。 2020 年欧洲共识强调 ACH 是一种终身疾病,需要由经验丰富的多学科会诊(multidisciplinary treatment,MDT) 团队进行终身管理,由在 ACH 管理方面经验丰富的医师或临床医师领导;在出生后的前两年进行密切监测至关重要;青春期和成年期时,应在具有 ACH 专业知识的 MDT 管理下继续进行定期监测;管理措施应包括遗传咨询、成年过渡、性心理健康和妊娠管理。 2020 指南推荐各年龄段 ACH 患者需进行全面管理和评估,以监测疾病进展和并发症。 同时,中国专家共识对 ACH 患者管理的建议是每年定期随访监测患儿头围及囟门闭合情况(患儿 6 岁之前) 、身高、体重,评估运动和语言发育情况,确保在 2 岁前进行过语言能力评估;确诊 ACH 后尽快完善头颈部影像学检查、夜间多导睡眠图,之后每 3 ~ 5 年进行 1 次详细的病史和神经系统检查直至成年;每年定期随访监测听力直至学龄前;3 岁之前每 6 个月进行 1 次脊柱评估;5 岁之后随访评估疼痛情况及对机体功能的影响;关注患儿心理情况。 ACH 患儿可以进行常规免疫接种。

2.药物治疗　对 ACH 的治疗暂无特效的药物治疗,需要临床多学科团队合作予以对症管理和治疗。 生长激素注射和肢体延长手术曾用于改善 ACH 患儿矮小,但经研究证实生长激素对于 ACH 患儿成年终身高的改善并不显著,平均成人身高增加约 3cm,而肢体延长可使身高增加 30 ~ 35cm,但手术价格昂贵且易导致严重并发症。 随着对 ACH 的发病机制及 FGFR3 相关信号通路的深入研究,已有数个针对 ACH 的不同信号通路靶点的在研和已上市药物,如 C 型利钠肽(C-type natriuretic peptide,CNP) 类似物、FGFR3 诱导受体、酪氨酸激酶抑制剂和 H_1 阻滞剂,从 ACH 分子病因上找寻治疗策略。 如 CNP 类似物 Vosoritide,Ⅲ期临床试验及其开放标签扩展研究证实了其治疗 ACH 的有效性,服用该药的儿童生长速度增加 1.57cm / 年,尚未观察到严重的药物不良反应,耐受性良好,第 1 个被美国食品药品监督管理局批准治疗 5 岁以上骨骺线未闭合的儿童 ACH 患者药物。 另一获得 FDA 和 EMA 孤儿药资格认定的 TransCon CNP Ⅱ期临床研究正在全球范围内进行。 TransCon CNP 是 1 种采用“暂时连接”技术的长效 CNP 前体药物,Ⅰ期临床研究显示以每周 1 次给药方式提供持续的 CNP 水平,同时心血管不良反应发生风险低,有望成为 1 种有效且耐受性良好的药物。 其他靶向药物,如针对 FGFR3 配体药物 Recifercept 以及针对 FGFR3 和下游信号药物 Infigratinib 和 Meclozine,已进入临床Ⅱ期研究中,Meclozine 的Ⅰa 期研究显示 ACH 儿童对该药耐受良好,无毒物累积不良反应。 期待这些针对疾病发病原因的药物可能在疗效、安全性及患者依从性等各个方面有所突破,给 ACH 患者带来更多和更有效的治疗途径。

ACH 患者的综合管理是一种多学科方法,通过典型的临床症状和放射学特征,结合分子检测结果在出生后早期做出明确的诊断通常并不困难。 然而,现在所能提供的治疗管理质量因为目前已有经验不足而大打折扣。 尽管未来可能以通路为驱动的治疗方法提上日程,但仍然需要针对软骨发育不全后遗症的自然病程和最佳干预开展高质量的临床研究。

第三节 成骨不全

成骨不全(osteogenesis imperfecta,OI) 又称脆骨病,是一种编码Ⅰ型胶原蛋白基因突变的常染色体显性遗传为主的遗传性全身性结缔组织疾病。 临床表现以骨密度降低、骨脆性增加、骨量减少、伴有其他结缔组织异常为特点,还包括蓝巩膜、牙釉质发育不全、进行性耳聋、骨质疏松、多发性骨折、进行性骨骼畸形、身材矮小、肌腱和韧带松弛等。 少数为常染色体隐性遗传。 其发病率为 1:20000~1:15000,无性别差异。

一、发病机制

骨组织主要由有机质和无机质组成。 Ⅰ型胶原蛋白占骨有机质成分的 90%以上,对于维持骨骼结构的完整性和生物力学性能至关重要。 OI 的发病机制是由Ⅰ型胶原蛋白编码基因或其代谢相关调控基因突变,导致Ⅰ型胶原蛋白数量减少或质量异常,引起骨皮质变薄、骨小梁纤细或形态异常,使骨密度显著降低、骨微结构损害、骨强度下降,反复发生骨折和进行性骨骼畸形,其遗传模式主要呈常染色体显性遗传,少数呈常染色体隐性遗传,罕有 X 染色体伴性遗传。

OI 可由多种致病基因突变所致,目前已报道的致病基因至少有 21 种。 Ⅰ型胶原由两条 α1 链和一条 α2 链构成有序的三螺旋结构,其编码基因 COL1A1 或 COL1A2 突变是导致 OI 的最主要原因,所致 OI 呈常染色体显性遗传。 如 COL1A1 / COL1A2 基因突变导致Ⅰ型胶原数量减少,常常引起轻型 OI;而 COL1A1 / COL1A2 基因突变导致Ⅰ型胶原三螺旋分子结构异常,往往引起中、重型 OI。 由干扰素诱导跨膜蛋白 5 基因(IFITM5) 突变所致具有独特临床表现的Ⅴ型 OI 也呈常染色体显性遗传。 少数 OI 呈常染色体隐性遗传或 X 染色体伴性遗传,其相关基因突变影响Ⅰ型胶原分子的修饰、组装、运输等过程,或影响骨骼矿化、成骨细胞分化等导致 OI。

二、临床表现

常表现为身材矮小、听力障碍,牙本质发育不全导致的牙变色、龋齿、牙脆裂,常有蓝巩膜或灰巩膜、缝间骨(Wormian 骨),以及骨脆弱、骨折、骨畸形等症状,以 I 型 OI 多见。

I 型 OI 是最轻的一种类型,表现为骨折、蓝巩膜、听力丧失三联征。骨折通常发生于学步行走之后,青春期后减少。骨畸形极轻,身高基本正常,牙本质发育不全极少见。

Ⅱ型 OI 为围生期致死型,患儿短小,因宫内骨折而长骨弯曲折叠,蓝巩膜或灰巩膜,颅骨大而软,X 线片示长骨粗短、多发长骨和肋骨骨折及畸形、广泛骨质疏松、椎体扁平等。多死于由胸廓小、肋骨骨折、肺炎及胶原相关性肺发育不良所导致的呼吸衰竭。

Ⅲ型 OI 是最严重的非致死型成骨不全,表现为进行性骨畸形,患儿可经历数百次骨折,多有三角脸,前额隆起,蓝巩膜或灰巩膜,牙本质发育不全,脊椎压缩,脊柱侧弯,扁颅底和颅底凹陷症,严重矮身材,长骨干骺端呈囊状和爆玉米花样改变。

Ⅳ型 OI 主要表现为中等严重程度,临床表现多样,与 I 型和重型表现类似,可经历数十次骨折,但多数能下床活动,巩膜变色,牙本质发育不全,扁后颅,听力丧失,不同程度矮身材等。

三、辅助检查

1.骨骼 X 线检查 表现为广泛骨质疏松、骨小梁减少、结构模糊、骨皮质变薄和多发性骨折并畸形。病变严重和发病早的四肢骨变粗变短,有多发性骨折和骨折断端骨痂形成,髓腔封闭,成角、假关节形成。发病较晚、病变较轻的四肢长骨骨干变细而不变短,骨质变薄,骨端增大。由于反复骨折和骨质软化可使长骨弯曲畸形。可有长骨囊状或蜂窝状改变。头颅呈超短头型,骨质菲薄,严重者似薄膜状,颅缝增宽并有缝间骨(Wormian 骨)。脊柱的改变主要为多发性压缩性骨折、脊柱侧弯和后突畸形,椎体骨质疏松受压变扁,呈双面凹陷及楔形变。骨盆因骨质软化和负重而呈漏斗状或三叶形。

2.B 超 主要用于产前胎儿重型 OI 诊断。胎儿四肢长骨均明显短小,部分弯曲、成角,骨折,骨密度下降,颅骨菲薄,部分有轻度脑积水;绝大部分合并羊水过多。胎儿软组织明显发育不良,心胸比增大,胸腹比减小,部分胎儿有胸腹腔积液,胎盘发育不良(体积小,胎盘功能与妊娠孕周不符)。

3.双能 X 线吸光分析检查骨密度 显示骨密度明显下降,Z 值多低于-2SD 以下。

4.血钙、磷、碱性磷酸酶 一般正常,少数患者碱性磷酸酶可增高。

5.基因突变检测 采用外周血、皮肤活检和绒毛膜绒毛活检进行 OI 相关基因突变分析是确诊成骨不全的可靠方法,并可指导遗传咨询。

四、诊断

OI 的临床诊断主要依据疾病的临床表现和影像学特点,包括自幼发病,反复脆性骨折史;蓝巩膜;听力下降;阳性骨折家族史;骨骼 X 线影像特征。此外,应注意排除多种遗传性及代谢性骨骼疾病,如软骨发育不全、低血磷性佝偻病、维生素 D 依赖性佝偻病、Fanconi 综合征、骨纤维异样增生症、低磷酸酶血症、肿瘤相关骨病和关节活动过度综合征等。

建议完成骨代谢生化指标、骨骼 X 线及骨密度等检查,以评估疾病的严重程度,并帮助鉴别诊断。OI 患者的血清钙、磷、碱性磷酸酶水平通常正常,骨转换生化指标(包括骨吸收指标和骨形成指标等)也在儿童相应的正常范围内,骨折后可有骨转换生化指标的一过性轻度升高。Ⅵ型 OI 具有独特的生化指标异常,即血清色素上皮衍生生长因子(pigment epithelium-derived factor,PEDF)水平显著降低。OI 患者骨骼 X 线影像如临床表现所述。

OI 患者的骨密度可以采用双能 X 线骨密度仪(dual-energy X-ray absorptiometry,DXA)进行测量,绝大多数 OI 患者的腰椎、髋部及全身骨密度值显著低于同龄、同性别正常人,骨密度 Z 评分往往<-2.0。然而,由 BMP1 基因突变所致的罕见类型 OI 患者的骨密度常升高,但骨强度下降,患者仍然会在轻微外力下反复发生骨折,其机制尚不清楚,可能 DXA 主要测量的是骨矿盐含量,不能充分反映骨基质蛋白的改变。

如患者出现明显生化指标异常或临床表现、骨骼 X 线片等具有 OI 难以解释的特点,应进行鉴别诊断,明确有无其他骨骼疾病的可能。

五、治疗

1.生活方式干预 跌倒容易诱发骨折,因此 OI 患者日常生活中应注意避免跌倒。患者反复骨折,活动受限,可能引起肌肉萎缩,因此应加强功能锻炼,以提高肌肉强度,改善身体协调能力,避免失用性骨质疏松的发生。进食含钙丰富的食物,加强户外阳光照射,促进皮肤合成维生素 D,也有益于患者的骨骼健康。

2.药物治疗 儿童 OI 患者,如存在椎体压缩性骨折,或 10 岁前发生两次以上长骨骨折,或 18 岁前发生 3 次以上长骨骨折,建议药物治疗;成人 OI 患者,发生椎体压缩性骨折或长骨骨折,建议药物治疗;绝经后和 50 岁以上男性 OI 患者,如骨密度符合骨质疏松(即骨密度 T 评分≤-2.5),也建议药物治疗。

适量的钙剂与维生素 D 有助于提供骨骼所需营养,可作为 OI 的基础治疗,但仅给予钙剂与维生素 D 制剂,不足以降低 OI 患者的骨折率。可根据患儿体质量,选择给予不同剂量的钙剂与维生素 D:患儿体质量<15kg,予元素钙 500mg / d;体质量≥15kg,予元素钙 1000mg / d;患儿体质量≤30kg,予普通维生素 D 500IU / d;体质量>30kg,予普通维生素 D 1000IU / d。成人 OI 患者的钙剂与维生素 D 的补充剂量,可参照骨质疏松症患者的处理原则。

目前广泛使用的对 OI 较有效的药物是双膦酸盐类(bisphosphonates,BPs)。甲状旁腺素类似物(parathyroid hormone,PTH1-34)、RANKL 单克隆抗体等药物也可能有一定疗效。

BPs 类似物:BPs 类药物属于骨吸收抑制剂,能够与骨骼羟基磷灰石结合,有效抑制破骨细胞活性,减少骨吸收,从而增加骨密度、降低骨折风险。由于 BPs 类药物治疗 OI 的适应证尚未获得批准,目前属于超适应证用药,需患者或其法定监护人签署知情同意书后方能使用。治疗 OI 的 BPs 主要包括第二代 BPs(阿仑膦酸钠和帕米膦酸钠)和第三代 BPs(唑来膦酸、伊班膦酸钠和利塞膦酸钠)。

治疗 OI 的 BPs 剂量、使用频率、药物疗程尚未达成共识。目前治疗 OI 较常使用的静脉 BPs 剂量为:帕米膦酸钠每年 9 ~ 12mg / kg 体质量,分为 3 ~ 4 次给药;唑来膦酸每 6 个月静脉输注 1 次,每次 0.05mg / kg 体质量。由于 OI 病情较原发性骨质疏松症严重,也可采用唑来膦酸每年静脉输注 1 次,每次 5mg,治疗 OI 患儿,其安全性也较好。由于口服 BPs 生物利用度较低,可给予每周 70mg 阿仑膦酸钠治疗中重度 OI 患儿。关于 BPs 对于 OI 患者的治疗疗程:由于药物治疗的前 2 ~ 4 年疗效最明显,建议患者至少接受两年的 BPs 治疗,后续治疗取决于骨折次数、骨痛和骨密度的改变情况。病情较轻的 OI 患者 BPs 治疗 4 年左右,有望骨密度达峰值骨量而停药,随访观察,而病情较重的 OI 患者则需要接受 BPs 治疗更长时间。对于重型 OI 患者,BPs 能够增加患者骨密度,但其降低骨折率的疗效尚需进一步观察。

BPs 主要通过肾脏排泄,肌酐清除率<35mL / min 的 OI 患者禁用。口服 BPs 治疗,需注意患者是否有反酸、胃灼热、上腹不适等胃肠道不良反应,具有食管狭窄、食管裂孔疝、反流性食管炎、消化性溃疡等胃肠道疾病者慎用。OI 患儿静脉输注 BPs 的常见不良反应包括:首次静脉输液后可能出现明显的急性期反应,如发热、头痛、恶心、肌痛、关节痛等,多在输液后 1 天内出现,持续 3 天左右缓解,发热明显者可予非甾体类抗炎药对症处理。再次输注 BPs 时,患者的急性期反应较少发生,且程度明显减轻。OI 患儿输注 BPs 后也可能出现一过性低钙血症、低磷血症等不良反应,应给予补充钙剂及维生素 D 制剂,以减轻此不良反应。BPs 的罕见不良反应包括:虹膜炎、黏膜炎、皮疹、肝损害、非典型性骨折等。虽然 BPs 相关的下颌骨坏死极其罕见,但建议 OI 患者在 BPs 治疗期间避免拔牙、种植牙等有创口腔治疗。

PTH 类似物:PTH 类似物属于骨形成促进剂。小剂量、间断 PTH1-34 治疗可增加成骨细胞活性,促进骨形成、增加骨密度,可能对 OI 患者有益。小样本成年 OI 患者接受 PTH1-34 20μg / d 皮下注射,治疗 18 个月,腰椎、股骨颈及全髋骨密度显著增加,但其对患者骨折率的影响,尚需大样本研究评估。目前该药尚无用于儿童的安全性资料,不推荐使用。

狄诺塞麦(denosumab):狄诺塞麦属于骨吸收抑制剂,是 RANKL 的单克隆抗体,能够减少破骨细胞的生成与活性,从而抑制骨吸收、增加骨密度、降低骨折风险。有小样本 OI 患儿接受狄诺塞麦治疗,每 12 周皮下注射 1mg / kg 体质量狄诺塞麦 1 次,治疗 2 年,患者骨密度升高、骨折次数下降,椎体出现再塑形,且耐受性较好,少数患者出现低钙血症、感染、皮炎、湿疹等不良反应。狄诺塞麦对 OI 患者的远期疗效和安全性,尚需评估。

3.手术治疗 对于发生不稳定骨折、骨折延迟愈合或不愈合,出现严重骨骼畸形、严重或反复关节内骨折造成创伤性关节炎,引起 OI 患者活动受限,明显影响生活质量时,需行手术治疗。

骨折固定手术:OI 患者常见骨折部位包括四肢长骨干、椎体、髋部等,手术治疗需充分评估风险与获益。术前获取受累骨的完整影像学资料对于选择手术方式至关重要。手术常见并发症包括骨折延迟愈合或不愈合、畸形愈合、内固定松动等。OI 不影响骨折愈合时间,术后制动时间无须延长。

四肢骨折。最常见的骨折为轻微外力下四肢长骨横断性骨干骨折。通常情况下,稳定骨折首选非手术治疗。如骨折造成肢体力线不良或骨折端不稳定,需手术复位及固定。OI 患者的尺骨鹰嘴骨折及髌骨骨折发生率较正常人群明显增高,这两种骨折均属于关节内骨折且不愈合可能性大,多需手术治疗,以恢复正常解剖结构及肢体功能。大多数四肢骨折手术选择内固定治疗。与接骨板相比,髓内钉可避免应力集中,内固定物周围骨折发生率更低。由于 OI 患者常有骨解剖结构异常,如非线性髓腔或髓腔闭锁、肢体超生理弯曲或短缩,骨折可能导致解剖结构变化,这些情况都会增加手术难度,导致术中置入髓内钉困难。髓内固定困难时,也可考虑选择锁定接骨板或单臂多功能外固定器行外固定。OI 患者骨折不愈合率高于正常人,骨折不愈合或延迟愈合可导致再骨折或成角畸形。如四肢骨折术后出现畸形加重、再骨折或骨折不愈合,可考虑翻修和矫形手术。

脊柱骨折。OI 患者骨密度较低,常并发韧带松弛,发生脊柱骨折的风险较高。成年 OI

患者发生椎体压缩性骨折后,椎体成形术可明显缓解疼痛,但需注意手术并发症的可能。后凸成形术中球囊扩张形成的腔隙有利于骨水泥稳定填充,减少渗漏。椎体爆裂性骨折、脊柱不稳定或形成严重后凸或侧凸畸形者,需在充分术前评估下,酌情采用内固定及脊柱融合术。

关节置换手术:OI 患者,发生严重或反复的关节内骨折,可能导致创伤性关节炎,骨骼疾病本身也可进一步加重创伤性关节炎。成年 OI 患者的创伤性关节炎常选择保守治疗,对于保守治疗不能缓解疼痛、日常生活明显受影响及需要用助行器辅助行走者,可考虑关节置换手术。术前须充分评估骨骼的强度、肢体的力线,选择合适的关节假体。OI 患者关节置换术后松动风险较大,翻修率较高,建议选用骨水泥假体。未见大样本 OI 患者行关节置换手术的报道,因此手术效果尚不确定,选择关节置换手术应慎重考虑。

值得注意的是,由于儿童患者行椎体成形术、脊柱内固定及脊柱融合术、关节置换术的临床资料很少,须根据临床情况谨慎判断手术指征,尤其对低龄儿童一般不建议手术治疗。

肢体及脊柱矫形手术:四肢矫形手术适合于肢体反复发生骨折、骨折不愈合、形成假关节或肢体畸形严重影响生活质量的 OI 患者。重度畸形明显增加再骨折的风险,也可能使新发骨折难以愈合。下肢矫形手术可以减轻患儿的疼痛,帮助患儿尽快学习站立和行走。手术方案常选择截骨矫形联合髓内钉内固定术,可根据下肢畸形的严重程度及骨骼形态选用开放截骨或经皮微创截骨。手术时机建议选择患儿开始尝试站立且学习走路之前;同时患儿长骨的髓腔直径达到能够放置弹性髓内钉或可延长髓内钉的标准。手术最主要并发症为截骨后骨愈合不良,治疗方法包括植骨及接骨板辅助髓内钉内固定。

骨骺已闭合的成年患者,可使用常规髓内钉。术中根据患者的髓腔宽度进行适当扩髓,尽量植入大直径髓内钉并行远近端交锁,以增加内固定系统的稳定性。截骨后断端可行自体骨或同种异体骨植骨。对于骨骺未闭合的儿童患者,应注意保护骨骺、保持患肢生长潜能,此时弹性髓内钉具有优势。但弹性髓内钉易发生退钉、髓内钉末端刺激局部软组织、突出部位穿破皮肤引发感染、肢体短缩、内外翻畸形等并发症。为保护关节、减少髓内钉移位、降低手术创伤,可使用可延长髓内钉。

上肢畸形矫治的主要适应证为反复骨折导致肢体活动严重受限。上肢畸形严重影响患者生活质量时,可通过手术恢复患肢功能,提升自理能力。由于上肢长骨髓腔较细,可使用直径较小的克氏针,其放置方法简单,与可延长髓内钉相似。术后无须延长制动时间,建议佩戴支具,尽早开始康复训练。

OI 患者具有骨质疏松、韧带松弛的特点,并发脊柱侧凸或后凸发生率较高,可能明显影响患者肺功能。OI 患者脊柱侧凸角度超过 45°时,建议手术治疗,以保护肺功能及改善身体外形,手术时机建议选择在青春期开始后。但仍应谨慎对 OI 儿童患者行脊柱融合手术,以保留脊柱的活动度及生长潜能。脊柱矫形手术并发症发生率较高,主要包括术中出血及内固定松动等,建议应用椎弓根螺钉辅以骨水泥强化。术中应进行脊髓监测,以减少神经损伤的风险。

4.康复治疗 康复训练有助于增强 OI 患者的肌肉力量,改善活动能力。下列情况康复训练尤为重要:婴幼儿期出现生长发育延迟,创伤、骨折或手术后因畏惧疼痛而影响肢体活动功能。康复训练包括:特定关节的伸展及肌肉力量训练;适当负重训练;水疗;应用适当辅助工具弥补身材短缩、畸形所致生活不便;佩戴合适的下肢支具,弥补关节松弛和肌肉无力对下肢功能的影响;选择合适的助行工具,行走训练等。

5.分子治疗 OI 分子治疗策略包括自体骨髓干细胞基因改良后回输、反义寡核苷酸抑制技术、病毒介导的基因添加技术等,目前处于研究阶段,尚未应用于 OI 患者的临床治疗。

第四节 脊柱骨骺发育不良

脊柱骨骺发育不良(spondyloepiphyseal dysplasia,SED) 指一组主要累及脊柱骨骺和长骨末端骨骺的进行性骨软骨发育不良。 临床特征为短躯干型矮小、骨骺畸形、扁平椎体和继发性骨关节炎。 根据发病时间分为先天性脊柱骨骺发育不良(spondyloepiphyseal dysplasia con-genita,SEDC,MIM183900) 和迟发性脊柱骨骺发育不良(SEDT) 。 后者以 X 连锁迟发性脊椎骨骺发育不良(MIM 313400) 最为多见。

一、发病机制

COL2A1 基因的杂合突变是 SEDC 最常见的病因。 大多数 SEDC 的发生通常与 12 号染色体长臂上编码Ⅱ型胶原的 COL2A1 基因突变有关。 COL2A1 基因的杂合子突变导致的一组疾病总称为Ⅱ型胶原病(MIM 120140),常见的临床表型包括Ⅰ型 Stickler 综合征(MIM 108300) 、Kniest 发育不良(MIM 156550) 、Ⅱ型软骨成长不全(MIM 200610) 、骨关节病(MIM 165720) 、Wagner 综合征 (MIM 143200) 、 Strudwick 型脊柱骨骺干骺端发育不良 (MIM 184250) 、脊柱干骺端发育不良(spondylometaphyseal dysplasia,SMD,MIM 184252) 和不常见的表型,包括双侧缺血性股骨头坏死(MIM 608805) 、脊柱周围发育不良(spondyloepiphyseal dysplasia,SPPD,MIM 271700) 。

COL2A1 基因编码Ⅱ型胶原前 a1 链,3 条单一的前 a1 链构成Ⅱ型胶原蛋白。 Ⅱ型胶原蛋白是在Ⅱ型前胶原蛋白的基础上加工成熟而成的。 前 a1 链中间含有 300 个 Gly-X-Y 重复序列,Gly 为甘氨酸,X 位置上常常是脯氨酸,Y 位置上常是羟基脯氨酸残基,Gly-X-Y 重复序列的两侧是 N 端和 C 端前肽。 前 a1 链首先经过转录后的修饰,包括 Y 位置的脯氨酸残基的羟化,然后折叠成成熟稳定的三螺旋前胶原蛋白分子分泌到细胞外。 经酶裂解 N 端和 C 端前肽,Ⅱ型前胶原蛋白成熟为Ⅱ型胶原蛋白。 在纤维形成的早期阶段,胶原分子相互作用的关键依赖于胶原分子特异的 Gly-X-Y 重复序列的位点。 另外,Ⅱ型胶原纤维的形成还受其他大分子如蛋白聚糖和非纤维的胶原的调节。 因此,COL2A1 基因的突变,导致了Ⅱ型胶原病的发生。

二、临床表现

1.先天性脊柱骨骺发育不良 表现为长骨的骨骺发育异常,脊柱、骨盆、四肢骨化延迟,身长短小,脊柱短,伴有腭裂及马蹄足。 随着年龄增长,出现椎体不规则骨化、发育不良,形成严重的扁平椎及脊柱后/ 侧弯畸形,伴有髋内翻、畸形足、面部扁平等。 常有近视、视网膜剥离和耳聋等严重并发症。

2.X 连锁迟发性脊椎骨骺发育不良 患者出生正常,多在儿童期出现骨骼异常,表现为生长迟缓,短躯干型矮小、颈短、肩峰高耸和桶状胸,脊柱畸形、早发的大关节骨关节炎,尤其在髋部。 成年后全身骨骼出现退行性变、大关节破坏、骨痛、行走障碍,最终致残,患者多数在 60 岁前死亡。

三、辅助检查

1.生化检验 血钙、磷和碱性磷酸酶正常,血尿生化无改变。 合并骨质疏松时,PTH 水平升高。

2.X 线检查

(1) 先天性脊柱骨骺发育不良:新生儿期 X 线改变不明显,仅可见脊柱、骨盆、四肢骨化延迟,随年龄增长表现出椎体不规则骨化,发育不良,形成严重的扁平椎及脊柱后凸畸形。齿状突亦常发育不良,髂骨翼变短、变方,体部相对宽大,脱臼呈水平位且加深。 耻骨化骨棱延迟、骨化差。 股骨头、颈发育不良、髋内翻。 胸廓前凸呈铃形。

(2) X 连锁迟发性脊椎骨骺发育不良:脊椎椎体普遍变扁、呈舌样变,椎体后部呈驼峰样凸起,椎间隙中后部变窄,以胸腰段明显。 椎弓根发育正常,椎弓间距及椎管矢状径无明显改变,椎体小关节模糊,椎体韧带部分骨化。 骨盆发育较小,髂骨翼变小、变方,闭孔径髋臼角加大。 股骨头、颈发育较小。 髋、膝、踝、肘、腕等关节较早出现退变,骨质疏松明显。 头颅骨及手掌指骨均无明显改变。

四、诊断与鉴别诊断

1.诊断 典型的临床表现及影像学检查为诊断依据,确诊需要通过基因诊断。

2.鉴别诊断 此病需与短躯干性侏儒鉴别。

(1) 黏多糖病Ⅳ型:为短躯干型矮小,脊柱、四肢等多部位骨骼畸形,易与本病混淆。 但常有特殊面部表现,头大、眼距宽、角膜混浊,鸡胸,腰背部后凸,关节僵硬。 伴有肝脾大,可合并心脏畸形。 X 线表现为脊柱胸腰椎呈楔形、三角形小椎体改变。 尿检硫酸软骨素增多。

(2) Kniest 病:常染色体显性遗传或遗传不确定。 出生时头大面圆,塌鼻。 颈短,脊柱前凸或侧弯后凸。 也可有腭裂、近视及视网膜剥离,腿、臂短,关节菱形肿胀,进行性关节僵硬,步态失常。 X 线片颅面比例失常。 腰椎椎弓根间距变小。 长骨变短,干骺端张开,骨骺增大并有不规则斑点状钙化,股骨头颈增大等。

(3) 脊椎干骺发育不良:常染色体显性遗传,儿童早期出现发育迟缓(1 ~ 4 岁),短颈,短躯干,脊柱侧弯后凸。 X 线示椎体变扁,前缘呈舌状前伸,长骨干骺端张开、不规则,骨骺正常。

五、治疗

此类疾病目前尚无有效的治疗方法。 严重者在生后因缺氧而死亡,晚发型患儿成年后积极治疗并发症,避免可能损伤脊柱和大关节的运动,可能需骨骼矫正或关节置换术,治疗腭裂、近视等并发症。 并且适当进行心理治疗和开展遗传咨询。 进行产前检查,保证优生是预防此类疾病的有效方法,降低疾病的发生率。

第五节 先天性甲状腺功能减低症

先天性甲状腺功能减低症(congenital hypothyroidism,CH) 是由多种原因引起的甲状腺素合成、分泌或生成效应不足所导致的一组疾病,主要临床表现为体格和智力发育障碍。 该病在不同国家的患病率不同,我国发病率约为 1 / 2050,美国的发病率为 1 / 5000 ~ 1 / 3600,欧洲为 1/3000,男女比率为 1∶2。

一、病因分类

按照疾病转归和预后,可分为永久性甲低和暂时性甲低。永久性甲低如甲状腺缺如、甲状腺发育不良等,患儿机体甲状腺素持续缺乏,需终生药物替代治疗。暂时性甲低病因多为母孕期碘缺乏、新生儿期碘暴露、母亲罹患自身免疫性甲状腺疾病、肝脏血管瘤、早产儿甲状腺发育不成熟等,导致甲状腺素暂时性分泌不足,多在 2~3 岁可顺利减停甲状腺素替代药物。

二、发病机制

尽管 CH 的筛查和诊断较为成熟,但有关其发病机制的研究仍显不足。研究发现,CH 的致病机制主要分为:甲状腺发育异常(占 80%~85%),如缺失、发育不全或异位甲状腺;先天性酶缺陷以致甲状腺激素合成异常(15%~20%);暂时性甲状腺功能减退及其他因素。

1.甲状腺缺失或发育不全 患病率约为 1/4000,多为散发,非遗传性。病因主要是胚胎期甲状腺发育障碍,若母亲患甲状腺疾病,产生甲状腺抗体或接受放射碘治疗后服用甲状腺药物,会通过胎盘传给胎儿,破坏胎儿甲状腺组织,造成甲状腺缺如,或仅有少量甲状腺组织发育。另外,还可能为胎儿受有毒物质影响造成发育缺陷,或胎儿早期促甲状腺激素分泌减少,致使甲状腺发育不良。甲状腺组织缺如另一个可能的原因为胚胎早期甲状腺停留在舌根部或异位在喉头前、胸腔内或气管内,以舌根部异位甲状腺最多见。

2.甲状腺激素合成途径缺陷 又称家族性甲状腺激素合成障碍,是导致先天性甲状腺功能减退的第二位常见原因,患病率约为 1/30000。这种缺陷可发生在碘的转运和氧化、碘与酪氨酸结合、甲状腺球蛋白的合成和水解、甲状腺激素的脱碘等任一过程中,为常染色体隐性遗传病。当生成障碍为不完全性或功能代偿时,甲减症状可延迟多年才发生。

3.暂时性甲状腺功能减退 一般在生后 3 个月左右缓解。常见原因是母体内的促甲状腺激素受体阻断型抗体(TRBAb)通过胎盘进入胎儿体内,抑制胎儿甲状腺激素的合成。这种抗体的半衰期为 6.5 天,通常在 3 个月内消失,多发生于早产儿。

4.其他 如促甲状腺激素缺乏、甲状腺或靶器官反应低下和继发性甲状腺功能减退等。

三、分子生物学病因

机制先天性甲状腺功能减低症(CH)大多数为散发病例,属常染色体隐性遗传的约占 15%。为明确儿童 CH 的病因,20 世纪 90 年代以来,国内外学者对影响甲状腺发育和甲状腺激素合成的众多基因进行了探索。目前研究结果显示有 23 种基因与先天性甲状腺功能减低症相关,根据基因功能的不同将 CH 相关的致病基因分为两大类:①与甲状腺发育不良有关的基因,包括 TSHR、PAX-8、NKX2-1、FOXE1 和 NKX2-5 等;②与甲状腺激素合成障碍有关的基因,包括 DUOX2、TPO、TG、SLC5A5、SLC26A4、DUOXA2 等。

1.促甲状腺激素受体 促甲状腺激素受体(thyroid stimulating hormone receptor,TSHR)是 G 蛋白偶联受体超家族成员,TSHR 基因定位于人类染色体 14q31,长度为 60kb,共有 10 个外显子和 9 个内含子,编码 764 个氨基酸,突变以常染色体隐性或显性遗传,是导致 CH 的最常见的病因,已发现 40 余种突变,于第 10 外显子处最多见且表型严重。TSHR 位于甲状腺滤泡细胞膜上,通过介导促甲状腺素(TSH)调节甲状腺生长发育、代谢和功能,所以其基因突变可能会导致先天性甲状腺功能减低症。对 TSHR 基因敲除小鼠的研究表明,甲状腺的发育是由 TSHR 控制的,据报道其 2 个等位基因的失活性突变表现为完全或部分对 TSH 不敏感,分别引起甲状腺发育不良,所致的严重甲减表现为甲状腺激素合成和分泌无或量很少。TSHR 基因突变引起的先天性甲状腺功能减低症与先天性甲状腺缺如难以鉴别。TSHR-G 蛋白 Camp 级联反应的下游或其他影响甲状腺发育的基因可能成为候选基因。TSHR 基因的功能失活性突变可以导致促甲状腺激素抵抗从而造成先天性甲减,这是导致先天性甲状腺功能减退最常见的遗传因素。目前已经发现四十余种 TSHR 基因的功能失活性突变,
而在中国先天性甲减患儿中发现了 20 种 TSHR 基因突变。我国 Fu 等的研究显示,先天性甲状腺功能减退患儿 TSHR 基因突变的发生率达 1.6%,其中 p. R450H 突变的发生率尤其高。目前对于 TSHR 的 p.G132R 及 p.A553T 位点突变与 CH 发病的关系存在争议,因此对于 TSHR 的进一步研究对疾病的诊断、病因的探讨及治疗具有重要意义。

2.配对盒基因 8(PAX-8) 20 世纪 90 年代中期,在动物实验中通过体外细胞培养和基因敲除证实,3 个特异的甲状腺转录因子(TTF-1、TTF-2、PAX-8) 参与调控甲状腺原基的形成、分化和增生的过程。PAX-8 基因定位于人类染色体 2q12 ~ q14,具有保守结构,可识别
特异 DNA 序列并与之结合。几乎所有 PAX 基因最初的表达都是在胚胎时期,尤其是在胚胎发育的早期(除了少数几个 PAX 基因家族成员在成熟的组织中也有表达),并且其表达效率与发育时间的长短成反比。在甲状腺发育不良的散发和遗传性甲状腺功能减退患者中发现了人类 PAX-8 基因的突变。患者的表现可以是甲状腺的发育障碍(如异位和发育不良),也可以是甲状腺激素的合成障碍,其症状较轻,不伴有甲状腺肿大。研究者还提出也许存在其他的 PAX 基因或影响 PAX 基因发挥作用的因素共同参与甲状腺的发育,它们的异常也会导致 CH 的发生。PAX-8 基因突变的发生率很低,并且不同种族和地区也不同,法国由 PAX-8 基因致病性突变造成先天性甲减的发病率是 8. 4%,而捷克的先天性甲减患儿中 PAX-8 基因的突变率只有 0.5%。近年有研究报道在中国先天性甲减患儿中找到了多种 PAX-8 基因突变。2015 年一项研究发现,384 例中国先天性甲减患儿中有 2.38%是由 PAX-8
基因突变导致的。但最新研究显示中国先天性甲减患儿 PAX - 8 基因突变的发生率仅占 1.1%。因此,需要加大样本量对 PAX-8 基因的致病性加以证实。

3.甲状腺过氧化物酶 约 10%的 CH 由甲状腺激素合成障碍引起,而引起甲状腺激素合成障碍的原因之一是甲状腺过氧化物酶(thyroid peroxidase,TPO) 的缺陷。TPO 是一种含铁叶琳的膜结合蛋白,TPO 基因位于人染色体的 2p25. 3, 共有 17 个外显子, 长度为 150kb, mRNA 全长 3048bp,编码 933 个氨基酸。TPO 分子上具有碘化物和酪氨酸结合的部位,碘化
物和酪氨酸可以被氧化成游离基的形式,它们结合起来合成碘化酪氨酸。所以,TPO 负责甲状腺球蛋白中的酪氨酸的碘化和偶联,是甲状腺激素合成过程中的关键酶。TPO 基因突变呈常染色体隐性遗传,在甲状腺素合成障碍中发生率最高,约为 1 / 60000,已发现 90 余种突变,外显子 8、9、11 和 14 是突变热点;研究显示,TPO 基因突变可能是引起先天性甲减最常见的原因,而大多数甲状腺内分泌障碍的患者都是 TPO 基因突变造成的。2015 年 Fu 等对
我国先天性甲减患者进行 TPO 基因筛查,发现 1%的先天性甲减是由 TPO 基因的致病性突变导致。另有研究显示,c.2268insT 是中国大陆和台湾地区先天性甲减患儿 TPO 基因最常发生的突变。

4.双氧化酶 2 双氧化酶 2(dual oxidase 2,DUOX2) 是 NADPH 氧化酶家族成员,是 H_2O_2 产生的催化核心,DUOX2 基因是碘有机化的重要调控基因。DUOX2 基因位于人类染色体 15q15.3 区域,长约 22kb,含有 34 个外显子,其 mRNA 长 6376bp,由 26 个氨基酸组成的信号肽和随后的 1522 个氨基酸构成,其突变呈常染色体隐性遗传。DUOX2 主要在甲状腺组织中表达,有机化碘是甲状腺激素合成的限速步骤,而 DUOX2 基因是甲状腺激素碘有机化过程中的重要调控基因。DUOX2 基因发生突变,则造成 DUOX2 功能异常,不能正常提供电子受体 H_2O_2,使碘不能有机化而导致甲状腺激素合成不足,这是 CH 的发病机制之一。2002 年 J.C. Moreno 对在 CH 患者中 DUOX2 基因的突变进行了首次报道。到目前为止已报道 DUOX2 基因大约有 110 多个不同类型的突变位点。有学者提出, p. Y246X 可能是中国 DUOX2 基因的热点突变,国内也有相关报道;Fu 等对中国先天性甲减患者的 DUOX2 基因进行大样本筛查,发现突变率可以达到 29%,其中 p.K530X、p.R683L 和 p.L1343F 发生率较高。中国人群中 DUOX2 基因的突变较为常见,有研究发现在中国人群中近 40%的 CH 是由 DUOX2 基因突变导致的。综合各文献报道可认为 DUOX2 基因突变具有明显的人群特异性,主要集中在中国、日本等亚太人群中,DUOX2 基因突变可能是亚洲 CH 患儿的最常见的致病基因之一。

5.甲状腺球蛋白 甲状腺球蛋白(thyroglobulin,TG) 是一种 660kDa 的同型二聚体糖蛋白,在甲状腺组织中的表达量最大。表达人类 TG 的基因位于 8q24,由 48 个外显子组成。甲状腺内分泌障碍发生的主要原因是碘化物有机化缺陷,而碘的有机化和偶联均发生在甲状腺球蛋白上,因此 TG 基因的突变可以造成甲状腺内分泌障碍的发生,部分 TG 缺陷是以常染色体显性方式遗传的。中国人群中由 TG 基因突变导致的先天性甲减发生率为 1 / 1010000。我国已经发现 30 余种与先天性甲减有关的 TG 基因突变。2016 年有学者对中国人先天性甲减患者进行大样本 TG 基因筛查,发现一种中国人特异性致病性突变 c.274 + 2T>G,提示 TG 在先天性甲减的遗传学发病机制中可能起着重要的作用。

综上所述,近年来 CH 遗传学研究取得了较大进展,基因学分析有助于基因诊断和遗传咨询。目前研究者主要是针对甲状腺缺失或发育不全和甲状腺激素合成途径缺陷这两种发病机制进行相关基因,如 TSHR、PAX-8、TG、TPO 及 DUOX2 等基因的研究,以对 DUOX2 基因的研究最多,在这些基因中发现的众多突变位点为先天性甲减致病机制的研究提供了依据。但 NKX2.1、FOXE1、NKX2.5、HHEX、DUOXA2、SLA26A4 及 NIS 等基因突变所致先天性甲减的发生率极低,研究尚不深入。综合国内外已有成果,已知基因并不能充分解释 CH 的遗传机制。随着分子技术的发展,通过深入发掘新基因、扩大基因谱筛查,研究基因功能及其调控因素、环境因素等,CH 遗传学发病机制将更加明晰。国际上已经发现多种与先天性甲减发病相关的候选基因,要筛选出中国人先天性甲减的基因谱,还需要验证候选基因突变与先天性甲减之间的关系。最后,研究应致力于筛查发生率较高的基因突变并通过功能实验加以验证,为先天性甲减的临床诊治提供有力依据。

四、临床表现

1.新生儿期的症状 多数先天性甲状腺功能减退症患儿在出生时并无症状,因为母体甲状腺素(T_4) 可通过胎盘,维持胎儿出生时正常 T_4 浓度中的 25% ~ 75%。新生儿期该症症状出现的早晚及轻重与甲减的强度和持续时间有关,约有 1 / 3 的患儿出生时微大于胎龄儿、头围大、囟门及颅缝明显增宽,可有暂时性低体温、低心率、极少哭、少动、喂养困难、易呕吐和呛咳、睡多、淡漠、哭声嘶哑、胎便排出延迟、顽固性便秘、生理性黄疸期延长、体重不增或增长缓慢、腹大,常有脐疝、肌张力减低。由于周围组织灌注不良,四肢凉、苍白、常有花纹。额部皱纹多,似老人状,面容臃肿,鼻根平,眼距宽、眼睑增厚、睑裂小,头发干枯、发际线低,唇厚、舌大,常伸出口外,重者可致呼吸困难。

2.婴幼儿及儿童期症状　主要表现为智力落后及体格发育落后。

(1) 特殊面容,表现为塌鼻、眼距宽、舌厚大且常伸出口外、面色苍黄、表情呆滞、面容水肿,皮肤粗糙、干燥,贫血貌,鼻唇增厚,头发稀疏、干脆、眉毛脱落。

(2) 智力发育迟缓,神经反射迟钝,言语缓慢,发音不清,声音低哑,多睡多动。表情呆滞,视力、听力、嗅觉及味觉迟钝。有幻觉、妄想,抑郁,木僵,昏睡,严重者可精神失常。

(3) 生长发育落后,骨龄落后,身材矮小,四肢短促,身体上部量大于下部量,行动迟缓,行走姿态如鸭步。牙齿发育不全。性发育迟缓,青春期延迟。

(4) 可有便秘,全身黏液性水肿状,心脏可扩大,可有心包积液。

(5) 可有骨痛和肌肉酸痛,肌张力低。

地方性甲状腺功能减低症者因胎儿期缺碘而不能合成足量的甲状腺激素,严重影响中枢神经系统的发育。临床表现有两种,一种以神经系统症状为主,出现共济失调、痉挛性瘫痪、聋哑和智力低下,而甲状腺功能减退的其他表现不明显。另一种以黏液性水肿为主,有特殊的面容和体态,智力发育落后而神经系统检查正常。

五、筛查与阳性召回

CH 大多数为散发病例,少数有家族史,很难发现高危因素。并且,先天性甲状腺功能减低症在新生儿期往往缺乏特异的临床症状,表现不明显,给早期诊断带来了困难。如果不能早期确诊并进行治疗,将造成不可逆转的严重后果,引起小儿智力低下。因此,对新生儿进行群体筛检,从而使患儿在临床上未出现疾病表现,而其体内生化、激素水平已有明显变化时做出早期诊断,结合有效治疗,避免患儿重要脏器出现不可逆性的损害,对于保障新生儿正常的体格和智力发育具有重要意义。

1.新生儿筛查　我国从 20 世纪 80 年代开始进行 CH 新生儿筛查项目,在 1998 年以前,我国 CH 筛查以放射免疫分析法(RIA) 为主;1998 年以后,CH 筛查主要采用灵敏度较高的时间分辨免疫荧光分析法(DELFIA),部分地区采用酶联免疫吸附法(ELISA) 和酶免疫荧光分析法(EFIA) 。

中华人民共和国卫生部颁布的《新生儿疾病筛查技术规范(2010 版)》规定新生儿先天性甲低筛查方法为足月新生儿出生 72 小时后,7 天之内,并充分哺乳,足跟采血,滴于专用滤纸片上制成干血滤纸标本。送实验室后采用时间分辨免疫荧光分析法,检测血斑中促甲状腺激素(TSH) 值,对筛查可疑阳性患儿进行召回。TSH 筛查切值的确定是筛查工作中重要一环,初筛时应以防止漏诊为主,故 TSH 的临界值需符合敏感度高、特异度稍低、无假阴性率的原则。直接采用试剂盒说明书中的切值并不科学,根据本地区筛查数据进行切值重设定可获得更高的筛查特异度。百分位数法是国际上切值确定最常用的方法之一。

2.召回随访制度

(1) 筛查阳性是指所送检筛查标本的实验检测指标的结果超出正常值参考范围,提示标本对应的新生儿可能患有某种先天性遗传代谢病。获得筛查阳性结果应紧急处理、通知家长、召回患儿进一步检查和开始相应治疗。中华人民共和国卫生部颁布的《新生儿疾病筛查技术规范》要求筛查阳性结果出来后 7 天内要召回疑似患儿进行复查,筛查疾病的确诊和治疗不得晚于出生后 42 天。

(2) 追踪随访机构(一般为采血机构)应依托区域内的妇幼保健网络,建立和完善新生儿遗传代谢性疾病筛查可疑阳性儿童和确诊患儿的召回随访网络,对新生儿疾病筛查进一步加大宣传,普及人民群众相关知识。

(3) 追踪随访机构在接到实验室检测机构复查的电话或出具的可疑阳性报告后,应立即通过电话或书面等方式通知新生儿的监护人,敦促并确保可疑阳性患儿在规定时间内(7 个工作日内)到实验室检测机构进行复查和确诊,以尽早得到治疗和干预。

(4) 将可疑和阳性患儿及时召回复查确诊,并将他们的信息资料登记并录入计算机备查。筛查中心收到复查血片后优先检测。对复查结果阳性的患儿,筛查中心于 1 周内电话通知家长,需进一步确诊和治疗,并电话通知采血医院,在“新生儿疾病筛查采血登记本”中标记“复查阳性”。对复查结果阴性的患儿,筛查中心通知采血医院,并予标记“复查正常”。对确诊的阳性患儿,建立病案,给予治疗并追踪随访。

(5) 对由于地址不详或拒绝随访等原因造成的失访可疑阳性患儿,追踪随访机构必须注明原因,并告知采血机构、实验室检测机构或治疗机构备案。

(6) 确诊阳性者需每 3 个月随访 1 次,1 岁后每半年 1 次。治疗 18 个月以上,予以智商测定(盖什尔法)和体格检查。每次通知或访视均需记录,相关资料保存 10 年。

(7) 追踪随访机构应按照筛查疾病的不同诊治要求,协助治疗机构做好确诊患儿的定期访视,并按照儿童系统保健管理的要求做好患儿的生长发育监测工作。

六、诊断

1.新生儿筛查　国家卫生健康委员会相关文件规定新生儿先天性甲减筛查方法为足月新生儿出生 72 小时后,7 天之内,并充分哺乳,足跟采血,滴于专用滤纸片上测定干血滤纸片 TSH 值。TSH 浓度的阳性切值根据实验室及试剂盒而定,一般大于 10~20mU/L 为筛查阳性。

2.确诊性检查　测定血清游离甲状腺激素(free thyroxine,FT_4)和促甲状腺激素(thyroid-stimulating hormone,TSH),若血清 TSH 增高、FT_4 降低,诊断为先天性甲减;若血清 TSH 增高、FT_4 正常,可诊断为高 TSH 血症;若 TSH 正常或降低、FT_4 降低,诊断为中枢性甲减。

3.其他辅助检查

(1) 甲状腺 B 超:可评估甲状腺发育状况但对异位甲状腺判断不如放射性核素显像敏感,甲状腺肿大常提示甲状腺激素合成障碍或缺碘。

(2) 甲状腺放射性核素摄取和显像:可判断甲状腺的位置、大小、发育情况及摄取功能。

(3) X 线摄片:新生儿膝关节正位片显示股骨远骨端骨化中心出现延迟提示可能存在宫内甲减,幼儿和儿童手腕部摄片可显示骨成熟明显延迟。

(4) 甲状腺球蛋白(Tg)测定:甲状腺发育不良患儿 Tg 水平明显低于正常对照。

(5) 抗甲状腺抗体测定:TRBAb 可引起暂时性甲减。

(6) 基因学检查:仅在有家族史或其他检查提示为某种缺陷的甲减时进行。

(7) 其他检查:延迟诊断和治疗的患儿需检查血常规、肝功能、心肌酶谱、血脂;继发性甲减应做下丘脑-垂体部位磁共振成像(MRI) 及其他垂体激素检查。

七、临床管理

1.随访管理

(1) 患者需定期复查血 FT_4 、TSH 浓度,以调整左甲状腺素钠($L\text{-}T_4$) 治疗剂量。首次治疗后 2 周复查。如有异常,调整 $L\text{-}T_4$ 剂量后 1 个月复查。在甲状腺功能正常情况下,1 岁内 2 ~ 3 个月复查 1 次,1 岁至 3 岁 3 ~ 4 个月复查 1 次,3 岁以上 6 个月复查 1 次。

(2) 定期进行体格发育评估,在 1 岁、3 岁、6 岁时进行智力发育评估。

(3) 甲状腺发育不良、异位者需要终身治疗,其他患儿可在正规治疗 2 ~ 3 年后减药或者停药 1 个月,复查甲状腺功能、甲状腺 B 超或者甲状腺同位素扫描(ECT) 。如 TSH 增高或伴有 FT_4 降低者,应当给予 $L\text{-}T_4$ 终身治疗;如甲状腺功能正常者为暂时性甲状腺功能减低症,应停药并定期随访 1 年以上,注意部分患儿 TSH 会重新升高。

2.治疗与再生育指导

(1) 治疗原则:一经确诊应尽快开始选用 $L\text{-}T_4$ 治疗,尽早使 FT_4 、TSH 恢复正常,FT_4 最好在治疗 2 周内,TSH 在治疗后 4 周内恢复至正常水平。

(2) 治疗目标: 血清 FT_4 在参考值的 50% 上限范围; 血清 TT4 于 1 ~ 2 岁维持在 10 ~ 16μg / dL,>2 岁在参考值的 50%上限范围;血清 TSH<5.0mU / L,最佳范围是 0.5 ~ 2.0mU / L。

(3) 治疗方法:治疗首选 $L\text{-}T_4$ 治疗,每天 1 次口服。新生儿期先天性甲减患儿的 $L\text{-}T_4$ 初始治疗剂量为 10 ~ 15μg / (kg·d) 。尽早使 FT_4 、TSH 恢复正常,FT_4 最好在治疗 2 周内,TSH 在治疗后 4 周内恢复至正常水平。对伴有严重先天性心脏病患儿,初始治疗剂量应减少。治疗后 2 周抽血复查,根据血 FT_4 、TSH 浓度调整治疗剂量。在之后的随访中,$L\text{-}T_4$ 维持剂量必须个体化,根据血 FT_4 、TSH 浓度调整。血 FT_4 应当维持在平均值至正常上限范围之内,TSH 应维持在正常范围内。$L\text{-}T_4$ 治疗剂量应随静脉血 FT_4 、TSH 值调整,婴儿期一般在 5 ~ 10μg / (kg·d),1 ~ 5 岁 5 ~ 6μg / (kg·d),5 ~ 12 岁 4 ~ 5μg / (kg·d) 。药物过量患儿可有颅缝早闭和甲状腺功能亢进临床表现,如烦躁、多汗等,需及时减量,4 周后再次复查。对于 TSH 大于 10mU / L,而 FT_4 正常的高 TSH 血症,复查后 TSH 仍然增高者应予治疗,$L\text{-}T_4$ 起始治疗剂量可酌情减量,4 周后根据 TSH 水平调整。

由于导致先天性甲状腺功能减低症的分子病因涉及多种基因,且遗传方式为常染色体显性遗传或常染色体隐性遗传,有明确家族史的先天性甲状腺功能减低症患者应接受家系调查及相关基因分析。

先天性甲状腺功能减退症患者若未接受早期正规治疗,则生育力低下,应避免近亲结婚,女性怀孕后及时进行产前诊断,若确诊为基因突变的胎儿可根据情况考虑流产或继续妊娠。

第六节 先天性肾上腺皮质增生症

先天性肾上腺皮质增生症(congenital adrenal hyperplasia,CAH) 是一种先天性常染色体隐性遗传性疾病。类固醇激素合成过程中某种酶(如 21 -羟化酶、11β -羟化酶、3β -羟类固醇脱氢酶) 先天性缺陷,导致肾上腺皮质功能减退,部分患儿伴有电解质紊乱及性腺发育异常。

21-羟化酶缺乏症(21 - hydroxylase deficiency,21 - OHD) 是 CAH 中最常见的类型, 占 90% ~ 95%。 国内外报道其发病率为 1 / 20000 ~ 1 / 10000。 部分患儿在新生儿期可因肾上腺皮质功能危象而危及生命。

国际上新生儿 CAH 筛查(即 21-OHD 筛查) 起始于 1977 年,至今已有 30 多个国家开展了新生儿 CAH 筛查。 我国 CAH 筛查起步于 20 世纪 90 年代初,目前全国有近百家新生儿筛查中心开展了 CAH 筛查。 新生儿 CAH 筛查以 17 -羟孕酮(17 -progesterone,17 - OHP) 作为筛查指标,主要筛查 21-OHD。

一、发病机制

21-OHD 由 CYP21A2 基因突变引起,它编码 21-羟化酶(P450c21) 。 P450c21 催化 17-羟孕酮(17-OHP) 为 11-脱氧皮质醇,催化黄体酮(P) 为 11 -去氧皮质酮,11 -脱氧皮质醇、11-去氧皮质酮分别为皮质醇和醛固酮的前体。 由于 P450c21 活性低下,黄体酮不能转变成 11-去氧皮质酮,导致醛固酮合成受阻,血醛固酮降低,临床可出现低血钠、高血钾和代谢性酸中毒,严重者出现循环衰竭而致死。 同时,P450c21 活性低下,17-OHP 不能转变为 11-脱氧皮质醇,导致血皮质醇合成障碍。 皮质醇低下,经负反馈使 ACTH 分泌增加,刺激肾上腺皮质细胞增生,以期增加皮质醇合成,但酶缺陷使皮质醇依然低下。 因雄激素合成通路无缺陷,在高 ACTH 刺激下,堆积的 17-OHP 和黄体酮向雄激素转化增多,产生旁路代谢亢进的后果———高雄激素血症,导致生后生长加快,性早熟,严重受累的女性新生儿可有外生殖器男性化体征。

二、筛查与阳性召回

1.新生儿筛查方法 对出生 3 天的新生儿,采用酶联免疫法(ELISA) 或时间分辨荧光分析法测定干血滤纸片中 17-OHP 浓度进行 21-OHD 筛查(一级筛查) 。 目前这种筛查方法,只能检出约 70%的失盐型及部分单纯男性化型 21-OHD。

2.阳性切值 血片 17-OHP 水平与孕周、出生体重有一定关系,出生后的新生儿如合并某些心、肺、脑疾病 17-OHP 浓度也会上升。 目前国内尚无统一的 17-OHP 阳性临界值,具体临界值应根据实验室条件和新生儿状态而定。

结合国内实验室的经验,推荐足月儿或正常体重儿(≥2500g) 的 17 -OHP 阳性切值为 30nmol / L,早产儿或出生低体重儿(1500 ~ 2500g) 的 17-OHP 阳性切值为 40nmol / L,极低体重儿(<1500g) 的 17-OHP 阳性切值为 50nmol / L。 各筛查中心也可根据当地新生儿群体特点、筛查统计资料、检测方法等调整阳性切值,以改善筛查的敏感性与特异性。

3.筛查召回 新筛中心对原标本复查后,血 17 -OHP 浓度仍高于阳性切值的新生儿均需召回复查。 如召回复查后血 17-OHP 浓度仍高于切值,需通知患儿监护人尽早带新生儿至新筛中心或小儿内分泌、遗传病专科进行确诊及遗传咨询。

通常 CAH 患儿血 17 -OHP 浓度随着时间延长而升高。 对于召回的新生儿,复查后血 17-OHP 较原标本下降,尤其是早产儿或低体重儿、临床无症状及体征者可继续随访,每 2 周至 1 个月复查 17-OHP 浓度,以排除假阳性,必要时仍需做诊断性检查。

4.筛查结果假阳性 CAH 筛查假阳性的主要原因有出生应激反应、出生 24 ~ 48 小时采血、早产儿、低体重儿(肾上腺功能不成熟、酶活性较低) 、危重疾病(如呼吸衰竭、败血症等)、黄疸、脱水及 17-OHP 阳性切值设定偏低等。美国新生 IV GAH 筛查的阳性预测值仅为 1%。

5.筛查结果假阴性 CAH 筛查假阴性的主要原因有孕母或新生儿糖皮质激素治疗史等。需要在出生后 2 周再次复查。有报道约 30%的 CAH 患儿未被筛查检查出来,可能与血 17-OHP 延迟升高等因素有关,故对筛查阴性、临床高度疑似者仍需进行诊断性实验室检查。

6.二级筛查 由于单纯采用 17-OHP 浓度进行 CAH 筛查的假阳性率高,阳性预测值低,国际上部分筛查中心采用其他的方法进行二次筛查,以提高筛查的特异性及阳性预测值,降低假阳性。二级筛查方法:对 17-OHP 筛查阳性的原标本采用液相色谱-串联质谱(LC-MS / MS) 技术同时测定血片中的 17 -羟孕酮、雄烯二酮、11 -脱氧皮质醇、21 -脱氧皮质醇、皮质醇,计算酶反应的底物与产物的比值如(17 -羟孕酮+雄烯二酮) / 皮质醇、(17 -羟孕酮+21 -脱氧皮质醇) / 皮质醇等进行判断。该方法有较高的特异性和敏感性,可提高阳性预测值达 30% ~ 100%。

三、临床表现

1.典型的 21-OHD

(1) 失盐型:21-羟化酶活性完全缺乏,占 21-OHD 患者总数的 75%。患儿在胎儿期时,液体及电解质由母体及胎盘维持,出生后可暂无症状。出生后 1 ~ 4 周由于肾小管钠潴留机制不完善,往往出现不同程度的肾上腺皮质功能不足表现,如呕吐、腹泻、脱水,难以纠正的低血钠、高血钾及代谢性酸中毒,皮肤、乳晕、阴囊等色素沉着,严重者出现休克、循环功能衰竭。随着年龄增大,一般在 4 岁后,机体对失盐的耐受性有所增加,失盐现象逐渐改善。除失盐症状外,还可表现为雄激素增高的症状和体征(女性男性化、男性假性性早熟等) 。

(2) 单纯男性化型:21-羟化酶活性为正常者占 2% ~ 11%,占 21-OHD 患者总数的 25%。血醛固酮(Aldo) 和皮质醇(F) 合成部分受阻,在反馈性 ACTH 分泌增加的情况下,尚能维持 Aldo、F 接近正常水平或低于正常水平。该型主要的临床表现是雄激素增高的症状和体征。男性婴儿由于在胎内外生殖器的形成未受到肾上腺产生的高水平雄激素的影响,出生时的外生殖近似正常,少数有轻度阴茎增大、阴囊色素沉着。往往在 2 岁后才出现明显的雄激素过多的体征如阴茎粗大,但由于雄激素增高并非促性腺激素分泌增加所致,故睾丸并无增大。女性胎儿因在宫内暴露的雄激素不同和暴露的时间长短不一,临床上导致不同程度外生殖器男性化:轻者可有阴蒂肥大,伴或不伴阴唇融合;严重者阴唇完全融合似阴囊,阴蒂肥大似阴茎,尿道开口于肥大的阴蒂下(似尿道下裂),外观似男性外生殖器但无睾丸,易导致性别错判,而内生殖器仍为女性的内生殖器。

由于雄激素异常增高,患儿 4 ~ 7 岁可出现阴毛、腋毛、体臭、痤疮等。患儿早期生长加速,骨龄提前,身体强壮,似" 小大力士",以后随着骨龄成熟超前,骨骺早闭,最终成年身高低于正常。由于 ACTH 增高,出生时有不同程度色素沉着,多见于皮肤皱褶处,如手指关节伸面、腋窝、乳晕及阴囊等部位。

2.非典型的 21-OHD P450c21 活性为正常人的 20% ~ 50%。出生后无临床症状,随着年龄增大,多在儿童期或青少年期,渐渐出现雄激素增高的体征。多毛、阴毛早现、女性月经初潮延迟,继发性月经过少或闭经者约占 68%。

四、辅助检查

1.染色体核型分析 对有失盐危象的新生儿或婴儿,不论有无外阴性别模糊者都需作染色体核型分析。某些伴肾上腺发育缺陷的患儿可以是46,XY的性发育障碍,例如SF-1 (NR5A1)基因变异的男性患儿,以失盐起病,外阴可以完全似女性。

2.生化改变 典型的21-OHD失盐型患者未经皮质醇补充治疗或替代不足时,有不同程度的低钠和高钾血症,可伴酸中毒和低血糖。血容量不足有高钾血症时应注意失盐型CAH。

3.内分泌激素

(1) 血清皮质醇和ACTH:早上8时皮质醇低下、ACTH升高,支持原发性皮质醇合成减低。但酶缺陷程度轻者两者都可以在正常范围内,尤其非应激情况下。3月龄以下婴儿睡眠-觉醒节律尚未建立,不必早上8时抽血,在患儿白天醒觉时抽血为宜。

(2) 血清17-羟孕酮:17-羟孕酮升高是21-OHD重要的激素改变,是诊断和治疗监测的重要指标。17-羟孕酮基础值因年龄、性别和酶缺陷类型和程度而异,需按年龄的正常参照值判断。17-羟孕酮有昼夜变化,一般上午较高,故采血不迟于早上8时为宜。

根据2018年欧洲内分泌学会临床指导委员会发布的21-OHD诊治指南,基础的17-羟孕酮值可划分为3个区段,指导21-OHD诊断和分型:17-羟孕酮>300nmol / L(10000ng / dL)时,考虑为典型的21 - OHD(包括失盐型和单纯男性化型);17 - 羟孕酮在6 ~ 300nmol / L (200 ~1000ng / dL)时,考虑为非典型21-OHD;17-羟孕酮<6nmol / L(200ng / dL)时,不太支持CAH或为非典型的21-OHD。临床拟似诊断时,需进行ACTH激发试验,按激发值判断。对后两种基础值需做激发试验时,按ACTH激发后的17-羟孕酮建议判断界值为:17-羟孕酮> 300nmol / L(10000ng / dL)时考虑为典型的21 -OHD,在31 ~ 300nmol / L(1000 ~ 10000ng / dL)时考虑为非典型的CAH,17 -羟孕酮<50nmol / L(1666ng / dL)时,不支持21 -OHD缺陷的诊断,或考虑为杂合子携带者(需基因诊断确定)。

(3) 血清雄激素:判断血清中肾上腺来源的雄激素,包括雄烯二酮、硫酸脱氢表雄酮(dehydroepiandiosterone sulfate,DHEAS)和睾酮的测值时,需注意年龄变化规律,尤其是男孩宜按照按年龄的正常参照值判断。21 -OHD患者改变较敏感和显著升高的是雄烯二酮,其次是睾酮。DHEAS升高的敏感性和特异性不强,故不作为21-OHD的诊断和随访依据。

(4) 肾素-血管紧张素和醛固酮:典型失盐型21-OHD患者的肾素活性(plasma renin ac-tivity)升高,但并非是诊断21-OHD的特异性指标。对单纯男性化型的21-OHD患者,肾素活性升高是9α-氟氢可的松替代的依据。醛固酮低下支持21 -OHD;但至少有1 / 4的21 - OHD患儿的醛固酮在正常范围内,如肾素活性和醛固酮正常不能排除21-OHD。新生儿和婴儿有生理性醛固酮抵抗,测得高值时易被误导,而且生理性醛固酮抵抗使婴儿早期有肾素和醛固酮升高,此时按其诊断失盐型21-OHD需慎重。

4.影像学检查 对出生时性别模糊者应按性发育障碍的诊断流程,在生后1周内作B超检查有无子宫,女性患儿因受母亲雌激素影响,在生后2周内子宫增大.使B超能清晰显示,这得以在染色体核型分析结果出来之前对性别判别有参考意义。儿童期起病者B超和CT / MRI等可显示双侧增大的肾上腺,可与肾上腺肿瘤或其他肾上腺发育不良、萎缩所致皮质醇减低鉴别;部分婴儿和新生儿患者也可见增大,但也可以是正常大小。 如 MRI 显示肾上腺有类脂样密度,可提示类脂增生性 CAH。

5.基因检测 基因检测是确诊 CAH 的金标准。 对临床疑似且生化诊断困难者,或诊断不明确已用糖皮质激素治疗者,通过基因分析有助确诊。 21-OHD 是由于 CYP21A2 基因的变异导致,由于 CYP21A2 的多态性变异数量较多,与其相邻 CYP21A1P 假基因的序列同源性较高,因此设计特异性高的引物及选用合适的聚合酶链反应体系对目的片段的有效扩增至关重要。 目前多重连接依赖性探针扩增(multiples ligation -dependent probe amplification, MLPA) 是 21-OHD 的最广泛使用的分子诊断方法。 扩增聚合酶链反应产物的直接测序结合检测基因缺失和嵌合基因的方法是唯一允许检测接近 100%CYP21A2 变异等位基因的可用策略。

五、诊断与鉴别诊断

1.诊断 诊断需依据临床表现、内分泌激素检查综合判断,必要时进行基因诊断。 对疑似 21-OHD 患者,应与其他类型的 CAH 和与非 CAH 的皮质醇合成减低的疾病鉴别。

2.鉴别诊断

(1)11β-羟化酶缺乏(11β-OHD) 所致 CAH:该酶缺乏可产生肾上腺皮质功能低下和失盐症状,血醛固酮、皮质醇水平低于正常,血 17-OHP 水平增高、雄激素水平增高产生女性男性化、男性假性性早熟。 但因酶阻断前质 11-去氧皮质酮(DOC) 增高,引起高血压、高血钠、低血钾、代谢性碱中毒,血 PRA 水平降低。

(2) 失盐型与其他疾病的鉴别

1) 先天性肥厚性幽门狭窄:患者表现为喷射性呕吐,重者脱水,钡剂造影发现狭窄幽门,但无 21-OHP 的皮肤色素沉着、外生殖器两性难辨和其他类固醇激素异常。

2) 先天性肾上腺皮质功能减退症:有肾上腺皮质功能不全及失盐的症状,皮肤色素沉着,低血钠、高血钾、代谢性酸中毒,但无男性假两性畸形或女性男性化,17-OHP 正常。 通过 DAX-1 或 SF-1 基因分析可明确诊断。

(3) 单纯男性化型需与其他疾病鉴别

1) 男性真性性早熟:睾丸和阴茎异常增大,促卵泡激素(FSH) 、黄体生成素(LH) 及睾酮增高达青春期水平,但 17-OHP 正常。

2) 真两性畸形:外生殖器男女性别难辨,但 17 -OHP、睾酮等雄激素水平可正常。 染色体检查及性腺 B 超有助诊断。

3) 肾上腺雄性化肿瘤:出生后雄性化症状逐渐发展,女性患儿可有阴蒂肥大,但无阴唇融合,血雄激素水平如硫酸脱氢表雄酮(DHEA-S) 、睾酮等增高,尿 17-KS 可增高,17-OHP 正常,B 超或 CT 可发现一侧肾上腺肿块。

六、随访管理

CAH 治疗不当与治疗过度均可导致矮小及生理心理发育障碍等后遗症。 治疗后需要定期随访,及时调整治疗方案,以最低药物剂量达到良好的代谢控制,避免或减少药物不良反应,改善成年最终身高。

1.时间 新生儿筛查诊断后,治疗初期需密度随访,每 2 周至 1 个月随访 1 次,代谢控制后,≤2 岁:每 3 个月 1 次;>2 岁:每 3 ~ 6 个月 1 次。

2.内容

(1) 监测生长速率和骨龄。生长速率及骨龄是糖皮质激素治疗疗效评估的金指标,正常的线性生长为治疗适当;生长速率加快、骨龄加速提示治疗不足;而生长速率缓慢、体重增加、骨龄延迟为治疗过度。建议每 3 ~ 6 个月测量身高,每 6 ~ 12 个月评估骨龄。

(2) 定期监测实验室指标,指导药物剂量的调整。氢化可的松剂量调节的重要指标为 17-OHP、雄烯二酮、睾酮。单一测定 17 -OHP 难以判断疾病控制状态,需结合其他指标分析。通常控制血 17 -OHP 浓度为 12 ~ 36nmol / L,雄烯二酮水平<2μg / L。也有学者认为如 17-OHP 水平完全抑制达正常提示可能已治疗过度,而 17-OHP >40nmol / L 提示可能治疗不足。ACTH 水平也可受某些因素(如情绪波动、抽血后标本未及时送检等)影响而波动,不能作为药物剂量调节的依据。男性患儿在新生儿期、婴儿早期及青春期因睾酮生理性分泌增加,不能用睾酮水平作为调节剂量的参考指标。在 9α-氟氢可的松治疗期间,电解质通常能稳定在正常水平。需定期检测血压、肾素活性以调节剂量。

(3) 监测药物不良反应。CAH 患者需要终身糖皮质激素治疗,还需定期评估激素的不良反应:肥胖、糖耐量异常、骨质疏松、免疫抑制导致感染等。建议每 6 个月至 1 年检测血、尿常规、肝肾功能、钙磷、血糖及糖化血红蛋白,不推荐儿童期患者常规检测骨密度等。

七、治疗与再生育指导

1.经典型 21-OHD 治疗 21-OHD 治疗和其他类型的 CAH 一致,主要为皮质醇(包括糖皮质激素和盐皮质激素)的替代治疗。目标是纠正肾上腺皮质功能减退危象和抑制雄激素合成,以保证未停止生长的个体有尽可能正常的线性生长和青春发育;对已发育者需最大限度地维护正常生殖功能。

(1) 糖皮质激素治疗

1) 治疗原则:新生儿筛查确诊后应立即治疗,需终身治疗。CAH 治疗具有很大的挑战性,治疗不当或治疗过度均可导致成年期矮小。因此,尽可能以最低糖皮质激素剂量抑制雄激素、维持正常的生长,避免医源性库欣综合征。

2) 药物及剂量:选用接近生理需要的氢化可的松(hydrocortisone,HC)片剂,不推荐 HC 悬液(效果欠佳),也不采用对儿童生长抑制作用较大的泼尼松或地塞米松。新生儿或小婴儿经典型(尤其失盐型)患儿开始 HC 剂量可偏大[25 ~ 50mg / (m^2 ·d)],以尽快控制代谢紊乱,并监测电解质及血压,数日至 1 周后待临床症状好转、电解质正常后则尽快减少 HC 至维持量,婴儿期维持量[8 ~ 12mg / (m^2 ·d)],甚至更低的剂量[6 ~ 8mg / (m^2 ·d)]。婴儿期后根据临床及检测指标调节剂量。一般每日 HC 总量平均分 3 次(每 8 小时 1 次)口服,或可根据患者疗效,适当调整早上或睡前剂量。

3) 应激情况下处理:在发热超过 38.5℃、肠胃炎伴脱水、全麻手术、严重外伤等应激情况下,为预防肾上腺皮质功能危象发生,需要将 HC 剂量增加至原剂量的 2 ~ 3 倍,如服药后出现呕吐,则在呕吐后 30 分钟补服药物,如不能口服可采用肌内注射;危重情况下也可增加 HC 剂量至 50 ~ 100mg / (m^2 ·d)。对需要手术患者,可根据手术的大小调整静脉用药的时间和剂量。通常在术前 1 ~ 3 天静脉滴注 HC 50mg / (m^2 ·d),分 2 次,手术日可增加至 100mg / (m^2 ·d),术后 1 ~ 2 天可减至 50mg / (m^2 ·d),之后根据患儿情况快速减少剂量,并改为口服,术后数日至 1 周内减量至原维持量。

(2) 盐皮质激素治疗:典型(失盐型及单纯男性化型)CAH,尤其在新生儿期及婴儿早期,均需要同时给予盐皮质激素,以改善失盐状态。 临床上选用 9α-氟氢可的松 0.1~0.2mg / d,分 2 次口服,通常治疗数日后电解质水平趋于正常,维持量为 0.05 ~ 0.1mg / d。 对严重的难以控制的失盐型患者可酌情再增应用 9α-氟氢可的松,须严密监测临床和生化改变,防止不良反应(如低血钾、血压升高等) 。 对 2 岁以下患儿还需额外补充氯化钠 1.0 ~ 3.0g / d。

(3) 补充氯化钠:失盐型患儿在婴儿期对失盐耐受性差,另需要每日饮食中加量 1 ~ 2g 氯化钠。

(4) 急性肾上腺皮质功能危象处理:首先纠正脱水及电解质紊乱,失盐型患儿多为轻、中度脱水,严重脱水可在前 2 小时内静脉滴注 5%葡萄糖生理盐水 20mL / kg 扩容,之后根据脱水纠正情况适当补液纠正。 对低血钠、高血钾患儿可先给予静脉补钠,尽快给予口服 α-氟氢可的松,电解质正常后可停止静脉补钠。 如血钾严重增高,给予 10%葡萄糖及胰岛素(4 ~ 5g 葡萄糖加 1 单位正规胰岛素) 静脉滴注,或口服树脂降低血钾浓度。 其次增加糖皮质激素剂量,静脉输注大剂量的氢化可的松 50 ~ 100mg / (m^2 ·d),分 2 次,电解质及血气恢复正常后,可改口服氢化可的松,约 2 周减量至维持量。

(5) 外生殖器矫形治疗:如阴蒂肥大明显者,在代谢紊乱控制后,应尽早在出生后 3 ~ 12 个月施行阴蒂矫形手术。 部分患儿同时有阴唇不同程度的融合而致阴道口狭窄者,需在青春发育以后或婚前进行阴道成形扩张术。 对阴蒂轻度肥大,随着年龄增大外阴发育正常而外观未显异常者,可不需手术。

(6) 肾上腺残基瘤及肿瘤的处理:对睾丸增大者要考虑是否因药物剂量不足导致睾丸内肾上腺残余组织增生(双侧、良性),睾丸 B 超有助鉴别。 通过加大糖皮质激素剂量,睾丸会自行缩小。 如发现睾丸肿瘤(单侧多见) 应手术切除,术中保留睾丸组织。

2.治疗监测

(1) 临床体格监测:监测生长指标、青春发育进程和骨龄。 监测频率建议:3 个月龄以内每月 1 次,其后 3 个月 1 次至 2 岁。 年龄≥2 岁幼儿半年随访 1 次,学龄期起 1 年 1 次,进入围青春期时按需 4 ~ 6 个月 1 次,成年期可 1 年 1 次。 2 岁起检查骨龄,每年 1 次,但如发现线性生长加速时应按需及时复查。 中枢性性早熟是常见合并症,6 岁起需密切注意第二性征和按需半年检测 1 次骨龄。

(2) 内分泌激素检测:基础的 17-羟孕酮是主要治疗监测指标,需在清晨服用皮质醇前抽血。 雄烯二酮最能反映雄激素控制状态,抽血时间对测定值影响不大。 总体建议不需将雄激素和 17-羟孕酮抑制得完全正常甚至低下,合适的目标是使各指标稍高于正常范围。应用 9α-氟氢可的松者应定期监测肾素活性基础值(1 年 1 次),将血浆肾素活性控制在正常范围的均值至上限范围内。 ACTH 和皮质醇不是常规监测指标。

(3) 睾丸和肾上腺的影像检查:男孩自 3 岁后应每年 B 超检查睾丸,明确是否有睾丸残余瘤发生。 激素指标控制不良者,需做肾上腺的 CT / MRI 以发现有无肾上腺结节样增生或腺瘤形成。

3.再生育指导 已经生过一个 21-OHD 患儿的夫妇,再有生育计划时建议做产前诊断。产前诊断需在确定先证者和父母双方基因型的前提下,孕 16 ~ 20 周通过羊水基因检测进行产前诊断。

第七节 遗传代谢病治疗新技术及新进展

一、肝移植及干细胞移植治疗

遗传代谢病又称先天性代谢异常(inborn errors of metabolism,IEM) 经常导致患者存活时间受限、多系统受累及进行性发展;绝大多数 IEM 患者在儿童时期出现临床症状,疾病进展较慢的患者可能在成年时出现症状。目前对严重的 IEM 治疗仍然十分有限。随着检测技术的进步和引进,国内小儿 IEM 检出和诊断率明显提高,随之而来的问题是治疗。IEM 传统疗法包括对症的康复、手术和药物治疗;被动的排除治疗,主动的饮食、激素、酶替代疗法。细胞移植和基因治疗则为现代治疗的主流方向。虽从理论上讲基因治疗是根本出路,但对某些遗传代谢病来说并不起作用。因此,细胞治疗,尤其是目前已经成熟的肝移植和干细胞移植成为当前一些遗传代谢病的有效治疗手段。

1.遗传病的肝移植治疗 肝脏是人体内最大的生化代谢器官,它参与了体内大量的代谢途径,因此很多遗传病也会影响肝脏的功能。肝移植成为代谢性遗传病的重要治疗手段。肝移植的广泛应用,不仅因为其可以纠正代谢紊乱,也由于部分疾病中肝脏发育存在异常,或有害代谢产物会在肝脏中积累并引起肝损伤,从而导致肝硬化、肝衰竭甚至肝肿瘤产生,需要接受肝移植治疗。我国的临床肝移植起步晚于欧美国家 30 年左右,但自 20 世纪 90 年代起迅速发展,目前中国大陆累计完成肝移植已近 3 万例。随着肝移植外科技术的成熟、围手术期管理不断提高,以及儿科医师和患儿家长对肝移植的不断了解,近几年儿童肝移植已逐渐开展起来,但中国肝移植注册系统(CLTR) 的数据显示,1999—2012 年,我国儿童肝移植的年度数量仅占全部肝移植的 1% ~ 7%,自 2012 年后儿童肝移植所占比例逐渐上升,目前儿童肝移植每年的例数占全部肝移植的 10%以上。虽然我国儿童肝移植数量迅速增加,但其占总的肝移植患者的比例远远低于西方国家,说明其发展潜力巨大。

适合肝移植的儿科疾病谱不断扩大,包括各种药物治疗无效,或没有有效药物,或不能耐受药物治疗的终末期肝病,如胆道闭锁、肝豆状核变性、糖原贮积症、自身免疫性肝病、Alagille 综合征、家族性肝内胆汁淤积症、Caroli 病、半乳糖血症、酪氨酸血症等,以及受累器官虽然不在肝脏,但通过肝移植可纠正的遗传代谢病,如甲基丙二酸血症、高草酸盐尿症及高氨血症等。儿童肝移植受者的原发病多为先天性或代谢性疾病,因此,虽然儿童肝移植手术难度大,术后管理存在一定的困难,但患儿远期生存率高于成人,并能获得满意的生活质量。国外学者报道了 33 例代谢性疾病的儿童肝移植,中位数随访时间至 3.6 年,患儿生存率为 100%。许多儿童肝移植受者成年后均能获得良好的生活质量,甚至生育子女。对于代谢病患儿,移植前均应该通过基因检测进行诊断,同时进行患儿父母的基因检测;对于代谢性肝病的患儿,其肝移植的指征不同于非代谢性肝病的患儿,不仅仅是失代偿性肝硬化、肝衰竭,同时包括内科非手术治疗无法控制的原发病的代谢障碍。

对于遗传代谢病的肝移植我们期望达到的目的应该包括治愈和通过治疗缓解疾病进展两个方面。对于一些代谢性缺陷主要在肝脏、急性发病会导致致命的疾病,肝移植治疗已经得到公认。如尿素循环障碍导致的高氨血症,是因为尿素循环中所需酶的活性降低或缺乏,导致氨的代谢受阻,可致危及生命的高氨血症的发生。目前内科治疗主要是限制蛋白质的摄入以及急性发作时的降血氨治疗,对于饮食控制后仍反复发作的高氨血症患儿应尽早接受肝移植,避免造成无法挽回的神经系统损害甚至死亡。肝移植可以治愈患儿的代谢缺陷,恢复正常的饮食和生活,并获得满意的长期生存。国外学者报道了肝移植治疗尿素循环障碍的患儿,随访 1 ~ 4 年发现术后受体存活率和移植物存活率均为 91%。

肝移植的缺陷:肝移植外科技术的成熟,要求儿童肝病医师掌握肝移植的适应证和时机,推荐合适的患者接受肝移植;同时不断积累的肝移植存活者,需要专业的儿童肝病医师照顾。然而目前国内肝脏内、外科和肝移植团队配合不够紧密,迅速增长的儿童及婴幼儿肝移植人群与不断扩大的疾病谱成为成人肝移植团队的最大难题。儿童肝移植术后生存率低于成人,婴幼儿生存率也低于青少年。术后生存患儿生长发育损害程度更为明显。肝移植后需要由肝移植外科、小儿肝病专科及营养等多学科团队密切随访,监测肝功能、营养状况及生长发育指标,达到追赶性生长且改善生存质量的目的。然而国内多学科团队的建设正处于探索阶段,如何在多学科共同参与下,为肝病患儿提供最好的医疗服务,充分保证儿童的生存质量,仍需各方共同努力。

2.遗传病的干细胞移植治疗 干细胞分为胚胎干细胞和成体干细胞。胚胎干细胞产生于胚胎的胚束内层,具有高度的自我复制能力和向多种组织分化潜能,可进一步分化为各种多能干细胞,如多能造血干细胞和多能皮肤干细胞等,最终形成诸如造血细胞、上皮细胞、神经细胞、心肌细胞等 200 多种组织的原始细胞。随着干细胞生物学研究,发现某些成体细胞不仅能再生为特定的组织,而且在一定条件下还可以转化为其他组织细胞,即系统甚至跨胚层分化发育,被称为 20 世纪末在干细胞理论认识方面的突破性进展之一。从理论上讲,只要掌握了成体干细胞的特异标志、转化调控机制、培养及分离技术,将来就有可能从人的某一组织中分离出成体干细胞,并诱导其分化为其他特定的组织细胞,为干细胞修复和移植开辟新途径,为细胞工程和组织工程提供新的细胞来源,且可避免应用胚胎干细胞带来的伦理道德问题,还可避免应用胚胎干细胞所致的排斥反应,具有一定的应用前景。

(1) 异基因造血干细胞移植:自 1981 年 Hobbs 等首次对一例 Hurler 综合征患儿进行造血干细胞移植(HSCT),全世界已有超过 200 例 IEM 患儿进行了 HSCT。干细胞来源分为骨髓、脐血和外周血。相较于骨髓,脐血移植具有两大优势:来源丰富、易获取;更多患者达到了完全嵌合状态,体内缺陷酶水平恢复正常,临床症状改善。然而,并非所有 IEM 均适合 HSCT,其疗效因病而异。因此,仔细评估 HSCT 指征及积极探索各种替代治疗尤为重要。

1) HSCT 的治疗机制:①通过细胞胞饮转运酶;②通过细胞间接触转运酶;③定植于器官 / 组织间的细胞代替作用;④代谢替代作用。

2) 可以治疗的疾病:①黏多糖病(MPS);②X 连锁肾上腺脑白质营养不良(X -ALD);③球形脑白质营养不良(GLD);④异染性脑白质营养不良(MLD);⑤戈谢病;⑥α-甘露糖苷贮积症;⑦尼曼-匹克病;⑧黏脂病等。

3) 影响 HSCT 治疗效果的因素。①疾病种类:一些疾病对 HSCT 相对敏感。Hurler 综合征(又称黏多糖贮积症Ⅰ型,MPSⅠ) 对 HSCT 治疗敏感,但是与之临床相似的疾病 Hunter 综合征(又称黏多糖贮积症Ⅱ型,MPSⅡ),临床上 HSCT 治疗效果差;②疾病基因型:IMD 疾病的一些突变与有无残余酶相关,并且与严重表型有关。有残余酶的临床表型相对较轻;③患者年龄及疾病进展:年龄越小的儿童移植治疗效果越好。在年龄较大的儿童,器官损害已经出现,HSCT 治疗不能逆转。新生儿疾病筛查有助于早期诊断及早期移植;④改变底物蓄积的有效程度:疾病的病理生理学是复杂的,有效的第一步是纠正遗传酶缺陷及随后的底物蓄积。Hurler 综合征,由于 α-L-艾杜糖醛酸酶缺乏,导致乙酰肝素及硫酸皮肤素堆积。而不同的治疗方法,有效地清除底物可以更好地纠正疾病;⑤治疗方法并发症:与无移植并发症患者比较,儿童患有 Hurler 综合征并伴有严重移植物抗宿主病(GVHD)或肺炎及氧气依赖者预后较差;⑥多学科团队应用其他方法:尽管在一些 IMD,HSCT 治疗效果好,但是不能治疗疾病的所有方面。需要多学科团队参与治疗。

4) HSCT 相关问题。①移植供者的选择:欧洲骨髓协作组(EBMT)提出,对于遗传代谢病 HSCT,干细胞来源首选同胞间 HLA 全相合供者,其次为全相合非血缘脐血,当患者病情需要尽快行 HSCT 治疗时,如没有全相合脐血来源,不相合非血缘脐血也可以作为首选;②移植方案的选择:EBMT 2005 年在遗传代谢病 HSCT 指导语中明确提出去 T 细胞和非清髓移植是遗传代谢病 HSCT 失败的两个危险因素,不推荐和提倡。对于第一次失败者,第二次移植仍然有望改善或阻止病情发展;③移植时机的选择:时间窗以 6 ~ 18 个月龄为好。具体到各种疾病,时间不尽相同。总体来讲,越早越好。预防性移植的时间窗的选择取决于疾病发生的时间,尤其是中枢神经系统受累时间。

HSCT 不仅延长了遗传代谢病患儿的生存期,而且极大地改善和提高了患儿的生存质量,是有些基因治疗无效的遗传病的有效替代治疗手段。

5) HSCT 治疗遗传代谢病也面临着许多困惑与挑战:①造血干细胞移植的植入及嵌合率、移植相关死亡率、GVHD、感染、黏多糖病合并的肺动脉高压等特殊并发症有待进一步改善;②造血干细胞移植不能改善遗传代谢病合并的骨骼畸形、角膜浑浊、心脏瓣膜病变;③早期或快速进展的代谢性脑病已成为限制和约束 HSCT 的瓶颈,大大抵消了 HSCT 疗效和缩小了 HSCT 的应用范畴。

HSCT 在提高某些 IEM 患儿的生存率、改善生活质量方面已经做出了巨大贡献,然而早期诊断和及时治疗仍是关键,尤其是临床症状出现前移植可得到较好的治疗效果,其远期疗效及神经系统恢复情况往往有待今后进一步随访。IEM 早期临床症状往往缺乏特异性,不利于早期诊断,故新生儿筛查显得尤为重要。目前新生儿的筛查技术使得更早实施 HSCT 成为可能,从而降低剩余疾病负担和提高临床疗效。

(2) 脐血干细胞移植:自从 1988 年 Gluckmam 等首先获得人类脐血干细胞移植(CB SCT)成功以来,CB SCT 已成为 HSCT 家族中重要的成员之一,CB SCT 在儿童血液病及遗传病中的疗效良好,应用前景十分广阔。脐血作为一种可替代造血干细胞来源,可重建骨髓造血及免疫,用于治疗骨髓衰竭、恶性及非恶性血液病、某些遗传病、重型免疫缺陷等疾病。20 世纪 90 年代初,美、英、法、德等国家相继建立了脐血库,无关供血者脐血移植日益广泛应用于临床。

优点:①来源丰富;②采集方便,易获取;③与骨髓不同,脐血库以实物形式存储,不会使已登记供体减少,寻找 HLA 配型时间短;④脐血中早期 HSC 丰富;⑤脐血免疫系统处于原始阶段,GCHD 发生率较低和程度较强,即使 HLA 1 ~ 3 个位点不同也可移植;⑥脐血被各种病毒污染机会较少。

缺点:①由于单份脐血 HSC 数量有限,难以满足大部分成人需要;②可引发潜在遗传病的可能;③如果移植失败,无备用骨髓或外周血可取;④早期植入时间延迟,感染及出血机会较大。

随着干细胞研究与技术的进步,多种细胞联合移植将会大大改观现有遗传代谢病造血干细胞移植的疗效,造血干细胞移植治疗遗传代谢病的时机和适应证也将进一步拓宽,更多患儿将会得到有效治疗。

二、基因治疗

基因治疗是一种根本性的治疗策略。 广义地说,基因治疗指通过基因操作达到治疗疾病的目的,既包括基因治疗,也包括基因编辑,以及反义核糖核酸和干扰小核糖核酸等方法;它既可以是对于体细胞的操作,也可以是对于生殖细胞和受精卵的改造。 狭义而言,基因治疗现阶段是在体细胞基础上利用载体将外源基因或基因片段通过新技术,靶向导入细胞,以实现减缓或者治愈疾病目的的技术,目前主要是针对单基因遗传病和癌症等。

1.基因治疗的发展 20 世纪 60 年代,分子生物学家乔舒亚·莱德伯格首次提出基因治疗的初步概念,为基因治疗的发展奠定了基础。 20 世纪 80 年代,基因重组工程技术得到发展,病毒载体的出现,使基因治疗的技术体系初步具备。 在 1990 年,被誉为基因治疗之父的威廉·弗伦奇·安德森完成了首例基因治疗人体试验,这一基因治疗的案例是否成功仍然备受争议。

(1) 腺相关病毒(AAV):是目前基因治疗最为常用的病毒载体,它非常的稳定,不会嵌入基因组进行复制,已被作为一种安全有效的病毒载体用于基因治疗的临床试验。 由于 AAV 应用在基因药物,有效地提高了药物的安全性,以致很多基因治疗药物都获批上市。

(2) 嵌合抗原受体 T 细胞免疫疗法(CAR-T):是目前较为有效的恶性肿瘤的治疗方式之一。 从患者的血液中将 T 细胞体外分离,并在体外对 T 细胞进行改造,将嵌合抗原受体装载在 T 细胞表面,使 T 细胞具有识别癌症的功能,从而攻击并杀死肿瘤细胞,再将改造后的 CAR-T 细胞进行扩增,回输到患者体内即可发挥抗癌作用,达到治愈的效果。 在 2012 年,患有白血病的女孩艾米莉·怀特海德,成为全世界第一个接受 CAR-T 治疗的患者,其治疗效果至今都良好。 目前已有数百名患者接受了 CAR-T 治疗,且首个 CAR-T 细胞治疗药物 Kymriah 在 2017 年获得 FDA 批准上市。

(3) CRISPR-Cas9 基因编辑技术:CRISPR-Cas9 是对靶向基因进行特定 DNA 修饰的技术,是目前基因编辑领域最前沿的方法,被誉为“ 基因魔鬼” 。 CRISPR / Cas9 系统主要包括 Cas9 蛋白和小向导 RNA(sgRNA) 两个元件,sgRNA 引导 Cas9 蛋白靶位点,Cas9 蛋白负责切割 DNA。 经过切割的 DNA 通过某种机制被细胞修复,修复完成后就实现了基因敲除、基因敲入、基因替换或突变等。 以 CRISPR-Cas9 为基础的基因编辑技术在一系列基因治疗的应用领域都展现出极大的应用前景,如血液病、肿瘤和其他遗传性疾病。 目前,该技术成果已应用于人类细胞、斑马鱼、小鼠及细菌的基因组精确修饰,不过尚未进入人体试验阶段。

2.基因治疗与伦理 基因治疗可以分为 3 种类型:体细胞基因治疗、生殖细胞基因治疗和增强基因工程。 体细胞基因治疗仍处于实验研究的阶段。 基因治疗虽然可能治愈某种遗传病,但存在许多不确定因素而可能对人体带来损害,因而目前该方法还只宜用作实验性治疗,只能应用于我们确切知道因基因缺陷造成的严重病态而又无其他疗法的疾病,不能广泛应用于其他疾病。 即使体细胞基因治疗是允许的,医师也有义务从患者那里获得知情同意。生殖细胞基因治疗从理论上说既可治疗遗传病患者,又可使其后代不再患有这种遗传病,它实际上是比体细胞基因治疗更为有效、彻底的治疗方法,但生殖细胞基因治疗受目前技术和知识水平的限制,存在许多涉及可遗传至未来世代的复杂的不确定改变,接受转基因的受体生殖细胞发生随机整合,并可垂直传播给下一代,产生不可预知的远期的严重不良反应。目前,各国政府都采取措施,禁止将生殖细胞基因治疗用于临床。增强基因工程在严格意义上不是属于治疗性的而是植入一个补充的正常基因使人的某些特征得到人们所需要的改变,如插入额外的生长激素基因以使身体长高。这种基因治疗虽在某些情况下有其合理性,但人们担心这种非治疗的增强基因工程运用(或滥用)会导致严重的伦理社会后果。目前,应禁止将基因工程尤其是将生殖细胞基因工程用于增强目的的实际应用。

在基因编辑的伦理规范方面,科学共同体对基因编辑技术的相关应用达成基本共识,即现阶段严格禁止人类生殖系基因编辑的临床应用,同时鼓励基因编辑的基础研究和在成体细胞层面的基因治疗。研究报告显示,有 29 个国家禁止人类生殖系细胞胚胎基因编辑。其中,比利时、加拿大、保加利亚、丹麦、瑞典和捷克以被修饰基因将被后代遗传或伤害人类胚胎为由,禁止了生殖系基因编辑。而欧盟国家,则多将人的尊严作为伦理规范的根本性原则。如德国对任何除了出于研究目的而进行的生殖系细胞基因编辑行为,规定了严厉的刑事处罚条款。

2017 年,美国国家科学院与美国国家医学院下属的人类基因编辑委员会发布了一份长达 261 页的报告《人类基因编辑:科学、伦理以及监管》。报告显示在严格的监管和风险评估下,基因编辑技术可用于对人类卵子、精子或胚胎的编辑,但仅限于父母双方均患有严重遗传疾病、想要健康的孩子却别无选择时。在伦理建设方面,我国也出台了相关的文件,比如 2016 年《涉及人的生物医学研究伦理审查办法》、2018 年《医疗技术临床应用管理办法》等,明确禁止将基因编辑的人胚胎用于移植和产生下一代;同时允许开展研究性质的人胚胎基因编辑,但必须符合“14 天”准则,即进行人胚胎干细胞研究时,利用体外受精、体细胞核移植、单性复制技术或遗传修饰获得的囊胚,其体外培养期限自受精或核移植开始不得超过 14 天。

(1) 基因治疗的伦理分析

1) 体细胞基因治疗中的伦理问题:安全性问题;治疗费用与卫生资源;对人类基因库的影响;商业化问题。

2) 生殖细胞基因治疗中的伦理问题:对后代是否有影响;如何看待后代的权利;究竟应如何对待所谓的“缺陷基因”。

(2) 基因治疗的伦理原则

1) 科学性原则:在临床中必须具备以下条件才能进行基因治疗:具有合适的靶基因,即作为替代、修复或调控的目标基因;具有合适的靶细胞,即接受靶基因的细胞;具有高效专一的基因转移方法,以使外源靶基因导入靶细胞内;基因转移后对组织、细胞无害;在动物模型实验中具有安全、有效的治疗效果;过渡到临床试验或应用前需向国家有关审批部门报批。

2) 最后选择原则:某种疾病在所有疗法都无效或微效时,才考虑使用基因治疗。

3) 治疗目的原则:基因治疗只能用于治病救人的目的,期望植入一个补充的正常基因使人的某些特征得到所需要的改变,如插入额外的“生长基因”以使身体长高,加进某种动物的“强壮基因”或美人的“美人基因”“白嫩基因”以使身体更漂亮等,都是不能被允许的。

3.基因治疗的研究进展 在技术上,研究主要集中在开发新的基因编辑工具、提高基因编辑效率、减少脱靶效应、减少基因编辑工具的免疫原性等方面。在应用层面,主要集中在重大疾病的体细胞基因治疗,比如 2016 年,美国食品药品监督管理局(FDA) 首次批准了 Sangamo 公司基于锌指核糖核酸酶(ZFN) 的基因编辑疗法用于治疗 MPS I 和血友病 B;2018 年 12 月,美国 FDA 首次批准了 Editas Medicine 公司基于 CRISPR 基因编辑 EDIT-101 药物的新药临床试验(IND) 申请,用于治疗 Leber 先天性黑矇 10 型(LCA10),这是世界上第一例获得 FDA 批准并开展临床试验的 CRISPR 药物。

(1) 基因编辑技术的发展:基因编辑技术可对目标基因进行“ 编辑”,通过介导基因添加、基因删除、基因校正,以及细胞内其他高度靶向的基因组修饰。 这项核心技术基于工程化核酸酶的使用,该工程化核酸酶与非特异性 DNA 裂解模块融合的序列特异性 DNA 结合域组成。 这些嵌合核酸酶通过诱导刺激细胞 DNA 修复机制的靶向 DNA 双链断裂(DBS),
包括易错的非同源末端连接(NHEJ) 和同源定向修复(HDR),从而实现有效而精确的基因修饰。

1) 锌指核酸酶(ZFN) 技术:ZFN 是第一个使用的 DNA 核酸内切酶的基因编辑核酸酶。锌指核酸酶技术把两个有特定功能的结构域进行了巧妙的嵌合。 一个是特异性 DNA 识别结构域:由一系列 Cys2-His2 锌指蛋白串联组成,能够特异性识别三联体 DNA 片段的锌指基序而不是碱基作为特定 DNA 序列的基本单位。 另一个是 DNA 重组功能结构域:Fok I 是来自海床黄杆菌的一种限制性内切酶,在二聚体状态时才有酶切活性,每个 Fok I 单体与一个锌指的结构域进行融合,可对特定序列进行切割,从而达到 DNA 定点剪切的目的。 ZFN 技术作为一种编辑工具,有助于开发新的基因治疗策略。 迄今为止,ZFN 诱导的 HDR 已被直接用于纠正与 X 连锁严重联合免疫缺陷、血友病 B 型、镰状细胞病和 α1-抗胰蛋白酶缺乏
症相关的致病突变。

2) 转录激活因子样效应物核酸酶(TALEN) 技术:TALEN 是一种可靶向修饰特异 DNA 序列的酶,它由两部分组成,一部分是 TALE 蛋白所在的 DNA 特异性识别的结合区域;另一部分是一个具有 Fok Ⅰ 核酸内切酶功能的 C 端结构域。 该技术通过 DNA 识别模块将 TALEN 元件靶向特异性的 DNA 位点并结合,然后在 Fok I 核酸酶的作用下完成特定位点的剪切,从而导入新的遗传物质。 TALEN 技术的出现,在一定程度上解决了 ZFN 技术存在的脱靶问题,而且 TALEN 能够靶向更长的基因序列,也更容易构建,现已成功地应用在小鼠、
果蝇和拟南芥等模式生物上,成为基因功能研究和基因治疗研究中有力的工具。

3) CRISPR / Cas 技术:成簇的规律间隔的短回文重复序列(CRISPR) 是在大肠埃希菌基因中发现的一种重复碱基序列,在抵抗外来病毒、质粒等过程中逐渐演化形成的免疫防御机制。CRISPR / Cas 系统由 CRISPR 序列元件与 Cas 基因家族组成。 其中 CRISPR 包含一组高度保守的重复序列与同样高度保守的间隔序列。 Cas 复合物切割的侵入性短片段基因组作
为新的间隔序列添加至 CRISPR 中,这些基因编码的蛋白具有核酸酶活性的功能域,可以对 DNA 序列进行特异性的切割。 CRISPR / Cas9 系统在具有 PAM(protospacer adjacent motifs)
序列且可以与 sgRNA 互补配对的靶序列发生切割 DNA。 DNA 双链被切割开后细胞自身存在的 DNA 损伤修复的应答机制可使 dsDNA 断裂的上下游两端的序列连接起来。 若导入了
同源模板,断链处发生 HDR,达到修正基因的目的。 若没有同源模板,则通过可能会引起插入或者删除错误的 NHEJ 方式修复,破坏该段 DNA 序列。 由于 CRISPR / Cas9 系统会对 DNA 上 PAM 序列的依赖性以及切割时的脱靶效应的问题,于是衍生出一些识别更多样 PAM 的 CRISPR / Cas 系统, 如识别 NNGRRT (R 代表嘌呤碱基) 的 SaCas9、 识别多 A / T 的 Cas12

(Cpf1) 系统,并开发出了以 NG 为 PAM 的 xCas9 和 SpCas9 -NG 等。 根据 Cas9 结构特点设计出一系列精确性更高的 Cas9 突变体(如 eCas91.0、Cas9 -HF1、HypaCas9 等),极大地解决了脱靶问题。

4) 单碱基编辑(BE) 技术:是一种基于脱氨酶与 CRISPR / Cas9 系统融合形成的技术,在双链 DNA 不断裂的情况下,利用无核酸酶活性的 Cas9(dCas9) 或 Cas9 切口酶(Cas9n) 、胞嘧啶脱氨酶以及 sgRNA 形成的复合体,直接对靶向位点进行精准编辑,实现了单碱基 C→T 或者 G→A 的转换。 BE 为基因编辑技术的研究和应用提供了新的工具,相比于 CRISPR / Cas9 技术,BE 技术可以既不引入 DNA 双链断裂,又不需要重组修复模板,而且其效率远远高于由发生双链断裂引起的 HDR,对于许多点突变造成的遗传性疾病具有很大的应用潜能。

(2) 基因治疗在遗传代谢病中的研究进展:人类疾病的发病机制非常复杂,甚至有些遗传代谢病的发病机制至今还是未知的。 随着 CRISPR / Cas 技术的发展,科学家开始对致死致残的遗传代谢病展开研究,有望这些疾病能有新的治疗技术。

1) 动物疾病模型研究的进展:动物疾病模型是科学研究和临床研究者不可缺少的模型,可以帮助我们更快、更方便、更深入地了解各种疾病的发生、发展原因及治疗疗效,在此总结了近期在治疗遗传代谢病中动物模型的研究进展。 肌萎缩侧索硬化症(ALS) 是一种渐进并致命的神经退行性疾病,C9ORF72 基因中的六核苷酸重复扩增是肌萎缩性侧索硬化和额颞痴呆(c9ALS / FTD) 的最常见原因。 利用 CRISPR / Cas9 系统对细胞进行全基因组敲除筛选并对小鼠原代神经元进行靶向筛选,可以发现 C9ORF72 DPR 毒性的修饰因子。 通过二次 CRISPR / Cas9 筛选,人们发现了一种 DPR 的有效修饰剂 TMX2,可引起 C9ORF72 ALS 中的内质网应激信号,使神经元显著存活。 而超氧化物歧化酶 1(SOD1) 基因的常染色体显性突变约占 ALS 病例的 20%。 通过 AAV 为递送载体, 利用 CRISPR / Cas9 破坏 ALS 的 G93A SOD1 小鼠模型中的突变型 SOD1 蛋白减少了>2.5 倍,小鼠在末期的运动神经元增加了约 50%,疾病发作的延迟时间约占 37%,存活时间增加了约 25%,从而改善了运动功能并减少了肌肉萎缩。

α1-抗胰蛋白酶缺乏症(AATD) 是由 SERPINA1 基因突变引起的遗传性肝脏疾病。CRISPR / Cas9 被用于将 AATD 基因整合到小鼠肝脏 ROSA26 的位点,这种敲入方法在体内模型中实现了基因表达。 另一项研究中,CRISPR 被用于将 AAV8 -CRISPR 系统地传递到 hSERPINA1 第 2 外显子上,导致肝细胞聚集体减少,实现了对 Z 突变(Glu342Lys) 的适度纠正,证实了基因编辑疗法在同时纠正与 AATD 缺乏相关的肝和肺疾病症状方面的潜力。

B 型血友病是由凝血因子Ⅸ缺陷导致凝血障碍。 在最新研究中,人们开发出了一种双基因疗法,利用了两种载体方法,第一种载体能够表达肝脏特异性启动子驱动的 SaCas9 基因,以便于 CRISPR / Cas9 定位在产生凝血因子Ⅸ的场所中,而第二种载体包含了一段能够特异性靶向作用Ⅸ基因和ⅨcDNA 序列外显子 2 的 5'端区域的 RNA 序列,明显增强了该方法的潜力和准确性。 结果显示,通过 CRISPR / Cas9 在体内编辑基因,能够恢复足够水平的Ⅸ因子,有效地治愈 B 型血友病模型小鼠。

酪氨酸血症 I 型是一种因延胡索酰乙酰乙酸水解酶(FAH) 缺乏引起酪氨酸及其代谢产物异常的疾病,现已广泛地应用 CRISPR / Cas9 技术来治疗酪氨酸血症 I 型。 一种方法是利用同源重组的方式进行基因敲入,通过质粒、AAV 和纳米材料递送 CRISPR / Cas9 系统和修复模板进行体内基因编辑治疗,结果显示能完全治愈患病小鼠。 而递送 nCas9 进行在体治疗酪氨酸血症Ⅰ型,相比于 Cas9,nCas9 不仅可以治愈患病小鼠,同时还能够有效地降低脱靶。另一种方法是通过长同源序列末端连接(HMEJ) 介导的定点基因整合方式, 基于 CRISPR / Cas9 系统,利用 sgRNA 靶向位点和长同源臂的供体载体来实现高效的精确整合,并利用其导入 FAH 基因,进行酪氨酸血症的治疗研究,具有一定的疗效。

杜氏肌营养不良(DMD) 是位于 Xp21 的 dystrophin 基因突变引起的致死性肌肉病,利用 CRISPR / Cas9 基因编辑技术能够成功改善 DMD 的肌肉蛋白水平。通过 AAV 介导的 CRISPR / Cas9 和引导 RNA(gRNA) 系统,敲除变异的 23 号外显子,恢复截短但保留部分功能的 DMD 蛋白的表达,改善了骨骼肌和心肌功能,并显著提高了 mdx 小鼠(带有 dystrophin 基因突变的 DMD 模型小鼠) 的存活率。在最新的研究中发现,在体型较大的 DMD 犬体内通过体细胞重编程获得诱导多能干细胞(iPSC) 的技术诱导,用 CRISPR / Cas9 基因编辑技术敲除变异的第 50 号外显子,恢复 dystrophin 蛋白的表达和功能。再通过 AAV 载体把整套的基因编辑系统传递到犬全身各处肌肉组织,接受治疗的 DMD 与正常动物的表达水平极为接近。在心肌细胞内,dystrophin 蛋白的表达量达到了正常值的 92%。这项研究为 CRISPR / Cas9 体内基因编辑用于罕见遗传病杜氏肌营养不良的临床治疗又推进了一步。

鸟氨酸氨甲酰转移酶缺乏症(OTC) 是由 OTC 基因突变导致的以高氨血症为主要表现的尿素循环障碍中最常见的一种遗传代谢性疾病。采用双 AAV 系统实现新生小鼠代谢性肝病的纠正,用一个 AAV 载体将作为剪切工具的核酸酶 Cas9 特异性导入肝细胞中。另一个载体将 gRNA 带到特异性 DNA 靶位点,从而达到定点突变。结果表明,在幼鼠的肝细胞中可以达到 10%的修复效率,能够有效治愈疾病,但是在成年鼠中重组效率只有不到 2%,没有治疗效果。

此外,BE 技术可以治愈患 PKU 的成年模型小鼠, 并且修复效率在 RNA 水平上达到 63%。证明了 AAV 介导的单碱基编辑在治疗 PKU 疾病中有巨大的潜力。

2) 体细胞基因治疗研究的进展:体细胞基因治疗是将人自体或异体的体细胞,经体外工程改造(特定基因的插入、删除或替换) 后回输人体的治疗方法。此治疗方法可用于治疗一些遗传性疾病,在基因水平改变危及生命的疾病发生和发展。

重症联合免疫缺陷病(SCID) 是原发性免疫缺陷病(PID) 中最严重的疾病类型,其特征是 T 细胞和 B 细胞系统严重缺陷。造血干细胞移植和基因治疗是目前 SCID 最主要的根治方法。利用 iPS 重编程将成熟细胞重编程为多能细胞,并通过 CRISPR / Cas9 系统校正致病基因 JAK3 突变,使这些细胞恢复正常的 T 细胞发育。CRISPR / Cas9 基因编辑技术和 iPS 重编程为基因治疗免疫缺陷疾病奠定了基础。

β-地中海贫血是常见的贫血疾病,目前唯一根治地贫的治疗方法是造血干细胞移植,但相匹配的脊髓捐赠者有限。目前,将 CRISPR / Cas9 基因编辑技术应用在 β-地中海贫血的治疗上,取得了巨大的研究进展。通过 CRISPR / Cas9 基因编辑技术,能够成功纠正 β-地中海贫血 iPSC(诱导多能干细胞) 中的 β 珠蛋白基因(HBB) 突变,使其诱导分化出正常的造血干细胞。β-地中海贫血的 β 珠蛋白功能或表达上的缺陷可以通过诱导 γ 珠蛋白的上调来进行补偿。通过 CRISPR / Cas9 基因编辑技术诱导 RNA 可敲除增强子元件从而起到抑制 BCL11A 基因表达的作用,能够在红细胞谱系细胞中实现 γ-珠蛋白的上调,有望治愈 β-地中海贫血。

X 连锁慢性肉芽肿病(X-CGD) 是由基因 CYBB 发生突变导致,蛋白 NOX2 上存在的缺陷会破坏白细胞抵抗感染的能力。利用 CRISPR / Cas9 特异性地靶向修复 CYBB 基因突变,使得 CYBB 基因序列恢复为健康人体内的序列,从而达到治愈 X-CGD 疾病的目的。

(3) 临床试验研究的发展:随着病毒递送载体和基因编辑技术的进步,基因治疗药物在临床试验上取得突破性进展,自 2003 年以来,至少有十几种基因治疗产品问世。对于血友病、β-地中海贫血、杜氏肌营养不良和脊髓性肌萎缩等遗传代谢病,相应的基因治疗药物在临床试验中取得了令人满意的治疗效果。

Strimvelis™:是第一个用于治疗因腺苷脱氨酶缺乏引起 ADA-SCID 的体外干细胞基因疗法,于 2016 年获 EMA 批准上市。该疗法利用 γ-反转录病毒将 ADA 基因拷贝整合入从患者体内提取的造血干细胞(HSCs) 中,然后将 HSCs 以静脉注射的方式重新输入患者体内,复制并产生具有正常功能的腺苷脱氨酶蛋白的细胞,成功修复患者的免疫缺陷表型。根据临床试验的结果,经治疗的患者没有出现白血病转化或骨髓增生异常的症状。

Spinraza®:是一种反义寡核苷酸(antisense oligonucleotides,ASOs) 基因疗法,于 2016 年被 EMA 批准用于治疗 SMN1 基因突变所引起的脊髓性肌萎缩症(SMA)。Spinraza® 通过反义寡核苷酸调控 SMN2 基因外显子 7 的剪接抑制序列,促进 SMN2 外显子 7 的正确剪接,提升全长 SMN2 转录的表达,可有效地增加 SMN 蛋白的表达,改善患者肌无力的症状。目前的临床数据显示 Spinraza® 在 SMA 的治疗中疗效显著,且具有广泛的适用性。此外,由 AveXis 公司开发的基于 AAV9 介导体内表达 SMN1 蛋白的药物 Zolgensma 也已于 2019 年被美国 FDA 批准用于治疗 SMA。

Zynteglo:是由 BlueBird Bio 公司研发的基于慢病毒载体的离体基因疗法,于 2019 年获 EMA 批准用于治疗 12 岁及以上的非 β0 / β0 基因型输血依赖性 β-地中海贫血。通过慢病毒载体将具备功能的人 βA-T87Q-珠蛋白基因导入到从患者体内提取出的 HSCs 中,再将这些 HSCs 回输到体内,使患者能自主生成 β-珠蛋白,为确保回输移植的成功性,患者需预先接受化疗为回输的"健康细胞"留出生长空间。Zynteglo 已成功帮助数名患者脱离输血依赖长达 5 年之久。

APR-OD031:2020 年被 FDA 授予治疗苯丙酮尿症孤儿药资格。APR-OD031 是一种缓释氨基酸混合物,利用专利药物递送生理模拟技术进行编辑,旨在改变其释放和吸收特性,以模拟膳食蛋白质。这是首个氨基酸混合物,其目的是减少 PKU 患者(尤其是对 Sapropterin 无反应的典型 PKU 患者) 的苯丙氨酸波动和肌肉蛋白质分解。

随着更多基因治疗临床试验的进行,今后将会出现更多的基因治疗药物经批准上市,为相应疾病的治疗提供新的选择。

(王小军)

第十七章 生长发育异常

第一节 生长的调节

一、生长激素-胰岛素样生长因子轴

人类自受精卵起至成人期是一个动态的生长发育过程,它受多种因素调节和控制。 个体生长和最终身高与遗传基因、出生时体重和身高、营养、疾病、内分泌激素等诸多因素相关。 在内分泌激素中, 生长激素(growth hormone,GH) 和胰岛素样生长因子(insulin - like growth factor,IGF) 的作用很重要。

1.GH GH 是由腺垂体嗜酸细胞分泌的含 191 个氨基酸残基的非糖基化蛋白质激素。人类 GH 具生物活性者为单链多肽含 191 个氨基酸残基,分子量为 22000,占垂体 hGH 的 70% ~ 75%,非 22000GH 的生物活性、结合特性、代谢清除率及与受体相互作用与之不同。人类 GH 基因家族由 5 个基因组成,包括 GH1 基因、胎盘生长激素(GH2 基因) 、绒毛膜生长催乳激素 1 和 2 基因(human chorionic somatomammotropin hormone,CSH) 及一个类绒毛膜生长催乳激素的假基因组成,另外人类催乳素基因也属于这个家族,GH 基因家族位于第 17 号染色体长臂的 q22 ~ 24,每个基因均含有 5 个外显子和 4 个内含子。 GH1 和 GH2 的 mRNA 剪接模式不同:GH1 编码 20000 和 22000 蛋白质,而 GH2 编码的蛋白质与之存在 13 个氨基酸的差别。

多数学者认为胎儿生长与 GH 关系不大。 其依据为:①无脑儿血中 GH 含量极微,而身长正常;②新生早期切除脑的鼠和兔,其生长继续;③除肝组织外,其他胚胎组织未能发现有 GH 受体。 相反,认为胎儿生长与胎盘催乳素(hPL) 和胎盘生长素(hPGH) 、IGF 有关。 因孕母血中 hPL 浓度与胎儿大小、胎盘重量相关,胎儿组织中有 hPL 受体。 胎儿出生体重与母血中 IGF 水平呈正相关,与脐血中 IGF 成正比,小样儿脐血中 IGF 活性很低。

GH 的许多功能是通过自分泌、旁分泌和刺激产生 IGF-1 的内分泌作用来完成的。 GH 对出生后小儿生长的影响很大程度上取决于骨骺软骨生长情况,GH 只对成年前骨骺软骨开放期有促进骨的生长作用。 GH 作用不像其他激素通过靶腺起作用,而是经过 IGF-1 介导,共同刺激软骨、骨骺软骨生长。 目前认为 GH 可直接作用于前软骨细胞,使其分化为软骨细胞,并刺激肝脏和局部的 IGF-1 合成,也刺激软骨细胞 IGF-1 受体表达。 IGF-1 可刺激骺板软骨细胞增生,促进胶原和硫酸黏多糖合成,从而介导 GH 促进长骨的纵向生长。

另外,GH 可直接刺激成骨细胞代谢,使骨钙素(osteocalcin,OC) 水平升高,刺激骨的生长。 GH 还可通过 IGF-1 诱导维生素 D 活化,身高增长是通过软骨细胞增生,使软骨细胞增大和形成栅状,以后在长骨骺部延长钙化。 随着性成熟,骺板逐渐融合,骨长度不再增加,但 GH 对骨代谢和维持骨矿物质含量及骨密度仍起重要的作用。

除了主要的促生长作用外,GH 还参与机体碳水化合物、蛋白质、脂肪的代谢。 因此,生长激素对于成人的身体组分、心血管、血脂的健康仍起着作用。

2.胰岛素样生长因子 1 许多研究证实,GH 促进骨骺生长的作用大部分不是 GH 的直接作用,而是刺激机体产生一种活性因子,后者存在于血清中,这种因子可促进软骨的生长,当 GH 增多时,这种因子水平升高;GH 不足时,该因子水平下降,其下降能用外源性 GH 纠正。进一步发现这些因子能刺激 DNA、RNA、蛋白质和羟脯氨酸的合成,促进细胞的增生,而且对所有组织均具有胰岛素样活性。为反映此因子的最基本功能,即传递生长激素的促进生长作用,故命名为生长介素(somatomedin,SM) 因其结构与胰岛素原相似,而采用胰岛素样生长因子(IGF) 的名称。

IGF-1、IGF-2 和胰岛素原来源于多肽家族的同一前体,这三种肽都是在脑垂体出现之前便已产生。现已知有生物作用的 IGF 分为两类:IGF-1 和 IGF-2。IGF-1 是由 70 个氨基酸残基组成的单一碱性肽链。IGF-1 基因含 6 个外显子,第 1 和第 2 外显子编码 5'端非翻译区和前前肽部分,外显子 3 编码远端前肽序列和与胰岛素 B 链同源的成熟肽,以及与 C 肽和 A 链同源区域。外显子 4 编码 D 肽段,外显子 5 和外显子 6 编码两个称为 IGF-1a 和 IGF-1b 的序列之一,这种选择性剪接发生在多种组织中。GH 经 STAT5b 通路调控 IGF-1 转录,数量最多的转录产物为 6 kb,含多个多聚腺苷化位点和长 3'非翻译序列。IGF-2 是中性肽,与 IGF-1 在结构上有同源性,有较强的胰岛素样活性。IGF-1 和 IGF-2 对胎儿的生长和发育都很重要,以往一直认为仅 IGF-1 对出生后的生长继续发挥关键作用,最近报道了一个家族具有父系遗传的 IGF-2 突变和生长障碍,表明 IGF-2 不仅是宫内发育的中介,而且对产后发育也有作用。

循环中的 IGF 均与 IGF 结合蛋白(IGF binding protein,IGFBP) 结合,两者具有高度亲和力,这种结合可以延长 IGF 的半衰期,调控 IGF 的转运,避免其胰岛素样作用,并且控制 IGF 在特异细胞的分布,从而调节后者的旁分泌作用。在 IGF-1 肽链上 3、4、15、16 位的氨基酸和 IGF-2 的 6、7、18、19 位的同源氨基酸是保证其与 IGF 结合蛋白的高度亲和力的关键,当发生突变时导致识别和结合力严重受损。IGFBP 家族包括 6 个 IGFBP,即 IGFBP -1 ~ IGFBP -6,均有着高度保守的蛋白质结构和与 IGF 的高亲和力,而其他与 IGF 结合能力低的蛋白质曾被命名为 IGFBP -7 ~ IGFBP -9 等,其实它们属于 IGFBP 相关蛋白家族。虽然 IGFBP 家族成员具有显著的序列同源性,但它们都具有独特的结构特征,并发挥着不同的作用。这些 IGFBP 基因也具有不同的调控模式和不同的表达模式。

在 6 种 IGFBP 中 IGFBP -3 是血清中最丰富的 IGFBP,它是血液中 IGF-1 和 IGF-2 的主要携带者,IGF-1 与 IGFBP -3 结合再与另一种 GH 依赖的酸不稳定亚单位(acid-labile subunit,ALS) 形成一种较大分子量的三元复合物,三元复合物中 IGF-1 和 ALS 是由肝细胞产生,而 IGFBP -3 由库普弗(Kupffer) 细胞产生,IGFBP -3 血清浓度依赖于 GH 和 IGF-1,其水平反映健康儿童内源性 GH 的分泌,而且无明显昼夜变化,但受年龄影响。出生时水平低,之后随年龄增加而升高,青春期达高峰,成年后逐渐下降,与 IGF-1 不同,其受营养状态影响较小。GH 是肝 IGF-1 和 IGFBP -3 分泌的主要刺激因子,肝衰竭使其分泌减少,肝功能恢复其分泌正常,但 GH 并不是控制循环中 IGF-1 浓度的唯一因素,胰岛素、甲状腺激素和雄激素都能刺激 IGF-1 的释放,而雌激素在低水平刺激其分泌,高水平则抑制其分泌。

IGFBP 的功能是通过与 IGF 的结合来实现的。然而,在病理条件下,尤其是在癌症状态下,IGFBP 在独立于 IGF 途径中的作用引起了越来越多的关注,其独立作用包括对细胞黏附和迁移、细胞生长和凋亡的影响。如在自身免疫性疾病中,IGFBP 除了依赖 IGF,也通过独立于 IGF 的机制在疾病的发展中发挥作用。

研究发现存在着 2 种 IGF 受体,即 IGF-1 和 IGF-2 受体,IGF-1 受体由位于 15 号染色体远端 q25 ~ 26 基因编码,包含 21 个外显子。IGF-1 受体的生化结构是由两个配体结合的亚基,α、β 亚基组成的异四聚体糖蛋白,α 亚基上有 3 个配体结合必需的结构域,而只有 β 亚基有跨膜结构域。IGF-1 受体与 IGF - 1 结合的亲和力明显高于 IGF - 2,更高于胰岛素。IGF-1 和 IGF-2 的促有丝分裂作用几乎都是通过 IGF-1 受体介导的多条信号转导通路的激活来完成的。对于 IGF-2 与其受体结合的相互作用和效应目前尚不清楚。

IGF-1 受体广泛存在于所有胚胎系的细胞类型中,增强了 IGF-1 刺激所有组织生长的能力,因而 IGF-1 受体数目的变化可能与肿瘤的发生相关。GH、FSH、LH、黄体酮、雌二醇和甲状腺素等激素均能促进 IGF-1 受体的表达,另外血小板衍生生长因子(PDGF)、表皮生长因子(EGF)、成纤维细胞生长因子(FGF)等也能在特定细胞类型中上调 IGF-1 受体的表达。

关于生长激素与 IGF 的关系,目前有两种假说。一种认为 IGF-1 介导生长激素的所有合成作用。虽然这一理论在一定程度上是正确的,但 GH 还具有多种独立的代谢作用,如促进脂肪分解、刺激心脏中的氨基酸转运及促进肝脏蛋白质的合成等则无法完全得以解释,另一种双效应模型认为生长激素刺激前体细胞分化和分泌 IGF,而 IGF 又通过调控细胞分化功能,维持细胞动态平衡,促进生长。

二、生长板

曾经 GH-IGF-1 轴一直被认为是调节儿童生长的核心系统,但是近些年的研究发现该轴只是很多控制生长板中软骨发生的调节系统之一,儿童的正常生长不仅依赖 GH-IGF-1 轴,还与其他调控生长板软骨细胞分化、增生的许多激素、旁分泌因子、细胞外基质分子、细胞内蛋白有关。编码这些局部蛋白的基因发生突变会导致身高发生变化。同样,全基因组分析(GWAS)揭示身高的正常变异似乎很大程度上是由 GH-IGF-1 轴以外的基因并通过多种机制所致。

生长板是一层薄薄的软骨,存在于颅骨和面部以外的大部分骨中,包括长骨和脊椎骨。在生长板中,软骨细胞增生、肥大和分泌软骨细胞外基质,通过这些过程产生新的软骨组织,随后再被重塑为骨组织,最终在生长板上逐渐形成新的骨,使骨骼增长,身高增加。在过去的数十年里,各种新的实验方法的引入,尤其是基因技术的发展,可以深入研究某些矮小表型的潜在病因和发病机制,在正常生长板功能所必需的通路上发现了许多导致矮小的基因异常,揭示了生长板在调控人类生长中的关键位置。

证据表明,除了 GH-IGF-1 外,甲状腺激素、糖皮质激素、雌激素、雄激素这些内分泌因子中的每一种都部分通过对生长板的直接作用来调节生长。例如临床上,用生长激素治疗可部分补偿因原发疾病使用小剂量糖皮质激素治疗患者的生长速率,改善线性生长,但在使用大剂量糖皮质激素时增高作用不大。雌激素对生长板的作用比较复杂,一方面它能刺激增生,另一方面又加速休眠区祖细胞的丢失,加速生长板衰老的发育程序,导致生长的提前停止。因此,雌激素受体或将雄激素转化为雌激素的芳香化酶的突变失活,会使生长板的衰老过程变慢,从而延长青春期线性生长,研究发现一些调节生理性生长的雌激素可能是由生长板软骨细胞在局部产生的。

促炎细胞因子是生长板软骨细胞内源性产生的细胞因子,可能具有内在调节骨纵向生长的作用。证据表明肿瘤坏死因子 α、白细胞介素-1β 和白细胞介素-6 可直接作用于生长板软骨抑制骨骼生长,且这些细胞因子具有协同效应。

电离辐射、外力压迫等物理因素会导致软骨细胞的增大减少;细胞外液的环境改变,如酸中毒等化学因素也会影响生长板的功能。

生长板软骨细胞或环绕软骨膜的细胞分泌的旁分泌因子局部作用于软骨细胞,调节后者的增生和分化。研究发现多种成纤维细胞生长因子、骨形态发生蛋白等都是重要的旁分泌信号系统的成员,相关基因突变可严重影响动物和人类的骨生长。如编码甲状旁腺激素相关蛋白的基因发生突变会导致特征性的短肢和短手指。软骨细胞能分泌独特的细胞外基质,包括特异性胶原、非胶原蛋白和蛋白多糖,这对正常的生长板功能也至关重要。这种细胞外基质使得软骨具有弹性结构特性,并可与信号分子相互作用,以调节生长板软骨发生。
因此,如果编码基质蛋白和蛋白多糖的基因突变常发生各种生长障碍性疾病。例如,编码 X 型胶原的 COL10A1 基因突变,导致一种称为干骺端软骨发育不良的骨骺发育不良症,ACAN 基因编码软骨细胞外基质中一个主要的蛋白聚糖组分,它的突变也会影响线性生长。纯合子突变会导致严重的骨骼发育不良,即脊椎干骺端发育不良。杂合子突变可以表现为轻度骨骼发育不良、脊椎骨骺发育不良,并且影响关节软骨,导致骨软骨炎和早发性骨关节炎。

多种细胞内通路也在生长板软骨形成中起重要作用。转录因子 SOX5、SOX6 和 SOX9 是软骨细胞分化的关键调节因子,失活突变会引起骨骼发育异常。SHOX 是在生长板中表达的另一种转录因子,其突变会导致不同程度的身材矮小、肢中部发育不良等。有报道特发性矮小的个体中 SHOX 基因突变占 2% ~ 15%。而与此相反,当 SHOX 拷贝数增加则与 Klinefelter 综合征和其他类型的性染色体非整倍体个体的高身材有关。另一个对生长板软骨细胞增生和分化有影响的细胞内通路是丝裂原活化的蛋白激酶(ras / mitogen activated pro-tein kinase,Ras / MAPK) 信号通路,该通路整合了多种生长因子的信号,通过 MAPK 级联磷酸化许多细胞质和核蛋白,调节细胞增生和分化。这一途径的激活可导致许多临床重叠的综合征,包括努南综合征、LEOPARD 综合征、Costello 综合征、Cardio-Facio-Cutaneous 综合征和神经纤维瘤-努南综合征,这些综合征的特征是神经皮肤表现,均伴有不同程度的出生后生长障碍。与此相对应的是以高身材为特征的 Sotos 综合征却与 Ras / MAPK 路径的失活突变有关。

随着对生长板在生长中作用的认知不断深入和丰富,将对生长障碍的病因和治疗带来突破。

第二节 原发性生长延缓

身材矮小,定义为身高低于同族群、同地区、同年龄、同性别人群平均身高的-2SD 或第 3 百分位。不管遗传背景如何,身材矮小可能是多种病理情况或遗传性疾病的征兆。检查患者的生长图对评估身材矮小至关重要。偏离先前的生长模式、生长速率低于同龄同性别-2SD、明显偏离父母遗传区间常常提示需要进一步评估。对先前生长模式的分析有助于区分正常生长变异和病理性身材矮小。

身材矮小的主要病因,主要分为 GH-IGF-1 轴及 GH-IGF-1 轴外两个大类,GH-IGF-1 轴异常的疾病包括 GH 缺乏症、GH 不敏感症、IGF-1 及 IGF-1 受体信号转导障碍;GH-IGF-

1 轴外病变包括慢性系统性疾病(包括内分泌系统疾病)、小于胎龄儿(SGA)、染色体(基因)异常疾病、营养不良、家族性矮小、骨骼发育异常疾病和特发性矮小等。从体型大致匀称与否也可做简略分类,匀称者中生长速率正常的有家族性矮小、体质性生长发育延迟。生长速率减低的可因社会心理因素(如情感剥夺、厌食症等)、系统性疾病(如哮喘、先天性心脏病、乳糜泻、自身免疫性肠炎、肾小管酸中毒、肾功能不全、中枢神经系统肿瘤或其他肿瘤接受头颅放疗)、慢性感染(如 HIV、营养不良)、内分泌疾病(如甲状腺功能减低症、生长激素缺乏症、垂体功能减低症、假性甲状旁腺功能减低症、库欣综合征等)。有特殊面容和(或)非匀称体型的病因包括各种遗传综合征:如 Russell-Silver 综合征、Turner 综合征、Prader-Willi 综合征、Noonan 综合征、Bloom 综合征、Kabuki 综合征等,四肢短小的软骨发育障碍系列性疾病,肢体和躯干均短的变形性骨发育不良及以躯干变短为主的黏多糖症等。

诊断需要详细的病史询问,包括出生体重和身长(小于胎龄儿),出生时有无淋巴水肿(Turner 综合征),新生儿期有无低血糖、黄疸延迟及小阴茎(男婴)三联征(垂体功能减低症),出生后身高和体重的情况追溯,发育里程碑,慢性系统性疾病史,颅脑外伤史和治疗史,药物史(如类固醇使用史),父母、同胞青春发育年龄(体质性生长发育延迟)。还要进行细致的体检:提示某些矮小综合征的特殊面容及骨骼、手足异常表型,上/下部量,心脏杂音,肝脾大,皮肤黏膜的异常色素沉着等提示系统性疾病的体征,Tanner 分期,身高相关的体重也是一个重要的线索,体重减损更明显的考虑慢性器质性疾病可能性大;反之,则更多考虑内分泌疾病。在实验室检查中,骨龄的评估非常重要。骨龄指骨骼发育年龄(BA),是人体成熟程度的良好指标,骨骼发育虽有一定种族、性别的差异,在正常儿童间也会有变异,但一般遵循特有的规律,各骨化中心的发生和成熟具有程序化的进程。临床上通常选用左侧手腕部进行 X 线正位摄片,通过观察骨化中心,并与相同性别的标准图谱对照,判定骨龄,称为 Greulich-Pyle(G-P) 图谱法;另一种方法是对各个骨化中心进行评分,根据总分得出相应的骨龄,称为 TW-Ⅱ、TW-Ⅲ法(Tanner-Whitehouse standards)。虽然骨龄本身并不能用来诊断疾病,但是如果患者骨龄明显落后于年龄,应考虑生长激素缺乏症、甲状腺功能减退症、垂体功能减退、体质性青春发育延迟,而 SGA、Turner 综合征、甲状旁腺功能减退症患者的骨龄与年龄一般是匹配的。根据患者的病史和体征,选择相应的实验室检查项目,包括常规的肝肾功能、三大常规、血糖、电解质系列、红细胞沉降率等以排除系统性疾病,检查游离甲状腺素、促甲状腺素、甲状旁腺素、皮质醇、促肾上腺素、IGF-1 等排除内分泌激素异常,必要时进行染色体核型和相关基因检测以明确矮小患者的潜在病因。

骨软骨发育障碍(osteochondrodysplasia)的特征是软骨和骨生长异常,导致骨骼形状和大小异常及长骨、脊柱和头部比例失调。其特点为骨畸形和身材矮小,包括发育不良(hypo-plasia)或发育异常(dysplasia)、骨发育障碍(dysostoses)和骨畸形(malformation of the bone)、特发性骨质溶解(idiopathic osteolysis)、骨病理性吸收(pathologic resorption of bone)、染色体畸变所致骨畸形等。2015 年修订的疾病分类学和遗传骨骼疾病分类确认了由 364 个基因突变引起的 436 种遗传骨骼疾病,这些疾病分为 42 组。

一、软骨发育不全

软骨发育不全(achondroplasia,ACH)是最常见的遗传性身材不成比例的骨骼发育不良,属常染色体显性遗传。男女两性均可发病。发病率为 1 / 28000 ~ 1 / 20000 活产儿,80% 以上为散发病例,不足 20%为家族性发病。

详细内容可参考代谢遗传病章节相关内容。

二、染色体和基因异常综合征

许多染色体、基因异常可导致患者身材矮小、内分泌异常及多系统受累的综合征,有些综合征如 Turner 综合征、Noonan 综合征和 Prader -Willi 综合征已经成为 rhGH 治疗的适应证,但因其本身原发疾病的关系,治疗中某些不良反应的发生率增加,如血糖升高、脊柱侧弯、甲状腺功能减退症等应加强监控并及时干预;有些因存在肿瘤高风险,需禁用、慎用 rhGH,如 Down 综合征、Bloom 综合征和 Fanconi 综合征。

(一)21 三体综合征

21 三体综合征又称先天愚型(Down 综合征) 是人类最早认识的常染色体畸变疾病,其发病率平均约为 1.5%,新生儿期为 0.7% ~ 2.0%,我国上海市统计为 0.6%,在智力落后疾病中占 10% ~ 15%,男女无显著差异。

1.发病机制 本病由常染色体畸变引起,因亲代之一配子形成时或受精卵卵裂时出现染色体不分离,导致一个配子含多余染色体,另一配子染色体有缺失,受精后形成三体型或单体型异常的子代。 异常配子主要来源于母亲,约 1 / 5 来源于父亲。 配子不分离与母亲年龄偏大、卵子老化或受放射线、病毒感染、化学药物或口服避孕药有关。 目前关于 Down 综合征的发病机制有两种学说:①基因剂量效应,即 21 号染色体上的基因在患者的组织和细胞过度表达,导致异常表型;②在被称为 Down 综合征关键区域的 21q22.1 ~ q22.3 携带一些基因与该症病理发生有关。

染色体核型常见表现有 3 种:①标准型,约占 95%,所有细胞显示存在一个额外 21 号染色体,核型为 47,XX(XY) +21 型;②易位型,多为罗伯逊易位,此型占 2%,约 50%为家族性;③嵌合型,此型占 2%,患者体内具有两种以上细胞系,90% 嵌合为 47,XY, + 21 / 46,XY 或 47,XX,+21 / 46,XX,此两种细胞系可有不同的比例。 另有约 1%为不同染色体重排。

2.临床表现

(1) 特殊面容:表现头小而圆,枕骨扁平、两眼距离宽、眼裂外上斜、内眦赘皮、鼻梁低、颈短、伸舌状。

(2) 身材矮小:四肢短、肌张力低、手指短、第 5 指内弯、中节指骨短、关节松弛。

(3) 精神运动发育障碍:有不同程度智力低下,语言发育落后。

(4) 常见伴随疾病:有先天性心脏病,如房室联合通道、室间隔缺损、法洛四联症等;胃肠道畸形,如气管食管瘘、膈疝、幽门狭窄;癫痫,中耳炎,反复呼吸道感染等。

(5) 内分泌异常:先天性或自身免疫性甲状腺功能减退症,1 型糖尿病,肥胖症。

(6) 肿瘤:白血病、睾丸肿瘤的风险增高。

3.实验室检查 染色体检查:诊断主要取决于染色体检查结果。

4.治疗 至今尚无根治办法,主要针对先天性心脏和消化道畸形的纠正,训练患者生活自理或进行一些简单工作。 由于该症白血病发生率较正常儿高出 20 倍,故不宜或慎用生长激素治疗矮小症。

(二) 先天性卵巢发育不良综合征

先天性卵巢发育不良综合征又称特纳综合征(Turner syndrome,TS) 。 TS 最早由

lrich 于德国报道,1938 年 Turner 报道本症表现为身材矮小、性发育不良、骨骼畸形和器官异常等特点。 现已知,在所有女性胎儿中有 3%存在这种综合征,而仅有 1 / 1000 存在 45,X 核型的胎儿可以存活降生。 在流产的胎儿中有 15%存在 45,X 染色体缺失。 活产新生女婴中 TS 的发生率国外为 1 / 2500。

1959 年证实本症是因性染色体畸变所致。 常见异常染色体核型有:①X 单体(45XO);②嵌合体(45X / 46XX);③一条染色体短臂或长臂缺失 46,X del(Xp) 或 46,X del(Xq);④极少数为 45,X / 46,XY 嵌合体。

1.发病机制 造成 TS 患者身材矮小原因不明,SHOX 基因单体不足可能是导致 TS 患者身材矮小原因之一。 SHOX 基因又称矮小同源盒基因(short stature homeobox - containing gene,SHOX),是同源盒基因大家族的成员,该基因家族在早期胚胎发育中发挥作用,控制许多结构的形成,SHOX 基因可能与骨骼线性生长的启动子和骨骺闭合的抑制因子相关,对手臂和腿部的生长和成熟具有重要作用。 每条性染色体(X 和 Y) 都携带一个拷贝的 SHOX 基因,该基因位于假常染色体区域,即 Xp22.33 和 Yp11.2,由于 Turner 综合征患者少了一条 X 染色体(或部分 X 染色体短臂结构),造成 SHOX 基因拷贝数减少,编码的 SHOX 蛋白相应减少,从而导致 TS 患者的骨骼异常,但与颈蹼、淋巴水肿无关。

2.临床表现 出生时表现为低体重、短颈、颈侧皮肤松弛,发际低和手足淋巴水肿。 生后表现身材矮小,生长缓慢,无青春期生长加速;色素痣多、盾形胸、指(趾) 发育不良、乳头距离宽、关节松弛、弓形足、肘外翻、第 4 ~ 5 掌骨短等,第二性征缺乏、原发闭经,可伴心脏、肾、尿道畸形、白内障、心理障碍和慢性自身免疫性甲状腺炎。 智力大多正常。嵌合体患者临床表现可不典型。

3.实验室检查

(1) 对所有原因不明的矮小女性应考虑做染色体核型分析,排除该症。

(2) 激素测定:青春期血 FSH、LH、E_2 、甲状腺功能及其抗体测定。

(3) 心脏、肾脏、卵巢超声检查。

(4) 手腕关节、膝、肘关节摄片,观察第 4 掌骨长短、膝肘关节骨骼发育不良。

4.治疗

(1) 身材矮小的治疗:虽然该症矮小非 GH 缺乏所致,但证据表明 GH 治疗可以改善患者的成年身高,不同临床研究报道身高获益从 5 ~ 8cm 至 15 ~ 17cm,治疗开始时年龄越小,身高差值越小,疗程越长,剂量越大,父母身高越高则终身高越高。 GH 治疗尚有协同促性腺激素作用,降低脂肪体块指数和改善心理状况。 关于理想的治疗开始时间并无定论,一般建议当出现明显生长障碍和身高落后时可开始治疗。

(2) 性激素替代:雌激素替代一般从 11 ~ 12 岁以小剂量开始逐步加大剂量,经 2 ~ 3 年达到成人量,当出现阴道出血或超声显示子宫内膜增厚,可行人工周期。 应用雌激素诱导青春发育需遵循个体化原则。

(3) 辅助生殖技术:基于 TS 患者的子宫完整性,性激素替代促使子宫发育,借助捐赠的供体卵子试管内受精,再接种于 TS 患者子宫内;促进胚胎发育,目前已有成功报道。 近年有研究在患者儿童期取未退化卵巢组织并保存,以备将来生育之用。

(4) 社会心理治疗:对 TS 女孩心理治疗是必不可少的组成部分,除医师给予支持以外,家庭和相关组织提供的支持亦非常重要。

定期进行心脏超声检查,及时干预可危及生命的主动脉病变。

三、小于胎龄儿

小于胎龄儿(small for gestational age,SGA),有时也称宫内发育迟缓(intrauterine growth retardation,IUGR),是产科重要并发症之一,也是造成围生儿死亡的重要原因,如新生儿窒息、颅内出血、肺出血和低血糖等。 它也是导致儿童和成年后身材矮小、智力障碍、行为心理异常、性发育迟缓、非胰岛素依赖性糖尿病、高血压和高血脂的原因之一。

SGA 一般指出生体重或身高低于同胎龄、同性别平均体重的第 10 百分位以下或 2 个标准差以下的新生儿。 大部分 SGA 患者在生后 6 个月内开始呈现生长追赶,至 2 岁时身高进入同龄正常范围。 但是有 10% ~ 15%的 SGA 患者不出现充分的生后追赶生长,儿童和青少年期持续身材矮小,如果不干预至成年后身高仍会低于正常平均身高的 2 个标准差。

1.病因 导致 SGA 的原因是多因素的,胎儿生长障碍可以由胎儿、母体、胎盘等因素引起。 约 30%的 SGA 是由于胎儿先天性异常引起的,如基因改变包括单基因突变和印记基因、染色体畸变、某些综合征、先天缺陷、遗传代谢性问题、感染和多胎等。 其次为胎盘功能不良,包括胎盘异常、胎盘断裂、梗死及血管异常。 母体因素包括营养不良、子宫畸形、慢性全身性疾病如糖尿病、系统性红斑狼疮、肾病、母亲吸烟、药物滥用、酗酒等。 但是仍有相当部分的 SGA 患者的病因不能明确。

SGA 出生后未能充分追赶生长的病因至今尚不明了。 可能与整个机体的细胞生长和 GH-IGF-1 轴的异常有关。 国外有学者调查 40 例 SGA,身高低于第 3 百分位的青春前期儿童的 GH-IGF 轴,结果发现 50% ~ 60%儿童有 24 小时 GH 分泌曲线异常和(或) 精氨酸试验的不规则反应,血清 IGF-1 和 IGF-2 水平显著下降。 研究发现不规则反应为 GH 低幅度的峰值,频率增加和 GH 分泌基值上升,IGF-1 和 IGFBP -3 水平显著降低。 大多数出生 SGA 的矮小儿童表现为有正常的 GH 分泌,但对 GH 的敏感性下降,部分是由于 GH 受体基因突变减少了 GH 受体的亲和力所造成的。 矮小的 SGA 儿童青春期前和青春期的 GH 分泌与正常儿不同,表现为分泌基线高,幅度低和频率高。 GH 分泌与年龄呈正相关,在 9 岁以后增加明显,但仍比正常儿低。 Woods 等测定

2.5 ~ 3 岁的 SGA 患儿的空腹血糖、胰岛素、胰岛素敏感性、GH、IGF-1 和胰岛素原裂解片段等指标,结果发现 SGA 患儿夜间 GH 分泌量的最大值、最小值、平均值都比适于胎龄儿要高,胰岛素敏感性低,空腹血糖高,空腹胰岛素水平和胰岛素的敏感性与夜间 GH 分泌密切相关。 推测夜间 GH 分泌的高水平可能直接引起胰岛素敏感性下降和空腹高血糖。

2.临床表现 SGA 患儿出生时各器官的发育相对比较完善,但因宫内生长发育障碍,出生后常有以下表现。 ①营养不良、消瘦、婴儿明显皮下脂肪薄、皮肤干燥;②低血糖,由于肝内糖原储存不足,生后组织对糖的吸收和利用加快,约有 1 / 3 的 SGA 出生后 3 日内有低血糖发生;③宫内缺氧引起症状如羊水污染、黄疸、呼吸困难、脑病症状等;④酸中毒,由于组织缺氧、低氧代谢等引起代谢性酸中毒;⑤宫内感染症状:如肝脾大、黄疸期延长、视网膜脉络膜炎;⑥应激反应低下、肾上腺皮质功能低下;⑦其他染色体异常和综合征的特异表现。

3.治疗 SGA 病因的多样性导致治疗的复杂性。 除纠正营养不良和防治低血糖发生外,美国和欧洲分别在 2001 年和 2003 年批准对未能实现出生后追赶生长的 SGA 矮小患者使用 rhGH 以改善其成年身高。 美国允许开始年龄为 2 岁,而欧洲需大于 4 岁。 4 个随机、

对照、开放的临床试验,纳入 209 例 2 ~ 8 岁 SGA 对象,随机给予每周 0.24mg 或 0.48mg / kg [34 ~ 69pg / (kg·d)]rhGH 治疗共 2 年,结果高剂量组身高增加了 0.5SDS,低剂量组与未治疗组相比也有效果。 而且长程治疗可以改善终身高,一项荟萃分析显示 28 例 SGA 矮小患者经过 7 ~ 10 年的治疗,每周 0.24mg / kg 和 0.48mg / kg 组分别较未治疗组成年身高增加 1.0SDS 和 1.4SDS。 从迄今已报道的数千例 SGA 患者使用 rhGH 的结果来看,疗效虽有差异,但总体能提高患者的生长速率,研究者还发现开始治疗的年龄、剂量与效果相关,治疗第 1 年的生长速率是很好的治疗效应的预测指标。

SGA 患者,尤其是出生后体重增长特别快者,存在胰岛素抵抗风险,所以 rhGH 治疗是否会加重这一风险,甚至造成非胰岛素依赖糖尿病的潜在风险一直受到关注,目前虽无确切的证据证明这种风险,但建议在治疗期间,加强对血糖、血胰岛素水平的监控。

(陈梅)

第三节　GH-IGF-1 轴异常所致矮小症

GH-IGF-1 轴异常引起儿童身材矮小病因包括具有生物活性的 GH 分泌不足、IGF-1 产生减少、外周组织对 IGF-1 产生抵抗。 人体 GH 是垂体前叶生长激素细胞(嗜酸细胞) 分泌的。 人类垂体的正常发育依赖于一系列的转录因子如甲状腺转录因子 1、骨形态发生蛋白、成纤维细胞生长因子、LIM 同源结构域转录因子 LHX3 和 LHX4、HESX1、PROP1 和垂体特异性转录因子(POUIF1) 。 遗传性单纯生长激素缺乏症可由生长激素释放激素(GHRH) 受体突变或 GH 基因缺失或突变所致,联合垂体激素缺乏症除垂体前叶特异的转录因子 PIT-1 突变引起外,近期发现 PIT-1 的祖蛋白 PROP -1 基因突变是最常见病因,约 50% 的病例由 PROP-1 基因突变引起。 总之,各种单基因异常导致身材矮小症非常少见,但它可以为研究人类生长调节的分子机制提供有用的信息。

生长激素缺乏的原因可以是先天性的,也可以是后天获得性的。 下丘脑、垂体结构损害可引起 GH 缺乏,许多因素可造成下丘脑、垂体结构异常,如肿瘤性损害破坏或压迫下丘脑、垂体、垂体柄受压可影响垂体血液供应,使下丘脑激素减少。 近蝶鞍的肿瘤如颅咽管瘤可导致垂体功能减退。 儿科新生婴儿中产伤、臀位产、足先露等也可影响下丘脑与垂体结构。 北京协和医院报道 561 例 GH 缺乏症中,围生期存在异常的占 59.1%,上海新华医院报道 179 例 GH 缺乏症中,有围生期异常 77 例,占 43%,国外文献报道非头位产所致颅内出血及脑幕撕裂发生率比头位产 GHD 高出 10 倍。 浸润性病变如结节病、结核、组织细胞增生症一般是对下丘脑和垂体柄损害,而不是对垂体本身的浸润引起。 自身免疫性垂体炎为大量淋巴细胞和浆细胞浸润导致垂体实质性损害,可见于女性妊娠期间或产后。 在妊娠期间可呈肿块性损害,有视野缺损、头痛伴催乳素升高。 放射治疗垂体腺瘤、颅咽管瘤、视神经胶质瘤、无性细胞瘤和脑膜瘤等可引起下丘脑功能减退,大剂量放射线照射也能直接损害垂体功能,放射线影响可在照射数年后出现,因此接受放射治疗的患者应每年评估下丘脑、垂体功能。 空蝶鞍综合征(empty sella) 是因鞍膈缺损,蛛网膜突入垂体窝,造成垂体受压,功能受损,原发性空蝶鞍多见于女性,常伴良性颅内压升高,垂体功能一般正常,约 15%的病例可伴轻度高催乳素血症。 继发性空蝶鞍常见于手术、垂体梗死和放疗后。 另外,下丘脑、垂体激素合成或分泌异常也是重要的原因之一,在儿科常与先天解剖异常和围生期异常密切相关,多见于臀先露、足先露、横位产、产后窒息等。成人多为获得性,如垂体、蝶鞍旁的肿瘤。垂体手术和放射损伤、垂体坏死、细菌、寄生虫、病毒等感染、白血病细胞或含铁血黄素浸润、自身免疫性垂体炎及老年人器官功能退化性 GH 分泌功能下降等。

一、特发性生长激素缺乏症

1.病因 特发性生长激素缺乏症(idiopathic growth hormone deficiency,IGHD) 在垂体性矮小症中最为常见,与下丘脑或垂体功能异常有关,一些研究报道指出:特发性生长激素缺乏症中有 40% ~ 80%病例对 GHRH 有反应,国内一项研究发现疑似垂体性矮小症中约 70% 病例对 GHRH 有反应,提示由于下丘脑合成或分泌 GHRH 缺陷所致多于垂体本身病变。IGHD 患者可伴其他垂体激素的缺乏,上海市儿科医学研究所曾报道在 25 例严重生长激素缺乏症中,单一生长激素缺乏占 3 例(12%),多种垂体前叶激素缺乏共 22 例(88%),包括促甲状腺素、促卵泡激素和黄体生成素储存或分泌功能低下者 11 例(44%),促甲状腺素和促肾上腺皮质激素储存或分泌功能低下者 2 例(8%),促肾上腺皮质激素、促甲状腺素和黄体生成素同时有储存或分泌功能低下者 1 例(5.4%) 。另外,应用高分辨率的磁共振(MRI) 发现一些 IGHD 患者垂体前叶缩小,垂体柄断裂,垂体后叶可消失或异位,提示 IGHD 存在潜在的病因,随着分子检测技术的发展,相信未来可逐步明确“特发”的原因。

2.临床表现

(1) 生长障碍:出生时身长、体重与妊娠期大致平行。如有多种垂体激素缺乏,在新生儿期可出现反复低血糖发作,小阴茎,黄疸期延长。一般从出生后半年左右开始出现生长减慢,身高落后在 2 ~ 3 岁时已显现;随年龄增长,生长发育缓慢程度也增加。体型较实际年龄幼稚,皮下脂肪相对较多,脸圆、前额略突出,下颌小,上下部量比例正常,匀称。生长速率<正常该年龄的生长速率的第 25 百分位。身材矮小,低于父母中位身高的-1.5SD,低于人群平均身高-2SD,严重时低于-3SD 甚至更多。生长速率低于同年龄正常均值-1SD 或 2 岁以上儿童生长速率较正常减少 0.5SD,常提示生长激素不足或缺乏。

(2) 骨成熟发育延迟和骨代谢异常:身高增长决定于长骨生长,患儿的骨龄均延迟,一般均落后年龄 2 年或 2 年以上,另外表现为牙发育延迟和蝶鞍发育较正常同年龄者为小。患儿不仅骨骼生长缓慢,而且骨代谢率降低,骨更新低下,表现为骨量明显减少,骨质疏松,骨密度降低。成人发病的 GHD 患者的骨折发病率比正常人高 3 倍。

(3) 青春发育期延迟:青春发育期延迟指达到发育期年龄而尚无第二性征出现。青春发育年龄在男孩一般为 12 ~ 14 岁,女孩为 10 ~ 12 岁。GHD 男孩可至 16 岁,女孩至 14 岁仍无第二性征出现;典型 GHD 男性患者声音高尖,皮肤细腻,外生殖器发育差,睾丸小、松软,阴毛、腋毛不生长,女性乳房不发育,月经来潮延迟或闭经。部分病例成年后会不育。

(4) 代谢紊乱:①糖代谢,因肝和肌糖原合成降低、糖利用减少,糖耐量损害,周围组织对胰岛素敏感性降低,可出现高胰岛素血症和胰岛素抵抗;②脂代谢紊乱,可见血清胆固醇、三酰甘油、低密度脂蛋白(LDL) 胆固醇、载脂蛋白 B 水平升高、高密度脂蛋白(HDL) 胆固醇降低,游离脂肪酸减少和脂肪分解降低;③蛋白质代谢紊乱,蛋白质合成、储存能力降低;④基础代谢率降低,患者体力活动减少和运动能力下降。

(5) 神经、精神功能紊乱:由于体力和肌肉发育不如同年龄人,一些患者可有自卑心理,甚至忧郁情绪。如仅有 GH 缺乏者,智力一般正常;如同时有促甲状腺素缺乏,则可有轻度智力低下。

(6) 心血管功能紊乱:患者心脏体积缩小、心率减慢、每搏输出量、心排血量和心脏收缩力下降、外周阻力增加、循环血容量减少、血压下降、心肌耗氧量增加,可过早发生动脉硬化。近年有学者发现继发于垂体肿瘤放射治疗和手术以后的成人 GHD 患者心血管疾病的发生率和死亡率明显高于正常对照组。国内曾报道 32 例垂体发育不良所致 GHD 的心功能有明显改变,总体射血分数和左心室舒张末期高峰充盈率明显低于正常,容易早期发生动脉硬化。

(7) 肾功能变化:肾小球滤过率常降低,肾血流量减少。

(8) 骨代谢紊乱:患者成骨细胞活性降低,骨骼矿物质含量减少,有骨质疏松和骨折倾向。

(9) 身体构成成分异常:患者身高对应的体重超出人群平均体重,脂肪量增加,尤其是腹部、内脏脂肪过多、肌肉量减少、肌肉强度减退。

(10) 凝血机制异常:纤维蛋白原和纤维蛋白溶酶原活性异常,有导致动脉血栓形成倾向。

3.实验室检查

(1) 血清生长激素水平测定:因生长激素呈脉冲式释放分泌,其基础值常处于低值,而且波动亦较大,故随机取血测定生长激素浓度的意义较小,一般不能区别正常与缺乏者,故临床通常采用生长激素激发试验。

药物激发试验是指使用某些药物刺激 GH 分泌增加的方法,用于观察血液中 GH 动态变化,从而了解下丘脑、垂体合成和分泌 GH 能力。药物刺激试验常用胰岛素低血糖激发试验(胰岛素耐量试验,insulin tolerance test,ITT),本法优点可同时测定 ACTH-肾上腺轴,正常与异常间的数值差异明显和中度低血糖足以刺激 GH 分泌。缺点是缺乏正常儿童标准和可能出现严重低血糖反应。其他常用药物有左旋多巴、可乐定、精氨酸、胰高血糖素和 GHRH,后两者由于药物来源问题和过程长,国内甚少开展。

激发试验应在空腹标准化后使用,上述实验必须在有经验的人员监控下进行,对低龄儿童、疑似合并其他垂体激素缺乏和使用胰岛素时尤需小心。

关于 GH 峰值的评估,一般采用:①如 GH 峰值<5ng / mL,则为完全性 GH 缺乏;②如 GH 峰值在 5.1 ~ 9.9ng / mL,则为部分性 GH 缺乏;③如 GH 值≥10ng / mL,则为反应正常。由于不同药物刺激生长激素释放的反应不同,故其特异性偏低,其正常与异常间的切割值各实验室有一定的差异,因此要求各实验室尽量采用单克隆抗体,建立本实验室的切割值。另外,一些因素会影响激发试验结果,如甲状腺功能减退会降低 GH 峰值反应,故应在甲状腺功能减退纠正后再进行;在肥胖或超重者中也见到峰值减弱,且随着 BMI 的增加更降低,需在结果分析时有所考虑。

目前的生长激素激发试验作为诊断 GH 分泌的方法,存在准确性和重复性差的缺陷,如一项研究对 699 个 GH 激发试验的 GH 峰值标本重新测试,发现平均差异在 2.7 ~ 5.1pg / L,另一项研究发现在 132 例接受标准化胰岛素和精氨酸测试的受试者中,采用不同的检测方法可致 GHD 和非 GHD 诊断不一致,但尚无更好的替代方法。鉴于性激素预充被反复证明能提高 GH 激发试验的特异性,而不妨碍敏感性,欧美儿科内分泌协会已建议对年龄超过 11 岁的男孩和超过 10 岁的女孩在进行 GH 激发试验前常规给予性激素预充。

(2) 胰岛素样生长因子 1(IGF-1) 测定:胰岛素样生长因子(生长介质 somatomedin,SM)是一组结构上相关的多肽类生长因子,人类生长介质具有以下特点:①其血清中浓度受 GH 调节;②具有胰岛素样活性;③能促进软骨细胞的有丝分裂;④在血液中与一种或多种大分子携带蛋白结合而被输送。IGF-1 水平主要受 GH 的调节,IGF-1 的浓度在很大程度上与 GH 浓度一致,而 IGF-2 则只是轻度依赖于 GH。IGF-1 介导生长激素的促生长效应,是反映 GH-IGF 功能的另一个重要指标,是 GH 缺乏症诊断的重要指标。IGF-1 随年龄增长而上升,青春期达高峰,之后下降,所以 IGF-1 浓度与年龄和性发育程度密切相关。IGF-1 同时受甲状腺素、催乳素、糖皮质激素和营养状态影响。另外,IGF-1 测定还具有一定的鉴别诊断意义。如一个矮小儿童,GH 激发试验中 GH 峰值正常,而 IGF - 1 低下,但在注射外源性 GH 后,IGF-1 升高,生长速率加快,表明该儿童的生长激素分子有变异;如 IGF-1 不升高,生长不加速,则表明生长激素分子无变异,系生长激素受体缺陷。

(3) 胰岛素样生长因子结合蛋白 3(IGFBP -3) 的测定:人体血循环中大部分的 IGF 是与特异性结合蛋白(IGF-binding proteins,IGFBP) 相结合的,人体中有 6 种不同性质的结合蛋白(IGFBP -1 ~ IGFBP -6),其中 IGFBP -3 与生长激素关系密切,是诊断生长激素缺乏症有价值的指标。

IGFBP -3 主要由肝脏合成和分泌,在血循环中以两种复合体形式存在:大分子量三聚体(150000),它携带约 80%的 IGF,该复合体难以通过毛细血管屏障,仅在 IGFBP -3 蛋白分解酶的作用下从复合体中释放出来的 IGF-1 才能通过血管内皮屏障到达组织血管发挥作用;小分子量二聚体(40000),该复合体能通过毛细血管屏障,转运 IGF-1 到达靶细胞。IGFBP -3 起着延长 IGF-1 半衰期的作用,可调整其对细胞的增生、代谢和有丝分裂的作用。IGFBP -3 的产生受 GH 调节,其血中水平在日间无变化,但随着年龄而改变,健康儿童在青春期达到高峰,在吸收不良、肥胖、糖尿病、肝功能异常等情况下 IGFBP -3 下降。生长激素缺乏症患儿的 IGFBP -3 水平下降,经生长激素治疗后会升高。上述结果表明血清 IGFBP -3 降低常提示生长激素缺乏症,是筛查生长激素缺乏症的良好指标。

(4) 生长激素自然分泌量测定:由于生长激素药物激发试验的局限性,曾有研究通过测定 GH 自然分泌量来诊断 GHD。上海市儿科医学研究所检测夜间 24:00 的生长激素分泌相结果表明:生长激素缺乏症与正常组夜间 24:00 GH 平均浓度差异显著,脉冲峰值和最高峰值之间也非常显著。但也有其他研究发现正常生长儿童在不同场合检测结果不一致。该测定需要频繁取样,临床实施上有限制,无法作为常规检测手段。

(5) 生长激素释放激素(GHRH) 刺激试验:用 GHRH 刺激垂体分泌 GH 可以鉴别下丘脑性和垂体性 GH 缺乏症,但在鉴别下丘脑性和垂体性时,需注意单次 GHRH 刺激可呈假阴性反应,但经预充 GHRH1 周或 1 个月后即可出现阳性反应。

(6) 颅脑磁共振显像:磁共振显像可清楚地显示蝶鞍容积大小,垂体前、后叶大小、异位等,对 GHD 诊断具有重要意义。患者可表现为垂体缩小,垂体后叶消失、移位,垂体柄消失或中断。

(7) GH 基因诊断:疑似 GH 基因异常引起的矮身材,可进行基因分子水平分析。

(8) 染色体检查:对矮身材患儿具有体态发育异常者应进行核型分析,尤其是原因不明的女性矮小,或伴青春期发育延迟者,应常规做染色体分析,排除常见的染色体疾病如 Turner 综合征等。

(9) 其他垂体激素测定:特发性垂体性 GH 缺乏症中约有半数病例伴有其他垂体激素缺乏,而此类激素缺乏临床表现较隐匿或渐进性呈现出 ACTH、TSH 和 LH、FSH 等缺乏症状。

1) ACTH:可直接测定血清 ACTH 基础值,间接试验常采用胰岛素耐量试验,用胰岛素诱发血糖下降至基值血糖的 50%或在 40mg / dL 以下,可激发内源性 ACTH 释放,从而使血清皮质醇升高,注射前后 60 分钟取血测皮质醇,如皮质醇<137nmol / L(正常值 138 ~ 635nmol / L) 为 ACTH 储备或分泌不足

2) 促甲状腺素激发试验:用促甲状腺素释放激素(TRH) 激发腺垂体释放 TSH,若峰时>90 分钟,峰值<10mIU / L,则表明垂体 TSH 储备或分泌功能不全。

3) 促性腺激素释放激素(LHRH):外源性 LHRH 能激活垂体促性腺细胞,释放 FSH 和 LH。青春期前 LH 增加 3 ~ 4IU / L,FSH 增加 3IU / L;青春前期 LH 反应男孩较女孩强烈,FSH 反应则女孩较男孩强烈。 该试验对儿童有较高的假阳性或假阴性,故有人建议与 HCG 试验同时进行。 HCG 是由胎盘绒毛滋养层细胞合成分泌的糖蛋白,其结构与 LH 相似,是胎内刺激睾丸间质细胞分泌睾酮的主要激素,本试验广泛用于男性睾丸间质细胞功能的评估。 如 HCG 试验中的睾酮水平和 LHRH 试验中的 LH 水平均低于正常,则可能有促性腺激素缺乏。青春期前男孩注射 HCG 后血睾酮浓度较基值高 2 ~ 3 倍;原发性睾丸发育不全者则无反应,而促性腺激素缺乏者有正常反应。

(10) 其他:尿常规,观察肾脏浓缩和酸化能力,血清 T_3 、T_4 和 TSH,血钙、磷和碱性磷酸酶、 肝功能等,排除肾脏、甲状腺、肝脏疾病。

4.诊断

(1) 具有诊断线索的病史:①新生儿期有低血糖发作、黄疸延迟、小阴茎史;②有颅内照射史;③颅脑外伤、放疗或中枢神经系统感染史;④有近亲家族史;⑤颅面中线异常史。

(2) 身材矮小:较同民族、同年龄、同性别身高均值低 2SD 以上。

(3) 生长速率:低于正常速率 1SD,2 岁以下生长速率减少 0.5SD,一般指<2 岁,每年生长速率<7cm,4 岁至青春期前生长速率<4.5cm / 年,青春期生长速率低于 6.0cm / 年。

(4) 临床表现:体型匀称,面容幼稚,皮下脂肪较丰满、面痣较多,智力正常。 成人可表现为运动能力降低、社会活动减少、情绪反应低下、性生活障碍。

(5) 血清 IGF-1 和 IGFBP -3 测定:GH 缺乏时两者均下降,应注意肝病、营养不良、甲状腺功能减退可影响 IGF-1 和 IGFBP -3 的测定结果。

(6) GH 激发试验:应用两种药物做生长激素激发试验,GH 峰值均<10pg / L,IGF-1 值降低(一般认为应低于-1SD) 。

(7) 排除其他疾病:除外先天性甲状腺功能减退、染色体畸变和慢性器质性疾病。

(8) MRI:磁共振显示垂体前叶缩小、垂体柄中断等。

(9) 骨龄测定:儿童患儿骨龄较正常实际年龄<2 岁及以上。

5.治疗

(1) 重组人生长激素(recombinant human growth hormone,rhGH):是治疗 GHD 的首选药物,无论特发性或继发性 GHD 均可使用。

最初使用动物生长激素,但证明对人无生物活性,1957 年采用人尸体垂体提取生长激素获得成功,但后来在使用者中发现慢性脑部海绵样变性(Creutzfeldt-Jakob 症) 导致死亡,故在 20 世纪 80 年代已不再使用。 20 世纪 70 年代末采用生物工程重组 DNA 技术将生长激素

基因导入原核细胞或真核细胞内,这些细胞获得合成 hGH 信息后,产生大量生长激素,早期基因工程生产的 hGH 有 192 个氨基酸残基,比正常生长激素氨基末端多出一个蛋氨酸,治疗 GH 缺乏症有效,但受治者易产生抗体。 此后,经除去蛋氨酸,纯化及现今应用哺乳动物细胞的新的重组 DNA 技术,显著提高纯度,而且二、三级结构与天然 GH 完全相同。

自 20 世纪 80 年代重组人生长激素开始使用至今已有 30 多年,与 GH 治疗有关的提前死亡、糖尿病、肿瘤和脑血管病的安全性问题越来越引起关注,近年一项来自 30 个国家 827 个调查地点的 22311 例因各种生长疾病(63% GHD、13% ISS、8% Turner 综合征) 在 1999—2015 年接受 rhGH 治疗的儿童的前瞻性多国观测研究提供了结论:GH 治疗具有良好的安全状况,在接受 GH 治疗的儿童中,死亡或原发性癌症的总体风险并没有增加,在没有危险因素的患者中也没有发生出血性卒中。 2 型糖尿病的发病率高于一般人群,但多数病例本身存在糖尿病的危险因素。

GHD 患者经生长激素长程治疗后可达到正常成人身高均值-2SD 之内;但仍有部分患者不能达到应有成人期身高,其原因:①诊断、治疗延迟;②治疗时间过短;③生长激素治疗中产生抗体,使生长减慢;④有些患者在治疗过程中未能及时处理低甲状腺素水平;⑤原因不明,可能与 GH 受体或受体后缺陷有关。 开始治疗的年龄越小治疗第一年的身高增加越多、疗程越长、遗传身高越高与终身高呈正相关。

1) 剂量:目前多数学者推荐 rhGH 起始治疗剂量为每周 0.16 ~ 0.24mg / kg(即每日 22 ~ 35pg / kg),每晚临睡前皮下注射,最大效应是在开始治疗后的 6 ~ 12 个月;长期持续使用,生长速率会减慢,可根据生长速率个体化调节剂量,青春期剂量更要增加,但总量一般不超过每日 60pg / kg。 目前尚无很可靠的治疗剂量与效应的监控方法,曾有学者建议使用 IGF-1 作为标志,但是尚无长期或终身高的数据支持。

2) 注射方式:肌内注射容易引起脂肪萎缩和抗体产生皮下注射的上述反应减少,皮下注射达到峰值时间为 2 ~ 4 小时,血清清除时间为 20 ~ 40 小时。 皮下注射 GH 的容量越小,峰值和血清 GH 的曲线面积越大。 皮下注射容量一般应 0.5mL / 次左右,现已证明,每日夜间临睡前 30 分钟皮下注射 GH 比白天更能增加生长速度,每周注射次数与生长效应呈正相关,每日注射比隔日注射更好,疗效不仅与脉冲数有关,而且与血清 GH 升高的时间有关。

国产长效生长激素已上市,为每周注射一次,长期疗效和安全性有待继续观察。

3) 疗程:生长激素替代治疗的目的是尽可能使患者的最终成人期身高达到正常范畴,因此以往常将患者的靶身高作为指标来决定疗程,也有将年身高增长率作为停药指征,即年增长率≤2cm 时停药,或以骨骺基本闭合时停用。 GH 治疗在有效基础上疗程可持续数年至青春发育期,一般说来,治疗时间越长,疗效也越好。

近年研究表明,生长激素缺乏症在成人期停止治疗是不符合生理的,因健康成人仍继续分泌 GH,后者在调节机体代谢方面具有重要作用。 成人 GH 缺乏症替代治疗后,患者精神状态改善,肌肉容量增加,脂肪减少,蛋白质合成率增加,腰椎骨密度增加,血胆固醇水平降低,肾小球滤过率增加,T_4 向 T_3 转化增加,患者的智力、体力和认知能力均有改善,这些变化可能与 T_3 增加有关。 至今对成人期 GH 应用剂量和方法研究尚不多,一般推荐夜间睡前皮下注射,剂量 0.0125 ~ 0.025U / (kg·d),从小剂量开始,逐渐增加。 治疗期间可能有轻度不良反应,尤其在治疗第一周,常见的有感觉异常、眼眶周围水肿、关节疼痛等,这些不良反应可能与钠、水潴留有关。 另外,血 IGF-1 升高与骨刺形成有关,是骨关节产生疼痛的因素。

有学者回顾分析 333 例 GH 缺乏症,其心血管疾病发生率、死亡率高与 GH 缺乏有关。 故成人 GH 缺乏症应用 GH 治疗有助于降低心血管疾病发生率。

Miller 等观察 10 例年龄 21 ~ 39 岁的 GH 缺乏症患者进行的剂量与 GH 效应研究,结果指出 1 ~ 2U / (m^2 ·d) 的 GH 就足够了,该剂量比以前的 GH 替代剂量要小。 GH 替代治疗的成年患者长期过量使用可增加肢端肥大症的发病率,故长期治疗者应定期体检。 生长激素过多可造成软组织和骨增大,凸额、巨舌、面容丑陋、鼻窦增大、肌肉软弱、关节疼痛、脊柱后侧凸等。 所以,成人治疗前应重新进行 GHD 评估。

4) GH 治疗的不良反应:近年来,由于基因工程的迅速发展,基因工程生产的生长激素其纯度已非常之高,细菌蛋白污染极少。 GH 以非脉冲方式给药后引起的局部和全身反应很少,但因 GH 制剂仍具有一定抗原性,故长期应用 rhGH,仍需注意不良反应的发生。

A.局部反应:GH 皮下注射引起的局部皮肤反应与 GH 制剂纯度和个体反应性有关。一般在注射第 1 日出现局部皮肤红、肿,严重的可伴有局部热、痛,类似蜂窝织炎,第 2 ~ 3 日达高峰,以后逐渐减轻、消退,1 周后基本消失,绝大部分红肿直径小于 2cm,早期 GH 产品的局部反应发生率比较高,现已明显下降,局部反应很少见到。

B.抗体产生:抗体产生与制剂纯度关系密切,但亦曾发现极个别病例未曾注射过生长激素,但其 GH 抗体阳性,原因不明。

C.甲状腺功能减退或亚临床甲状腺功能减退:患者治疗前血 T_4 或 TSH 均在正常范围内,经 rhGH 治疗后血 T_4 较基值下降 2 / 3 或 T_4 值低于 60g / L,FT_4 低于 9.3pmol / L,或仅 TSH 轻度上升,患者临床无明显甲状腺功能减退症状或只有轻度症状,如面部水肿、乏力、嗜睡,经甲状腺素片补充治疗后,血 T_4 恢复正常,症状消失。 甲状腺功能减退发生原因尚未完全明了,可能与腺外组织将 T_4 脱碘转变成 T_3 增加,或因生长加速以致 T_4 消耗增加有关。

D.股骨头滑脱、坏死:用 rhGH 治疗后,患儿骨骺生长加速,肌力增加,运动增多和体重增加,可使髂关节出现股骨头滑脱,无菌性坏死而致跛行,有时也可产生髋部、膝部疼痛,呈外旋性的病理状态,其发生率可达 239 / 10 万左右。 日常应注意髋关节和(或) 膝关节疼痛和步态的变化,一旦出现疑似状况,应进行仔细的身体检查、影像学检查,必要时应骨科专科咨询并干预。

E.脊柱侧凸:是由于生长迅速,而不是作为 GH 本身的直接不良反应。 在接受 GH 治疗的患儿中,脊柱侧凸发生率为 0.2%,特纳综合征和 Prader-Willi 综合征发生率较高。 对于接受 GH 治疗的患者,建议常规检查并随访脊柱侧凸的存在或进展。

F.特发性颅内压升高:由于 GH 可引起钠、水潴留,个别患者可引起特发性颅内压升高,外周水肿和血压升高。 国外报道,总发生率为每 10 万治疗年 28 例,在慢性肾功能不全、特纳综合征和器质性 GHD 中发病率较高。 而肥胖和正在应用大量糖皮质激素治疗成人,出现颅内压增加的概率更大。 通常发生在治疗开始或剂量增加时,如果出现严重头痛、视力模糊和呕吐等提示颅内压增高的症状时,建议由眼科医师进行眼底检查以明确。 停止生长激素治疗后症状可逆转,GH 治疗通常可以在调低剂量的情况下重新尝试开始。

G.其他:有部分报道 GH 应用后可出现暂时性转氨酶升高或镜下血尿,一般停药后能自行恢复。

(2) 生长激素释放激素(GHRH):1982 年,从人类下丘脑中提取和分离到 GHRH,同年又从 2 例肢端肥大症患者伴发的胰腺肿瘤中提取到不同分子量的 GHRH,如 GHRH1 - 44、

GHRH1-40 和 GHRH1-27。 许多研究报道指出:特发性 GH 缺乏症中,有 40% ~ 80%病例对 GHRH 刺激有反应,1985 年生长激素释放因子(GRF) 欧洲联合中心报道 70%原发性 GH 缺乏症对 GHRH 激素试验有反应,曾对 GH 缺乏症患者试用 GHRH 治疗。 上海市儿科医学研究所应用生物工程合成 GHRH1 - 29(瑞典卡比公司产品),剂量分别为 60μg / (kg·d) 和 30μg / (kg·d),脐周皮下连续注射(微泵注射器)6 个月。 结果显示生长速率分别从原来的 3.4±0.8cm / 年和 2.8±0.6cm / 年增加到 9.1±2.9cm / 年和 8.5±2.9cm / 年,但低于 GH 应用组(生长速率由 3.4±0.7cm / 年增加到 13.8±3.0cm / 年) 。 由于给药方式复杂,治疗效果不及 rhGH,现已很少使用。

(3) 蛋白同化剂应用:蛋白同化类固醇的应用是由于 GH 或 GHRH 治疗费用昂贵,难以广泛应用,故可酌情使用雄激素衍生物,如氧甲氢龙(oxandrolone,1.25 ~ 2.5mg / d) 、司坦唑醇 [0.05mg / (kg·d)] 等治疗,6 个月为一个疗程,间隔半年,根据骨龄,第二性征发育情况考虑是否继续用药。 应用上述药物,应注意:①用药年龄应大于 12 岁;②骨龄较实际年龄落后 3 岁以上;③用药期间如出现明显男性化、骨龄明显加速,应减量用药或停止用药。

二、孤立性生长激素缺乏症

孤立性 GH 缺乏症(isolated growth hormone deficiency,IGHD) 是由先天性或后天性原因引起的 GHD,但对大多数患者而言,其病因尚不清楚。 已知先天性 IGHD 中一部分是由于编码 GH 的基因 GH1 发生突变所致, 可分为 IGHD Ⅰ A 型、 IGHD Ⅰ B 型、 IGHD Ⅱ 型、 IGHD Ⅲ型。

IGHD ⅠA 型患者的 GH1 基因出现片段缺失,常见为大的片段缺失,也有移码或无义突变导致 GH 合成和分泌障碍,该型以常染色体隐性方式遗传。 有的患者在出生时身长即短,且婴儿时期有低血糖发生,一般至 6 个月都已成为严重的侏儒症,患者持续生长速度缓慢、骨骼成熟延迟,一般智力正常,不伴其他垂体功能缺=陷。 此类患者无内源性的 GH 合成,对外源性 GH 免疫不耐受并产生抗体,因产生抗体可使 GH 治疗失败,有建议这类患者可使用 IGF-1 治疗。

IGHD ⅠB 型患者的 GH1 基因发生突变或重排, 但仍保留部分功能, 临床表现类似 IGHD ⅠA 但较之轻,属常染色体隐性遗传,因对外源性 rhGH 免疫耐受,治疗不产生抗体,所以 GH 治疗有效。

生长激素释放激素受体(GHRHR) 突变也归类于 IGHD ⅠB 型,GHRH 受体是具有 7 个跨膜结构域的 G 偶联蛋白,只存在于垂体。 GHRHR 突变在世界多地的多个近亲婚配的家系中被证实,有的为无义突变导致编码的 GHRHR 穿膜区缺陷和丧失 G 蛋白结合点;有的为剪接位点突变破坏高度保守区。 患者生后早期即出现明显的生长障碍,身高甚至可低于人群平均身高-8SD,生长激素激发试验显示 GH 峰值非常低,甚至测不出,IGF-1、IGFBP -3 水平也很低。 有些成年患者有总胆固醇、低密度脂蛋白胆固醇、C-反应蛋白、血压升高和内脏型肥胖等心血管病高风险状况。 患者 GH 治疗效果好。

IGHⅡ型患者的 GH1 基因突变类型常见于第 3 内含子剪接位点失活,导致外显子 3 被跳过,产生无法正常折叠的一个 17500 的 GH 异构体,该突变异构体对野生型 GH 的分泌产生显性的负面影响,而且患者表型的严重程度与 17500 异构体的表达增加之间存在着良好的相关性。 该型为常染色体显性遗传,患者临床表现轻重不一,对生长激素治疗有效。 有研究发现这型患者不仅起病时间、严重程度不同,有些还会随年龄增大出现 ACTH、TSH 和促性腺激素缺乏,所以需终身随访。

IGHDⅢ型是 X 连锁遗传,但在不同的家族中有不同的临床表现,有些家族中患者除有 IGHD 特征外,尚有丙种球蛋白缺乏,有些则无。这表明染色体 Xq21.3q22 邻近基因的缺陷可发生在某些病例中。令人兴趣的是,发现在其他 IGHD 病例中,存在着 Xq22.3 的间隔缺失或者 Xq13.3q21.2 的重复在一个澳大利亚家族中发现存在 Xq25 ~ Xq28 重复突变,患者还有其他不同的垂体激素缺乏,故本症可能与多位点缺陷有关。

三、联合垂体激素缺乏症

垂体在生长调节中起着核心作用,协调大量的中枢和外周信号来维持身体的内部平衡。近 20 年的研究表明,一系列的转录因子在特异时间、空间的表达调控着垂体的发育和成熟。编码这些转录因子的基因突变导致各种垂体激素缺乏。

联合垂体激素缺乏症(combined pituitary hormone deficiency CPHD) 特点是:除 GH 缺乏外,尚有 1 种或多种垂体激素(ACTH、FSH、LH、TSH、PRL) 缺乏,可呈常染色体隐性遗传或显性遗传或 X 连锁遗传。转录因子 POUIF1(PIT1) 、PROP1、Hesx1、Lhx3、Lhx4、SOX3 等的突变与 CPHD 发生有关,表型可能是孤立的垂体功能低下,或更复杂的疾病,如视中隔发育不良和全脑无裂畸形。

CPHD 患者的临床表现除 GHD 外,还可伴有其他垂体前、后叶激素缺乏的症状和体征,但有时表现较隐匿,需仔细分辨和检查。

治疗方面除了 rhGH 替代外,还需补充其他相应的激素,尤其是糖皮质激素和甲状腺素。研究发现 GH 可能降低肝脏 11β-HSD1 介导的非活性皮质醇向活性皮质醇的转化,并可增加 CYP3A4 介导的皮质醇的分解代谢,所以 GH 治疗可能导致潜在的肾上腺功能不全;而 GH 可增加腺外组织将 T_4 脱碘转变成 T_3 ,因此对多垂体激素缺乏(MPHD) 相关的 GHD 患者在开始治疗后应重新评估肾上腺和甲状腺轴,以及时发现异常并给予补充。

四、生长激素不敏感或抵抗综合征

1.概述 生长激素不敏感综合征(GH insensitivity syndrome,GHIS) 又称 GH 抵抗综合征(GH resistance syndrome),多数由 GH 受体(GHR) 基因突变所致,少数由 GH 结合蛋白异常或受体后信号转导障碍所致。从 GH-IGF 轴来看,有 4 个潜在缺陷可引起 GH 不敏感:①GH 受体或 GH 结合蛋白异常;②细胞内 GH 受体或 GH 受体后信号转导异常;③IGF 合成缺陷; ④IGF 分泌缺陷。

GH 受体是由 638 个氨基酸残基组成的跨膜蛋白,包括含 18 个氨基酸信号肽,分子量为 130000。N 端 216 个氨基酸残基位于细胞膜外,构成与 GH 结合的结构域,膜外部分生物活性和氨基酸顺序与 GH 结合蛋白相同,C 端含 350 个氨基酸残基位于胞质膜内侧,构成信号转导结构域,247 ~ 270 位氨基酸残基为强疏水性穿膜段。GHR 基因定位于 5p12 ~ p13.1,有 10 个外显子组成,外显子 2 编码信号肽,外显子 3 ~ 7 编码 GHR 细胞外区,外显子 8 编码跨膜区,外显子 9 和外显子 10 一半编码胞内区。GHR 分布于各组织,主要为肝、肾、心、肌肉和骨骼等。在胚胎期各组织 GHR 表达非常低,出生后逐渐明显。GHR 表达调控有细胞和组织特异性。

GHIS 临床表现特点为:①生长与发育,出生体重接近正常,身高略下降,出生后生长速率非常缓慢,身高严重落后,体重受累相对轻,上下部量比值增加,四肢短更明显。儿童期常呈小阴茎,成年期可达正常,性功能和生育力正常。青春发育常延迟,骨龄也延迟,但可能超过身高龄;②颅面部,出生时即可见到面部特征;与小身材不相称的大头(虽然头围正常),头发稀疏,前额突出隆起,鼻梁发育差,下颌小,眼眶浅,蓝巩膜。可有单侧上睑下垂及面部不对称;③骨骼肌、代谢和其他方面特点,婴儿期、儿童期常有低血糖发作,成人期偶见,走路和运动发育延迟,可伴有髋关节发育不良、股骨头无菌性坏死,肘关节伸展受限、骨质疏松。其他可有第4指骨短、斜指(趾)、中指短、斜视、白内障、眼球震颤、先天性心脏病如主动脉狭窄、唇裂等。

2.Laron 综合征 莱伦综合征(Laron syndrome)是一种罕见的主要以常染色体隐性遗传的生长障碍疾病,患者因生长激素受体(growth hormone receptor,GHR)缺陷引发对生长激素抵抗或不敏感而导致严重的生长迟缓。该病由以色列医师 Zvi Laron 于 1966 年首先报道而以其名字命名。随后在厄瓜多尔、巴基斯坦、沙特阿拉伯、黎巴嫩、美国、法国、意大利和日本等 20 多个国家和地区相继有报道。此病非常罕见,男女发病率基本相同,在全世界已报道的患者中,约 2/3 是阿拉伯人、亚洲人和中东犹太人,以色列和厄瓜多尔两国报道的患者数最多,占一半以上,我国也有个例报道。

(1)病因:患者由于生长激素受体基因突变,导致患者尽管血清中生长激素水平正常,或无法与受体正常结合,或不能激活 IGF-1 合成所需的通路功能。已报道的 GHR 基因突变中有无义突变、错义突变、移码突变、剪接突变和一种独特的内含子突变导致一个假基因的插入等。这些突变或影响胞外结构域,或造成细胞表面结合位点二聚化障碍,导致无法转导信号及合成 IGF-1;发生在跨膜区及邻近跨膜区的突变,导致转录异常,翻译产生不成熟的蛋白质,虽保留了 GH 的结合力,但无法稳定在膜上,从而影响其正常的功能。经典的 Laron 综合征多由 GHR 基因纯合子突变所致,患儿存在严重的 GHR 功能障碍,约 80%以上有 GHBP 水平降低或缺失,血中 IGF-1 和 IGFBP-3 水平显著降低。

(2)临床表现:Laron 综合征患者的主要临床表现符合 GHIS 的特征,大多数患儿出生时身长可偏短,体重常超过 2500g。婴儿期就表现出严重的生长障碍,出生后前 3 年中,与正常同龄儿相比每年身高平均落后 2~3SD,骨龄明显延迟,若不治疗成年身高可低于同地区、同种族、同性别均值的-12~-4SD,未治疗者最终成人身高男性为 106~142cm,女性为 95~136cm。患者具有 GHIS 的特殊面容,小手小足。患儿声音高尖,皮肤过早老化,代谢特点是空腹低血糖,至少 50%的婴儿和儿童有过明显的低血糖症状,甚至惊厥,另有胆固醇和低密度脂蛋白-胆固醇(LDL-C)水平升高,可能增加患者成年时心血管疾病的风险。肥胖问题随年龄越发严重,尤其是女性患者,但是发生胰岛素抵抗,糖尿病或肿瘤的风险与未得病的普通人群或其亲人相比并不增加。男性患者常有小阴茎,青春期延迟,但男女生育力一般正常。关于智能发育状况的研究报道存在不一致,来自厄瓜多尔的一个有对照组的研究显示患者无明显智力受损或学习困难。虽然患者在儿童早期发生肺炎、腹泻、脑膜炎等常见感染的机会较其正常的同胞多,但是如果能度过该年龄期,患者的寿命一般与正常人群相似。

(3)实验室检查:①随机血清 GH 水平升高,生长激素激发试验 GH 峰值更是明显超过 10ng/mL;②IGF-1、IGFBP-3 降低;③IGF-1 生成试验可能对某些患者的诊断有帮助,有许多方案,常用之一是连续每日晚上临睡前皮下注射 0.1U/kg rhGH 连续 4 日,第 1 日注射前和第 5 日早晨分别测定血清 IGF-1 水平,若升高幅度未超过 50ng/mL,则判定为生长激素不敏感。但是该反应结果受年龄、性别、营养状况、相关疾病及青春期等多种因素影响,其特异性和重复性在不同研究中的报道也不一致;④GHR 基因检测。

(4) 诊断和鉴别诊断:虽然典型的患者通过家族史、临床表现和实验室检查即可拟诊,但确诊需借助检测 GHR 基因。临床上需进行鉴别的病症有:①生长激素缺乏症,Laron 综合征患者与严重的 GHD 有相似的临床表现,出生后生长缓慢、身高落后,年幼时可发生低血糖,实验室检查有骨龄落后,血清 IGF-1 和 IGFBP -3 水平降低等。但 GHD 患者没有 Laron 综合征患者的特殊面容,生长激素激发试验 GH 峰值低于 10ng / mL 有助于鉴别;②生长激素受体后缺陷的生长激素抵抗症,此症因生长激素受体后编码信号转导及功能产物相关的 STAT5b、ALS、IGF-1 或 IGF-1 受体等基因突变导致生长激素抵抗或不敏感而造成患者不同程度的生长障碍和部分实验室结果类似的一组疾病,根据各自的临床和实验室特点有助于与 Laron 综合征鉴别,但需通过相关基因检测才能明了病因并确诊。STAT5b 基因突变患者有严重的矮小, ALS 患者则为中度矮小, 因为 STAT5b 旁路对免疫功能非常重要, 所以 STAT5b 异常患者中大部分会发生严重的免疫问题或慢性肺部疾病。ALS 及 STAT5b 突变不造成智能损害,两者生长激素正常或升高,IGF-1 和 IGFBP -3 明显降低。IGF-1 突变者除严重矮小外,还存在严重的智能落后、感音神经性耳聋、小头、小颌畸形和宫内发育迟缓,患者 GH 水平升高,IGF-1 低(有的突变可导致合成异常 IGF-1 的增高),IGFBP -3 水平正常。现有报道的杂合型 IGF-1 受体突变患者存在不同程度的宫内和出生后生长障碍,认知发育正常或中度程度受损,生长激素和 IGF-1 正常或升高,IGFBP -3 水平正常;③获得性 IGF-1 缺乏,患者可因为营养不良、甲状腺功能减退、长期使用治疗剂量的类固醇制剂、肝肾疾病、糖尿病等原因造成不同程度的生长迟缓、身高落后或矮小,实验室检查 GH-IGF-1 轴的结果不一,鉴别主要依据患者的病史、原发病的临床表现、实验室证据、原发病治疗(或停药后) 对生长的改善效果等以鉴别。

(5) 治疗:研究表明,重组人 IGF-1(rhIGF-1) 是可改善 Laron 综合征患者身高的唯一药物,在美国、日本及欧洲,该药已被批准用于 IGF-1 缺乏而 GH 正常患儿的治疗,但国内尚未使用。推荐剂量为每日 80 ~ 120μg / kg,一日 2 次,皮下注射。建议从小剂量开始,至少观察 1 周,若无明显的不良反应再增加剂量。治疗第一年的促线性生长效果最明显,第二年起生长速率虽下降但仍高于治疗前,且在以后继续治疗的数年中保持。尽管经过长期治疗后,患者的成年身高较未治者有所改善,但是大部分仍然落后于同种族同性别正常人群身高范围。治疗期间应定期随访,检测 IGF-1,监控不良反应。低血糖是 rhIGF-1 用药期间最常见的不良反应,尤其在低龄患者中,有报道接近一半的治疗者发生过,甚至有 5%出现抽搐,为避免发生注射引发的低血糖,有学者建议在进食含糖饮食 20 分钟后再注射,治疗期间要严密观察,避免长时间不进食,保证定时且足够的食物供应,尤其运动后的补充。治疗期间淋巴组织增生也较多发生,且随疗程延长而增多,有些患者因扁桃体/ 腺样体增大引发鼾症,听力下降而需去耳鼻喉科施行手术。其他报道的不良反应包括注射局部疼痛、头痛、良性颅高压、暂时性肝酶升高、过敏反应、腮腺肿大和面瘫等。与 GH 治疗不同,rhIGF-1 可能引起身体组分中脂肪的比例升高,故建议高蛋白,低脂饮食以预防肥胖。

第四节 其他原因引起的矮小症

一、家族性身材矮小

家族性身材矮小(familial short stature,FSS) 也称遗传性身材矮小(genetic short stature, GSS) 是指身材矮小,生长速率正常,有父母或至亲身材矮小家族史的儿童。

1.病因 以往该症常被认为是正常变异,但是近年来有报道 FSS 患儿有管状骨的改变,包括第 5 掌骨缩短,第 5 指(趾) 骨缩短(rhizomelia),手臂、肢体有不成比例短小,且第 1 掌骨与第 5 掌骨缩短程度与身高有关,FSS 患者管状骨改变提示本症与遗传性软骨骨化障碍有关。 也有报道在某些 FSS 患者中阐释了分子水平的改变。 因而有学者建议将其归入特发性矮小症,但尚存在争议。

2.临床表现 患儿一般出生时身高、体重正常,但出生后 6 ~ 18 个月生长曲线下降至 P3 附近,虽之后生长速率正常,在自身生长曲线百分位上,其生长曲线与正常儿童平行,但至成人身高始终处在矮小状态,患者面容无特殊,体态大多匀称,少数有轻度不匀称,生活年龄(chronological age,CA) 与骨龄(bone age BA) 一致,青春发育正常年龄出现,患者终身高常与父母身高遗传范围相符。

3.治疗 本症大多数不需要治疗。 如身高在第 3 百分位以下或患儿及家长对身材矮小有较大精神心理压力时,可使用生长激素治疗,治疗结果存在异质性。

二、社会心理性身材矮小

1.病因 社会心理性身材矮小(psychosocial short stature,PSS) 是一种身材矮小或生长严重障碍和(或) 存在婴儿、儿童和青少年发育延迟的疾病,与成长中的情感剥夺、不良心理社会环境有关,常发生在结构混乱的家庭中,如父母离异、患儿与监护人关系不良,患儿父母有精神心理疾病和药物滥用等。 PSS 的病理生理复杂,涉及多种营养因素和多种内分泌功能障碍,情感剥夺的心理因素已被证明是导致 PSS 儿童暂时性 GH 缺乏的原因之一,而非仅仅缺乏营养或热量不足导致患者的生长发育异常。

2.临床表现 患儿出生时体重大多偏低,婴儿早期喂养较困难,睡眠不安,2 ~ 4 岁时表现为明显生长速率减慢,其身高常在正常均值的第 3 百分位以下,可有低体重,也可正常或超重;患者常表现出一些异常(古怪) 行为,如在食物获取方面:喜欢囤积、藏匿食物,偷食,向他人乞讨、在垃圾堆中寻找食物,暴食等。 精神心理方面患者可焦虑、脾气暴躁,抑郁、冷漠、缄默、退缩,有失眠、夜游等睡眠障碍,有些患者还有痛觉差、自我伤害、意外倾向。

体检身高符合矮小症,一般身材匀称,无其他先天性、器质性疾病表现,有些患者可发现被虐的痕迹。

实验室检查常发现骨龄延迟,骨龄与身高龄相符,有的颅缝暂时加宽,在长骨中观察到生长阻滞线。 GH 药物刺激试验 GH 峰值可正常或低下,但大部分 IGF-1 值降低,还可有甲状腺功能减退。

3.诊断 对患者成长环境的详细询问,有利于找寻此病的线索,存在被虐待、忽视和情感剥夺史是 PSS 诊断的关键因素。 观察到或有异常心理行为记录,体格检查和一般实验室检查排除其他器质性疾病。 PSS 的诊断有赖于通过将儿童从不安全或不良养育环境中移除后,随时间推移可观察到出现追赶生长,行为改善和相关激素正常化。

4.治疗 无特殊药物和激素治疗,使 PSS 患者脱离危险或不良养育环境是最关键的干预措施。这种干预加上适当的心理健康治疗,患者的症状会逐渐消失。

三、特发性身材矮小

特发性身材矮小(idiopathic short stature,ISS)是指一组目前暂无法明确病因的身材矮小者,即排除了有诊断方法可明确的器质性疾病、慢性系统性疾病、先天性遗传代谢疾病、先天性骨软骨关节性疾病、染色体畸变和严重精神心理障碍。它可能包括生长激素不敏感症、正常变异性身材矮小(norma variant short stature)、家族性矮小和体质性生长发育延迟、生长激素神经分泌功能障碍(growth hormone neurosecretory dysfunction,GHND)、GH-IGF-1 轴外的身材矮小等。

1.发病机制 随着分子生物学研究深入,发现一些 ISS 患者与 GH 受体(GHR)基因杂合突变有关,已收集到证据表明 5%以上 ISS 与 GH 受体基因突变有关,这些突变可干扰 GHR 正常功能所需的二聚化和旋转,造成 GH 作用受损导致生长障碍。有文献报道 573 例 ISS 患者中大约有 90%病例的血清 GH 结合蛋白低于同年龄、性别正常对照组的平均水平,20%低于正常范围。还有文献报道 75 例矮小患者有 9 人存在 SHOX(矮小身材同源框)编码的隐性、错义和无义突变和微缺失。矮小身材患者中 SHOX 基因突变的发生率与生长激素缺乏症和 Turner 综合征相似。还有文献报道 14 例 ISS 患者中 6 例 IGF-1 水平比基值增加 40%,GH 受体基因序列分析仅 1 例出现杂合性突变,GH 刺激后出现异常的酪氨酸磷酸化,提示部分性 GH 不敏感。

ISS 只是按照人群身高统计学数据来定义的,事实上这组患者存在很大的异质性,至今其中大部分的发病机制仍不明确。

2.诊断 标准:①身高低于同性别、同年龄、同地区、同种族均值-2SD(美国采用-2.25SD);②出生时身高和体重正常,而且身材匀称;③未发现慢性器质性疾病(肝、肾、心肺、内分泌代谢病和骨骼发育障碍);④无心理和严重的情感障碍,摄食正常;⑤生长速率稍慢或正常,一般每年生长速率<5cm;⑥染色体检查正常;⑦两项标准 GH 激发试验,GH 峰值≥10ng/mL 和正常的 IGF-1 浓度;⑧骨龄正常或延迟;⑨可有家族史。

3.治疗 2003 年,美国 FDA 批准 rhGH 用于 ISS 改善身高治疗,同意将身高低于-2.25SD(≤1.2 百分位数),评估排除其他导致矮小的原因,并且其生长速度不可能最终达到正常成人身高范围,即男性为 160cm,女性为 150cm 的 ISS 患者作为 GH 适用者。在欧美儿科内分泌协会 2016 年颁布的更新指南中,建议以每周 0.24mg/kg 剂量开始,根据治疗效应调整剂量,有些患者可达每周 0.47mg/kg,目前没有证据支持使用更大剂量治疗。

虽然有证据表明长期应用 GH 治疗 ISS 可提高患者最终身高 3.5~7.5cm,但 GH 对终身高的影响程度,因个体和治疗情况而异,存在很大的差异性,包括某些患者的 HtSDS 没有明显增加。那些父母身材高,骨龄延迟明显,开始治疗时预测身高更高的患者有更多的身高获益。由于治疗效果的非一致性,所以在开始 rhGH 治疗前,应充分告知患者及其监护人可能的结果,并共同讨论风险和获益后再决定。

其他可选择的治疗 ISS 的方法,如使用芳香化酶抑制剂以推迟骨骺闭合;使用 GnRHa 控制性发育来延长生长期等,但并未获得学术界的共识和推荐。

四、体质性生长延迟

体质性生长延迟(constitutional growth delay,CGD) 常伴青春发育延迟,称为体质性生长发育延迟(CDGP),是导致矮小和青春期延迟的最常见的原因,在一项 80000 名学童的研究中,共发现身高低于同龄同性别第 3 百分位数且生长速率低于 5cm / 年(555 人),男孩是女孩的 2 倍。 其中体质性生长延迟的男孩占 28%,女孩占 24%,另外 18%的男孩和 16%的女孩兼有 CGD 和家族性矮小。 大部分学者认为此症属于正常生长变异而非疾病。 此症者出生后即出现线性生长缓慢,整个儿童期身高一直落后,骨龄也明显落后,青春发育晚,一般有正常的成人身高和性发育。 由于生长和性发育方面的延迟可能会造成心理困扰,部分可能需要进行相关的干预,但是大都在学业表现和社会能力方面与正常身高的同龄人并无差异。

1.病因 尚不明确,研究发现该症者的同性别或异性家庭成员中 60% ~ 90%具有相同的生长模式,认为可能与遗传机制有关。

2.临床表现 该症者出生时的体重和身高通常正常,其线性生长速度和体重增长从 3 ~ 6 个月起开始减缓,导致生长百分位数向下降落,并持续到 2 ~ 3 岁,之后其沿着低位百分位数,如第 3 百分位数附近生长,且在青春期前一直保持这样的生长模式。 由于青春期的开始和青春期的突增发生时间常常晚于平均水平,其在青春期开始时身高与同龄人的差距比之前更加明显,在兼有体质发育迟缓和家族性矮小的患者中,生长迟缓的程度可能更严重,但成年时的身高一般与父母的遗传相符合。 体格检查整体正常,上/ 下部量的比值可能大于年龄范围,但是与其骨龄对应的相符。 由于腿部(长骨) 生长时间较长,成人时上/ 下部量值经常降低。 骨龄通常落后,典型者在儿童晚期一般落后年龄 2 ~ 4 岁,并且与其身高龄(身高在同性别第 50 百分位或均值所对应的年龄) 相符。 由于青春发育启动时的身高落后、到达突增的间隔短,最大生长速率峰值低可导致患者成年身高在家族遗传范围的低值。 骨质减少也是另一个担忧之处:因为性激素和生长激素高峰延迟,错过骨矿化的最大化阶段,以致造成永久的骨量不足。

3.治疗 有证据表明患者的终身高一般能达到靶身高的范围内,但部分患者身高可能在靶身高的低值水平。 对于担心身材矮小的患者,可以采用性激素预充生长激素激发的方法评估其生长激素分泌,对于排除 GHD 的患者不推荐使用生长激素来提高生长速率。 有使用芳香化酶抑制剂来延缓骨骺闭合,延长生长期来提高 CDGP 男孩终身高的临床研究报道,但鉴于其有效性和安全性仍存在不确定性,不建议常规使用。

第五节 身材高大

一般把身高超过同年龄、同性别、同种族、同地区人群平均身高 2 个标准差或第 97 百分位者定义为身材高大,但是在北欧等人群普遍高大的国家,也有将身高超过 3 个标准差作为身材高大的标准。 常见的原因有遗传、内分泌及某些综合征,其中最常见为家族性高身材和体质性生长发育提前。

一、巨人症和肢端肥大症

巨人症(gigantism) 和肢端肥大症(acromegaly) 是少见病,多数为 IGF-1 过度作用引起的疾病。 常见的原因为垂体分泌过多的 GH,下丘脑 GHRH 分泌过多或调控紊乱,或可能由于

IGF 结合蛋白产生过多致外周循环中的 IGF-1 的半衰期延长。大多数患者的病因是存在分泌 GH 的垂体腺瘤或垂体增生,其他如下丘脑肿瘤引起的 GHRH 增加,非肿瘤性异位 GH 或 GHRH 分泌,但两者比较少见。发生于青春期前骨骺尚未闭合者产生巨人症,发生于青春期后骨骺已闭合者则产生肢端肥大症。儿童巨人症常有一定程度的肢端肥大症特征,任何年龄均可发病,多数在青春期发现。

1.发病机制　在过去的 20 年中,人们对垂体巨人症和肢端肥大症的分子和遗传病因的认识日益加深,已经发现了一些基因缺陷会导致巨人症或肢端肥大症,包括 1 型和 4 型多内分泌肿瘤(MEN1 和 MEN4)、McCune-Albright 综合征、家族性孤立垂体腺瘤、家族性琥珀酸脱氢酶基因缺陷引起的垂体腺瘤等。最近发现的 X 连锁肢端肥大巨人症(X -linked acro-gigantism X-LAG),其发病可以是家族性或散发性,是由于 X 染色体 Xq26.3 区域微重复所致,且在青春期前的巨人症患者中常见。一项回顾性的、多中心国际研究纳入了 208 例巨人症患者,其中男性 163 例,占 78.4%。中位发病年龄为 13 岁,女性明显早于男性;大于 10 mm 的大腺瘤占 84%,其中鞍外扩展 77%,侵袭性 54%。该队列中有 29%患者检测出 AIP(aryl hydrocarbon receptor interacting protein) 基因的突变,在两个家族性垂体腺瘤家系和 10 个散发性垂体腺瘤患者中,发现 X-LAG 改变,存在基因改变的患者起病及诊断年龄均明显早于未发现基因突变的巨人症患者,但仍有超过 50%的患者未发现分子病因。

2.临床表现　通常儿童巨人症的表现比较突出,而成人肢端肥大症有时起病比较隐匿。临床表现与 GH 过多造成的组织、器官过度生长及引发的代谢作用有关。

(1) 面容和体形:身材高大,手足粗大,指(趾) 骨较厚,头大,鼻宽,大下巴,性发育延迟或不发育。肢端肥大症的发病年龄以 20 ~ 29 岁为多见,无性别差别,表现以骨骼、软组织、内脏增生肥大为特征。表现有特征性外貌、眶上嵴、颧骨及下颌骨增大突出,额骨增生肥大、眉弓外突、下颌突出、牙咬合错位、鼻窦及额窦显著增大、枕骨粗隆凸出、咽喉增大增宽。胸部呈桶状胸,胸骨突出,椎体延长、增宽,椎间孔四周骨质增生,可压迫神经根引起腰背痛,骨盆增宽,四肢长骨变粗。

(2) 皮肤和软组织:面部、手足等部位软组织增厚、增粗,颜面部、额部有深皱纹,鼻肥大,鼻内组织增生可引起呼吸受阻,睡眠时发出鼾声,嗅觉减退,唇厚舌大,舌刺肥大,咽鼓管阻塞,偶可伴耳鸣、耳聋,皮脂腺增生肥大并分泌过度,皮肤多油脂,出汗多。部分患者可伴皮赘及多发性神经纤维瘤。

(3) 糖代谢:常伴糖代谢异常,糖耐量受损可达 35% ~ 50%,继发性糖尿病发生率可达 92% ~ 93%,病情多为轻至中度,酮症酸中毒、远期并发视网膜、肾和神经病变较少见。

(4) 心血管系统:心血管系统病变是肢端肥大症最主要的死亡原因。高血压发生率可达 30% ~ 63%,但病情多为轻度,并发症少,如伴发嗜铬细胞瘤或醛固酮瘤则严重。活动性肢端肥大症多有心脏肥大、心肌肥厚,主要左心室肥厚,有 31% ~ 51%病例有左心射血分数降低,少数患者可发展为心力衰竭。

(5) 呼吸系统:由于上呼吸道黏膜增生变厚、充血,舌大,声带肥大,导致上呼吸道阻塞,有活动后呼吸困难,阻塞性睡眠呼吸暂停,有嗜睡、打鼾、憋气,严重时可出现重度呼吸困难和心律失常。

(6) 神经肌肉系统:患者表现情绪急躁,精神紧张,多汗,肌无力,神经肌肉疼痛及腕管综合征,运动耐力下降,尤其近端肌萎缩无力。肌电图可呈肌病样改变,可有多发性周围神经病变,导致肢体远端肌肉萎缩和肌无力。

(7) 生殖系统:早期男性性欲增强,以后逐渐减退,甚至发展成阳痿;女性性欲减退,不孕,月经紊乱,闭经,部分患者可有溢乳。

(8) 肿瘤:肢端肥大症患者中,发生肿瘤的风险增加,结肠腺癌、胃癌、乳腺癌、甲状腺乳头状癌、胸腺瘤、子宫或子宫颈癌、肾癌、脑膜瘤、神经鞘瘤、神经节瘤、骨肉瘤、多发性骨髓瘤、胰腺癌等。 其中以结肠息肉及腺癌与肢端肥大症关系最为密切。

(9) 垂体卒中:多因垂体腺瘤生长迅速,发生出血、梗死或坏死。 垂体卒中可自发产生或因放疗、颅内压增高、糖尿病和抗凝治疗诱发。 表现为:①颅内压增高,剧烈头痛、呕吐,视交叉受压引起视野缺损,海绵窦受损引起动眼神经麻痹;②脑膜刺激征,血液流入蛛网膜下隙可引起发热、颈项强直、脑膜刺激征,甚至昏迷;③垂体激素缺乏。

3.实验室检查

(1) GH:肢端肥大症 GH 基础值可升高数倍至数十倍,GH 脉冲分泌峰频率增多 2 ~ 3 倍。 因为 GH 呈脉冲性分泌,其半衰期较短,肢端肥大症患者与健康者之间的 GH 浓度存在重叠,所以随机的血清 GH 检测往往无法做出诊断的。 一般需要进行口服葡萄糖抑制 GH 试验,口服葡萄糖后 1 小时测定血清 GH,若 GH>10ng / mL,结合临床表现,可确诊肢端肥大症,而 GH<5ng / mL 则排除诊断,对于 GH 水平为 5 ~ 10ng / mL 的疑似患者,则需进行其他检查。

(2) IGF-1:血清 IGF-1 水平是反映慢性 GH 过度分泌的指标,绝大多数活动性肢端肥大症 IGF-1 水平增高,被认为是提示肢端肥大症最可靠的生化指标,不仅对诊断,而且可用于治疗期间有效性的监测。 但需注意饥饿、肥胖、性激素、糖尿病、营养不良、肝病等会影响 IGF-1 水平,而且 IGF-1 浓度与年龄、检测方法有关,另外青春期 IGF-1 会有生理性的升高,可能导致误判。 如临床疑有肢端肥大症而 IGF-1 水平正常,应排除 IGFBP 缺乏、GH 分泌瘤栓塞、病情处于非活动期。 若血清 IGF-1 浓度持续升高,应警惕结肠、直肠、甲状腺和胃部肿瘤,男性较女性具有更大危险性。

(3) IGFBP -3 IGFBP -3 是由 GH 通过 IGF-1 诱导产生,因此 IGFBP -3 测定有助于巨人症和肢端肥大症的诊断。 研究表明,肢端肥大症活动期 IGFBP -3 升高。 在判断疾病是否处在活动期及手术疗效方面,IGFBP -3 测定比 IGF-1 更有价值。

(4) GHRH:测定 GHRH 浓度可用于鉴别病灶,当 GHRH 高于 300pg / mL 水平时,通常提示异位性分泌,而 GHRH 依赖性的垂体疾病时,GHRH 的浓度通常正常或下降。

(5) PRL:有些分泌 GH 的垂体腺瘤同时分泌 PRL,所以测定 PRL 显示升高。

(6) 垂体腺瘤:也可能伴有其他垂体激素异常,故应同时评估肾上腺、甲状腺和性腺轴。

(7) 影像检查:多数肢端肥大症患者颅骨 X 线片蝶鞍显著扩大,可破坏鞍背。 下颌骨长度和厚度增加,颅骨增厚,囟门、乳突和筛窦扩大,肋软骨和骨连接处增生导致肋骨拉长,脊椎骨骨膜生长及关节边缘骨赘增生,喉软骨增生。 CT 及 MRI 可见到肿瘤局部或广泛侵入周围组织。

4.诊断 诊断:①典型的面部特征、肢端肥大和蝶鞍区压迫症状;②IGF-1、IGFBP -3 升高;③GH 升高,口服葡萄糖耐量试验 GH 不被抑制。

5.治疗 治疗原则:①去除病因,如切除肿瘤;②尽可能减轻肢端肥大症症状、体征和代谢改变;③预防肿瘤复发;④消除并发症。

治疗方案有手术、放射、药物和联合治疗,选择何种方案主要取决于病情和客观条件。

(1) 手术治疗:是首选的治疗方法。一般选择经蝶骨切除垂体肿瘤,手术效果取决于肿瘤大小、范围、术前 GH 水平及手术者经验和技术。术后 12 周复查 IGF-1 水平及头颅 MRI 以了解残留情况。如果初次手术后仍有鞍内病灶残留,应考虑重复手术。有选择地对某些患者术前使用生长抑素药物治疗,以减少外科手术并发症风险。对于不可能完全手术切除的鞍旁疾病患者,采取部分切除以改善后续的药物疗效。

(2) 放射治疗:主要用于无法手术,或术后存在残余肿瘤而药物治疗无法获得、不成功或不能耐受的情况下,可采用立体定向放射治疗。

(3) 药物治疗:是辅助性的治疗。主要用于:①手术困难或患者拒绝手术;②放疗困难或患者拒绝放疗;③手术或放疗效果差或无效;④作为手术或放疗的辅助治疗。

生长抑素类似物是治疗生长激素(GH) 过度最有效的药物,应用最广泛的是奥曲肽(octreotide),其与生长抑素受体结合,抑制 GH 分泌。静脉注射半衰期为 43 分钟,皮下注射半衰期为 113 分钟,可使 GH 受抑制达 8 小时,而且无 GH 反跳现象。

肢端肥大症对奥曲肽治疗反应取决于垂体 GH 瘤上生长抑素受体数目和亲和力。若患者受体数目减少,则对奥曲肽治疗反应差。奥曲肽皮下注射常用剂量为 50 ~ 100μg,每日 2 ~ 4 次,平均剂量为每日 300μg, 以后根据血 GH 水平调整剂量。报道最高剂量每日可达 1500μg,但超过 750μg 的大剂量治疗需谨慎并严密观察。奥曲肽治疗不良反应主要为胃肠道功能紊乱,可表现为纳呆、胀气、恶心、呕吐、腹痛、腹泻,头痛、眩晕、乏力、肌肉和关节痛等也有发生,一般持续 1 ~ 3 周不良反应消失。其他不良反应有心动过缓、血糖升高和胆结石形成。

长效奥曲肽(long-acting octreotide,LAR) 无须频繁注射,可提高依从性和患者的生活质量。LAR 每 4 周肌内注射 20mg 或 30mg,注射 2 周后血浓度达高水平,维持 28 ~ 35 日,GH 受抑制可维持 21 ~ 28 日。一般起始治疗时先用奥曲肽控制症状,再转为 LAR,并且需要 2 周重叠期。不良反应为注射局部疼痛不适,消化道紊乱同短效,但胆结石发生率减少。

若患者血清 IGF-1 水平仅中度升高,GH 过多的临床症状和体征轻微,尤其是同时分泌 PRL 的患者,可以试用多巴胺受体激动剂作为初始辅助药物治疗。其可能的抑制机制是 GH 瘤上有多巴胺 D2 受体。临床上应用多巴胺能激动剂有溴隐亭、长效溴隐亭、培高利特(硫丙麦林,pergolide) 、麦角乙胺(lysuride) 、卡麦角林(cabergoline) 。溴隐停的不良反应有恶心、呕吐、腹痛、直立性低血压、眩晕、失眠、便秘、精神症状和肥胖等,其不良反应随剂量增加而增多。为减少不良反应的发生,开始治疗应从低剂量开始,根据治疗效应和不良反应逐步调整。与溴隐亭相比,卡麦角林出现严重不良反应少,剂量调整方便,目前更多选用。其不良反应呈剂量相关,主要是恶心、便秘、口干、胃肠激惹、低血压、睡眠问题、罕见心律失常、抑郁、无症状肝酶、肌酐升高等。

二、家族性身材高大

家族性身材高大是一种生理性变异,是身材高大最常见的原因。

临床表现:①身材高大,生长速度高于同龄平均水平,自儿童期身高持续居于同地区、种族、年龄和性别第 97 百分位以上;②青春发育适时启动;③有身材高大的家族史;④体检体形匀称,无特殊面容,无骨骼或其他器官异常,上/ 下部量一般下降;⑤骨龄正常或提前,预测终身高在靶身高范围内。

治疗:一般无须治疗,但是如果因身高造成心理困扰时,也可以提前进行干预以降低终身高。曾经采用大剂量雌激素(雌二醇)和雄激素(庚酸睾酮)治疗,以加快骨骺闭合,但是因不良反应大,如雌激素造成体重增加、头痛、恶心、血脂和凝血指标异常;雄激素引起肌肉疼痛、乳房肥大、多毛症、痤疮、勃起、行为改变;尤其是大剂量雌激素对女性生育能力和雌激素相关肿瘤风险的担心,近 20 年该治疗方法已经弃用。另一种方法是采取经皮股骨远端和胫腓骨近端骨骺切除术,荷兰的一项多中心,回顾性研究共纳入手术治疗者 77 人,结果术后男孩终身高比术前预测减少 7.0±6.3cm,女孩减少 5.9±3.7cm,未发生严重或长期的手术并发症。因是创伤性的治疗,仍存在争议。

三、Sotos 综合征

Sotos 综合征是一种罕见的遗传性疾病,病因为 NSD1 基因突变,呈常染色体显性遗传,但大部分为散发病例。

临床表现:①出生时体重、身长、头围均超过均值,自婴儿始至青少年早期,生长特别迅速,成年身高一般在正常范围内;②巨头,有轻度至中度脑室扩大;③特殊面容,尤在儿童早期明显,前额突出、睑裂向外下倾斜、眼距过宽、高腭弓、下颌小而突出;④不同程度的智力落后,动作、认知、社会能力、语言发育迟缓;⑤精神行为异常,ADHD,孤独症,攻击行为。

治疗:无特殊治疗方法,主要为对症治疗。

四、马方综合征

马方综合征(Marfan syndrome)是一种常染色体显性遗传病,男女均可发病,常有家族史,但约 1 / 4 病例为新发突变。致病原因系 FBN1 基因突变,FBN1 编码纤维蛋白-1 的蛋白质,该蛋白质互相连接并与其他分子一起形成丝状细丝,成为纤维的一部分,为结缔组织提供力量和柔韧性,所以突变会累及全身结缔组织,主要为骨骼、心血管、眼等器官,患者的疾病严重度差异大。

临床表现:①身材瘦高,长脸,皮下脂肪薄,四肢长,尤指(趾)细长(蜘蛛指),双臂平伸指距超过身长;②肌张力降低,韧带松弛,关节活动范围超常;③眼部可表现为晶状体脱位,青光眼,近视,视网膜剥离,虹膜炎,眼球震颤;④心血管常见主动脉扩张,可形成动脉夹层、动脉瘤,另有主动脉反流、二尖瓣脱垂;⑤骨骼脊柱后突侧突、鸡胸、漏斗胸、扁平足等。

治疗:主要针对潜在并发症进行监测和治疗,如脊柱侧凸、心脏瓣膜疾病、眼部疾病等。本症患者平均寿命低于正常平均值,主要是心血管合并症风险增加,但是如果及早发现并干预,可以获得人群期望寿命。女性患者妊娠可加重心血管异常,如有主动脉病变应考虑避孕。

五、Beckwith-Wiedemann 综合征

Beckwith-Wiedemann 综合征是一种先天过度生长的疾病,患病率无性别差异,大部分为散发病例。病因尚不完全清楚,主要与 11p15.5 区域的一组基因的异常调节有关,包括 CD-KNIC、H19、IGF-2、KCNQ10T1 等基因,基因变化有甲基化异常、单亲二倍体及染色体易位、重复和缺失等。

临床表现:患者症状轻重程度不一。①特殊面容:巨舌,突眼,耳朵裂隙、折痕、凹陷,颌骨异常;②肝脾增大,肾脏增大,胰腺过度增生,腹壁缺损,脐膨出,脐疝,半身肥大,双侧肢体

不对称(随年龄而减轻);③胎儿即生长快,生后持续,儿童期身材一直比同龄人高大,但成人身高一般在正常范围;④新生儿低血糖;⑤肿瘤风险:约 10%的患者会发生肿瘤,多发生在儿童期,肾脏、肝脏肿瘤最常见。

治疗:无特异治疗,需要时手术纠正先天畸形。儿童期需密切监控肿瘤发生,如定期进行肝脏、肾脏 B 超。

第六节 头围发育异常

一、头围小

1.定义 头围小是头围小于同年龄、同性别儿童头围正常参照值均值的<-2SD 或低于<P3rd(图 17-1)。头围小多因脑组织发育不良结果致颅骨不良,原因多种,需临床鉴别。

2.病因

(1) 正常遗传变异:头围测量值≤同年龄、同性别儿童头围正常参照值,但儿童无其他异常,体格与智力发育均正常,有家族性。

(2) 非遗传性小头畸形:是最常见的病因,与环境因素和感染因素有关,如宫内感染所致颅脑疾病,孕妇大量饮酒(胎儿酒精综合征),围生期各种因素引起的新生儿缺血缺氧性脑病等。头小常呈尖颅、前额低平、颅缝窄,前囟小或闭合早,伴不同程度认知发育异常,运动发育落后或姿势异常,社会适应能力差,视听觉障碍,癫痫发作等;头部 CT 或 MRI 检查可有脑组织形态异常,TORCH 病毒抗体检查可阳性。

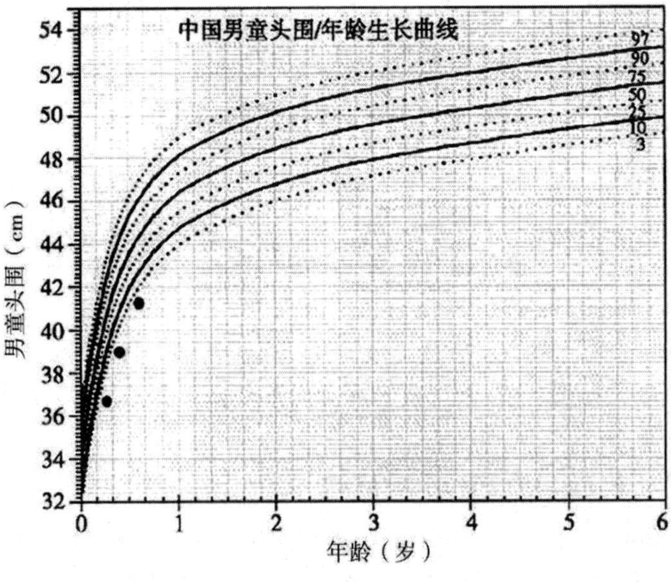

图 17-1 头围测量值低于同年龄、同性别儿童头围正常值(<-2SD/ <P3rd)

(3) 遗传性疾病伴小头畸形

1) 染色体异常:为小头畸形较常见病因。染色体异常(chromosome disorders)的小头畸形儿童往往有特殊面容,常伴有低出生体重、生长迟缓和精神发育迟滞。如 Wolf-Hirschhorn

综合征[46,XX(XY),del(4p15-ter)],又称 4 号染色体短臂末端亚端粒缺失综合征(或 4p-综合征),低出生体重,头小而长,前额突,颅面发育不良(下颌小而后缩),生长迟缓,严重精神发育迟滞。常染色体部分三体综合征[47,XX(XY),+del(14)(q22)] 婴儿表现小头,耳位低,小下颌,精神发育迟滞,隐睾。环状染色体综合征[46,XY,r(10)] 出生体重低,小头,颅面发育不良,耳位低,眼发育异常,生长迟缓,中度精神发育迟滞,可伴隐睾。

2) 基因异常:为致小头畸形较少见疾病。基因异常(genetic disorders),如 Cornelia De Lange 综合征与 NIPBL、SMC1A、SMC3、HDACB 及 RAD21 基因异常有关,多为常染色体显性遗传(散发) 。体检可见小头,小耳、耳位低,并眉、眉毛浓、体毛多,生长迟缓,精神发育迟滞,外生殖器发育不良,隐睾等。

二、头围大

1.定义 头围大为头围大于同年龄、同性别儿童头围正常参照值的均值> + 2SD 或≥ P97th。头围大又称巨头症,可见于正常的家族性头大、脑积水、脑肿瘤和某些遗传性疾病。2.病因

(1) 家族性:儿童除头围大外,其他发育均正常,即为正常的头大,与双亲或双亲之一头围大有关,故为家族性头大。

(2) 非遗传性头围大:是最常见的病因,常与颅脑疾病有关。

1) 脑积水:多与宫内感染有关。婴儿出生时头围多正常,2 ~ 3 个月后头围逐渐增大,体检可发现前囟较前明显增大、饱满或张力高,伴颅缝增宽,严重时双眼呈“ 落日征” 。婴儿期定期测量头围可帮助早期诊断脑积水,当头围生长曲线图显示头围增长大于一条主百分位线时,需复测,必要时进行头颅 B 超或 CT 检查。

2) 颅内肿瘤:颅内出现肿瘤的婴儿也可出现头围逐渐增大伴前囟饱满或张力高,颅缝增宽,但头围增大较脑积水缓慢。因婴儿早期前囟未闭,对颅腔压力可有一定的减压作用,因此颅内压增高的表现如呕吐、抽搐、视力下降等症状不明显,头颅 MRI 可帮助颅内肿瘤诊断。

(3) 遗传性疾病

1) 软骨发育不全: 系成纤维细胞生长因子受体 3 (fibroblast growth factor receptor 3, FGFR3) 基因异常致软骨内骨化缺陷的先天性发育异常,主要影响长骨生长。软骨发育不全 (achondroplasia,ACH) 婴儿出生时即可发现头颅大、四肢短小,伴鼻梁塌陷、下颌突出、前额宽大特殊面容。儿童智力发育正常。

2) 黏多糖贮积症 I 型:根据临床表现和酶缺陷,黏多糖贮积症(mucopolysaccharidosis, MIPS) 可分为 8 型,其中Ⅴ型已改称为 IH / S 型,每型又有若干亚型。以 I 型 MPS 最多见,是 α_1 -艾杜糖醛酸苷酶基因异常。临床典型表现常在 1 ~ 2 岁后逐渐明显,如头大、前额和双颧突出,呈现眉毛粗、毛发多而发迹低、眼距宽、鼻梁低平、鼻孔大、厚唇的特殊丑陋面容,儿童智力低下,身材矮小等。

3) Sotos 综合征:又称儿童巨脑综合征,是一种罕见遗传性疾病,病因不明,可能与核受体结合 SET 域蛋白 1 基因(NSD1) 异常或染色体 5q35 微缺失有关。临床特征是生后 2 ~ 3 年头围、身高、体重、骨龄等生长明显加速,伴高额头、眼距宽、额颞部毛发稀疏等特殊面容,以及不同程度智力发育障碍。

第七节 前囟发育异常

一、前囟“小”或“早闭”

尚无明确的前囟“小”或“早闭”定义。临床上有1%的3月龄正常婴儿前囟“小”或“早闭”。所以,一般将<3月龄的婴儿前囟近闭(如指尖大)视为前囟“小”或“早闭”。如前囟“小”或“早闭”的婴儿神经行为发育正常则前囟“小”或“早闭”没有临床意义。但对前囟“小”或“早闭”的婴儿需谨慎除外病理情况,如伴头围小、发育迟缓、特殊面容、四肢畸形等,则可能与脑发育不全或颅缝早闭有关。

二、前囟大与闭合延迟

亦无明确的前囟大定义。临床流行病学资料显示出生时前囟平均为1.5~2cm(1~4cm),故一般以前囟>4cm为“前囟大”。3岁后前囟闭合为闭合延迟。与前囟小相同,前囟大多伴前囟闭合延迟。如婴幼儿神经行为发育正常,单一前囟大或闭合延迟没有临床意义,但应排除与前囟大和闭合延迟的有关疾病,如脑积水(表17-1)。

表17-1 伴前囟大和前囟闭合延迟的情况

	前囟大	前囟闭合延迟
正常变异	√	√
常见病		
软骨发育不全	√	√
先天性甲状腺功能减退症	√	√
21-三体综合征	√	√
颅内压增高疾病(脑积水)	√	√
家族性巨头症		√
少见病		
骨骼性疾病:肢端胼胝体综合征		√
低磷酸酯酶症	√	√
阿佩尔综合征	√	√
成骨不全症	√	√
染色体异常:13-三体综合征	√	√
18-三体综合征	√	√
宫内感染:风疹	√	√
梅毒	√	√

第八节 头面部异常

一、体位性斜头

1.定义 斜头源于希腊语。斜头是<6 月龄的小婴儿临床上常见的头形异常,按有无异常颅骨缝闭合分为骨缝闭合性头形异常和非骨缝闭合性头形异常。骨缝闭合性颅形异常因先天性一个或多个颅骨缝早闭致婴儿头型异常,为颅缝早闭症。非骨缝闭合性头形异常是儿科临床上最多见的斜头,故又称体位性斜头。体位性斜头与涉及头部骨缝部位有关,额部或前部斜头(anterior positional plagiocephaly,APP)涉及冠状骨缝,枕部或后部斜头(posterior positionalplagiocephaly,PPP)涉及人字骨缝。PPP 又有侧部斜头与短头或双侧扁头。枕部斜头有骨缝闭合性颅形异常与体位性斜头(PP)。

2.流行病学 1992 年前美国估计新生儿斜头畸形发生率为 1 / 300,1992 年 AAP 建议婴儿仰卧以避免婴儿猝死综合征(sudden infant death syndrome,SIDS) 后,斜头畸形上升为 1 / 72 ~ 1 / 68。也有报道婴儿期斜头畸形达 48%,可能与判断标准不同有关。人字形颅缝早闭斜头罕见,约为 0.003%。国内尚无有关婴幼儿斜头发生的流行病学调查数据。

3.高危因素 体位性斜头的常见诱因包括早产、不良围产因素、先天性肌性斜颈、仰卧位固定睡姿等。早产和仰卧位固定睡姿在诊断斜头异常发生率最高。但仰卧不是发展 PPP 的主要原因,只有和其他问题同时存在时,才会成为风险因素,如运动发育迟缓、体位偏好,以及不良的环境等。

4.病因与发病机制 婴儿体位性斜头可出生即有,或生后几个月颅骨逐渐发展不对称现象,特别是枕骨不对称。发生在产前或围生期枕部扁平斜头的婴儿颅骨不对称,可因宫内或婴儿早期的机械因素作用于头部使枕骨融合。如出生时的颅骨畸形是宫内机械因素(如胎儿宫内活动受限,特别是多胎),或分娩时的头部受力塑性(产钳、胎头吸引) 所致。若小婴儿躺下时头不经常枕在扁平的枕骨上,几个月后异常头型逐渐消退;但头持续枕在扁平的枕骨上,枕部某一区域长期受压,可致受压部位扁平。婴儿可因胸锁乳突肌出血、瘢痕长期限制颈部活动形成斜颈时婴儿头部持续的、单向的定位姿势可发生斜头。

5.诊断与鉴别诊断 诊断需询问病史、仔细体检。检查时需从头顶部观察儿童的耳位、额骨与顶骨对称情况,面部检查也可帮助发现异常(图 17-2) 。典型的斜头临床观察即可诊断,如枕骨不对称的同侧耳位前移、颧骨突出,同侧额骨、顶骨可突出。观察颈部活动与触摸胸锁乳突肌瘢痕情况,以排除斜颈诱发的斜头。一般,体位性斜头不需要影像学辅助检查。

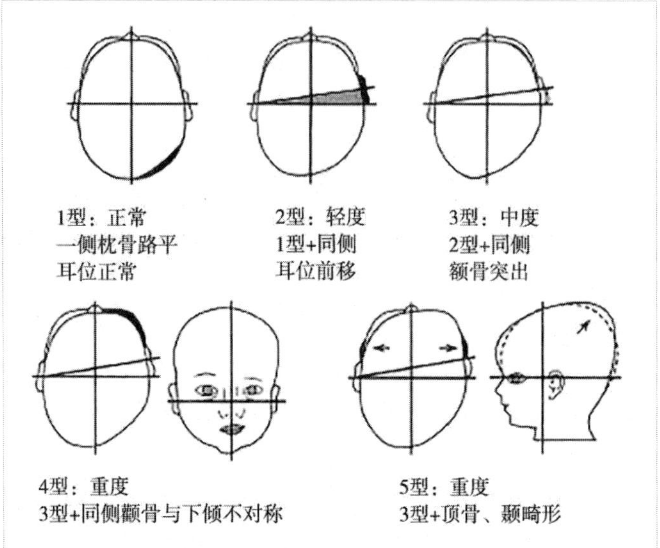

图 17-2 Argenta 颅骨异常分度与分型

美国北卡罗来纳州唇腭裂和颅面畸形研究所的 LouisArgenta 教授于 1998 年开始发展婴儿颅颌面畸形的临床分类标准并应用于临床,2004 年正式发表。Argenta 将体位性斜头畸形发展的 5 个阶段定义为 5 型,其中Ⅰ～Ⅱ型以枕部、耳位改变为主,为轻度斜头异常;Ⅲ型以额部突出为主,为中度斜头异常;Ⅳ、Ⅴ型有下颌与顶骨畸形,为重度斜头(图 17-2) 。

6.处理与预后　体位性颅骨异常多为良性和可逆的,预后较好。一般,家庭体位矫治 2～3 个月斜头症状可明显改善。轻中度的体位性斜头采用变换婴儿的睡姿,避免使用枕头,仰卧、侧卧交替多可完全矫正。多数婴儿发展翻身、爬、坐立大动作后,体位性斜头自然恢复。借助古代秘鲁人定型颅骨的方法,1979 年加拿大学者 Clarren 首次提出采用矫形头盔(或称为塑形头盔) 矫正重度体位性斜头型畸形。美国哈佛大学医学院附属麻省总医院儿童物理治疗中心建议在进行塑性头盔定制前需儿科神经外科专科医师全面评估婴儿脑部发育,除外颅缝早闭等疾病;多学科医师共同决定婴儿佩戴塑形头盔的物理治疗,包括经外科医师、矫形专业医师、儿科医师。头盔颅形矫正主要针对>6 月龄的重度颅形异常,根据儿童颅形异常特点定制头盔,拟用外力调整颅骨结构。如果颅骨异常进行性加重或干预效果不显著者需要转诊。

7.预防 2～4 周龄的新生儿颅骨最易塑形,所以预防的关键期是新生儿与小婴儿。儿科医师、儿童保健医师应教育家长与其他卫生保健专业人员、新生儿护理人员关于降低发展体位性斜头的高危医师与方法。即婴儿清醒时宜有适当的俯卧时间,预防发展枕骨扁平,同时变换婴儿睡眠姿势有助于婴儿改善颈部伸展能力和转头能力,如延长和拉伸颈部及肩周肌肉,同时也缓解扁平枕骨区域的压力。

二、先天性降口角肌发育不良

1.定义　先天性降口角肌发育不良(congenitalhypoplasia of depressor anguli oris muscle, CHDAOM) 是新生儿期少见的唇部肌肉发育异常,哭时出现嘴角不对称表现。1931 年美国儿科医师 A.HParmelee 首先发表文章描述婴儿哭泣时面部表现出明显的“肌无力”,当时认为可能源于宫内致面神经麻痹。1972 年以色列的儿科医师 Pape 和 Pickering 建议用“嘴角不对称性哭泣面容”(asymmetrical crying facies,ACF)。故非对称性哭泣面容、先天性口三角降肌发育不良综合征等是降口角肌(depressor anguli oris muscle,DAOM)发育不良的同义词。

2.流行病学　估计婴儿 CHDAOM 发生率为 0.2% ~ 0.6%。约 80%发生左侧降口角肌发育不良。

3.高危因素　部分儿童有明显的家族发病倾向。1974 年希腊学者 Papadatos 报告 37 例 CHDAOM 中 17 例先证者有一、二级亲属患有下唇不对称病史,或至少 74 个家长中 13 个家长存在下唇不对称,提示 CHDAOM 有遗传因素作用。

4.病因与发病机制 因多为胎儿期一侧 DAOM 不发育,但致病原因尚不清楚。下颌前部两侧的降口角肌是一小三角形的扁肌,属于口周围肌,受面神经(Ⅶ)下颌支支配。两侧 DAOM 分别起于下颌骨的下缘,肌纤维斜向上内方,遮盖颏孔,逐渐集中于两侧口角。降口角肌部分肌纤维终于口角皮肤,部分肌纤维移行于提口角肌,部分在上唇移行于口轮匝肌(图 17-3)。降口角肌收缩时嘴角向下,下压同侧口角,使下唇外翻。降口角肌参与产生悲伤的面部表情,故又称“不愉快”肌肉。降口角肌发育不良婴儿哭泣时两侧口角不对称,因患侧降口角肌不能收缩,导致下唇不能外翻,下唇稍薄,而正常侧的口角向下。

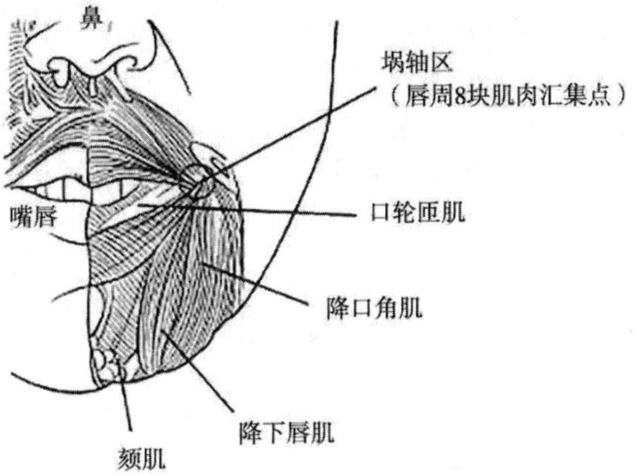

图 17-3　唇周肌肉示意

5.诊断与鉴别诊断 诊断主要依据病史与临床检查。CHDAO 婴儿无创伤病史或其他异常,家族成员如有类似临床症状可提示诊断。CHDAO 儿童婴儿安静时两侧下唇对称,面容正常;口唇用力时,如哭或张嘴(笑)时一侧下唇不能向下运动,致使下唇不对称地被牵拉到健侧,健侧下唇向下。CHDAO 是一种轻微的先天性异常,临床上可与先天性面瘫混淆。CHDAO 婴儿无面部肌肉与神经疾病,正常皱眉、眼睑闭合,鼻唇沟对称。颏肌和眼轮匝肌肌电图(electromyography,EMG)传导正常可辅助先天性面瘫的鉴别诊断。有其他先天性异常伴 ACF 情况,不诊断 CHDAO,如部分综合征可伴 ACF,如 22q11.2 缺失综合征(CATCH22 综合征)、Cayler 心-面综合征、VACTERL 综合征(V,脊椎缺损;A,肛门直肠闭锁;C,先天性心脏畸形;T-E,气管食管闭锁;R,肾脏畸形;L,肢体异常)等。

6.处理与预后 CHDAO 临床症状轻重不一,多数儿童下唇不对称情况随年龄增长逐渐减轻,少数严重者可持续至成人。尽管有报道 CHDAO 采用选择性下颌神经切除或肌肉切除术以削弱正常的降口角肌,但手术后的面部表情的肌肉往往缺乏正常功能。也有行双向阔筋膜移植术使嘴张开时双侧下唇可保持对称。一般不建议特殊治疗。

7.预防　原因不清,预防无特殊措施。

第九节 体重生长发育异常相关疾病

一、低体重

1.定义　体重低于同年龄、同性别儿童体重正常参照值的均值减两个标准差(<-2SD) 或$<P3^{rd}$为低体重。

2.病因

(1) 身材矮小:一般儿童体重与身高的发育平行, 故矮小儿童体重也偏低, 如家族性矮小。

(2) 营养不良:宫内营养不良婴儿和严重营养不良婴幼儿,多伴生长迟缓。

(3) 慢性疾病:严重心肾疾病,慢性消耗性疾病,如结核病、反复呼吸道感染、肠寄生虫病、慢性消化不良,以及慢性肝炎等,致使消化吸收功能降低及蛋白质、能量消耗增加。也可见于恶性肿瘤,如白血病、淋巴肉瘤等晚期消瘦。还可见于某些内分泌或代谢异常性疾病,如糖尿病、慢性肾上腺皮质功能减退等。

(4) 精神因素:不良的生存环境、长期的神经心理压抑、受虐待等可使儿童的精神长期处于紧张状态、负担过重或受到压抑而影响食欲,或儿童缺乏母爱和适当的刺激而导致体重不增或下降。青春期女童可因神经性厌食导致体重降低。

二、体重过重

1.定义　体重大于同年龄、同性别儿童体重正常参照值均值加两个标准差(>2SD) 或$>P97^{th}$为体重过重。

2.病因

(1) 高身材:儿童体重与身高的发育平行,导致体重增加。

(2) 营养失衡:因摄入能量过多使身体有过多脂肪导致体重发育超过身高发育速度。

(3) 疾病因素:如严重心肾疾病所致水肿,病理性体重增加;继发性肥胖如库欣综合征、丘脑、垂体和性腺等疾病;某些综合征如 Prader-Willi 综合征、Laurence-moon-Biedlz 综合征和 Alstrom 综合征等。

(哈丽君)

第十八章 青春期发育异常

青春期发育如果出现异常,可以导致疾病,通常分为两类,即性早熟及青春期延迟。

性早熟是一种青春发育的异常,表现为青春期的特征如生长突增、生殖器官及性征的发育成熟等均比同年龄儿童明显提前。一般认为,目前女孩在 8 周岁以前、男孩在 9 周岁以前出现性征,或女孩在 10 周岁以前出现月经,可诊断为性早熟。

近年来,本病的发病率显著增高,已成为目前最为常见的小儿内分泌疾病之一。女孩发生性早熟比男孩多 4 ~ 5 倍。

性早熟对患儿的主要危害:首先,由于其青春期提前,性征提早出现,在女孩往往过早出现乳房发育,甚至月经来潮,但生活上还不会自理,患儿的智力和性心理尚未成熟,容易发生社会问题,因此也给家长造成精神上和照料上的负担。第二,在性征提早出现的同时,常伴有骨骼生长的加速,患儿虽暂时较同龄儿童更高,但由于其骨骺提前融合,到成年后其身材往往比正常人矮小。典型的真性性早熟患儿,约有半数其最终身高不足 150cm。

青春期延迟也是一种青春发育的异常,表现为青春期的特征比同龄儿童明显延迟出现。一般认为,女孩于 14 周岁以后、男孩于 15 周岁以后尚完全无性征出现,或女孩 18 岁仍无月经初潮,即可诊断为青春期延迟。

由于下丘脑-垂体-性腺轴暂时性的功能低下所致的,称为“体质性青春延迟”,以男孩多见。多数在 16 ~ 17 周岁后,男性最晚可到 20 岁,女性可到 18 岁,才开始出现青春发育。这类患儿最终的身高及生殖器官的发育大多都能赶上正常人水平。还有一些青春期延迟是由于下丘脑-垂体或者性腺患有先天性或后天性疾病,或者是由于患有全身性慢性疾病或严重营养不良所引起的。这些患儿多数因性腺功能低下,导致生殖器官及性征的发育不良,成年后往往不能生育,多数人身材也明显矮小。

第一节 正常青春发育

青春期是从少年到成人的过渡时期,也就是从第二性征出现直到性成熟及体格发育完善的一段时期。在这个阶段,人体内发生着一系列形态、功能、代谢,以及心理、智力、行为等方面的显著变化,最明显的是生殖系统的迅速发育成熟。这一系列变化都是在神经系统和内分泌系统的调控下完成的。

一、体格和体态的发育

1.体格发育 进入青春期,体格发育的重要标志是生长突增,最显著的表现是身高的增长明显加速,可分为起始期、快速增长期及减慢增长期 3 个阶段。

男孩:12 周岁左右开始生长加速,14 ~ 15 岁时是身高增长最快的阶段,16 岁以后增长速度减慢,一般在 18 ~ 20 岁身高就不再继续增长。

女孩:10 周岁左右开始生长加速,11 ~ 12 岁是身高增长最快的阶段,13 岁以后增长速度减慢,一般在 16 ~ 18 岁身高就不再继续增长。

身体各部分长度的生长突增是不同的,保持着一定的时间差。 一般是肢体先于躯干,下肢先于上肢,肢体远端先于肢体近端,其顺序是足→小腿→下肢→手→上肢→坐高。 当坐高的年增长值减至最小时,身高的发育即停止。

在生长突增的阶段,身高总的增长量,男性平均为 28cm 左右,女性平均为 25cm 左右。最终的身高,一般是男子比女子高 10 ~ 13cm,这种差异主要是男性较女性青春期前的生长期多 2 年,且生长突增的幅度较高所致。

2.体态发育 生长突增除了表现为身高快速增长外,体重及体能也相应出现显著增长,运动素质也有明显改善。 此外,在青春发育阶段,男性体内逐渐以雄激素占优势,而雄激素对蛋白质的合成有显著的促进作用,导致男性形成身材较高、肩部较宽及肌肉发达的体态;女性体内则逐渐以雌激素占优势,而雌激素对脂肪的合成有显著的促进作用,导致女性形成身材较矮、臀部较宽及体脂丰满的体态。

二、生殖系统及第二性征的发育与成熟

进入青春期,在身体各系统器官的发育中,最为明显的是生殖系统的迅速发育成熟。 各生殖器官及第二性征的发育遵循着一定的规律。

1.男孩 男孩 12 周岁左右开始睾丸增大,继之阴茎增大,阴囊皮肤变松、着色,阴毛、腋毛出现,接着出现胡须、喉结及变声。 其中睾丸增大是男孩青春发动的最早征象,胡须、喉结的出现及变声则表明已进入青春期的后期阶段。 首次男孩遗精平均发生在 15 周岁左右。

2.女孩 女孩的青春发动比男孩要早 2 年。 一般来说,女孩 10 周岁左右开始乳房发育,继之大小阴唇发育、色素沉着、阴道分泌物增多,接着出现阴毛、腋毛。 月经初潮平均发生在 12.5 ~ 13 岁。 其中,乳房发育是女孩首先出现的第二性征,而月经初潮来临则表明进入青春期后期,即开始性成熟的标志,并意味着身高的快速增长期已结束,进入了减慢增长期。 一般初潮以后,身高平均只能再增长 5 ~ 7cm。 初潮以后,月经周期可以不规则,常常没有排卵,这是一种生理现象。 经过 1 ~ 2 年,有的甚至 3 ~ 5 年后才能按月排卵,并建立起规则的月经周期。

三、青春发育的神经内分泌调控

青春期的生长突增与生殖系统的发育和成熟等一系列变化都是在神经内分泌系统的控制下进行的。 体内掌管青春发育的调节系统最主要的是下丘脑-垂体-性腺轴。 下丘脑的神经内分泌细胞产生促性腺激素释放激素(GnRH),刺激垂体分泌促性腺激素。

1.促性腺激素 促性腺激素有两种,即促卵泡激素(FSH) 和黄体生成素(LH) 。

促卵泡激素:在女性,它能促进卵巢的卵泡发育并产生雌激素;在男性,它能促进睾丸的精子形成。

黄体生成素:在女性,它能促使卵巢的黄体形成并产生黄体酮;在男性,它能促进睾丸的内分泌细胞产生睾酮。

2.性激素 雌激素、黄体酮及睾酮都是性激素,能促进生殖器官及性征的发育。 在女性,可使子宫增大,促进外生殖器官及乳房发育并形成女性的体态。 在男性,可使阴茎、阴囊等外生殖器官发育,出现喉结及变声并形成男性的体态。

3.下丘脑分泌 GnRH 的两种调节机制

(1) 中枢神经系统通过神经递质及神经肽调节着下丘脑 GnRH 的分泌。有些神经递质及神经肽是促进 GnRH 分泌的,而另一些神经递质及神经肽则是抑制 GnRH 分泌的。

(2) 反馈调节作用,即血液中的性激素可以反过来调节下丘脑 GnRH 和垂体 FSH、LH 的分泌。当血液性激素水平降低时,会促进下丘脑 GnRH 和垂体 FSH、LH 的分泌,引起睾丸、卵巢的性激素分泌增加。而当血液性激素水平升高时,又会抑制下丘脑 GnRH 和垂体 FSH、LH 的分泌,导致睾丸、卵巢的性激素分泌减少。这种反馈调节对维持血液性激素水平的相对稳定起着十分重要的作用。

在儿童期,下丘脑-垂体-性腺轴长期处于抑制状态,所以生殖器官处于幼稚状态,也没有性征出现,这主要是由于此时中枢神经系统的上述抑制性因素占优势,以及下丘脑对性激素的负反馈抑制作用高度敏感所致。接近青春期时,中枢神经系统的抑制性影响逐渐解除,兴奋性因素占了优势;且随着下丘脑的发育成熟,对性激素负反馈抑制的敏感性显著下降,使下丘脑-垂体-性腺轴的功能被激活,导致青春发动,生殖器官发育及成熟,性征出现。

4.下丘脑-垂体-性腺轴的功能激活 在青春期的早期主要表现为夜间睡眠时出现阵发性脉冲式 GnRH 及 LH 的释放,随着青春期的进程,白天也出现 GnRH 及 LH 的释放,且脉冲式分泌的频率和幅度也逐渐增加。至青春期的后期达到成人形式,一天中约每 2 小时出现一次脉冲式 GnRH 及 LH 的释放。女性在青春期的后期,当血中雌激素浓度升高至一个相当的水平并持续一定时间后,不仅不引起 GnRH 及 LH 的分泌减少,反而引起 GnRH、LH 及 FSH 的分泌突然剧增,达到峰值,从而诱发卵巢排卵。这种反馈调节称为"正反馈调节",是女性月经周期的基础。当然,正反馈调节作用的成熟及规则月经周期的建立往往要到初潮以后的 1~2 年,甚至 3~5 年才能体现出来。

在青春期的生长突增上,性激素、垂体分泌的生长激素和肾上腺分泌的脱氢异雄酮一起协同,起着十分重要的促进作用,甲状腺素、胰岛素等也起着配合作用。但是,到了青春期的后期,血液高浓度的性激素,特别是高浓度的雌激素反而是促进骨髓融合,使身高减慢增长,

并最终停止长高。此外,阴毛、腋毛及男性胡须的生长主要是由肾上腺分泌的脱氢异雄酮促进的。

四、生长发育的影响因素

先天的遗传因素决定着机体生长发育的可能范围,而后天的环境因素则影响着遗传潜力的发挥,并且最后决定生长发育的速度和达到的程度。

人体的最终身高,70%取决于遗传因素,只有 30%取决于营养、锻炼等环境因素。

1.营养 在后天环境因素中,营养是促进生长发育的重要因素之一。在青春发育阶段,应该保证有足够蛋白质的摄入,因为蛋白质是构成机体器官、组织的主要材料。富含蛋白质的食物主要是瘦肉、鱼、牛奶、鸡蛋及豆制品。维生素和微量元素对促进生长发育也是至关重要的,应多吃新鲜蔬菜和水果,适当吃一些坚果类的食品,以提供充分的维生素及微量元素。碳水化合物类食物如米、面等主食及其他淀粉类食品如土豆、红薯等,主要用来维持机体的能量消耗,每天应该保证有基本的摄入量。脂肪类食物也是构成机体重要结构的原料之一,并可为机体贮存能量,还可提供脂溶性维生素,所以也应该有一定量的摄入。但是,需避免油脂过多的食物,如肥肉、奶油及油腻的汤等。还应少吃甜食,因为甜食摄入过多,可经

过肝脏转化为内源性脂肪。

2.体育运动和体力劳动 体育运动和体力劳动是促进生长发育和增强体质的有力因素,不仅可以全面促进机体的新陈代谢,增加心肺等重要器官的功能发育,而且在适当的营养保证下,可以促进体格的发育,尤其是骨骼和肌肉的发育。 体育锻炼也是调节体重及改变身体成分的重要因素,可使瘦体重显著增加,而体脂量相应减少。

在青春发育阶段,特别应加强下肢的锻炼,如跑步、登楼、跳橡皮筋等,可促进长骨骨髓软骨细胞的分裂增生,对身高的增长具有很大的帮助。

3.睡眠 保证每天有充足的睡眠也是促进生长发育至关重要的因素之一。 垂体生长激素分泌的重要特点是:在入睡后 30 ~ 45 分钟开始出现阵发性脉冲式分泌,深睡眠时分泌较多,浅睡眠时分泌较少,清醒时很少分泌。 因此,青春发育阶段每晚应保证有 9 小时左右的高质量睡眠,对生长突增,特别是身高的快速增长起着十分关键的促进作用。 垂体的促性腺激素,也是在夜间睡眠时出现明显的阵发性脉冲式分泌。 特别在青春期的早期,只有在夜间入睡后才出现阵发性脉冲式分泌,因此保证充足的睡眠,对生殖器官及性征的发育也是十分重要的。

4.季节 季节对青春期的生长发育无论是身高还是体重都有显著的影响。 一般在春季身高增长速度最快,春季的身高增长量等于秋季的 2 ~ 2.5 倍,而秋季则体重增加最快。 临床研究发现,全年体重的 2 / 3 增加在秋冬季节,1 / 3 增加在春夏季节。

五、生长发育的长期加速趋势

近 100 年来,世界上多数国家儿童、青少年的身高一代比一代长得更高,性发育也逐渐提前。 生长发育的这种长期加速的趋势,首先出现在经济发展迅速的国家。 我国目前正处于经济快速增长时期,儿童、青少年的发育状况也正处于这种长期加速的阶段,这在经济与文化生活水平较高的大中城市尤为显著。 例如,7 ~ 18 岁年龄组的身高与过去比较,平均每10 年男性增长 2.3 厘米、女性增长 2.1 厘米,女孩的月经初潮年龄每 10 年提前 3 ~ 4 个月。这种状况与经济发达国家三四十年前所出现的情况相似。 我国的农村地区,儿童、青少年生长发育的加速趋势可能才刚刚开始,随着物质及文化生活的改善也会逐渐出现明显的加速趋势。

导致生长发育长期加速趋势的因素很多,如营养的改善、家庭生活条件的优越、疾病减少及卫生知识的普及等,主要是外界环境因素作用的结果,其中以营养及生活条件的改善最为重要。

生长发育的长期加速是有一定限度的,当达到遗传所赋予的生长潜力的极限时,各年龄组的平均身高及初潮年龄将逐渐趋向稳定。 当今,在一些长期加速发展已持续 100 余年的经济发达国家的部分人群中,平均身高已不再继续增长,月经初潮年龄也不再继续提前。 生长发育的长期加速达到最大限度的迟早,与营养、经济、卫生及文化教育水平等有着密切关系。 如果这些因素改善得不理想,则长期增长的过程就会延长,到达最大限度的时间就会推迟。

第二节 儿童性早熟

一、性早熟的分类

1.按照性早熟的发病机制分类 按照性早熟的发病机制,可分为真性、假性及部分性性早熟 3 种类型。

(1) 真性性早熟:由于下丘脑-垂体-性腺轴功能提前启动并且功能亢进所致,在男性可排精,女性可排卵,故可导致生殖能力提前出现。 其中,大部分是因下丘脑神经内分泌功能失调所致,称为特发性性早熟。 只有少数患儿是因病毒性脑炎、脑膜炎或下丘脑、垂体、松果体部位肿瘤等中枢神经系统的器质性病变所致。

(2) 假性性早熟:由于体内某个病变部位产生性激素,或摄入外源性性激素,使血液中性激素水平升高,导致生殖器官提早发育、第二性征提早出现,在女孩甚至引起阴道出血。 但是,由于血液中存在的大量性激素对下丘脑-垂体产生显著的负反馈抑制作用,患儿的下丘脑-垂体功能并未启动,故并不具备生殖的能力。

(3) 部分性早熟:大多为单纯的乳房提早发育,而不伴有其他性征的发育。 可能与患儿下丘脑稳定的负反馈调节尚未建立, 而有卵巢分泌的雌激素和垂体分泌的促卵泡激素 (FSH) 一时性的水平增高有关。

2.按照患儿性征与性别分类 按照患儿出现的性征与其实际性别是否一致,将性早熟分为同性性早熟和异性性早熟两种类型。

(1) 同性性早熟:患儿的性征与其实际性别一致,见于大多数性早熟的患儿。

(2) 异性性早熟:患儿的性征与其实际性别相矛盾,如男孩出现乳房发育等女性化表现,或女孩出现阴蒂肥大、多毛及肌肉发达等男性化表现。

二、性早熟的病因

1.真性性早熟的病因

(1) 特发性性早熟:绝大多数的真性性早熟属于特发性性早熟,约占女孩真性性早熟病例的 85%,男孩真性性早熟的 40%。 所谓特发性性早熟,是指由于下丘脑的神经内分泌调节功能异常,提早产生过多的促性腺激素释放激素(GnRH),导致下丘脑-垂体-性腺轴功能提前启动,并且功能亢进。

(2) 中枢神经系统病变:少数的真性性早熟是因中枢神经系统的器质性病变累及下丘脑-垂体,使之促性腺功能提前活跃,多见于病毒性脑炎、脑膜炎、脑外伤及下丘脑、垂体、松果体等部位的肿瘤,如下丘脑错构瘤、胶质瘤、颅咽管瘤、垂体微腺瘤及松果体瘤等。

(3) 原发性甲状腺功能减退:原发性甲状腺功能减退,即“呆小病”的患儿,有的也会发生真性性早熟。 主要是由于甲状腺素分泌过少,对中枢的负反馈抑制作用减弱,导致下丘脑促甲状腺素释放激素分泌增多,刺激垂体的催乳素及促甲状腺素分泌增加,而垂体 FSH 及黄体生成素(LH) 的分泌也同时增加。

2.假性性早熟的病因

(1) 性腺肿瘤:性腺肿瘤会产生大量的性激素,可引起假性性早熟。 常见的有卵巢囊肿,是卵巢的一种良性肿瘤。 此外,临床上也可见卵巢的恶性肿瘤,如卵巢颗粒细胞瘤及卵泡膜细胞瘤。睾丸间质细胞瘤比较少见。

(2) 产生促性腺激素的肿瘤:有的肿瘤会产生类似促性腺激素的物质,也可刺激性腺分泌过多的性激素,导致性早熟。但是,由于其下丘脑功能并未启动,故仍属于假性性早熟。临床上较为常见的有绒毛膜上皮癌及畸胎瘤可分泌促性腺激素,肝母细胞瘤可分泌类似黄体生成素样物质。

(3) 肾上腺疾病:先天性肾上腺皮质增生症是引起典型假性性早熟的常见疾病。患儿的细胞染色体上发生了基因突变,导致其肾上腺皮质细胞先天性地缺乏合成皮质醇所必需的酶,这就造成其血液中皮质醇的水平低下。由于血液中皮质醇对下丘脑-垂体具有负反馈调节作用,皮质醇水平的持续低下导致垂体分泌的促皮质素显著增加。但是,因为这种患儿合成皮质醇所需的酶存在先天性缺陷,其肾上腺分泌皮质醇并不能因此而增加,从而引起垂体分泌促皮质素持续地增多,于是造成肾上腺皮质显著增生。由于肾上腺还具有合成雄激素———脱氢异雄酮的能力,而且这种患儿的肾上腺合成脱氢异雄酮所需的各种酶并无缺陷,因此增生的肾上腺皮质必然会产生大量的脱氢异雄酮。也就是说,这种患儿体内的雄激素水平异常增多。

脱氢异雄酮是女性体内主要的雄激素,男性体内除此之外,由睾丸产生的睾酮是主要的雄激素。脱氢异雄酮的作用比睾酮弱得多,但是它可促进骨骼的生长,促进毛发特别是阴毛、腋毛的增生,以及阴茎、阴蒂的发育。当体内的脱氢异雄酮自幼即持续性异常增高,在男孩,可引起骨骼生长加速,身高的增长明显超过同龄儿童。但是,由于骨骺提前融合,故成年后其身材明显较矮。患儿的毛发较浓密,阴毛提早出现,阴茎比同龄儿童显著增长、增粗,阴囊的色素也较深,但睾丸则与同龄男孩相当,并不提前增大,也不提早产生精子,故属于假性性早熟。在女孩,除了出现骨骼生长加速,身高增长加快而最终身高较矮外,还可引起不同程度的男性化,表现为体态较粗壮、肌肉较发达、毛发较浓密、声音较低沉、阴蒂显著增大类似阴茎,以及两侧大阴唇有不同程度的相互融合,甚至类似阴囊样,使其外生殖器的性别难辨。但其性腺仍然是卵巢,而非睾丸,故属于假两性畸形,或称为异性性早熟。这种女孩如果没有得到及时正确的治疗,由于体内雄激素的异常增高,往往导致原发性闭经。

除了先天性肾上腺皮质增生症外,肾上腺后天发生疾病如肾上腺肿瘤或增生,若产生过多的性激素,也会导致假性性早熟。但临床上比较少见。

(4) 摄入外源性性激素:大量或长期服用含有性激素的药物或食物,或使用含性激素的护肤用品,均可引起血液中性激素的水平上升,导致假性性早熟。这种情况近年来有逐渐增多的趋势。最明显的例子是儿童误服了避孕药。因避孕药是糖衣片,儿童以为是糖果,往往误服 1 ~ 2 片即可引起明显的假性性早熟的表现。

如果儿童较长期地服用含有蜂王浆、花粉、鸡胚、蚕蛹或动物初乳等制剂,由于其中含有较多的性激素,甚至促性腺因子,可以引起假性性早熟。这类病例在临床上已屡见不鲜。

在蜜蜂王国中,一般的工蜂负责采蜜,只能吃蜂蜜,其中只有一只被喂饲蜂王浆,最后发育成蜂王,其翅膀退化,腹部增大,专门负责产卵繁殖后代。可见,蜂王浆里必然含有很高浓度的性激素及促性腺激素样物质。花粉是植物的性细胞。复旦大学附属儿科医院曾采用现代医学实验方法,测定了 6 种含有蜂王浆或花粉的制剂,发现均含有一定含量的雌激素或雌激素样物质,其浓度相当于正常儿童血液雌激素水平的 8 ~ 34 倍。

在鸡的胚胎发育中,其各组织、器官的分化均是由激素促进的。蚕蛹是家蚕变态发育过程中的一个阶段,从蚕→蛹→蛾→产卵→蚕的变态发育过程也是受激素促进的。因此,由鸡胚、蚕蛹的提取物制成的制剂含有较多激素(包括性激素)是可以理解的。

还有动物的初乳,如牛的初乳。所谓初乳是指母牛刚生下小牛后1周之内分泌的乳汁,外观呈黄色,其中含有较高的免疫球蛋白、性激素及促性腺激素释放激素相关肽,还有其他一些生物活性物质。1周以后则逐渐分泌成熟乳,外观呈白色,人乳与此相似。每个婴儿或小牛在生理情况下只有在出生后1周内能吸吮到初乳。如果将初乳的提取物长期给儿童服用,显然不符合生理要求,由于其含有少量的性激素,特别是促性腺激素释放激素类物质,可能会导致假性性早熟。

(5) McCune-Albright综合征:是一种典型的假性性早熟。患儿的细胞染色体上发生了基因突变,导致细胞膜上的G蛋白发生结构异常。G蛋白是细胞信息传递的中间环节,当其结构及功能出现异常时,会引起体内多种内分泌腺功能异常,在卵巢会产生黄体化滤泡囊肿,可自主性地产生过多的雌激素,导致假性性早熟。此外,患儿的骨骼会发生局灶性纤维结构不良,皮肤可出现牛奶咖啡样的色素斑。

3.部分性早熟的病因

(1) 单纯性乳房早发育:由于患儿的下丘脑稳定的负反馈调节尚未建立,当卵巢分泌的雌激素增多时,垂体促卵泡激素的分泌无明显减少,造成一时性的血液雌激素水平及FSH水平均增高。此外,摄入外源性性激素也可能在一段时间里仅引起单纯乳房早发育,时间久了才导致内生殖器官的异常发育。

(2) 单纯性阴毛早现:由于患儿的肾上腺皮质过早地分泌脱氢异雄酮,或与阴毛、腋毛的毛囊上的受体对脱氢异雄酮过早敏感有关。

三、性早熟发病率上升的可能因素

近年来,儿童性早熟的发病率明显上升,已成为最常见的小儿内分泌疾病之一。复旦大学公共卫生学院儿童少年卫生教研室与复旦大学附属儿科医院联合进行的临床流行病学调查显示,目前上海地区儿童性早熟的发病率为1%,即上海地区现有性早熟患儿约3万人,仅次于肥胖症,居小儿内分泌疾病的第2位。根据复旦大学附属儿科医院十多年来对大量性早熟患儿的观察与分析,认为促使当前儿童性早熟发病率上升的可能因素有如下几种。

1.生长发育的长期加速趋势 前文已经提到,这一代儿童由于营养改善、家庭生活条件优越、疾病减少等环境因素的作用,使其生长发育的潜力能充分地表达出来,从而出现了生长发育的加速趋势,导致这一代儿童及青少年普遍地比上一代身高增长明显,性发育及性成熟提前,这是目前我国的社会经济快速发展的反映,属于正常现象。

由于人群的青春发育时相存在显著的个体差异,如果青春发育过于提前,则会导致性早熟。上一代或上两代人,乳房发育大多在12~13岁开始,月经初潮则大多在15~16岁出现,而这一代孩子于10岁开始乳房发育,12~13岁出现月经初潮属于正常范畴。但如果在8岁以前开始乳房发育,10岁以前出现月经初潮,则诊断为性早熟。在整个一代人生长发育加速的趋势和背景下,这些青春发育过于提前的个体数量也自然会相应增多,这可能是当前儿童真性性早熟发病率上升的主要因素之一。

2.环境内分泌干扰物的影响 近年来,国外有大量文献报道,由洗涤剂、农药及塑料工业向环境排放的物质及其分解产物,可在自然界产生一系列的环境内分泌干扰物。如洗涤剂中的烷基化苯酚类、制造塑料制品过程中使用的添加剂、增塑剂(邻苯二甲酸酯类)及双酚类物质等,多达 70 余种,这些物质每天均大量地排放至生活环境中。此外,有机氯农药虽然目前已很少使用,但是以往的大量使用,至今在土壤、水及植物中的农药残毒量仍然较高。在自然界中,这些内分泌干扰物的化学结构分解到一定程度后,均被发现具有雌激素样的活性。它们在自然界的浓度虽低,但是相互间的联合协同作用却很强。若经过某些途径如污染水源、食物或经皮肤吸收,或被儿童摄入,即可与生殖器官上的雌激素受体结合,引起生殖器官及骨骼的发育异常。因此,环境内分泌干扰物可作为假性性早熟的直接病因。而对于下丘脑-垂体-性腺轴功能提前启动的真性性早熟患儿来说,环境内分泌干扰物则可成为其发病的重要促进因素,也是当前儿童性早熟发病率明显上升的主要因素之一。如果在胚胎早期受到此类物质的作用,还可导致性别分化障碍。

环境内分泌干扰物不仅可引起儿童发生性早熟,还可在多方面对人类的健康产生不良影响,如可引起癌症的发病率增高、使男性的精子数量及活性下降、削弱免疫系统功能等,甚至还会导致自然界生态平衡的紊乱。为此,应该引起人们足够的重视,并积极地研究和制定有效的防治对策。

3.摄入含有性激素的食物或药物 近年来,各种"营养品""滋补品"争相上市,其适用对象应为成人,尤其是中老年人。但是,不少家长错误地将其作为健康投资,给年幼的儿童也长期服用。已经证实,蜂王浆、花粉、鸡胚、蚕蛹等制剂中均存在较多的性激素,甚至有促性腺激素样物质。如果长期大量服用,可引起性激素水平上升,导致假性性早熟。对于下丘脑-垂体-性腺轴功能提前启动的真性性早熟患儿来说,也可成为其发病的重要促进因素。此外,近年来因误服避孕药导致假性性早熟的病例在临床上已屡见不鲜,这种情况尤以农村发生较多。

4.社会心理因素的影响 目前,在社会的各种传播媒体如电视、电影、报纸、杂志等与性有关的内容比以往显著增多,儿童不自主地耳濡目染受到影响,普遍地比上一代人"开化"较早。由于大脑皮质与掌管青春发育的下丘脑之间存在丰富的神经联系,所以可能会造成下丘脑-垂体-性腺轴的功能启动相应提前。

四、性早熟的临床表现

1.真性性早熟的临床表现

(1) 特发性性早熟:以女孩多见,占女孩真性性早熟的 85%,男孩真性性早熟的 40%。部分患儿有家族性。绝大多数在 4 ~ 8 岁出现临床表现,但也有婴儿期发病者。

发育顺序与正常青春发育者相似,但青春发育提前并加速。女孩首先出现乳房发育,可伴有触痛,继而外生殖器发育、阴道分泌物增多及阴毛生长,然后月经来潮和出现腋毛。开始多为不规则阴道出血,也无排卵,以后逐渐过渡到规则的周期性月经,故有妊娠的可能。正常女孩 10 周岁开始乳房发育,要到 12.5 ~ 13 周岁才出现月经初潮。

特发性性早熟的女孩,如果 8 周岁开始乳房发育的话,往往 9 周岁半至 10 周岁即出现月经初潮,说明青春发育不仅提前,而且青春发育时相也缩短,青春发育明显加速。男孩首先出现睾丸及阴茎增大,以后可有阴茎勃起及排精,并出现阴毛、痤疮和变声。其青春发育不仅提前,并且加速,发育时相缩短。

在性发育的同时,患儿的骨骼生长加速,骨骺提前融合,故暂时较同龄儿童更高,但成年后其身材往往较正常人矮小,约有 1/2 的患儿最终身高不足 150cm。患儿的智能及心理状态则与其实际年龄相称。不同患儿的临床表现及其发展速度的快慢可有较大差异。

(2) 中枢神经系统病变所致真性性早熟

1) 病毒性脑炎、脑膜炎、脑外伤:患儿有病毒性脑炎、脑膜炎或脑外伤的病史,经过治疗原发性疾病往往已经痊愈,但过一段时间后患儿却出现了性早熟的症状。这是由于当时的原发性疾病累及到下丘脑-垂体,使之促性腺功能提前活跃所致。

2) 颅内肿瘤:男孩远多于女孩。往往先出现性早熟的临床表现,至病情发展到一定的阶段方出现中枢占位性症状,故应引起家长的警惕。如果一个男孩,9 周岁之前就出现睾丸、阴茎增大,甚至阴毛早现、变声等性早熟表现,应该及时做头颅磁共振检查,需排除下丘脑、垂体、松果体部位肿瘤的可能。女孩如果性早熟症状出现较早、病情进展迅速,也应考虑下丘脑-垂体部位肿瘤的可能。导致性早熟的颅内肿瘤由于大多累及下丘脑,故患儿常可伴有多饮、多尿、过食、肥胖等下丘脑功能紊乱的表现。

3) 原发性甲状腺功能减退:有原发性甲状腺功能减退的患儿,女孩可提早出现乳房发育,男孩可提前出现睾丸增大。但是,这些患儿均有原发性疾病特有的临床表现,如怕冷、乏力、少动、食欲缺乏、便秘、水肿、贫血、皮肤粗糙、反应迟钝、智能低下等,体格发育不仅不加速,反而明显落后,骨龄延迟。因此,遇到性征发育提前,但身材却较同龄儿童还矮小、体格发育落后的患儿应考虑到本病的可能。应及时检查甲状腺功能,以明确诊断。给予甲状腺素替代治疗后,性征的表现会消退。

2.假性性早熟的临床表现

(1) 卵巢肿瘤:因肿瘤细胞自律性地分泌大量的雌激素,导致患儿乳房发育,乳晕及小阴唇有明显的色素沉着,呈深褐色,这是假性性早熟的一种特征性的变化。阴道分泌物增多,并可有不规则的阴道出血。肿瘤切除后,阴道出血停止,第二性征可完全消退。小儿的卵巢囊肿大多可逐渐自行消退,但是有再发的可能。如果持续不退,逐渐增大,日后可成为成年期卵巢囊肿,需手术治疗。

(2) 先天性肾上腺皮质增生症:本病虽然在刚出生的新生儿期就有一些特征性表现,但如果没有及早确诊而延误治疗的话,患儿体内就会持续存在由肾上腺皮质产生的雄激素——脱氢异雄酮的异常增高。在男孩,可引致骨骼生长加速,身高的增长明显超过同龄儿童。由于骨骺提前融合,故成年后其身材明显较矮,体态粗壮。患儿的毛发较浓密,阴毛提早出现,阴茎比同龄儿童显著增长、增粗,易勃起,阴囊的色素也较深。但是,睾丸并不增大,与同年龄男孩相当,也不提前排精。在女孩,除了骨骼增长加速,身高增长加快而最终身材较矮以外,还可引起不同程度的男性化,表现为体态较粗壮,肌肉较发达,毛发较浓密,声音较低沉,阴蒂明显增大,类似阴茎,而两侧大阴唇不同程度地相互融合,甚至类似阴囊样,使其外生殖器的性别难辨。但是,其性腺仍然是卵巢,而非睾丸,故属于假两性畸形,并伴有原发性闭经。

(3) 摄入外源性性激素:误服避孕药会导致典型的假性性早熟表现。往往误服 1~2 片避孕药,在女孩就会引起乳房增大,乳晕及小阴唇显著的色素沉着,呈深褐色,阴道分泌物增多,甚至出现不规则阴道出血。在男孩,也可引起乳房增大,乳晕色素沉着,但睾丸、阴茎并不增大。

服用含有蜂王浆、花粉、鸡胚、蚕蛹或动物初乳等制剂后,表面上看来孩子食欲增加、精神活跃、生长加速,殊不知这是激素异常刺激的结果。如果长期大量服用,在女孩也会引起乳房增大,乳晕色素变深,阴道分泌物增多,甚至出现不规则阴道出血。而在男孩可引起乳房增大,乳晕色素变深,有的还会导致睾丸、阴茎增大。

小儿服用含有上述物质的制剂后,是否出现假性性早熟,除了与摄入量的多少及时间长短有关外,还与小儿本身的体质有密切关系。不少小儿服后并无异常表现,这主要是由于儿童时期体内自身的性激素水平极低,生殖器官处于未发育的幼稚状态。如果摄入的性激素量较少、时间短,往往不足以引起性早熟,更不至于对身高的增长产生不良的影响。而那些产生了假性性早熟的患儿,除了摄入的性激素量较多、时间较长外,还可能与机体对此类制剂中所含性激素和促性腺激素样物质的敏感性较高有关。

(4) McCune-Albright 综合征:患儿几乎均为女孩,乳房增大,乳晕色素增深,外生殖器发育,常有不规则阴道出血。此外,可有单侧或双侧多发性骨纤维结构不良,X 线片显示骨质有局灶性的毛玻璃样改变。如果面部的骨骼受累,可引起面部两侧不对称。四肢长骨受累时,同侧肢体的皮肤有片状棕褐色的色素沉着(牛奶咖啡斑)。患儿常伴有多种内分泌腺的功能异常,如结节性甲状腺肿、结节性肾上腺皮质增生,以及垂体的生长激素、催乳素分泌过多等。

3.部分性性早熟的临床表现

(1) 单纯性乳房早发育:临床上相当多见。以女孩为主,多为 4 岁以前出现,2 岁以下更多。乳房增大,但是乳头、乳晕不增大,也无色素沉着,不伴有其他性征发育,也不出现生长加速。病程呈自限性,大多于数月或数年内回缩,或持续存在。个别患儿可发展为真性性早熟。

(2) 单纯性阴毛早现:多为女孩,自 5~6 岁即有阴毛、腋毛出现,可伴有生长加速,但是无其他性征发育。临床上比较少见。

五、性早熟的诊断与鉴别诊断

1.早期识别儿童性早熟的重要性 临床上常常遇到不少家长由于缺乏对孩子青春发育规律的认识,当女孩出现月经初潮时,男孩出现胡须、阴毛和变声时,才想到是不是患了性早熟,于是急忙带着孩子来门诊求医。前文已经讲过,女孩月经初潮来临,男孩出现胡须、阴毛和变声都是进入青春发育后期阶段的标志,也表明身高的快速增长期已结束,进入了减慢增长期。这个时候才来就医,实际上为时已晚,已经错过了最佳的治疗时机。由于病程已比较长、病情比较重,治疗后的疗效就比较差,而且身高的增长已经在走下坡路,此时才开始治疗,对最终身高的改善就十分有限。

家长平时应多关心孩子,一旦发现女孩未到青春发育年龄乳房提前增大、身高增长加速;男孩提前出现睾丸和阴茎增大、身高增长加速,都应该及时来医院请有经验的儿科内分泌医师进行诊治,以免错过最佳的治疗时机。

2.性早熟的诊断标准 女孩于 8 周岁以前、男孩于 9 周岁以前出现性征,或女孩月经初潮发生在 10 周岁以前,即可诊断为性早熟。

3.性早熟的诊断方法 对性征过早出现的患儿,应详细询问病史、做全面的体格检查,并选择进行有关的实验室检查,以区分性早熟的类型,并判断病情的严重程度。在治疗过程中,还应定期重复进行体格检查及有关的实验室检查,以评价疗效,并指导治疗方案的调整。

(1) 询问病史:应向家长详细询问患儿性征开始出现的时间及进展的情况;既往有无中枢神经系统疾患,当时的治疗和以后的恢复情况;是否服用过含有性激素的药物或食物,以及服用的数量和时间长短;询问父母的青春发育年龄、家族中是否有性早熟的患者及其发病情况等。

(2) 体格检查:准确测量身高、体重,并观察患儿的体态发育情况。根据外生殖器官及第二性征的发育情况,首先判断是同性性早熟还是异性性早熟,并按照性征的发育程度做出病情严重程度的判断。

(3) 乳房的测量:乳房的测量包括乳房外观大小的测量及乳腺组织大小的测量。乳腺组织的发育直接受激素尤其是雌激素、孕激素及催乳素的影响,其发育程度能够较好地反映体内这些激素的水平,所以乳腺组织大小的测量对判断性发育的程度很有价值;在治疗过程中随访乳腺组织大小的变化,对疗效的考核及药物剂量的调整都具有指导意义。乳房外观的大小除了受乳腺组织大小的影响外,更主要的还受乳房中脂肪组织含量的影响。临床上常可见到尚未青春发育的单纯性肥胖儿童,乳房外观也可较大,但其主要由脂肪组织堆积所致,乳房内无明显的乳腺组织可触及。此外,性早熟患儿经过有效治疗后,乳腺组织可明显变软、缩小,甚至消退,被脂肪组织替代,但其乳房的外观大小往往无明显变化或仅略有缩小。因此,在判断性发育的程度、考核疗效,以及鉴别诊断时均应以乳腺组织大小的测量为准。

(4) 下丘脑-垂体-性腺轴功能的测定

1) 血液性激素水平的测定:性激素的水平与性发育的程度密切相关。性早熟患儿的性激素水平较正常同龄儿显著升高,而且病情越重,性激素水平越高。性腺肿瘤者,性激素水平往往明显增高,如先天性肾上腺皮质增生症,血液 17α 羟孕酮及尿液 17 酮类固醇均显著升高。由于这类患儿的细胞染色体上发生了基因突变,导致肾上腺皮质细胞先天性缺乏合成皮质醇所必需的酶,造成 17α 羟孕酮在血液中堆积。此外,这种患儿的血液脱氢异雄酮也会异常增高,而脱氢异雄酮经过身体的新陈代谢,会变成尿液中的 17 酮类固醇,所以患儿尿 17 酮类固醇也会显著升高。

2) 血液及尿液促性腺激素水平的测定:测定促性腺激素水平对鉴别诊断真性和假性性早熟的意义较大。真性性早熟患儿血液促性腺激素水平升高;假性性早熟患儿由于血液中大量性激素对下丘脑-垂体的负反馈抑制作用,使其血液促性腺激素的水平明显低下;而分泌促性腺激素肿瘤者,则血液促性腺激素水平显著升高。在青春期的早期阶段,垂体分泌促性腺激素,尤其是 LH 的特点是夜间睡眠时才出现阵发性脉冲式释放。因此,一次血液标本特别是白天抽取的一次血液标本,往往不能反映其真正的促性激素分泌水平。如果能留取 24 小时尿液或夜间 12 小时的尿液标本来测定其促性腺激素水平,则临床意义较大。

3) 促性腺激素释放激素(GnRH) 兴奋试验:体内的 GnRH 由下丘脑的神经分泌细胞所产生,能促进垂体分泌促性腺激素。临床上可采用人工合成的 GnRH,从静脉注射入体内,能够显著地促进垂体内贮存的促性腺激素的释放,通过测定注射前及注射后血液中促性腺激素的水平变化,可反映垂体促性腺激素的贮备状况,对鉴别诊断真性及假性性早熟很有价值。真性性早熟患儿注射 GnRH 后 15 ~ 30 分钟,血液 FSH、LH 水平会成倍升高,而假性性早熟患儿无反应,单纯性乳房早发育患儿仅稍有升高。

(5) 盆腔 B 超检查:盆腔 B 超检查对判断子宫、卵巢的发育程度及确定卵巢有无占位性病变十分有价值。

1) B 超检查可观察子宫的形态,青春期前未发育的子宫呈管型;青春发育后,子宫体逐渐增大;青春后期子宫发育已接近成人的形态,呈琵琶型。

2) B 超还可测定子宫的长、宽及厚径,卵巢的长、宽径,由此可计算子宫及卵巢的体积。 B 超可观察卵巢内卵泡的直径及数目。 如果卵巢内出现数个大于 0.4 厘米的卵泡,即表示青春发动已开始;卵泡直径大于 1.5cm,则即将排卵。 据此可判定患儿病情的严重程度。

3) B 超还可用来考核疗效及调整治疗方案。 经过有效的治疗,子宫、卵巢的体积会回缩,增大的卵泡也会消退。

4) B 超也可用来准确地判定有无卵巢囊肿或实体性肿瘤等占位性病灶。

(6) 骨骼发育指标检测

1) 骨龄:骨龄是指骨骼的发育年龄,通常是根据 X 线片上左手掌指骨、腕骨及桡尺骨下端的骨化中心的发育程度来估算的,代表骨骼的成熟程度。 在儿童期及青春期,在正常情况下骨骼的增长与实际年龄的增长是一致的。

真性性早熟及先天性肾上腺皮质增生症的患儿,由于骨骼生长异常加速,骨龄往往较实际年龄提前。 单纯性乳房早发育的患儿骨龄不会提前,而原发性甲状腺功能减退患儿的骨龄显著落后。

根据 X 线片上的骨骺软骨板的宽度,如末节指骨(也就是手指尖的那一节) 的骨骺软骨板变窄,即其骨干与骨 G 接近融合时,标志着身高的快速增长期结束,进入了减慢增长期。当手臂桡尺骨的骨骺软骨板消失、骨干与骨 G 融合时,表明四肢的长度已不再增长,也就是说身高的增长已基本停止,至多脊柱即坐高还能增长 1 ~ 2cm。

2) 骨矿含量及骨密度:通常以双能 X 线骨密度仪测定桡尺骨中下 1 / 3 交界处的骨组织而得到骨矿含量及骨密度,是骨骼中矿物质(主要是钙和磷的沉积状况) 的定量指标。 通俗地讲,它可反映骨骼的质地,在儿童期及青春期能够比较精确地反映骨骼的发育及成熟状态。 正常儿童的骨矿含量及骨密度随着年龄而增长,在青春期生长突增的阶段显著增高,出现增长速率的峰值。 真性性早熟患儿的骨矿含量及骨密度大多较同龄儿童显著增高,提前出现这种增长速率的峰值,且病情越重、病程越长,增高也越显著。 经过有效的治疗,随着病情的缓解,患儿的骨矿含量及骨密度会有所下降。

3) 骨钙素:骨钙素是骨骼成骨细胞分泌的一种物质,主要的生理功能是促进骨组织矿物质沉积并正常钙化,从而促进骨骼的成熟。 血清骨钙素水平是儿童骨骼生长发育的一个灵敏的指标,可反映成骨细胞特别是新形成的成骨细胞的功能活动状态。 正常儿童的血清骨钙素水平随着年龄而增高,在青春期生长突增阶段出现增高的峰值。 真性性早熟患儿的血清骨钙素水平提前出现青春期才有的典型升高,经过有效的治疗,患儿的血清骨钙素水平会有所下降。

(7) 头颅磁共振成像(MRI)

1) 头颅 MRI 检查:具有多方位成像,不受骨骼伪影干扰,对软组织有良好的分辨率等优点,能清楚显示下丘脑、垂体、松果体及其邻近部位的病变。 如果采用顺磁性造影剂,能更进一步提高对微细病变的检出率,因此是目前诊断下丘脑、垂体疾病最理想的影像检查技术,对器质性病变所致真性性早熟的病因诊断,如下丘脑错构瘤、垂体微腺瘤、松果体瘤等的确诊很有价值。

2) 头颅 X 线断层扫描(CT) 检查:由于可引起儿童垂体的放射性损伤,尤其是处于青春发育阶段的垂体对放射线更敏感;此外,骨骼伪影可明显地干扰软组织病变的判断。因此,如果性早熟患儿疑为下丘脑、垂体、松果体或邻近部位病变所致者,应做头颅 MRI 检查,而不宜做头颅 CT 检查。

(8) 其他检查:肾上腺 B 超及放射性核素显像检查有利于肾上腺皮质增生及肿瘤的诊断,长骨 X 线摄片可鉴别多发性骨纤维结构不良。

4.性早熟的鉴别诊断 通过上述病史的询问、体格检查及各项实验室的检查,可对性早熟的类型做出鉴别诊断,并进一步确定其病因是特发性的还是器质性的。

(1) 真性性早熟的临床特征:真性性早熟患儿的血液及尿液性激素和促性腺激素水平显著升高,GnRH 兴奋试验呈显著升高反应,子宫和卵巢均较同龄儿童增大,骨龄提前,骨矿含量、骨密度及骨钙素均显著升高。

(2) 假性性早熟的临床特征:假性性早熟患儿的血液性激素水平往往显著升高,而促性腺激素水平降低,GnRH 兴奋试验无反应,子宫和卵巢增大,或卵巢、肾上腺有占位性病变,大多乳晕及小阴唇或阴囊的色素明显较深。

(3) 单纯性乳房早发育的临床特征:单纯性乳房早发育患儿的子宫和卵巢不大,骨龄不提前,GnRH 兴奋试验仅稍有增高。

六、性早熟的治疗

1.早期治疗儿童性早熟的必要性 儿童性早熟治疗的早晚与疗效有着密切的关系。病程较短、病情较轻的,治疗效果好,对最终身高的改善明显。前文已提到,家长一旦发现女孩未到青春发育的年龄乳房提前增大,身高增长加速,男孩提前出现睾丸、阴茎增大,身高增长加速,就应及时来医院诊治,以免错过最佳的治疗时机。

真性性早熟如果不经治疗,绝大多数患儿的病情呈进行性发展;隔一段时间复查时,往往发现性征及生殖器官的发育更为明显,骨骼发育的加速及骨龄的提前更为加剧。由于患儿的青春发育不仅提前而且加速,时相缩短,所以女孩在乳房开始发育后,往往仅 1 年半至 2 年的时间即会出现月经初潮。此时才开始治疗,不仅疗效较差,而且对最终身高的改善也十分有限。因此,对确诊为真性性早熟的患儿,应该及时给予有效的治疗,才能使性征、生殖器官及骨骼的提前发育得到有效的控制,最终身高得到明显改善。

2.治疗性早熟的常用药物

(1) 促性腺激素释放激素拟似剂(GnRH agonist)

1) 药理作用:这是目前治疗真性性早熟,特别是特发性性早熟最有效的药物。这类药物与下丘脑天然的促性腺激素释放激素(GnRH) 的化学结构相似,但其作用更强,维持的时间也更长。使用这类药物后,在短期内(2 ~ 3 周) 垂体分泌的促性腺激素会有所增加,但约 1 个月后反而会使之显著减少;如果持续使用,可使垂体促性腺激素的分泌维持在很低的水平,从而使性腺分泌的性激素水平明显下降,性征消退,并能有效地延缓骨骼的成熟,防止骨骺的过早融合,有利于改善患儿的最终身高。然而,这类药物对垂体分泌的促性腺激素的这种抑制作用具有高度可逆性,停药 2 ~ 3 个月,其抑制作用即会逐渐消失,故对患儿以后的青春发育无不良作用。

2) 用药方式:这类药物早期的制剂需每日皮下注射,或从鼻腔吸入给药。后来经药剂学家的努力,研制出长效的制剂,即将药物包裹在千万个非常微小的囊里,注射到人体肌肉后缓慢地、持续地释放药物,有效血药浓度可维持 1 ~ 2 个月,这样可简化为每月肌内注射一次即可,较为方便。 近年来,更进一步研制出埋植于上臂皮下的长效制剂,可维持至少 1 年的疗效。 这些制剂的疗程需根据患儿的病情严重程度、病程的长短及开始治疗时的年龄来确定,一般应连续治疗数月至数年,直到接近正常青春发育的年龄为止。

3) 常用药物:目前,在国内临床上常使用的有 3 种,即亮丙瑞林(抑那通,Enantone) 、曲普瑞林(达必佳,Decapeptyl) 、达菲林(Diphereline) 。 20 余年的临床应用证明,这 3 种制剂治疗儿童性早熟的疗效都很满意,也无明显的不良反应,但价格比较昂贵。

4) 不良反应:对病情较重、病程较长、子宫和卵巢已显著增大的患儿,在刚开始注射第 1 ~ 3 针时可能会出现阴道出血。 主要原因是这种患儿子宫内膜已有一定厚度,当注射入体内的药物起作用后,卵巢分泌的雌激素水平显著下降,原先已增厚的子宫内膜因得不到雌激素的支持而逐渐脱落,引起阴道出血。 这并不是病情恶化,是治疗有效的临床表现。 经过数天,阴道出血会自行停止。 注射到第 2 ~ 3 针后可能会再次出现阴道出血,但出血量往往较第一次明显减少。 待治疗到体内雌激素降到较低水平时,子宫明显缩小、子宫内膜变薄后,
即不再继续有阴道出血。

(2) 甲羟孕酮(Provera):甲羟孕酮的化学结构与卵巢内的黄体分泌的黄体酮相似,但作用较强,作用持续时间也较长。 口服或肌内注射后,能够通过对垂体的负反馈调节作用,抑制垂体分泌促性腺激素,从而使性腺分泌的性激素水平降低,促使性征消退,在女孩还可以中止月经来潮。

对于病程较长、病情较重、子宫和卵巢已显著增大的患儿,在开始治疗的第 1 ~ 3 个月内也会引起阴道出血,其原因也是治疗后体内雌激素水平下降所致,并不是病情恶化,而是治疗有效的临床表现。 甲地孕酮(Megestrol) 比甲羟孕酮的作用更强,故可用较小的剂量达到更好的临床疗效。

这两种药物的主要缺点是对减缓骨骼成熟、控制骨骼生长加速无明显效果,故不能防止身材矮小。 此外,由于这两种药物都有轻微的类似肾上腺皮质激素的作用,所以长期口服后会引起食欲增加,部分患儿会出现体重增加。 这两种药对垂体分泌促性腺激素的抑制作用呈高度可逆性,停药 2 ~ 3 个月,其抑制作用即会逐渐消失,故对患儿以后的青春发育无不良作用。

(3) 达那唑(Danazol):达那唑的化学结构与睾丸分泌的睾酮相似,但作用性质有所不同。 口服后能够通过对垂体的负反馈调节作用,抑制垂体产生促性腺激素,从而使性腺分泌的性激素水平降低,促使性征消退,在女孩还可中止月经来潮。

达那唑的主要缺点是有轻度的雄激素作用,可导致多毛症,尤其在女孩,体毛增多,阴毛的增生与乳房发育不平衡,并促使痤疮增多,声带增厚而音调低沉,还可引起体重增加,并有潜在的肝脏毒性作用。 由于这些不良反应,故限制了它在临床上特别是女性患儿的应用。

(4) 环丙氯地孕酮(Androcur):该药是一种抗雄激素药,能与雄激素竞争与敏感细胞的结合,而起对抗作用。 此外,还可通过对垂体的负反馈调节作用,抑制垂体产生促性腺激素,从而使性腺分泌的性激素水平降低,促使性征消退。 对骨龄小于 11 岁的患儿还有减慢骨骼生长及延缓骨骼成熟的作用。 本药有轻微的类似肾上腺皮质激素的作用,故长期服用后也会引起体重增加及垂体的促肾上腺皮质功能受抑制。 该药主要适用于男孩性早熟的治疗。

(5) 睾内酯(Testolactone):该药可抑制卵巢内合成雌激素所需酶的活性,使雌激素的产生减少,血液中雌激素的水平降低,可用于假性性早熟的治疗。临床上可有效地治疗McCune-Albright 综合征,治疗期间血液中雌激素水平下降,子宫和卵巢回缩,月经中止,骨骼成熟延缓。

(6) 肾上腺皮质激素:先天性肾上腺皮质增生症引致的假性性早熟患儿,由于基因突变,其肾上腺先天性缺乏合成皮质醇和醛固酮的能力,引起女孩的假两性畸形,男孩的假性性早熟。临床上目前还无法实现对这种患儿的基因治疗,无法从根本上纠正其先天性的缺陷。

但是,可以采用与皮质醇、醛固酮的化学结构相同或类似的药物来作替代治疗,可以在一定程度上纠正由于体内缺乏皮质醇及醛固酮所造成的一系列异常。

1) 氢化可的松(Cortef):其化学结构与皮质醇完全相同,是最符合生理情况的理想替代品。

2) 可的松(Cortisone):也可用作替代治疗,但其化学结构与天然的皮质醇不完全相同,在体内转变为氢化可的松才能起作用,故其效价比氢化可的松低。

3) 泼尼松(Prednisone) 和地塞米松(Dexamethasone):其药理作用比氢化可的松要强得多,也可用来替代治疗。但是,这两种药物作用的侧重点与氢化可的松不同,不能完全纠正

由于皮质醇缺乏所造成的各种异常,因此不是十分理想的替代品。

4) 氟氢可的松(Florinef):在体内可模拟醛固酮的主要生理作用,且作用的持续时间比醛固酮要长,是目前临床上比较理想的醛固酮替代品。

5) 醋酸去氧皮质酮(DOCA):可用于替代治疗,但效价比较低,且需肌内注射,所以不如氟氢可的松理想。

(7) 中药:从中医角度来看,也就是说按中医的诊断方法———辨证来看,几乎每个性早熟的患儿都存在不同程度的“阴虚火旺”征象,且大多十分显著。通俗地讲,就是大多数性早熟患儿“内热比较重”,临床上表现为患儿大多有怕热、口渴、面红升火、烦躁易怒、五心烦热 (手足心发热、胸口发热) 、盗汗(晚上睡着时出汗) 、便秘等症状。

根据临床上给大量性早熟患儿辨证所得出的规律,中医认为患儿之所以发生性早熟,是由于体内自身调节的不平衡———“肾阴虚而相火旺”所致。这里所说的“肾”,不是指西医所说的肾脏,而是指人体的神经内分泌调节系统,包括下丘脑-垂体-性腺轴、下丘脑-垂体-肾上腺轴等。所谓“肾阴虚而相火旺”,实质上就是这些调节轴的功能比较亢进,尚未达到青春发育的年龄就提前启动,而引起性早熟。

按照中医辨证的规律,制订相应的治疗原则,就是采用“滋肾阴、泻相火”的方法,常用的中药如生地、炙龟板、黄柏、知母等,常用的中成药如大补阴丸、知柏地黄丸等。临床实践证明,滋肾阴泻相火的中药对病程较短、病情较轻的患儿疗效较好,不仅可使性征消退,而且可明显地延缓骨骼的成熟,从而可防止骨骺过早融合,改善患儿的最终身高。

当患儿到了正常青春发育的年龄时,则改用“益肾填精”的中药,使其下丘脑-垂体-性腺轴的功能重新启动,血液中的促性腺激素及性激素的水平上升,促使生殖器官及性征的正常发育。常用的中药如熟地、龟板胶、淫羊藿、鹿角胶等,常用的中成药如左归丸、右归丸等。此外,还可用调整月经的中药,促使下丘脑-垂体-性腺轴正反馈调节的成熟,从而较快地建立起规则的月经周期。

(8) 生长激素:目前采用的生长激素是基因重组的生长激素,也就是采用基因工程技术

将人生长激素的基因植入到一种增生很快的细菌———大肠埃希菌基因里,让这种细菌能够合成并分泌基因重组的生长激素,这种生长激素与人的垂体分泌的生长激素在化学结构上是完全相同的。由于这种细菌增生速度很快,所以合成分泌的生长激素产量很高。生长激素能够刺激骨骺软骨板的细胞分裂增生,促进四肢长骨的纵向生长,从而促进身高的增长。垂体分泌生长激素的显著特点也是在夜间睡眠时才出现阵发性脉冲式释放。为了模拟垂体分泌生长激素的模式,以达到促进身高增长的最佳效果,临床上均采用每天晚上临睡前皮下
注射生长激素的给药方式,注射的部位可选择腹壁、臀部或大腿的皮下,每次的注射位置应与上一次的间隔 1cm 左右。

近年来,又进一步研制出可每周注射一次长效制剂,临床应用证明其促进身高增长的作用也很显著,而注射的次数则明显减少,大大减轻了频繁注射给患儿带来的痛苦,也减少了家长每晚给患儿注射的麻烦。

采用促性腺激素释放激素拟似剂治疗的患儿,骨骼成熟会延缓,骨骺融合会延迟,这对于那些骨龄显著提前的患儿,无疑为身高的增长争取了宝贵的时间,对最终身高的改善是有利的。但是,促性腺激素释放激素拟似剂的使用又会使患儿垂体分泌生长激素的量减少,从而导致其身高增长的速度减慢,对最终身高的改善又有不利的一面。为了既延长身高增长的时间,又使身高增长的速度不明显减慢,以充分发挥患儿身高增长的潜力,理想的治疗方案是联合使用促性腺激素释放激素拟似剂及生长激素。临床实践证明,两者联合治疗对改善性早熟患儿的身高确有明显效果。

近年来,复旦大学附属儿科医院的研究及临床应用证实,口服精氨酸可明显促进垂体分泌生长激素,使血液中生长激素的水平升高,刺激骨骺软骨板的细胞分裂增生,从而促进身高的增长。

还有研究证实,口服 γ-氨基丁酸(GABA) 既可促进垂体分泌生长激素,又可抑制下丘脑-垂体-性腺轴的功能活动。因此,临床上应用 γ-氨基丁酸制剂治疗性发育提前而身高增长又不理想的患儿,既可起到显著促进身高增长的作用,而又无加速性发育之虞。因此,口服精氨酸及 γ-氨基丁酸制剂不失为两种有效的辅助治疗手段。

目前,临床上对于那些生殖器官及性征的发育明显提前,而身高、身高增长速度或骨矿含量、骨密度的测定值又低于同年龄儿童的性早熟患儿,采用促性腺激素释放激素拟似剂或滋肾阴泻相火中药治疗存在明显的矛盾,会使身高增长的减慢更为显著。如果采用基因重
组生长激素或精氨酸、γ -氨基丁酸制剂与其联合治疗,往往会收到明显改善身高增长的作用。

采用基因重组生长激素或精氨酸、γ-氨基丁酸促进身高增长同样必须强调早期治疗的必要性。只有在患儿正处于快速增长期,其骨骺软骨板尚有一定的宽度,存在足够的生长潜力时,才能起到比较明显的促进作用。如果女孩月经初潮来临,男孩出现胡须、喉结和变声,身高已进入减缓增长期,其骨髓软骨板已近消失,骨干与骨骺即将融合,身高增长的潜力已所剩无几者,生长激素与精氨酸、γ-氨基丁酸的促进作用也就十分有限了。

(9) 钙剂及维生素 D:在青春期生长突增的阶段,骨矿含量及骨密度显著增高,出现增长速率的峰值。也就是说,此时骨骼里钙质的沉积显著增加,骨骼的质地显著改善。临床研究表明,真性性早熟的患儿骨矿含量及骨密度大多较同龄儿童显著增高,提前出现增长速率的峰值。但是,约有 1 / 3 的真性性早熟患儿,其骨矿含量及骨密度却低于同龄儿童,说明这部

分患儿骨骼的钙质沉积明显不足,骨骼的质地显著较差。其主要原因是这些患儿由于性发育的提前,骨骼生长加速,对钙及维生素 D 的需要量明显增加。但是,平时在饮食中钙质和维生素 D 的摄入又明显不足所致。

对于这部分患儿,应该及时给予足量的钙剂和维生素 D 治疗,以改善其骨质的发育。维生素 D 能够促进小肠黏膜细胞合成一种钙结合蛋白,作为钙的载体,将钙质主动吸收并转运到血液。维生素 D 还能促进钙质沉积到骨骼和牙齿,并且减少钙质从肾脏排出体外。所以,钙剂必须与维生素 D 同时给予,才能保证钙的吸收及利用。

青春期每天需钙量为 1200mg,需维生素 D 的剂量为 400 ~ 500 国际单位,因此对此类患儿每天应该补给钙元素 800 ~ 1000mg,维生素 D 200 ~ 400 国际单位,其余的部分则可从日常饮食中摄入。

3.药物治疗的原则与方法

(1) 早期诊断、早期治疗:早期诊断、早期治疗,对儿童性早熟才能取得较好的疗效。有的家长对孩子性发育的表现比较警觉,能够在病程早期、病情较轻时来医院就诊,但有不少家长由于缺乏对孩子青春发育规律的认识,直到病情较重时才来求医,故临床上患儿的病程长短及病情轻重不一。应针对不同的病程及病情,采用不同的治疗方案。

1) 病程较短、病情较轻(相当于青春发育早期) 的患儿:包括单纯乳房早发育及病程早期的真性性早熟患儿。单纯采用中药治疗即可取得满意的治疗效果。一般治疗 2 ~ 3 个月后,患儿的乳腺组织明显变软,以后逐渐缩小、消退,子宫和卵巢也会相应回缩。

2) 病程较长、病情较重(相当于青春发育中、后期) 的患儿:主要是指大多数真性性早熟的患儿。可采用促性腺激素释放激素拟似剂注射治疗,一般 2 ~ 3 个月后,乳腺组织明显变软,阴道分泌物减少。子宫和卵巢较大的患儿,在此阶段可能会出现阴道出血。随着继续治疗,乳腺组织进一步缩小,子宫和卵巢也会相应回缩,骨骼生长减慢,骨龄提前的程度逐渐减小。如果家长在经济上不能承受促性腺激素释放激素拟似剂的治疗,可采用中西医结合的方法治疗。如甲地孕酮与中药联合治疗,发挥两者的长处,取长补短,既能使显著提前的生殖器官及性征发育得到有效的控制,又能明显地改善其骨骼的发育。治疗得恰当,同样能取得与促性腺激素释放激素拟似剂相同的疗效。

(2) 定期随访:治疗开始时,一般每个月来医院随访一次,并做有关的临床检查,每 3 个月测定一次骨矿含量及骨密度,每半年测算一次骨龄,并做一次子宫和卵巢的 B 超检查。

经过治疗,病情缓解后(家长及患儿本人可观察到的表现是乳腺组织明显变软、缩小,甚至消退,阴道分泌物明显减少或消失,医师则根据性征、生殖器官及骨骼发育的各项指标,或参考血液促性腺激素及性激素的测定结果作出判断),之后可改为每 3 个月随访一次,并可将使用的药物酌情减量并维持。

如果病情加剧(家长及患儿本人可观察到的表现是乳腺组织增大,有触痛,阴道分泌物增多,医师则可根据各项检查指标确定),应及时增加剂量,使病情维持在缓解状态。①患儿未按医嘱认真注射或服药,两次注射相隔时间大于 5 周,或经常少服、漏服药物,是导致患儿病情加剧的常见原因;②一般秋冬季节,孩子的生长速度较慢,病情较容易控制。春夏季节,孩子的生长发育加快,往往原先较低的剂量就难以维持,需要及时调整并适当增加剂量;③随着孩子年龄的增大,其性腺功能也会逐渐活跃,使原先较低的剂量不足以维持,也应及时调整并适当增加剂量,保持病情处于缓解状态。

(3) 药物治疗的疗程:①单纯乳房早发育的患儿,一般在中药治疗病情缓解后,巩固半年左右可酌情停药。但仍应督促家长定期检查患儿的乳房发育情况。如果未到青春发育年龄,再度出现乳房增大,可再给予治疗;②病程较短、病情较轻的真性性早熟患儿,女孩一般应维持治疗到 10 周岁左右,停药过早容易出现病情复发;③病程较长、病情较重,尤其是已有月经初潮的患儿,一般应维持治疗至 12 周岁半,过早停药会很快病情加剧;而且由于骨骼生长加速得不到较好的控制,更加丧失了其长高的机会;④男性患儿,一般治疗到 12 周岁停药;⑤凡身高、身高增长率或骨矿含量、骨密度低于同龄儿童的性早熟患儿,应采用基因重组生长激素与控制性早熟的药物联合治疗。也可以口服精氨酸和 γ-氨基丁酸作为辅助治疗的方法;⑥凡骨矿含量及骨密度低于同年龄儿童的性早熟患儿,应同时给予钙剂及维生素 D 治疗;⑦治疗过程中应及时恰当处理同时存在的其他病症,如患儿舌苔厚腻,可采用化湿的中药治疗;有便秘的患儿,可采用清热润肠的中药,如清宁丸、麻仁丸等治疗;在促性腺激素释放激素拟似剂或甲地孕酮治疗初期,有阴道出血的患儿,可酌情给予止血药或中药对症治疗;⑧当患儿到达正常青春发育年龄时,可根据其恢复情况,适当采用益肾填精及调整月经的中药,促使其更好地青春发育。

(4) 假性性早熟的治疗:对于因摄入含有性激素的食物,或药物所引起的假性性早熟,停止摄入后,性征会逐渐自行消退,一般无须治疗。如果给予滋阴泻火的中药口服,可促使其消退。但是,其乳晕及外生殖器的色素沉着往往会持续较长时间,消退较慢。

先天性肾上腺皮质增生症所致的男性假性性早熟及女性假两性畸形患儿,需终身采用肾上腺皮质激素替代治疗。一般以氢化可的松及氟氢可的松联合治疗为最佳方案,对年长患儿可用泼尼松或地塞米松代替氢化可的松。在治疗过程中,应定期监测血液中的 17α 羟孕酮、尿液中的 17 酮类固醇水平及血浆肾素活性,以指导药物剂量的调整。此外,还应给予一定量的食盐口服,以利氟氢可的松发挥效应。

4.手术治疗 下丘脑、垂体、松果体部位的肿瘤所致的真性性早熟患儿,可采用立体定向放射外科技术(X 刀、γ 刀或高能粒子加速器等) 的治疗。先通过做头颅 MRI 检查将肿瘤准确定位后,由计算机自动控制的 γ 线或高能粒子可聚焦在病灶部位,照射治疗后肿瘤可显著缩小,甚至消失,被瘢痕组织代替,患儿的性征会明显消退,而对病灶周围正常的中枢神经组织损伤很小,更不用打开头颅骨。所以这种“手术”安全,不良反应小,并发症少,而且疗效肯定,使此类患儿的治疗前景大为改观。

(1) 确诊为性腺或肾上腺肿瘤所致的假性性早熟患儿,应尽早手术切除肿瘤。一旦肿瘤切除后,性早熟的病情会很快缓解。

(2) 先天性肾上腺皮质增生症所致的女性假两性畸形患儿宜在 6 个月至 1 岁做阴蒂切除术,并于青春期后进一步做外阴及阴道整形手术。

5.治疗期间患儿及家长应如何配合 遵照医嘱,认真执行治疗计划应按时去医院做定期的复查和随访,以便根据治疗的效果,及时调整治疗方案。

避免营养过剩,尤其应避免油脂多的食物,少吃甜食。但要保证蛋白质的摄入量,多吃蔬菜、水果。避免摄入可能含有性激素的所谓“营养品”“滋补品”,避免使用可能含有性激素的护肤用品。

尤其应加强下肢的锻炼,每天应保证有 30 分钟左右的运动时间,运动项目可选择跑步、登楼、跳橡皮筋等。开始时可做一些力所能及的运动,避免因过度疲劳而丧失信心,以后逐渐增加运动量及运动强度,循序渐进并持之以恒。下肢的锻炼能促进长骨骨骺软骨板的细胞分裂增生,对身高的增长十分有利。此外,运动锻炼对调节体重、改变身体成分、使瘦体重增加、减少脂肪的堆积也很有帮助。

保证有充足的睡眠。每晚应有 9 小时左右的高质量睡眠,以保证垂体分泌足量的生长激素,对身高的快速增长具有十分重要的促进作用。

(哈丽君)

第三节 青春期发育延迟和性幼稚

性发育包括生殖器官的形态发育、功能发育和第二性征发育。一般男女青春期性发育均遵循一定顺序进行,即其开始时间、进展速度和终止时间均有一定规律性。正常男女性征发育过程见表 18-1 和表 18-2。

表 18-1 男性性征发育过程

性发育		外生殖器特征			阴毛发育(PH)	
分期(P)	年龄(岁)	分期	睾丸容积	阴茎长度	分期	特征
P1	5~9	G1	<2.5mL	3~4cm	PH1	无
P2	9~11	G2	2.5~3.2mL	5cm	PH2	阴茎根部出现色淡绒毛状细毛
P3	11~14	G3	3.3~4mL	6cm	PH3	增粗、色增深,开始卷曲且向耻骨联合蔓延
P4	14~16	G4	4.1~4.5mL	7cm	PH4	似成人,但范围小,毛稀疏
P5	>16	G5	>4.5mL	8cm	PH5	呈成人型,呈菱形分布

表 18-2 女性性征发育过程

性发育		乳房发育(B)		阴毛发育(PH)	
分期(P)	年龄(岁)	分期	特征	分期	特征
P1	5~8	B1	幼儿型	PH1	无
P2	8~10	B2	乳头隆起,乳房、乳晕呈单个小丘状隆起,乳晕增大	PH2	大阴唇根部出现淡而呈绒毛状细毛
P3	10~13	B3	乳房、乳晕进一步增大,两者在同一丘状平面上,乳晕加深	PH3	增粗、色增深,开始卷曲且向耻骨联合蔓延
P4	13~15	B4	乳头和乳晕均突出于乳房丘状平面	PH4	似成人,但范围小,毛稀疏
P5	>15	B5	成人型,乳房更大,乳晕与乳房又同在一丘状平面上	PH5	成人型,倒三角形分布,中间少

青春期性发育延迟尚无统一标准,Marshell 和 Tanner 提出,青春期和性发育开始年龄落后于正常儿童平均年龄 2.5SD 以上。目前多数学者接受标准为女孩 13 ~ 13.5 岁未出现乳腺发育,15 岁无阴毛生长,18 岁未见月经初潮,乳房 B2 期后 5 年未见月经。男孩到 14 岁时睾丸容积<4mL,或 G2 与 G3 之间相隔 4 年以上称性发育延迟。

一、体质性青春发育延迟

体质性青春发育延迟(constitutional delay of growth and puberty,CDGP) 是指男孩或女孩达到正常青春发育年龄仍未出现第二性征发育,但最终都能自发进入青春发育。一般在 18 岁后则很少发生体质性青春发育延迟。正常青春发育的启动时间有一定年龄范围,2013 年发表的对北京、天津、杭州、上海、重庆和南宁等 6 个具有代表性地理区域的 18707 名 6 ~ 18 岁儿童和青少年进行的横断面流行病学调查显示:TannerⅡ期女性乳房发育的中位年龄为 9.69 岁(95%CI 9.63 ~ 9.75);男孩睾丸发育的中位年龄为 11.25 岁(95%CI 11.19 ~ 11.30),我国少女初潮年龄,根据上海瑞金医院 1987 ~ 1990 年对 10 ~ 15 岁少女纵向跟踪 3 年调查结果,初潮年龄为 12.51±0.97 岁,香港报道少女初潮年龄平均为 12.7 岁。国外报道正常白种人女孩在 12 岁或 13 岁时尚未出现乳房发育只占 2.3%和 0.4%,黑种人女孩 13 岁时全部进入青春发育。

1.发病机制 CDGP 是青春期性发育延迟最常见的原因,病因尚未明了。目前认为主要原因是下丘脑促性腺激素释放激素(gonadotropin-releasing hormone,GnRH) 脉冲发生器激活延迟,导致虽进入青春期年龄,却不能产生足够的促卵泡激素(follicle stimulating hormone, FSH) 和黄体生成素(luteinizing hormone,LH) 以推进性腺发育和第二性征的产生。患者常有家族史,如母亲月经初潮年龄延迟或父亲、同胞兄弟姐妹有青春发育延迟史,提示该病与遗传因素相关,然而涉及的基因目前大部分还不明了,另外该症还与营养等环境因素有关。

2.临床表现 患者出生时身高与体重一般正常,出生后最初几年生长发育速度相对较慢,常伴体质性矮小,身高常位于正常儿童身高的第 3 百分位或低于此值,但常与骨龄吻合,上下部量比例一般正常。骨龄、FSH、LH 和性激素水平低于年龄相关的正常值。生长激素水平低下,甚至可达到生长激素缺乏症水平,当摄入小剂量性激素后可恢复到正常。男孩当骨龄达 12 ~ 14 岁,女孩骨龄达到 11 ~ 13 岁时会出现青春期的 LH 分泌增加,初期夜间出现,以后白天亦出现脉冲式 LH 分泌峰。对 LHRH 激发试验反应低于生活年龄,但与骨龄相符。

3.诊断 典型的病史和家族史可提供诊断线索,但是体质性青春发育延迟与先天性低促性激素性腺功能减退症的鉴别诊断在临床上仍未得到彻底解决,虽然很多临床研究提出了多种方法,如测定每日尿 FSH 和 LH 的排泄量,LH 的脉冲评估,对不同刺激剂的催乳素反应,GnRH 激发试验和人绒毛膜促性腺激素(HCG) 刺激试验等,但还没有一项试验被证明能可靠地鉴别两者。近年,有研究证明测定抑制素 B 基线水平可以区分患 CDGP 和低促性腺素性功能减退症的青春期前的男性患者,认为抑制素 B<35pg / mL 在鉴别性腺功能减退的男孩方面具有极高的敏感性和特异性。还有研究发现可以通过检测抑制素 B 和抗米勒管激素 (anti-Millerian hormone,AMH) 来鉴别青春期前的低促性腺素性发育不良与 CDGP,选择抑制素 B≥28.5pg / mL 为切割值,敏感性为 95%,特异性为 75%;当联合检测 AMH(切割值为≥ 20ng / mL) 时特异性增至 83%。但这些研究结果尚未获得临床使用和结果评价。

4.治疗 一般不需治疗,青春期发育延迟患者应适时找医师咨询,评估是否能发生自发性正常青春发育。CDGP 的治疗除了医学上的考量外,还必须考虑患者本身及其家长的关注点和想法。

由于患者存在比同龄人幼稚的外生殖器且性征迟现,影响其与同伴交往、体育运动的竞技力和艺术表现力等,可能引发患者焦虑和自尊心降低,证据表明在这种情况下使用性激素诱导青春期启动对心理健康是有益的。对男性年龄达到 14 ~ 15 岁,女性年龄达到 12 ~ 13 岁时仍无明显性征出现者,可用小剂量性激素诱导性成熟,多数病例经 2 ~ 6 个月治疗后会引起第二性征发育和轻度身高增长。小剂量短期性激素应用一般不会加速骨龄的进展。如果停止治疗 3 ~ 6 个月后又发现发育终止,应寻找其他原因。男女激素治疗见表 18-3 及表 18-4。血浆睾酮维持 100 ~ 300ng / dL 水平或 HCG 1000 ~ 4000U 肌内注射,每周 1 ~ 3 次,睾酮可增加少量内源性生长激素分泌,若治疗时无生长速率提高,需考虑排除 GHD。不良反应包括头痛、痤疮等,通常能耐受,对有肝功能损害的患者推荐皮贴制剂,肾功能异常的患者要慎用。以往曾用于短期改善生长速率的氧雄龙(oxandrolone),因其促进性发育的效果不明显,所以现已不推荐使用。

表 18-3 青春期发育延迟激素治疗(男性)

药物	青春期诱导剂量	维持剂量
庚酸睾酮(testosterone enanthate)或环戊丙酸睾酮(testosterone cypionate)	每月 50~ 100mg,肌内注射	150~ 200mg / (2 ~ 3) 周,肌内注射
十一酸睾酮 (testosterone undecanoate)		
皮肤敷贴睾酮(transdermal testosterone)	40mg / d	40~ 240mg / d
皮肤敷贴睾酮 (androderm) 2.5mg,5mg	不详	4 ~ 6mg, 每晚睡前 1 次(背部、上臂、腹部、大腿)
皮肤敷贴睾酮 (testoderm) 4mg,6mg	不详	4~ 6mg,每晚睡前 1 次(阴囊皮肤)
皮肤敷贴睾酮 (testoderm) TTS 5mg	不详	5mg,每晚睡前 1 次 (背部、臂、上臀部)

表 18-4 青春期发育延迟激素治疗(女性)

药物	青春期诱导剂量	维持剂量
结合型或酯化雌激素	0.3mg,每日 1 次,口服	0.6~ 1.25mg,每日 1 次,口服
炔雌醇(ethinyl estradiol)	2~ 5μg,每日 1 次,口服	20~ 35pg,每日 1 次,口服
17β-雌二醇(皮肤敷贴)	不详	0.05~ 0.1mg / d
Alora(0.05、0.075、0.1mg / d)		每周敷贴 2 次
Estraderm(0.05、0.1mg / d)		每周敷贴 2 次
Fem Patch(0.025mg / d)		每周敷贴 1 次

(续表)

药物	青春期诱导剂量	维持剂量
Vivalle (0.0375、0.05、0.075、0.1mg / d)		每周敷贴 2 次
17β - 雌二醇/ 炔诺酮复合物 (0.05 / 0.14mg;0.05 / 0.25mg)		0.05mg / d,每周 2 次

关于生长迟缓的干预详见原发性生长迟缓中"体质性生长迟缓"的相关内容。

二、低促性腺激素性性腺功能减退症

低促性腺激素性性腺功能减退症(hypogonadotropic hypogonadism,HHG)是由于下丘脑或垂体合成、分泌、释放 GnRH 或 FSH、LH 减少或缺乏,导致性腺功能不足。

(一)中枢神经系统疾病

下丘脑、垂体肿瘤除影响下丘脑-垂体-性腺轴外,还可影响促肾上腺皮质激素(adrenocorticotropic hormone,ACTH)、促甲状腺激素(thyroid stimulating hormone,TSH)、生长激素(growth hormone,GH)、催乳素(prolactin)和抗利尿激素分泌 c-Fos,引起继发性肾上腺皮质功能减退症,继发性甲状腺功能减退症,生长激素缺乏症和尿崩症,常见肿瘤有颅咽管瘤、生殖细胞瘤、神经胶质瘤和星状细胞瘤等。

1.中枢神经系统肿瘤

(1)临床表现:引起青春期发育延迟的中枢神经系统肿瘤大多数为蝶鞍外肿瘤,累及 LHRH 的合成和分泌,而垂体肿瘤影响 FSH、LH 合成分泌较为少见。下丘脑、垂体肿瘤引起 GnRH、FSH 和 LH 缺乏可以呈单一激素缺乏,而更多见的是伴有其他多种垂体激素缺乏(如 ACTH、GH、TSH 和抗利尿激素缺乏,而分泌催乳素的垂体肿瘤导致催乳素水平升高)。由于肿瘤致 GH 缺乏引起的生长速度减慢或停顿可见于疾病发生期间或之后,而特发性或家族性全垂体功能低下引起的矮小症均发生于早期,婴儿期后出现全垂体功能低下,常提示颅内占位性病变,而婴儿期出现生长速度缓慢者,应注意中线发育缺陷。

颅咽管瘤是儿童常见的鞍区肿瘤,约占儿童鞍区肿瘤的 50% 和小儿脑瘤的 7% ~ 21%,它是最常见的非胶质源性脑部肿瘤,起源于颅咽管的残留和(或) Rathke 裂,主要有胚胎发育和组织化生两种假说解释颅咽管瘤的起源,也有一些研究报道称某些基因的改变,或异常 DNA 拷贝数改变,可能与特定颅咽管瘤的发生有关。该肿瘤通常发生在鞍上部位,沿着垂体柄向上扩展至下丘脑,并可见于鞍内,发病年龄高峰在 6 ~ 14 岁,其症状与肿瘤侵入周围组织器官有关,常见症状有头痛、视觉障碍(视力减退和视野缺损)、身材矮小、生长速度缓慢、尿崩,每日饮水量可在 4L 以上,可有一个肢体或多个肢体无力,有青春发育延迟,缺乏第二性征,也可出现中枢性甲状腺功能减退和皮质醇缺乏的症状和体征。

(2)实验室检查:①多种垂体激素缺乏,包括 FSH、LH、GH、ACTH、TSH、抗利尿激素等,而血浆催乳素水平升高;②骨龄延迟;③影像学检查是诊断颅咽管瘤很有用的方法,其影像学特征是鞍上/鞍区有钙化的囊肿出现,钙化在儿童比在成人中更常见。虽然 CT 扫描是显示钙化的最敏感方法,但是与其他肿瘤鉴别时特异性不足,随着磁敏感加权成像应用越来越普及,一般不再选择 CT 扫描,而首选 MRI,增强 MRI 显示更好,MRI 具有多平面功能,是确定局部解剖所必需的,也是制定手术路径最重要的影像学手段。

(3) 治疗:较大的鞍上肿瘤通常需开颅手术,鞍内肿瘤可经蝶骨显微外科手术。本病复发率很高,有报道 40 例外科切除术后,未进行头颅放射治疗,复发率达 42%。根治手术常导致全垂体功能低下,术后需采用激素替代治疗(包括性激素、糖皮质激素、甲状腺素和抗利尿激素等),有一部分患者术后发展成肥胖,可能与腹侧核损伤有关。

性幼稚也可由其他鞍外肿瘤引起,如生殖细胞瘤、异位松果体瘤、不典型畸胎瘤、无性细胞瘤等。生殖细胞瘤较为少见,常见症状有烦渴、多尿、视力障碍、视野缺损、生长和青春发育异常、促性腺激素缺乏和颅内压增高。CT 表现在松果体区或第三脑室见稍高密度、边界清、类圆形肿块,呈均匀性强化,有部分呈等密度形态不规则,有小的低密度坏死灶和斑点状钙化。生殖细胞瘤易侵犯第三脑室后部及导水管,可导致脑积水。畸胎瘤形态不规则,边界清,因肿瘤内含脂肪、牙齿或骨骼而呈低、等和高密度相间的混杂密度。

2.神经系统其他病变 累及下丘脑、垂体功能,如组织细胞增生症、垂体炎、动脉瘤、脓肿、创伤、肉芽肿性疾病(如结核、结节病)、真菌性疾病和铁质过多等也可导致。

(二)孤立性促性腺激素缺乏(特发性低促性腺激素性性腺功能减退症)

特发性低促性腺激素性性腺功能减退症(hypogonadotropic hypogonadism,HH)指由于下丘脑-垂体轴异常导致促性腺激素合成或分泌不足,导致性发育不完全的一组疾病。迄今已发现 20 多种基因的变化与此有关,不仅数目仍在增加,遗传方式也各种各样,不同患者,甚至同一家系患者的疾病严重程度也可能不一致,尚有 35% ~ 45%的病例无法明确遗传病因,提示其发病机制的复杂性。

1.卡尔曼综合征(Kallmann 综合征,KS)是临床上较为常见的促性腺激素释放激素(GnRH)缺乏症。1944 年由 Kallmann 首先报道。临床上可分家族型和散发型,以性腺发育障碍、性功能不全及嗅觉丧失为特征。

(1) 发病机制:KS 属一种遗传性疾病,可呈常染色体显性、隐性及 X 连锁遗传,其中常染色体显性遗传占一半以上,本症确切病因及发病机制尚未完全明了,推测与基因异常和发育缺陷有关。在胚胎发育过程中,GnRH 神经元由嗅上皮、嗅板移行至下丘脑、隔区和视前区内侧部过程中发生障碍,致使下丘脑 GnRH 分泌缺陷和嗅神经萎缩。目前已知 GnRH 神经元与嗅神经共享同一迁移途径。已报道的与 KS 发生相关的基因包括 KAL1、FGFR1、FGF8、PROK2、PROKR2 和 CHD7 等,这些基因都与 GnRH 神经元的发育和迁移有关,其突变可导致 GnRH 神经元缺乏,或导致无法形成有效的 GnRH 脉冲释放。

(2) 临床表现:男性多见,大多数发现年龄较早,除嗅觉障碍外,婴幼儿表现为隐睾和小阴茎,少数可在青少年或成人期起病,临床表型可呈多种多样,重者表现性器官似幼儿型、第二性征缺乏、隐睾,成年患者性欲低、勃起障碍;轻者仅表现性器官发育不良,可有生育能力。男性患者可伴乳房发育、色盲、神经性耳聋、渴感异常、兔唇、腭裂,单侧肾发育不良,镜像(联带)运动。女性患者幼时常难识别,至青春期无第二性征出现或原发闭经而疑诊。女性携带者可表现部分缺陷,如嗅觉减退、月经初潮延迟、月经不规则,但生育能力常正常。

(3) 实验室检查:血清 FSH、LH 及睾酮(testosterone,T)或雌二醇(estradiol,E_2)水平明显降低,甚至不能测出。GnRH 激发试验,第一次注射 GnRH,血浆中 LH、FSH 反应低或无反应,但多次注射后可见反应增加。HCG 激发试验,单独 1 次睾丸 Leydig 细胞对 HCG 反应差,经 6～8 周刺激,血清睾酮可达到或接近正常水平。

头颅 MRI 检查,部分病例可呈现嗅觉皮质脑回发育不良,嗅球、嗅束缺失,大脑嗅沟非对称性发育不良。患者骨龄常落后于时序(实足)年龄 2 年以上。

诊断根据临床表现:①男性多见;②一个家族中可有多人发病;③有先天性嗅觉缺失或减退;④性腺发育不良,儿童期常有隐睾,小阴茎,青春期不出现第二性征,腋毛、阴毛稀疏或呈女性分布;⑤血清 FSH、LH、T 水平明显降低;⑥睾丸活检可见间质细胞数目减少或完全缺如,精曲小管内缺乏精子;⑦头颅 MRI 示嗅觉皮质脑回发育不良,嗅球、嗅囊缺如等;⑧基因分析可帮助部分患者的诊断。

(4) 治疗:本病治疗具有一定年龄依赖性,多数患者睾丸对促性腺激素治疗反应良好,促性腺激素可以增大睾丸, 激发睾丸结构发育, 并刺激精子生成。最常用的方案是先予以 HCG,继以 FSH,HCG 可以刺激 Leydig 细胞致睾丸内和血循环中的睾酮水平升高。单用 HCG 可以促进男性化,改善因性功能低下而出现的症状,激发有些患者的精子生成,经典的方案是先肌内注射 HCG,每次剂量 1000～2000U,每周 2～3 次,持续 6 个月,如果单用 HCG 无法达成生精目标,必须加用 FSH(HMG)75～150U 隔天皮下注射。为了维持性功能及第二性征或对于 FSH 缺乏不严重患者可用睾酮制剂,长期雄激素补充治疗可始于 13～14 岁男孩,方法为庚酸睾酮 50mg,每 2～4 周肌内注射 1 次;随后每 6 个月增加剂量,通常经 3～5 年达成人剂量 250mg 每 2～3 周肌内注射一次。也可口服十一酸睾酮胶丸 40mg,每日 1 次,逐渐增加至每日 3 次,终至成人剂量 80mg 每日 2～3 次,性腺功能不全者需终身替代治疗。女性患者模拟青春发育过程,以小剂量雌激素开始,每日 1 次口服戊酸雌二醇 0.5mg,每 6～12 个月增大剂量,随访观察性征及 B 超监测子宫发育,至成熟水平后行周期性雌孕激素联合治疗。

GnRH 脉冲治疗:利用人工智能控制的微型 GnRH 输入装置,通过设置脉冲频率完成皮下注射 GnRH,达到模拟下丘脑分泌的生理模式,刺激垂体分泌促性腺激素,进而促进性腺发育,最终获得生育能力的治疗目的。国内一般采用人工合成 GnRH 药物戈那瑞林,设置脉冲频率为 90 分钟 1 次,每次皮下注射 10pg,24 小时共 16 个脉冲。治疗 3 日后复查 LH,评估初步疗效,之后每 1～3 个月随访 1 次,观察性征、性腺及性激素的变化。此项治疗在儿科使用尚少,长期疗效和安全性有待进一步的评估。

2.X 性连锁先天性肾上腺发育不良和低促性腺素性功能减低 X 性连锁先天性肾上腺发育不良和低促性腺素性功能减低(X -linked congenital adrenal hypoplasia and hypogonadotropic hypogonadism) 是少见的肾上腺组织发生学疾病,主要是由于 DAX1 基因突变或缺乏,在婴儿和儿童期表现为肾上腺皮质功能低下(糖皮质激素和盐皮质激素缺乏),在青春期出现低促性腺素性腺功能减退,下丘脑-垂体其他功能障碍,部分病例可伴邻接基因综合征(contiguous gene syndrome),如甘油激酶缺乏症、鸟氨酸氨甲酰基转移酶缺乏症和 Duchenne 肌营养不良(Duchenne's muscular dystrophy,DMD)。

(1) 发病机制:NROB1 基因(也称 DAX1 基因) 位于 Xp21.2,编码 DAX1 蛋白,该蛋白在产生内分泌激素的多种组织的发育和功能中起着重要作用,包括肾上腺、下丘脑、垂体和性腺(卵巢和睾丸),在出生前,DAX1 蛋白帮助引导这些组织形成的基因调控,还有助于调节内分泌组织在其形成后合成激素。NROB1 的特定致病变异包括无义突变、移码突变和点突变,已报道 100 多个 NROB1 突变,导致 X 连锁肾上腺发育不全,有的导致异常缩短的 DAX1

蛋白的产生,有的突变会改变 DAX1 关键区域的单个氨基酸,大多数导致 X 连锁肾上腺发育不全的突变阻止 NROB1 基因产生活性 DAX1 蛋白,造成相关激素缺乏的临床症状和体征。

(2) 临床表现:起病年龄和临床严重程度有明显的异质性,甚至在同一家系的患者中也不尽相同。

1) 原发性肾上腺皮质功能减退:典型的 NROB1 基因突变表现在婴儿早期出现失盐危象,有呕吐、纳呆、嗜睡、持续性黄疸、皮肤色素沉着、休克;在儿童期症状与体征常无特异性,一般表现虚弱、厌食、恶心、轻度腹痛、呕吐、嗜高盐食物、低血压。 皮肤色素沉着出现在阴囊、会阴、乳晕、皮肤皱褶和易反复受损部位、肘、踝和膝部,阳光暴露部位则更明显。

2) 低促性腺素性发育减退:婴幼儿常有隐睾、小阴茎和泌尿生殖道异常,青春期年龄缺乏性发育,如睾丸小及阴毛、腋毛缺如。 有少数报道患者有自发性青春期性发育,但很少达到 TannerⅢ期或Ⅲ期以上,有生育能力者极为罕见。

3) 电解质和激素变化:婴儿期出现肾上腺皮质功能低下,表现为低钠、高钾血症,低皮质醇、低醛固酮血症,血浆肾素活性和 ACTH 水平升高,血清脱氢表雄酮和硫酸脱氢表雄酮水平降低,促性腺激素和性激素水平降低。

与经典的表现不同,有些患儿可能会出现下丘脑促性腺激素激活增加或提前的迹象,男孩在出生时可能有较大的阴茎,或者在儿童早期有一定程度的性早熟,青春期的迹象可能发生在诊断肾上腺功能不全之前或之后,目前还不完全清楚这种情况是否依赖于促性腺激素,但是性发育通常是不完全的。 还有一类患者为晚发型,其青春发育过程正常,到成年早期才出现进行性或轻度肾上腺功能不全的病史或特征。 确诊须依赖基因检测。

(3) 治疗:首先给予糖皮质激素替代治疗,常用氢化可的松,每日口服 10 ~ 30mg,或醋酸可的松 12.5 ~ 37.5mg,一般不超过 37.5mg,分 2 次口服,饭后口服为宜。 进入青春期后,可用促性腺激素,促进第二性征发育和提高睾酮水平,并可诱发精子生成。 常用 HCG 和人绝经期促性腺激素(HMG),前者具有明显的 LH 样作用,后者则类似 FSH 样作用,治疗期间定期随访,监测睾丸体积、血睾酮水平。

脉冲式 GnRH 治疗,可模拟 GnRH 脉冲释放,但有些患者治疗效果不够理想。

3.单一性促卵泡激素缺乏症该症很罕见,多为散发性病例报告,发病率不详,因 FSH 基因突变所致,为常染色体隐性遗传。

(1) 发病机制:FSH 是一种糖蛋白二聚体,由 α 和 β2 个亚基组成,FSH 的 α 亚基与 LH、TSH 和 HCG 在生物学上相同,而 β 亚基是唯一的,决定 FSH 的免疫和生物活性。 本症因编码 FSHβ 亚基的基因发生突变,导致患者缺乏 FSH,由于 FSH 与男性精子发生和女性卵泡发育有关,所以不育是患者最常见的表现。

(2) 临床表现:男性患者可有正常的性征发育,也可有隐睾,睾丸偏小,女性通常表现为原发闭经,也可表现为乳房发育不良等性腺功能减退,男女患者均有不育。

实验室检查可见到青春期 FSH 基础值及 LHRH 激发后 FSH 水平均低,LH 常正常或偏高,睾酮水平在正常范围。 患者精液检查见精子数量减少,畸变率高,睾丸活检显示支持细胞(Sertoli cell) 、生精细胞均明显减少,而间质细胞(Leydig cell) 增生。

(3) 治疗:针对生育需求,可予基因重组 FSH 制剂或 hMG 治疗,有报道可促进患者睾丸增大及精子产生。

三、多种垂体激素缺乏

多种垂体激素缺乏症(combined pituitary hormone deficiency,CPHD),是一种病因复杂,临床表现多样的罕见疾病。

1.发病机制 因在发育的头部、下丘脑和(或)垂体中表达的基因突变导致 CPHD。仅在下丘脑或垂体内表达的基因突变导致垂体前叶发育不良和激素分泌不足,若突变基因还涉及头面部早期发育,则除了垂体功能障碍往往还伴有颅面异常,CPHD 的复杂性不仅在于涉及的基因多,遗传方式不一,也因其病因的异质性,致其表型的广谱性。到目前为止,已有 30 多个基因被报道与 CPHD 发生有关,其中 GLI2、HESX1、LHX3、LHX4、OTX2、POUIF1、PROP1 和 SOX2 等研究较多,尽管如此,仍有超过 80%的 CPHD 患者的遗传病因尚不明确。有研究者认为 CPHD 可能是一种多因素相关疾病,因为相同的突变可以在不同的 CPHD 患者中出现不同严重度的表型,而不完全外显在同家系中并不少见。

2.临床表现 除身高明显落后、生长速度减慢等 GH 缺乏症的表现外,尚可有其他多种垂体激素缺乏的症状和体征,其次序为 LH、FSH、TSH、ACTH 等。GH 药物激发试验无反应,IGF-1、催乳素水平很低,TRH 激发试验亦无反应,基础 TSH 可为正常低限或检测不到,有些病例可表现明显甲状腺功能减退症状,GnRH 激发试验常无反应,有性腺发育不良。MRI 示垂体萎缩,但也可以正常。

PROP1 是已知引起 CPHD 最常见的突变基因,突变的频率在不同的人群中不一致,在东欧和俄罗斯高发。患者通常由于矮小而首先判断为 GHD。大多数患者同时也表现出 TSH 和催乳素降低。在青春期开始时,许多 PROP1 突变患者还表现出 LH 和 FSH 缺陷,无第二性征发育,许多患者还会出现 ACTH 缺乏症。大多数病例 MRI 显示垂体发育不全或不发育,然而,也有发现垂体增生的报道。

3.治疗 对所缺乏的垂体激素进行相应的替代治疗,如 GH、甲状腺素和性激素等。如有 ACTH、甲状腺素同时缺乏则先补充氢化可的松,使血皮质醇水平达到正常水平,然后补充甲状腺素,如先快速提高甲状腺素水平,则可能造成肾上腺皮质危象发生。

四、其他

(一) 普拉德-威利综合征(Prader-Willi syndrome)

1.发病机制 该综合征于 1956 年首先由 Prader、Labhart 和 Willi 提出,其发病率为 1/30000~1/10000,男女均可发病,是人类第一种被证明与基因组印记有关的遗传性疾病,大部分由于父系 15q11~13 区域基因缺陷所致,可为缺失和不平衡易位,小部分为单亲母源二倍体,后者多为散发,导致发病的高危因素尚不明了,下一胎的再现率与突变类型有关,如突变发生的位点,父母是否存在染色体易位等。

2.临床表现该症是一种谱系疾病,累及多个系统,患者间的症状轻重程度不同,也会随年龄变化。母亲怀孕时可注意到胎动少,多因臀位需剖宫产,出生时体重不足。新生婴儿期表现为肌张力减退,吸吮无力、喂养困难,体重增长迟缓。儿童期发育落后,动作协调性差,语言发育慢。2~8 岁起食欲旺盛,暴食(近年的研究认为可能与胃促生长素有关),嗜睡,迅速发展为肥胖,下腹部、臀部和大腿脂肪堆积明显,可伴发糖尿病(可呈现胰岛素抵抗和非胰岛素抵抗两类)。患者外貌特异、额高而窄、杏仁眼、上唇薄、口角向下、斜视,可伴指(趾)弯曲、并指(趾)、耳郭软骨发育不良、脊柱侧突等。患儿身材矮小,手足过小,两者与 GH 分泌不足有关,有不同程度的智力低下,小阴茎、隐睾常见,性腺功能低下,青春期发育延迟,可有男性不育,女性不孕。患者可有精神行为异常。头颅磁共振显像发现部分患者垂体发育异常,常伴垂体多种激素缺乏和下丘脑功能紊乱。

诊断依赖基因检测。

3.治疗无治愈手段,但早期干预可以改善预后。综合管理包括:出生早期低张力或喂养不良的治疗,对性腺功能减退或垂体功能减退的评估,肥胖的管理,脊柱侧凸的治疗,行为问题的矫正。由于患者下丘脑、垂体功能紊乱导致身材矮小、身体组分异常、肥胖等 GH 缺乏症表现,2000 年美国 FDA 首先批准 rhGH 用于治疗 PWS。国外的一项研究表明,生长激素治疗可以改善该综合征儿童的健康相关生活质量。对性激素缺乏可采用性激素替代治疗,对糖尿病可根据糖尿病性质给予饮食控制、降糖药物和胰岛素治疗。对于肥胖并发症、隐睾症和脊柱侧凸可能需要进行手术,发生阻塞性睡眠呼吸暂停时考虑扁桃体切除术、腺样体切除术或气管造口术。

(二) 性幼稚、视网膜色素变性、多指(趾)畸形综合征

早在 19 世纪 80 年代 Laurence 和 Moon 首先描述了一个患视网膜色素变性、肥胖和智力障碍的家庭,患者后来发展成痉挛性截瘫。1920 年和 1922 年 Bardet 和 Biedl 再次分别独立报道两个肥胖家族,患者有视网膜色素变性和多指畸形,1925 年开始将这组患者称为 Laurence-Moon-Bardet-Biedl(LMBB) 综合征,但是关于两者是否为同一种病的意见并不一致。后来还是把它们区分为两种疾病:Laurence-Moon 综合征与 Bardet-Biedl 综合征 (Bardet-Biedl syndrome,BBS)。

1.发病机制 Bardet-Biedl 综合征是一种罕见的常染色体隐性遗传性疾病,在北美和欧洲的发病率约为 1 / 100000,但在科威特高近亲通婚族群中发病率达 1 / 13500。目前认为 Bardet-Biedl 综合征是由于初级纤毛/基底体复合体蛋白病变引起的,此蛋白质是一种普遍表达的高度进化保守的细胞器,主要用于细胞间信号传递,编码该蛋白质的基因发生突变导致发病,迄今已发现有 21 种 BBS 致病基因,在临床诊断的 BBS 病例中有 80%被发现存在这些基因突变,在北欧和北美患者中 BBS1 和 BBS10 的突变占大多数。

2.临床表现 视力障碍是 BBS 的主要特征之一,夜视困难常在儿童中期即出现,随后出现周边视野缺损,随年龄增长,发展成管状视力,随着视网膜感光组织逐渐恶化可导致视力丧失,甚至在青春期或成年早期成为盲人。其他可见眼球震颤、虹膜缺损、白内障、斜视、近视或远视和婴儿性青光眼。患儿有先天性指(趾)畸形:多指(趾)、短指(趾)或并指(趾)。肥胖是 Bardet-Biedl 综合征的另一个特征。不正常的体重增长通常始于儿童早期,并且成为一辈子的健康问题,并可能出现 2 型糖尿病、高血压和高胆固醇血症等肥胖并发症。大多数男性患者性腺功能低下,雄激素水平低,患者常有小阴茎、埋藏式阴茎、小睾丸或隐睾,虽然有生育的个例报道,但患者通常为不育。女性患者可表现为泌尿生殖道畸形,如阴道闭锁、阴道隔、子宫、卵巢、输卵管发育不良等,但也有患者能成功受孕分娩。肾脏缺陷,包括结构和功能异常,可表现为尿浓缩障碍的多饮多尿,多囊性肾病,严重者最终呈慢性肾小球肾炎型损害,威胁生命,需进行血液透析或进行肾移植。患者可表现出轻-中度的智力低下,语言障碍,站立和步行等运动技能延迟发育,动作协调不良,有行为问题,另外有些 BBS 患者牙齿异常,嗅觉减退,心脏、肝脏受累。有研究发现不同基因突变导致的病情严重程度存在差异,如 BBS1 突变患者通常比其他 BBS 基因突变的患者病情相对轻:视力恶化发生的晚,较少发生肾脏疾病,代谢综合征发病率较低。

总之,BBS 患者的临床表现有很大的异质性,在不同家系的患者之间,甚至在同一家系的患者之间也不相同,提示存在多个遗传因素与环境影响之间的复杂相互作用,导致难以推测患者的预后。

实验室检查可发现血清患者睾酮(男性) 、雌二醇(女性) 水平降低,24 小时尿 17-酮类固醇降低,睾丸活检示精细小管内缺乏精子形成,但无透明变性及萎缩现象,间质细胞无肥大性改变。肾脏功能障碍者可呈代谢性酸中毒,尿素氮、肌酐升高。脑电图可呈轻度异常。眼科检查发现相应的病变。肥胖者可检出血糖、血脂、胰岛素升高等。

3.诊断 以往 BBS 依靠临床诊断,需 4 个主要特征或 3 个主要特征加 2 个次要特征。在过去的 10 年里, 包括外显子和全基因组测序在内的诊断技术的进步提高了该症的诊断率。

4.治疗 目前尚无特殊治疗方法,需遗传学、眼科、肾病、内分泌、心理医师、营养师、语言治疗师、护士等组成的多学科团队参与系统管理,对症治疗,延缓重要脏器损害,保存功能。性腺功能不全可行性激素替代治疗。

五、高促性腺激素性腺功能低下

(一) 克兰费尔特综合征

克兰费尔特综合征(Klinefelter syndrome,KS) 又称精曲小管发育不全症(seminiferous tubular dysgenesis),1942 年 Klinefelter 首先报道一组男性患者,表现为乳房女性化、小睾丸、无睾丸、无精子症。1959 年 Jacobs 发现该症患者染色体为 46,XXY。如今,KS 特指一组染色体疾病,患者在男性核型 46,XY 外至少增加了一条额外的 X 染色体。XXY 非整倍体是人类最常见的性染色体疾病,其发病率为每 500 名男性中有 1 例,它也是与男性性腺功能低下和不孕相关的最常见的染色体疾病。本病主要特征有:①睾丸小而坚实;②第二性征发育不全;③男性乳房发育常见;④身材较高,上下部量比值减少;⑤血促性腺激素水平升高,睾酮水平降低;⑥缺乏精子或少精子;⑦睾丸病理主要是精曲小管病变;⑧特征性染色体核型变化。

1.发病机制 KS 的病因是卵子或精子在减数分裂时不分离或受精卵在有丝分裂时不分离,从而导致胎儿多出一条(或一条以上)X 染色体。若卵子在减数分裂时不分离,形成一个异常的 XX 卵子,与正常的 Y 精子结合,则出现 XXY 核型的受精卵。若精子在减数分裂时不分离,则形成 XXY 核型受精卵。若一个 XY 受精卵在有丝分裂时不分离,则出现 XXY 与 Y 两种子细胞,XXY 细胞存活并继续分裂,Y 细胞不存活而死亡。X 染色体携带着在许多器官系统中起作用的基因,如与睾丸功能、大脑发育和生长相关的基因,目前尚不清楚 KS 的发病是由于性腺功能低下和雌激素过多所致,还是由于 X 染色体连锁基因功能异常所致。KS 最常见的染色体核型为 47,XXY,占 80% 以上,其次为 46,XY / 47,XXY;46,XX / 47,XXY;而 48,XXYY 或 48,XXXY 则罕见。

2.临床表现 ①男性表型,从小身材细长,上下部量比值减少,儿童期表现阴茎短小,睾丸小而且质地坚实;青年和成人期仍表现阴茎小,睾丸小而坚实,男性化不全,性毛稀少,部分出现女性乳房发育;②大多数核型为47,XXY的男性智力在正常范围,智力落后可发生在X染色体数目更多的核型患者,说话晚,发音和表达能力差,有20%~30%病例有轻微或中度的紧张性震颤,另可表现行为幼稚或固执、情绪不稳定,羞怯孤僻,判断力差,患者发生焦虑、抑郁等心理和精神疾患较一般人群更常见;③其他,偶有甲状腺功能异常,轻度糖尿病、糖耐量受损,二尖瓣脱垂,晶体混浊,可有隐睾、尿道下裂、脊柱侧弯、共济失调。患者骨量减少、骨质疏松、肿瘤(乳腺和生殖细胞)、系统性红斑狼疮、类风湿关节炎等的风险较高;④内分泌功能检查,青春期前LH、FSH、睾酮的基础水平和LHRH激发试验LH反应同正常同龄儿童,青春期后血清睾酮低下而FSH、LH增高,抑制素B明显下降,雌二醇增高,HCG激发后睾酮上升水平低于正常人,LHRH激发试验FSH、LH呈强反应;⑤睾丸病理,精曲小管基膜增厚,呈玻璃样变性,无弹力纤维,严重者精曲小管可完全纤维化,精曲小管腔内常无精子,间质细胞明显增生。

46,XY / 47,XXY嵌合型的患者因精曲小管变性和雄性化不足程度较47,XXY轻,男性乳房发育发生率低,少数病例可具有生育能力。多数患者在30岁以后出现性欲减退,阴茎勃起困难。

3.诊断 KS患者可能因不良生育家族史等原因行绒毛膜或羊膜细胞穿刺胎儿细胞遗传学分析获得产前诊断。患者出生后可能因各种临床表现就诊,如婴儿期尿道下裂、小阴茎、隐睾,低龄和学龄期儿童语言发育迟缓、学习障碍、行为问题等,学龄期和青春期因身材高大,上下部量比值减少,第二性征发育延迟或发育不全,男性乳房发育,睾丸小而坚实,体毛稀疏等,行外周血染色体核型分析而得到诊断。

4.治疗 雄激素替代疗法可纠正雄激素缺乏,不仅可促进身体比例的正常化和正常男性第二性特征的发展,预防骨质疏松症,可能对减少自身免疫性疾病风险具有长期有益效果。还有研究者认为,提早开始激素替代有助于显著减少47,XXY男孩的发育和行为问题,对焦虑、抑郁和社会心理问题也有积极影响。治疗一般从12岁开始,常用药物为十一酸睾酮(安雄 androil),从小剂量开始,逐渐增加剂量至80~120mg / d,分2~3次口服,治疗中若出现痛性阴茎勃起,水、钠潴留或高血压时,应减少剂量。或庚酸睾酮200mg肌内注射,每2~4周注射1次。治疗期间定期检测促性腺激素、性激素和肝功能。血睾酮水平升至正常时间较快,但LH降至正常需数月之后,FSH水平不能降至正常。治疗初期可能加重男性乳房发育,这与睾酮转化为雌激素有关。

男性乳房发育一般不会经睾酮替代治疗而消退,由于乳房发育对患者造成心理压力和存在乳房恶变可能,必要时宜施行乳房成形术。

以往一直认为该症患者无法生育,然而显微外科技术的发展和人工生殖技术的进步提高了KS患者生育的可能性,有报道通过显微手术从睾丸取精后进行体外受精(IVF)取得成功。

(二)雄激素不敏感综合征

雄激素不敏感综合征(androgen insensitivity syndrome,AIS)是一种X连锁隐性遗传疾病,患者虽是正常的男性染色体核型,并且具备正常合成雄激素的睾丸,但由于雄激素受体功能异常,导致无法在靶器官中实现雄激素的生理功能,使得外生殖器呈现不同程度女性化,根据雄激素受体(androgen receptor,AR)残余功能的多少而划分为完全雄激素不敏感综合征(complete androgen insensitivity syndrome,CAIS) 和部分雄激素不敏感综合征(partial an-drogen insensitivity syndrome,PAIS) 。

CAIS 的发病率为(2 ~ 5) / 10 万男性。 PAIS 的发病率被认为更高于 CAIS。

1.发病机制　AIS 的病因是 AR 基因的功能缺失。 AR 基因位于 Xq11-q12,长度>90kb,有 8 个外显子和 7 个内含子。 外显子 1 为转录活化或转录调节域;外显子 2 ~ 3 为 DNA 结合域,负责编码两个锌指蛋白(Zinc finger protein) 同靶基因 DNA 结合的受体蛋白;外显子 4 ~ 8 为雄激素结合编码域。

迄今已报道 1000 多个 AR 突变,约 70%的病例 AR 基因突变是以 X 连锁隐性方式传递的,其余 30%的病例为新生突变。 各种不同类型的突变包括点突变导致氨基酸替换或提早出现终止密码子,核苷酸插入或缺失最常导致框架移位和过早终止,完全或部分基因缺失,以及影响雄激素受体 RNA 剪接位点的内含子突变。 突变可导致 AR 不同程度的功能缺陷,有的由于无法合成蛋白导致完全丧失细胞表面的受体;有的由于改变了底物结合的亲和力,尽管细胞表面受体数目正常却无法传递信号;有的增加受体的不耐热性,降低受体的稳定性,与雄激素的解离加快等。 CAIS 的基因型与表型的相关性很强,而 PAIS 的基因型与表型关系尚不清楚。

男性胚胎发育成正常男性表型除依赖胎儿睾丸分泌足够睾酮外,外生殖器原基和前列腺结构需要有正常的 AR,才能使之发育成正常男性生殖器官。 由于 AR 缺陷,导致胚胎期男性化不足或缺乏,CAIS 患者外生殖器原基由于得不到雄激素的刺激而自动分化发育成女性生殖器,而 PAIS 患者仅有部分雄激素效应,其外生殖器显示不同程度的女性化;但睾丸支持细胞分泌的米勒管抑制物质(Müllerian tube inhibitor substance,MIS) 仍能发挥功能,使米勒管不能发育成子宫和输卵管,故患者体内无子宫(或仅有残基) 、输卵管,阴道为盲端。 因中肾管衍生物输精管、精囊腺对雄激素无反应,故表现有睾丸而无输精管、精囊腺和前列腺等男性生殖道。

2.临床表现 CAIS 患者出生时为完全女性表型,阴蒂不大,无子宫(或仅残基) 及女性生殖道,青春期可出现乳房发育,但无腋毛和阴毛,体毛稀少,也无月经,患者为盲端阴道,小阴唇发育差,附睾或输精管缺如或发育不良。 睾丸精曲小管发育差、管径小,精原细胞少,无精子,间质细胞呈结节样增生。 CAIS 有睾丸恶性肿瘤的风险并随年龄增高,有报道 25 岁时发生率为 3.6%,50 岁时为 33%。 幼时一般因在腹股沟、大阴唇扪及肿块,或因腹股沟疝等腹腔手术时发现睾丸样组织而疑诊;青春期可因原发性闭经就诊经检查后确诊。 PAIS 患者的表型谱很宽,生殖器外观可呈女性为主,阴唇轻度融合,也可外生殖器性别难辨;或以男性为主的表型:小阴茎、会阴下裂和隐睾,沃尔夫管衍生结构可部分发育到完全发育。 青春期乳房发育伴有稀疏的阴毛和腋毛。

近年有学者将 AR 功能缺陷程度更轻的 AIS 称为轻型雄激素不敏感综合征(mild androgen insensitivity syndrome MAIS),发病率不详,患者为正常男性外生殖器表型,仅有精子产生受损,不育症,患者可伴嗓音高尖,轻度乳房增大,阴毛和腋毛偏少,一般因成年不育症被发现。

3.诊断　青春期血 LH 和睾酮水平升高,FSH 水平轻度升高或正常,E_2 升高,E_2 / T 值高。对大剂量的睾酮治疗无应答反应或应答反应差具有辅助诊断意义。 染色体核型分析,盆腔超声检查可提供诊断线索。 AR 基因检测有助于确诊。

4.治疗 CAIS 常规行睾丸切除以防止睾丸的恶变,但对手术年龄一直存在争议,考虑到大多数肿瘤在青春期后年龄组发生,延后睾丸切除可让患者有自发第二性征发育,目前倾向在青春发育期后施行睾丸切除术,然后给予雌激素替代治疗,阴道畸形可进行再造成形术。PAIS 的治疗更为复杂,需根据患者的表型、性别选择决定治疗方案。由于性别接受带来的困扰,患者心理疾病发生率较高,需要进行心理咨询和必要的干预。

(王小军)

参考文献

[1] 任献青,陆国平.儿科急症医学[M] .北京:中国中医药出版社,2022.

[2] 庄思齐, 蒋小云. 实用儿科医嘱手册. 第 3 版[M] . 北京: 中国协和医科大学出版社,2023.

[3] 张少丹,郭文香,陈源,等儿科急危重症诊疗手册[M] . 北京:中国医药科学技术出版社,2021.

[4] 吴升华.儿科住院医师手册.第 4 版[M] .南京:江苏凤凰科学技术出版社,2021.

[5] 蒙来成.循证儿科重症医学[M] .广州:中山大学出版社,2020.

[6] 王洪涛,刘奉,周建林.儿科学[M] .武汉:华中科技大学出版社,2022.

[7] 李玉波,刘奉.儿科学.第 2 版[M] .北京:中国医药科学技术出版社,2023.

[8] 马融.中医儿科学[M] .北京:中国中医药出版社,2018.

[9] 尚莉丽,赵霞.儿童保健学[M] .北京:中国中医药出版社,2021.

[10] 罗小平,刘铜林.儿科疾病诊疗指南[M] .北京:科学出版社,2014.

[11] 刘明军,王金贵.小儿推拿学[M] .北京:中国中医药出版社,2012.

[12] 崔霞.实用儿科常见病中医外治法[M] .北京:中国中医药出版社,2018.

[13] 江苏省卫生和计划生育委员会,江苏省爱国卫生运动委员会办公室,江苏省健康教育协会编.儿童养育与保健[M] .江苏凤凰科学技术出版社,2018.

[14] 熊磊,常克.中西医临床儿科学[M] .北京:中国医药科技出版社,2019.